爱丁堡皇家外科学院
# 口腔正畸专业考试病例精选

**主　编**　曾祥龙

**副主编**　姜若萍　罗卫红　邹冰爽

**编著者**（以姓氏笔画为序）

　　　　马宗霆　厉　松　田岳红　卢海平　叶翁三杰
　　　　吕　婴　李小兵　朱胜吉　陈　莉　陈　嵩
　　　　陈丹鹏　邹冰爽　杨雁琪　罗卫红　贺　红
　　　　胡　炜　姜若萍　钱　红　高晓辉　曹　阳
　　　　梁　炜　曾祥龙　游清玲

北京大学医学出版社

# Case Selection from the Membership Examination in Orthodontics for the Royal College of Surgeons of Edinburgh

**图书在版编目（CIP）数据**

爱丁堡皇家外科学院口腔正畸专业考试病例精选/曾祥龙主编.-北京：
北京大学医学出版社，2007.10
　　ISBN 978-7-81116-335-3

Ⅰ.爱... Ⅱ.曾... Ⅲ.口腔正畸学－病案－汇编 Ⅳ.R783.5

中国版本图书馆CIP数据核字(2007)第 123901 号

**爱丁堡皇家外科学院口腔正畸专业考试病例精选**

主　　编：曾祥龙
出版发行：北京大学医学出版社 (电话：010-82802230)
地　　址：(100083)北京市海淀区学院路38号　北京大学医学部院内
网　　址：http://www.pumpress.com.cn
E - m a i l：booksale@bjmu.edu.cn
印　　刷：北京圣彩虹制版印刷技术有限公司
经　　销：新华书店
责任编辑：白玲　　责任校对：杜悦　　责任印制：郭桂兰
开　　本：889mm×1194mm　1/16　印张：23　字数：775千字
版　　次：2007年10月第1版　2007年10月第1次印刷
书　　号：ISBN 978-7-81116-335-3
定　　价：288.00元

版权所有，违者必究

（凡属质量问题请与本社发行部联系退换）

本书由
北京大学医学部科学出版基金
　　　　　　　资助出版

# 主编简介

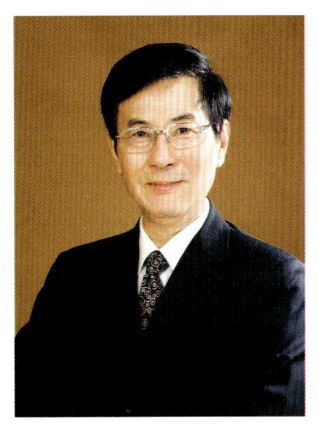

曾祥龙，男，1945年8月出生

北京大学口腔医学院正畸科 教　　授

　　　　　　　　　　　　　主 任 医 师

　　　　　　　　　　　　　博士生导师

口腔医学院睡眠呼吸障碍诊疗中心主任

　　1969年毕业于北京医学院口腔医学系。1983年获北京医学院医学硕士学位。1987年赴美国纽约大学牙医学院和密西根大学牙医学院任访问学者、访问副研究员，1996年赴瑞典卡洛林斯卡皇家牙医学院正畸科为客座教授。现兼任中华口腔医学会正畸专业委员会副主任委员，《口腔正畸学》杂志常务副主编，《中国口腔医学年鉴》等四种口腔专业杂志编委，国家自然科学基金评审专家，中央保健委员会中央保健会诊专家，卫生部卫生专业技术资格考试专家委员会委员、卫生系列高级专业技术资格评审委员会委员，中华医学会医疗事故技术鉴定专家委员会委员，北京地区高级卫生专业技术资格评审委员会委员，北京市医疗事故技术鉴定专家委员会委员，北京市外国医师在京行医资格考试考官，英国爱丁堡皇家外科学院口腔正畸专业考试考官。

　　长期从事口腔正畸医疗、教学、科研工作，主持完成国家自然科学基金5项、教育部博士点基金2项、卫生部科学基金2项。国内外杂志发表论文190余篇；著有《口腔正畸直丝弓矫治技术》，主编《现代口腔正畸学诊疗手册》，主译《系统化正畸治疗技术》，参加《口腔正畸学》、《实用口腔科学》等7部著作编写。"中国人牙齿形态特征与直丝弓矫治器"、"口腔矫治器治疗阻塞性睡眠呼吸暂停综合征"等科研成果先后获教育部科技进步三等奖、教育部提名国家科技进步二等奖、中华医学科技进步二等奖和多项国家专利。培养毕业博士研究生17名、硕士研究生4名，目前指导在读博士3名、硕士1名、博士后1名。获国务院颁发政府特殊津贴。

# 副主编简介

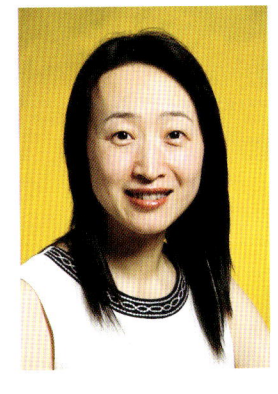

**姜若萍**
医学博士，副主任医师
1988～1997 北京医科大学　医学学士及医学博士
现工作于北京大学口腔医学院正畸科

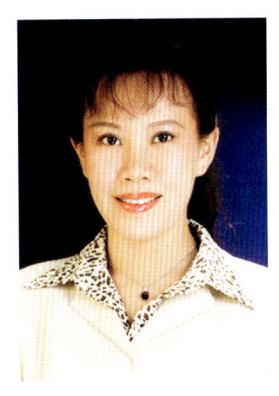

**罗卫红**
医学博士，副主任医师
1985～1991 第四军医大学　医学学士
1993～1997 北京医科大学　医学博士
现个人执业

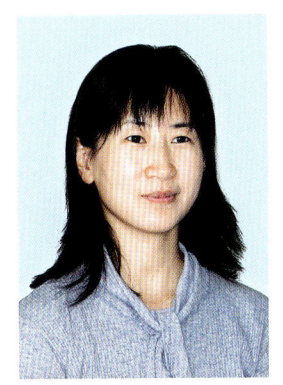

**邹冰爽**
医学博士，副主任医师
1989～1994 哈尔滨医科大学　医学学士
1994～1998 北京医科大学　医学博士
现工作于北京大学口腔医学院正畸科

# 序

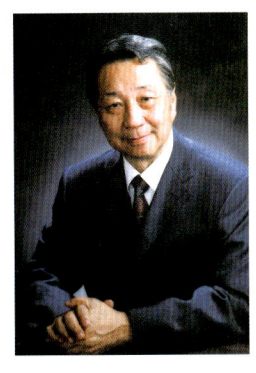

英国爱丁堡皇家外科学院是世界著名的医学专科学院，牙医学系是他的一个重要组成部分。1996年6月我访问了爱丁堡皇家外科学院牙医学系，见证了他们的医疗、教学、科研的高水平，特别是设立的面向世界的多个牙科专业考试制度，给我留下深刻的印象。口腔正畸专业考试包括基础理论、诊断分析、矫治设计及临床病例讨论，考官来自世界各地的著名正畸医师，考试是在严格、严谨、公平、公正中进行，对每位应试的中国正畸医师来说应该是一次走出国门，接轨国际的经历。

爱丁堡皇家外科学院口腔正畸专业考试的香港考点开始于1996年，我是第一任中国大陆考官，以后又被授予爱丁堡皇家外科学院（牙科）荣誉院士称号，担任了1996年和1997年的两次考官。而曾祥龙教授作为第二任中国大陆考官在以后10年中做了大量工作，除担任考试委员会的工作外，还组织辅导中国正畸医师应考，中国正畸医师的考试成绩与他的工作是分不开的。这次他担任主编撰写《爱丁堡皇家外科学院口腔正畸专业考试病例精选》，是他作为中国考官的敬业精神的继续。编写此书有着高屋建瓴的前瞻意义，一方面把考生中的优秀典型病例进行精解，使读者在正畸专业知识上获益，另一方面的重要意义是把爱丁堡皇家外科学院口腔正畸考试的规范过程展示给我们，这是培养高水平正畸医师必须要了解的，是走向国际不可缺少的，因而可以说曾祥龙教授功不可没。曾祥龙教授已出版多本口腔正畸专著，不少学生和正畸医生告诉我，他们喜欢读他写的书，相信这本《精选》也会受到欢迎。

我亲眼见到曾祥龙教授和他遴选的姜若萍、罗卫红、邹冰爽三位副主编为出版本书付出辛勤劳动，相信当本书出版后给广大读者带去正畸新知时，一定是他们最愉悦的时刻。

傅民魁

北京大学口腔医学院
2007年8月

# Preface

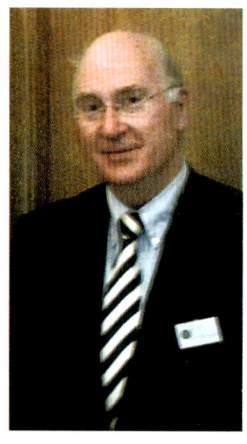

The Royal College of Surgeons of Edinburgh is very proud of its links with the Chinese orthodontic community, which have developed and evolved over the many years with which we have been associated.

I, in particular, am very grateful to have had the opportunity to work with both individuals and institutions in the Peoples Republic of China, and have been immensely impressed by the rapid progress within orthodontics to the extent whereby the standards of clinical and academic orthodontics in China can rival anywhere in the world.

I am delighted therefore to have been the chance by Professor Zeng, the Editor in Chief, to preface this superb book which illustrates the excellent cases presented by candidates from mainland China for the Membership in Orthodontics for the Royal College of Surgeons of Edinburgh over the last few years.

The standard of clinical treatment attained is obvious for all to see, and explains why experienced international examiners are so enthusiastic in their support of the Membership examination, which is held annually now in six venues worldwide using examiners from many lands and attracting candidates from many different backgrounds and countries.

The production of such an excellent volume can only serve to promote the development of orthodontics worldwide, and to stimulate even more interest from postgraduates to match themselves against international standards.

**Professor in Orthodontics**
**Royal College of Surgeons of Edinburgh**

# 主考官致中国读者

中国口腔正畸学多年来不断发展进步。爱丁堡皇家外科学院与中国口腔正畸学界长期保持交流合作关系，因而非常荣幸地见证了这一历史进程。

我本人特别感到高兴的是有机会与中华人民共和国的口腔医学院校以及正畸医师共同工作。中国正畸专业技术不断飞跃给我留下深刻印象。毫无疑问，中国的正畸临床和科研水平足以与世界上任何国家与地区相媲美。

我很荣幸曾祥龙教授邀请我为本书作序。书中所展示的精美正畸病例，全部出自于参加爱丁堡皇家外科学院正畸专业考试的中国大陆正畸医师之手。

书中的病例向正畸医师明确而清晰地展示了临床治疗标准。正因为如此，国际高水准的考官对爱丁堡皇家外科学院正畸专业考试的支持不遗余力。需要强调的是，这一考试每年在全球六个考点举行，考官来自世界不同地区，吸引了众多的来自不同国家和地区、具有各种学术背景的应试者。

我相信这本优秀著作的出版会促进世界正畸学的发展，并且激励中国的正畸医师和研究生朝着国际水准不断努力攀登。

Jim McDonald

爱丁堡皇家外科学院

正畸学教授

# Preface

I am honored and privileged to be asked by Professor Zeng Xiang Long to write a message for his new book on cases treated by mainland Chinese orthodontists who took the MOrth examination in Hong Kong in the past ten years. On behalf of the College of Dental Surgeons of Hong Kong, I would like to congratulate the editor and candidates for the production of *Case Selection from the Membership Examination in Orthodontics for the Royal College of Surgeons of Edinburgh*.

The Conjoint membership examinations in Orthodontics (MOrth) of the Royal College of Surgeons of Edinburgh (RCSEd) and the College of Dental Surgeons of Hong Kong (CDSHK) all began in 1996 when we agreed to hold this examination in Hong Kong. I as Chairman of the Specialty Board in Orthodontic of the CDSHK flew to Edinburgh with Prof. Fu Min Kui, and Hong Kong colleagues Prof. Michael Cooke, Dr. Michael Chau and Dr. Jeffrey Tsang to observe how the examination was conducted in Edinburgh. My counterpart Professor Jim McDonald had been a great partner in bringing the examination to the East.

We started the first diet of the examination in 1997 and managed to have candidates not only from Hong Kong, mainland China, but also from Taiwan and Japan. My heartfelt thanks and appreciation must go to Prof. Fu Min Kui and Prof. Zeng Xiang Long, both as examiners and for bringing in excellent candidates and cases from the mainland to be tested.

From the onset, this examination was used as a benchmark at the intermediate level for accrediting orthodontic trainees who had undergone 3 years of formal training in the specialty of Orthodontics in Hong Kong, to test their ability to treat clinical cases to an acceptable standard so as to safeguard the public. The clinical orthodontic cases presented in this volume by our Chinese orthodontists are examples brought to the examination. The examination is of an international standard, testified by the examiners who are from all corners of the world.

Thank you for compiling this book, as a record in history and display of abilities by capable Chinese orthodontists who will in turn pass on their talents and knowledge to future aspiring orthodontists.

**John Ling**

**President, the College of Dental Surgeons of Hong Kong (2006-2007)**
**Chairman, Specialty Board in Orthodontic (since 1993)**
**September 2007**

# 香港牙科医学院的祝贺

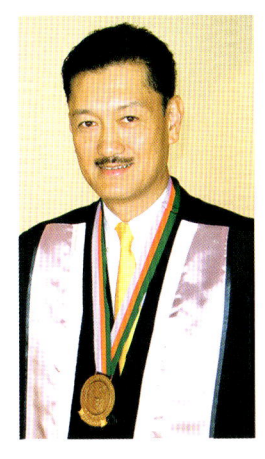

受邀于曾祥龙教授为其新书作序，我感到非常荣幸。本书荟萃的优秀正畸病例，由近10年来在香港参加正畸专业考试的中国大陆正畸医师所完成。我谨代表香港牙科医学院祝贺《爱丁堡皇家外科学院正畸专业考试病例精选》的成功出版。

1996年香港设立正畸专业考试考点，由爱丁堡皇家外科学院（RCSEd）和香港牙科医学院（CDSHK）联合举办。当年我以香港牙科医学院正畸学会主席身份，与傅民魁教授以及香港同仁Michael Cooke教授、周毅英医师、曾翼生医师等，一同赴爱丁堡观摩了考试的实施。爱丁堡Jim McDonald教授是一位极好的合作者，他一直致力于将此项考试带到东方。

1996年香港首次举办了爱丁堡正畸专业考试，应试者不仅来自中国大陆和香港地区，还包括台湾地区和日本。我尤其要衷心感谢傅民魁教授和曾祥龙教授，他们不仅担任了考官的重职，而且带来了中国大陆出色的应试者及其优秀的正畸病例。

考试伊始，其职能是作为一个中级水平的基准，用于鉴定在香港接受了3年正畸专业正规训练的医师的资质，测试他们临床矫治能力是否达到被认可的标准以维护公众利益。本书展示的中国正畸医师的临床病例，就是参加爱丁堡正畸专业考试病例的典范。考试执行国际化的标准，并由来自世界各地的考官监督。

感谢本书的编纂。它是正畸史上的一项纪录，同时也展现了中国正畸医师的临床能力，他们的才智和学识将传承给有志的后继医师。

**香港牙科医学院院长**
**正畸学会主席**
**2007年9月**

# 前　　言

爱丁堡皇家外科学院（the Royal College of Surgeons of Edinburgh, RCSEd）的历史超过500年。该学院1879年正式设立牙科考试，20世纪以来又先后设立颌面外科、修复、正畸、儿童牙科等牙科专业考试。目前，爱丁堡皇家外科学院口腔正畸专业考试（Examination for the Membership in Orthodontics for RCSEd）已成为国际公认的正畸专业考试之一。10年来中国大陆正畸医师7批27人在香港考点通过了这一考试，获得爱丁堡皇家外科学院院员资格。提交考试的病例总共135例，这些病例都是应试医师从自己临床完成病例中认真挑选出来，并按照考试标准精心整理的。

我作为爱丁堡皇家外科学院口腔正畸专业考试中国大陆的第二任考官，自2001年起至今，已参与了5次香港考点的考试。亲眼见到参加考试的我国大陆正畸医师绝大多数顺利通过，有的还获得金牌、银牌；见到我国大陆正畸医师提交病例的质量绝不比其他国家和地区逊色；听到来自世界各地的正畸专家对参加考试的我国大陆正畸医师很高的总体评价；我心里的高兴不言而喻，同时也深为他们而自豪。受此鼓舞，我逐渐产生了一个想法：从参加考试的中国大陆医师提交的病例中遴选出一些典型病例汇编整理成册，以便我国更多的正畸医师能分享这些成果，作为在临床工作中提高矫治质量、规范治疗程序、走向国际的借鉴与参照。有幸的是，我的这一想法得到参加考试的医师们的全力支持。于是，在大家的共同努力下完成了本书的编写。

本书形式上是病案集，中心内容是介绍错𬌗畸形的检查、诊断与矫治。为此，41例矫治完成病例编排为Ⅱ类错𬌗、Ⅲ类错𬌗、Ⅰ类错𬌗、前牙开𬌗、下颌偏斜五章，各章内含早期矫治、恒牙期不拔牙与拔牙矫治、正颌外科治疗的病例，每一病例有完整的图像资料和文字资料，每章结尾归纳总结了该类型错𬌗的诊断与治疗原则。作为病案集，本书的编写力求格式统一。然而，由于考试要求提交的病例有简繁之分，书中所选病例既有资料完整的大病历（标题病例号以蓝色圈注），也有精简后的小病历（标题病例号以黄色圈注），加之历年爱丁堡正畸专业考试要求有所变化，使全书不同章、节的格式可能有所差异。由于参加编写的作者较多，遣词用语也不尽一致，特别是不同作者引用的头影测量正常值标准有所不同，不足与欠缺之处难以避免，希望读者不吝赐教。

在本书交付印刷之时，有很多人需要特别感谢。爱丁堡皇家外科学院口腔正畸专业考试主考官 McDonald 教授，考官锺志强医师、林友港医师、谭启超医师、香港大学牙医学院 Hägg 教授，他们自始至终的支持使中国大陆正畸医师能在 10 年间不间断地参加香港考点的考试。北京大学口腔医学院傅民魁教授是爱丁堡皇家外科学院荣誉院士（牙科）和口腔正畸专业考试中国大陆第一任考官，在本书编写中给予了许多关心与鼓励。傅民魁教授、McDonald 教授和林友港医师在百忙中为本书作序。香港牙科医学院的同行多年来为大陆正畸医师的报名、接待和考场准备默默工作。北京大学口腔医学院贾玲玲、鲍红、林冠华老师以及第四军医大学博士黄枫先生为本书资料的收集整理花费了许多精力。北京大学医学出版社对本书的编辑与出版给予全力支持。在此，仅代表全体编者向他们表示衷心的谢意。

*曾祥龙*

2007 年 8 月

于北京大学口腔医学院

# 目 录

## 第一章 安氏Ⅱ类错𬌗畸形的矫治 ... 1

病例 1　Ⅰ期头帽-肌激动器Ⅱ期固定矫治器矫治Ⅱ类 1 分类 ... 3
Case1.　Headgear-Activator Followed by Fixed Appliance for Class Ⅱ Division 1 ... 3
病例 2　Ⅰ期肌激动器Ⅱ期非拔牙矫治Ⅱ类 1 分类 ... 18
病例 3　Ⅰ期双𬌗垫Ⅱ期非拔牙矫治Ⅱ类 1 分类 ... 24
病例 4　Ⅰ期肌激动器Ⅱ期减数上下颌第一双尖牙矫治Ⅱ类 1 分类 ... 32
病例 5　Ⅰ期口外弓配合扩弓平导Ⅱ期非拔牙矫治Ⅱ类伴上尖牙缺失 ... 41
病例 6　口外弓推磨牙向远中矫治Ⅱ类 1 分类 ... 46
病例 7　减数上下颌第一双尖牙矫治Ⅱ类 1 分类 ... 52
病例 8　减数上下颌第一双尖牙矫治成人骨性Ⅱ类 ... 57
病例 9　减数上颌双侧第一双尖牙和下颌右侧第一及左侧第二双尖牙矫治Ⅱ类 1 分类 ... 62
病例 10　减数上颌第一双尖牙和下颌第二双尖牙矫治Ⅱ类 1 分类 ... 67
病例 11　减数上颌第二磨牙矫治Ⅱ类 1 分类 ... 72
病例 12　摆式矫治器推磨牙向远中矫治Ⅱ类 2 分类 ... 79
病例 13　直丝弓矫治器配合上颌斜导非拔牙矫治Ⅱ类 2 分类 ... 85
病例 14　直丝弓矫治器配合上颌平导非拔牙矫治Ⅱ类 2 分类 ... 92
安氏Ⅱ类错𬌗的诊断与治疗原则 ... 99

## 第二章 安氏Ⅲ类错𬌗畸形的矫治 ... 107

病例 1　快速扩弓后改良 MEAW 技术矫治骨性Ⅲ类伴后牙反𬌗及严重拥挤 ... 109
Case1.　Skeletal Class Ⅲ with Buccal Crossbite and Severe Crowding Treated by Rapid Palatal Expansion and Modified MEAW ... 109
病例 2　上颌前方牵引配合 MEAW 技术矫治骨性Ⅲ类高角 ... 120
病例 3　非拔牙矫治恒牙早期Ⅲ类错𬌗 ... 127
病例 4　上颌前方牵引后减数上颌第二双尖牙和下颌第一双尖牙矫治骨性Ⅲ类 ... 134
病例 5　减数上颌第二双尖牙和下颌第一双尖牙矫治成人Ⅲ类拥挤 ... 143
病例 6　减数上颌第二磨牙和下颌第三磨牙矫治Ⅲ类伴双尖牙区开𬌗 ... 149
病例 7　正畸-正颌手术联合矫治成人骨性Ⅲ类 ... 155
病例 8　正畸-正颌手术联合矫治成人骨性Ⅲ类伴偏颌畸形 ... 162
安氏Ⅲ类错𬌗的诊断与治疗原则 ... 168

## 第三章　安氏 I 类错𬌗畸形的矫治 .................................................................................................. 177
### 病例 1　减数上颌中切牙和下颌第一双尖牙矫治 I 类双牙弓前突 ................................................ 179
### Case 1.　Class I Bi-maxillary Protrusion Treated with Extraction of Upper Central Incisors and Lower First Bicuspids ............................................................................................................. 179
### 病例 2　减数 4 个第一双尖牙矫治成人 I 类双牙弓前突 ................................................................ 188
### 病例 3　减数 4 个第二双尖牙矫治 I 类高角拥挤 ............................................................................ 193
### 病例 4　减数下颌第三磨牙矫治骨性 I 类严重拥挤 ........................................................................ 199
### 病例 5　减数上颌右侧第一磨牙和下颌双侧第一双尖牙矫治成人 I 类拥挤 ................................ 204
### 病例 6　减数上颌右侧第一双尖牙和左侧上下颌侧切牙矫治 I 类拥挤 ........................................ 209
### 病例 7　舌侧矫治器结合邻面去釉矫治成人 I 类拥挤 .................................................................... 214
### 安氏 I 类错𬌗的诊断与治疗原则 ......................................................................................................... 219

## 第四章　前牙开𬌗的矫治 ...................................................................................................................... 227
### 病例 1　减数 4 个第一磨牙矫治 II 类开𬌗伴釉质发育不全 .......................................................... 229
### Case 1.　Class II Openbite with Enamel Agenesis Treated by Four First Molars Extraction ..................... 229
### 病例 2　减数下颌第三磨牙 MEAW 技术矫治 III 类开𬌗 ............................................................... 242
### 病例 3　减数 4 个第二双尖牙矫治 III 类开𬌗伴颞下颌关节紊乱病 .............................................. 248
### 病例 4　减数上颌第一双尖牙和下颌第一磨牙矫治 II 类开𬌗伴双牙弓前突 .............................. 254
### 病例 5　减数上颌第一双尖牙和下颌第一磨牙矫治成人 II 类开𬌗 .............................................. 260
### 病例 6　正畸－正颌联合治疗严重骨性 III 类开𬌗 .......................................................................... 266
### 前牙开𬌗的诊断和治疗原则 ................................................................................................................. 272

## 第五章　下颌偏斜的矫治 ...................................................................................................................... 280
### 病例 1　正畸－正颌联合治疗骨性 III 类偏斜 .................................................................................. 283
### Case 1.　Skeletal Class III with Facial Asymmetry Treated by Orthodontic and Orthognathic Surgery ..... 283
### 病例 2　正畸－正颌联合治疗成人骨性 II 类偏斜 .......................................................................... 295
### 病例 3　正畸－正颌联合治疗成人骨性 I 类偏斜 ............................................................................ 303
### 病例 4　非拔牙矫治替牙期功能性 III 类偏斜 .................................................................................. 309
### 病例 5　非拔牙 MEAW 技术矫治恒牙期骨性 III 类伴𬌗平面偏斜 ................................................ 316
### 病例 6　减数上颌侧切牙和下颌第一双尖牙矫治骨性 III 类伴左侧后牙反𬌗 ............................... 323
### 下颌偏斜的诊断与治疗原则 ................................................................................................................. 333

## 附录一　爱丁堡皇家外科学院口腔正畸专业院员资格证书规则 ...................................................... 338
## 附录二　爱丁堡皇家外科学院口腔正畸专业考试中国大陆医师报名与考试程序 .......................... 343
## 附录三　历年通过爱丁堡皇家外科学院口腔正畸专业考试的中国大陆正畸医师名录与简历 ...... 345

# 第一章
## 安氏 II 类错殆畸形的矫治

本章介绍 14 例安氏 II 类病例,其中安氏 II 类 1 分类 11 例,双期矫治病例 5 例,恒牙期非拔牙矫治 1 例,恒牙期减数矫治 5 例;安氏 II 类 2 分类 2 例,均为非拔牙矫治。

# Case1. Headgear-Activator Followed by Fixed Appliance for Class Ⅱ Division 1
# 病例① Ⅰ期头帽-肌激动器Ⅱ期固定矫治器矫治Ⅱ类1分类

## CASE SUMMARY

CYW was a 9-year-old female, whose chief complaint was the protrudent upper anterior teeth. She had a convex profile and incompetent lips. The sagittal skeletal relationship was Class Ⅱ, and the maxillary-mandibular planes angle was average. She presented with Class II molar relationships on both sides, increased overjet of 10mm and deep overbite in a mixed dentition. The upper incisors were proclined, and lower incisors had normal inclination. There would be 3mm crowding in upper arch and 5mm crowding in lower arch by Moyers prediction. The hand-wrist radiograph indicated the growth accelerated phase. Treatment involved two stages: Headgear-Activator for growth modification in Stage Ⅰ, and fixed appliance in Stage Ⅱ.

## 病例概况

CYW，女，9岁，主诉上前牙前突；侧貌凸，开唇露齿；Ⅱ类骨面型，下颌平面角均角。替牙牙合，双侧远中磨牙关系，覆盖10mm，覆牙合深；上切牙唇倾，下切牙倾斜度正常；Moyers预测上牙弓3mm拥挤，下牙弓5mm拥挤；手腕骨片显示处于生长发育加速期。双期矫治：Ⅰ期头帽-肌激动器，Ⅱ期固定矫治器治疗。

## SECTION 1. PRE-TREATMENT ASSESSMENT

### 第一部分 治疗前

### Patient Details
Initials: CYW
Sex: Female
Date of birth: 30th April 1992
Age at start of treatment: 9 years 2 months

### Patient's Complaints
To improve the protrudent upper anterior teeth.

### Relevant Medical History and Dental History
The patient had not oral habit.
Her menarche did not appear.
Her mother had similar occlusion and similar profile.
Other medical history was clear and irrelevant.

### Clinical Examination: Extra-Oral Features
Convex profile
Incompetent lips
Symmetric face
Average Fränkfort-mandibular planes angle
No abnormalities detected in TMJ

### 病例基本情况
姓名缩写：CYW
性别：女
出生日期：1992年4月30日
初诊时年龄：9岁2个月

### 主诉
上前牙前突

### 相关病史
无口腔不良习惯
月经初潮未出现
母亲有类似错牙合及侧貌
无其他相关病史

### 临床检查：口外特征
凸面型
开唇露齿
面部对称
下颌平面角均角
颞下颌关节未及异常

## Pre-treatment Photographs (Fig 1-1-1)　　　治疗前面𬌗相（图 1-1-1）

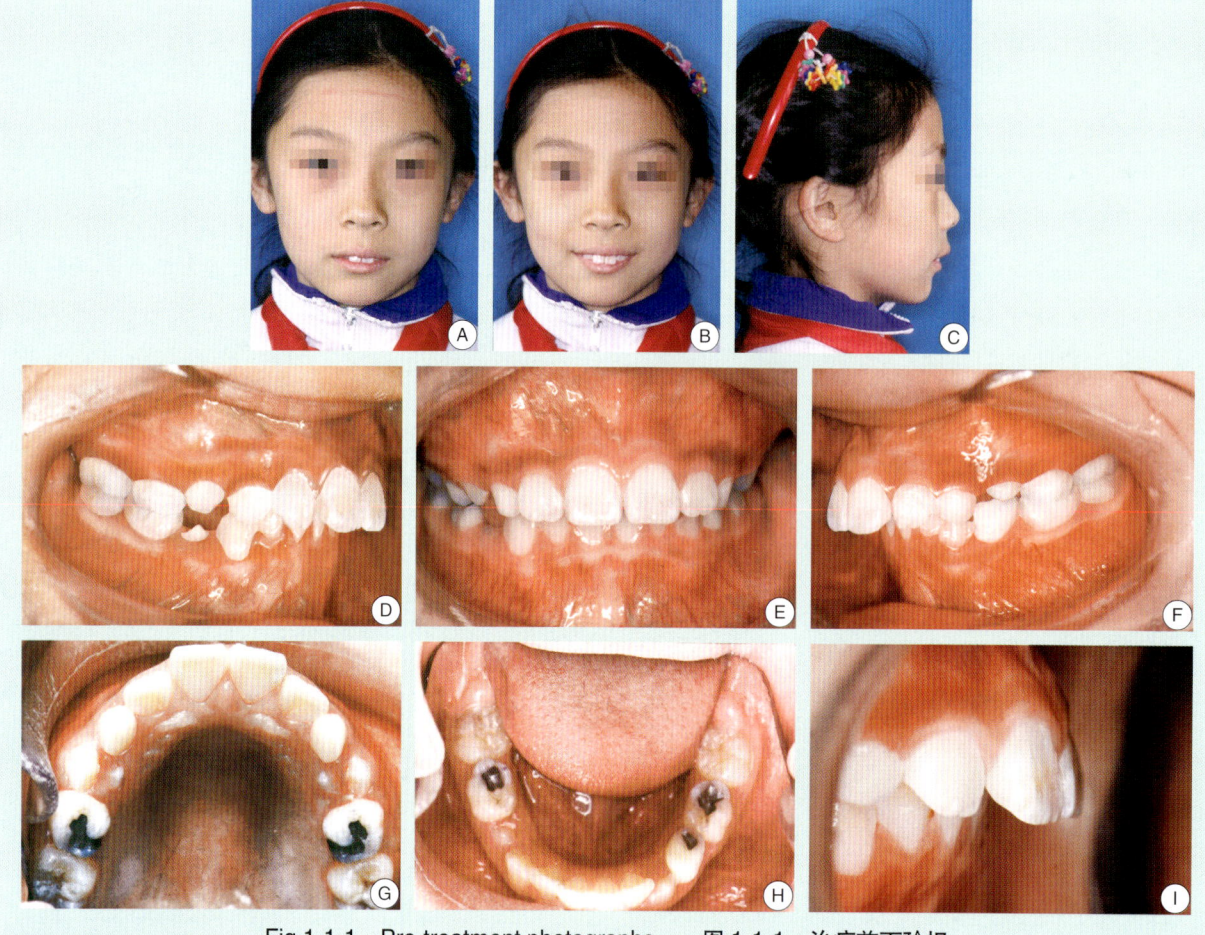

Fig.1-1-1　Pre-treatment photographs　　图 1-1-1　治疗前面𬌗相

### Clinical Examination: Intra-Oral Features

Soft tissues: Gingivitis

Oral hygiene: Oral hygiene needed to be improved

Erupted teeth present:

$$\frac{6\,\mathrm{V}\,4\,\mathrm{III}\,21 \mid 12\,\mathrm{III}\,4\,\mathrm{V}\,6}{6\,\mathrm{V}\,4321 \mid 123\,\mathrm{IV}\,\mathrm{V}\,6}$$

Unerupted teeth present (from radiographs):

$$\frac{8753 \mid 3578}{875 \mid 4578}$$

General dental condition:

Mixed dentition

Good tooth quality

Caries in upper and lower primary molars, which had been well filled

### Crowding/Spacing

Predicted by Moyers analysis (75% level)

Maxillary arch:

### 临床检查：口内特征

软组织：牙龈炎

口腔卫生：需改善

口内已萌出牙：

$$\frac{6\,\mathrm{V}\,4\,\mathrm{III}\,21 \mid 12\,\mathrm{III}\,4\,\mathrm{V}\,6}{6\,\mathrm{V}\,4321 \mid 123\,\mathrm{IV}\,\mathrm{V}\,6}$$

尚未萌出牙（X 片可见牙胚）：

$$\frac{8753 \mid 3578}{875 \mid 4578}$$

口内一般情况：

替牙𬌗

牙齿发育正常

上下乳磨牙龋坏已治疗

### 拥挤 / 间隙

Moyers 预测 (75% 概率)

上牙弓：

There would be 3mm crowding in maxillary arch.
Mandibular arch:
There would be 5mm crowding in mandibular arch.

## Occlusal Features
Incisor relationship: Class II[1]
Overjet: 10mm
Overbite: Deep overbite complete on palatal tissue
Curve of Spee: 3mm
Centerlines: Upper coincident with facial midline
　　　　　 Lower shifted to right by 2mm
Left buccal segment relationship: Cusp-to-cusp Class II
Right buccal segment relationship: Cusp-to-cusp Class II
Crossbites: None
Displacements: None
Other occlusal features: None

## General Radiographic Examination
Pre-treatment radiographs taken:
Dental panoramic radiograph (Fig.1-1-2)
Lateral cephalometric film (Fig.1-1-3) and tracing (Fig.1-1-4)
Hand-wrist radiograph (Fig.1-1-5)
TMJ film (Fig.1-1-6)
Teeth unerupted:

$$\frac{8753 \mid 3578}{875 \mid 4578}$$

Relevant findings:
The panoramic radiograph revealed a mixed dentition, confirming no missing teeth or supernumerary teeth.
The lateral cephalometric film confirmed the clinical findings. Please refer to the cephalometric evaluation for further details.
The hand-wrist radiograph indicated the growth accelerated phase. The sesamoid had just appeared. The midphalange epiphysis of the third finger approached as cap-like shape.
TMJ film showed that the spaces in front of the condyles were increased on both sides.

3mm 拥挤
下牙弓：
5mm 拥挤

## 咬合情况
切牙：深覆𬌗深覆盖
覆盖：10mm
覆𬌗：深覆𬌗，下切牙咬在腭黏膜上
Spee曲线：3mm
中线：上中线正
　　　下中线右偏2mm
左侧磨牙关系：远中尖对尖
右侧磨牙关系：远中尖对尖
反𬌗：无
下颌移位：无
其他咬合特征：无

## 影像学检查
治疗前拍摄的X线片：
全口曲面断层片（图1-1-2）
头颅侧位片（图1-1-3）和描记图（图1-1-4）
手腕骨片（图1-1-5）
关节许勒位片（图1-1-6）
未萌牙：

$$\frac{8753 \mid 3578}{875 \mid 4578}$$

检查结果：
曲面断层片证实是混合牙列期，无缺失牙及多生牙。

头颅侧位片证实临床检查结果；详见头影测量分析。

手腕骨片显示处于生长发育加速期；籽骨刚出现；中指中节指骨干骺端接近帽状。

关节许勒位片显示两侧关节前间隙增宽。

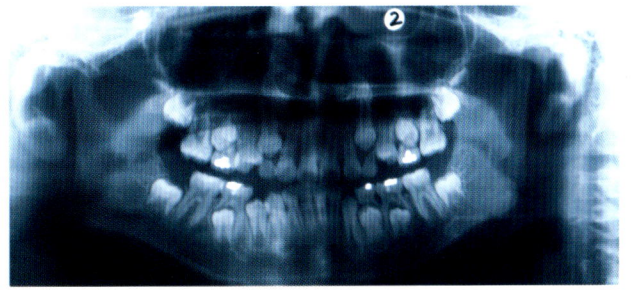

Fig.1-1-2　Pre-treatment panoramic radiograph　　图1-1-2　治疗前曲面断层片

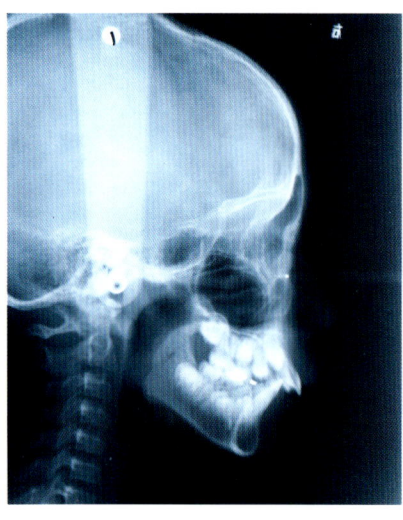

Fig.1-1-3　Pre-treatment cephalometric radiograph
图 1-1-3　治疗前头颅侧位片

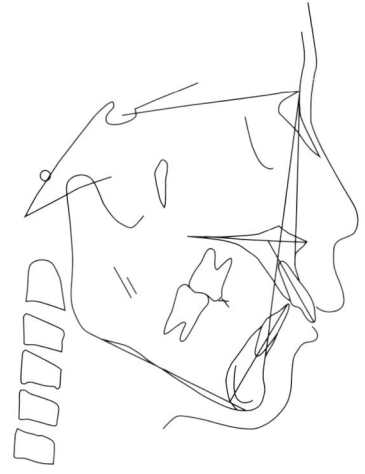

Fig.1-1-4　Pre-treatment cephalometric radiograph tracing
图 1-1-4　治疗前头颅侧位片描记图

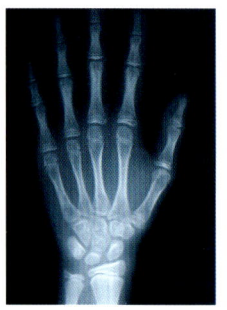

Fig.1-1-5　Pre-treatment hand-wrist radiograph
图 1-1-5　治疗前手腕骨片

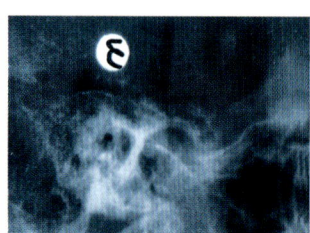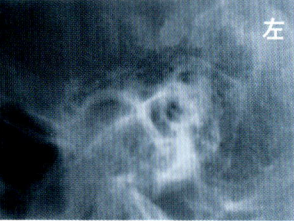

Fig.1-1-6　Pre-treatment TMJ film
图 1-1-6　治疗前关节许勒位片

## Cephalometric Analysis (Table 1-1-1)　　头影测量分析（表 1-1-1）

| Variable | 测量项目 | Pre-treatment 治疗前 | Normal Mixed Dentition 正常值（替牙𬌗） |
|---|---|---|---|
| SNA | SNA 角 | 80.9 | 82.3 ± 3.5 |
| SNB | SNB 角 | 74.6 | 77.6 ± 2.9 |
| ANB | ANB 角 | 6.3 | 4.7 ± 1.4 |
| WITS(mm) | WITS 值 (mm) | 3.6 | −1.4 ± 2.6 |
| U1-PP | 上切牙－上颌平面夹角 | 121.9 | 115.8 ± 5.7 |
| L1-MP | 下切牙－下颌平面夹角 | 96.0 | 96.3 ± 5.1 |
| U1-L1 | 上下中切牙夹角 | 117.8 | 122.0 ± 6.0 |
| PP-MP | 上颌平面－下颌平面夹角 | 24.4 | 27.6 ± 4.6 |
| N-ANS (mm) | 前上面高 (mm) | 52.9 | 48.1 ± 3.3 |
| ANS-Me (mm) | 前下面高 (mm) | 59.1 | 58.8 ± 4.1 |
| ANS-Me/N-Me (%) | 面高比 (%) | 52.8 | 55.0 ± 1.5 |
| L1-APo(mm) | 下切牙－APo 距 (mm) | 1.5 | 3.9 ± 1.5 |
| Li-E (mm) | 下唇－审美平面距离 (mm) | −0.7 | 3.0 ± 1.8 |

Source of normal values:

MK Fu, NX Tian. The theory and operation of cephalometry (Chinese). Beijing: People's Medical Publishing House, 1991.

Red means measurement beyond 2 times of standard means; blue means measurement between 1 time and 2 times standard means

正常值来源：

傅民魁，田乃学. 口腔 X 线头影测量学理论与实践. 北京：人民卫生出版社，1991

红色数值：表示超出正常值2倍标准差；蓝色数值：表示在1倍标准差与 2 倍标准差之间

## Interpretation

The SNA value was normal, and the SNB value was decreased. So the ANB value was increased. Both the increased ANB value and the increased WITS value showed the skeletal Class Ⅱ relationship. It was suggested that the problem was the retrusive mandible.

The maxillary-mandibular planes angle was average, and the face height ratio was reduced because of the increased upper anterior face height.

The upper incisors were proclined, and the inclination of lower incisors was normal.

The position of the lower incisors was retrusive, which was 1.5mm in advance of the A-pogonion line.

The position of the lower lip was retrusive as well, which was 0.7mm behind of the Ricketts E plane.

## Diagnostic Summary

CYW was a 9-year-old female with a convex profile and incompetent lips. The sagittal skeletal relationship was Class Ⅱ, and the maxillary-mandibular planes angle was average. She presented with Class Ⅱ molar relationships on both sides, increased overjet of 10mm and deep overbite in a mixed dentition. The upper incisors were proclined, and lower incisors had normal inclination. There would be 3mm crowding in upper arch and 5mm crowding in lower arch by Moyers prediction. The hand-wrist radiograph indicated the growth accelerated phase.

## Problem List

Chief complaint: Protrudent upper anterior teeth
Convex profile
Incompetent lips
Class Ⅱ skeletal relationship
Retrusive mandible
Class Ⅱ molar relationships on both sides
Increased overjet of 10mm
Increased overbite complete on palatal tissue
Proclined upper incisors
Crowding in upper and lower arches (Moyers prediction)
Midline shift of lower arch
Gingivitis

## Aims and Objectives of Treatment

Periodontal health
Growth modification
Profile and lips relationship improved
Class Ⅰ molar relationships on both sides
Incisors overjet and overbite normalized

## 结果分析

SNA正常，SNB小，因此ANB大，且WITS值大，说明为Ⅱ类骨型，SNB小提示下颌后缩。

上下颌平面夹角正常；前上面高轻度增大，使面高比减小。

上切牙唇倾，下切牙唇倾度正常。

下切牙-APo距1.5mm，小于正常值，提示下切牙位置后缩。

下唇位于Ricketts审美平面后0.7mm，提示下唇位置也后缩。

## 诊断概要

CYW，女，9岁；侧貌凸，开唇露齿；Ⅱ类骨型，下颌平面角均角；替牙殆，双侧远中磨牙关系，覆盖10mm，覆殆深；上切牙唇倾，下切牙唇倾度正常；Moyers预测上牙弓3mm拥挤，下牙弓5mm拥挤；手腕骨片显示处于生长发育加速期。

## 问题列表

主诉：上前牙前突
侧貌凸
开唇露齿
Ⅱ类骨型
下颌后缩
双侧远中磨牙关系
覆盖大，10mm
覆殆深，下前牙咬上腭黏膜
上切牙唇倾
上下牙弓拥挤（Moyers预测）
下中线偏斜
牙龈炎

## 治疗目标

牙周健康
生长改良
改善侧貌及上下唇关系
双侧中性磨牙关系
正常覆殆覆盖

Upper incisors retracted回收上切牙
Alignment of dental arches上下牙列排齐
Co-ordinate arches上下牙弓匹配
Midlines of both arches coincident with facial midline上下牙弓中线与面中线对正
Stable treatment results治疗结果稳定

### Treatment Plan / 治疗计划

Preparation:治疗前准备：
Treatment of gingivitis治疗牙龈炎
Oral hygiene instruction口腔卫生宣教
Non-extraction不减数矫治
Appliances:矫治器：
Functional appliance : Headgear-Activator功能矫治器（头帽－肌激动器）
Fixed appliance固定矫治器
Stages:治疗阶段：
Stage Ⅰ Growth modification with functional appliance of Headgear-ActivatorⅠ期 应用头帽－肌激动器生长改良
To promote the growth of mandible促进下颌生长
To prevent the clockwise rotation of mandible防止下颌顺时针旋转
To inhibit the growth of maxilla抑制上颌生长
To retract upper incisors回收上切牙
Stage Ⅱ Fixed applianceⅡ期 固定矫治器
To align and level dental arches排齐整平
To get good occlusion between arches调整咬合
Retention保持
Proposed retention strategy:保持方案：
Removable retainers to be worn full time for 12 months followed by night-time wear on completion of treatment.拆除固定矫治器后全天戴用上下颌活动保持器12个月，之后改为夜间戴用。
Prognosis for stability:对稳定性的预测：
The growth potential should be evaluated during and after the treatment. The patient should be followed up after her treatment. The optimal cusp/fossa and overbite/overjet relationship would aid in the stability of treatment. The central position of the condyles in the fossas after treatment contributed to the stability.主动治疗过程中及主动治疗结束后要定期评价生长发育。主动治疗后要进行随访。良好的尖窝咬合关系和覆𬌗覆盖关系有助于治疗结果的稳定。治疗后髁突位于关节窝正中有助于疗效的稳定。

## SECTION 2. TREATMENT / 第二部分 治 疗

### Treatment Progress / 治疗过程

| | | | |
|---|---|---|---|
| Start of active treatment: | June 2001 | 治疗开始时间： | 2001年6月 |
| Age at start of active treatment: | 9 years 2 months | 治疗开始时年龄： | 9岁2个月 |
| End of active treatment: | April 2003 | 主动治疗结束时间： | 2003年4月 |
| Age at end of active treatment: | 11 years | 主动治疗结束时年龄： | 11岁 |
| End of retention: | 14 years | 保持结束时年龄： | 14岁 |

### Key Stages in Treatment Progress / 治疗主要阶段

| Date | Stage |
|---|---|
| 5/2001 | Periodontal treatment and oral hygiene instruction. |
| 6/2001 | Delivery of Headgear-Activator. |
| 7/2002 | End of Stage Ⅰ. The overjet and overbite were normal. The canines and molars relationships were Class Ⅰ on both sides. |
| 8/2002 | Straight wire appliance was placed. Upper and lower nickel-titanium archwires were placed to align the teeth. |
| 11/2002 | Upper and lower 0.019 × 0.025" nickel titanium archwires were placed to further align the teeth. |
| 12/2002 | The anterior overjet and overbite were slightly increased. Upper and lower 0.019 × 0.025" stainless steel archwires with reverse curve were placed to align and level the arches, with Class Ⅱ elastics to adjust the intermaxillary relationship. |
| 2/2003 | Wire bending for finishing adjustment. |
| 4/2003 | Debonding. Upper and lower removable retainers. Periodontal treatment. |

| 时间 | 阶段 |
|---|---|
| 2001.5 | 牙周洁治，口腔卫生宣教。 |
| 2001.6 | 戴用头帽－肌激动器。 |
| 2002.7 | Ⅰ期治疗结束。前牙覆𬌗覆盖正常，双侧尖牙关系、磨牙关系达到中性。 |
| 2002.8 | 开始Ⅱ期固定矫治器治疗，戴用直丝弓矫治器。上下镍钛圆丝排齐牙列。 |
| 2002.11 | 上下 0.019 × 0.025 英寸镍钛方丝进一步排齐。 |
| 2002.12 | 前牙覆𬌗Ⅰ度，覆盖Ⅰ度。上下 0.019 × 0.025 英寸不锈钢方丝上摇椅曲整平，Ⅱ类牵引调整颌间关系。 |
| 2003.2 | 精细调整。 |
| 2003.4 | 拆除固定矫治器。上下活动保持器。牙周洁治。 |

### Mid-Treatment Photographs (Fig.1-1-7 ~ 9)

### 治疗中面𬌗相（图 1-1-7 ~ 9）

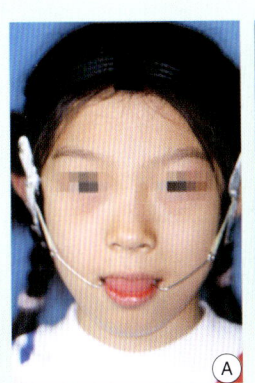
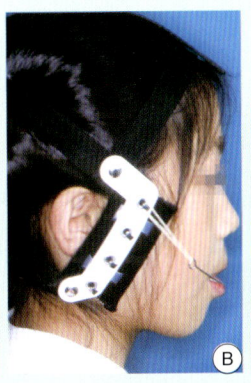
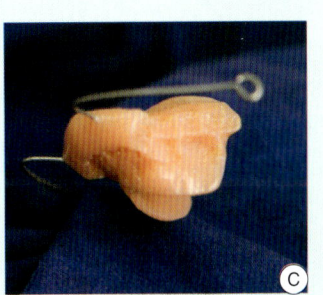

Fig.1-1-7　Headgear-Activator　图 1-1-7　头帽－肌激动器

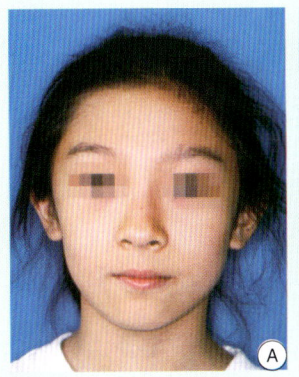
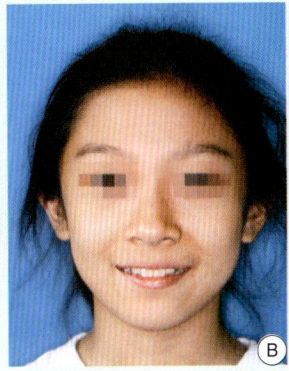
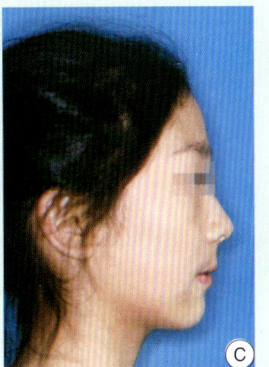

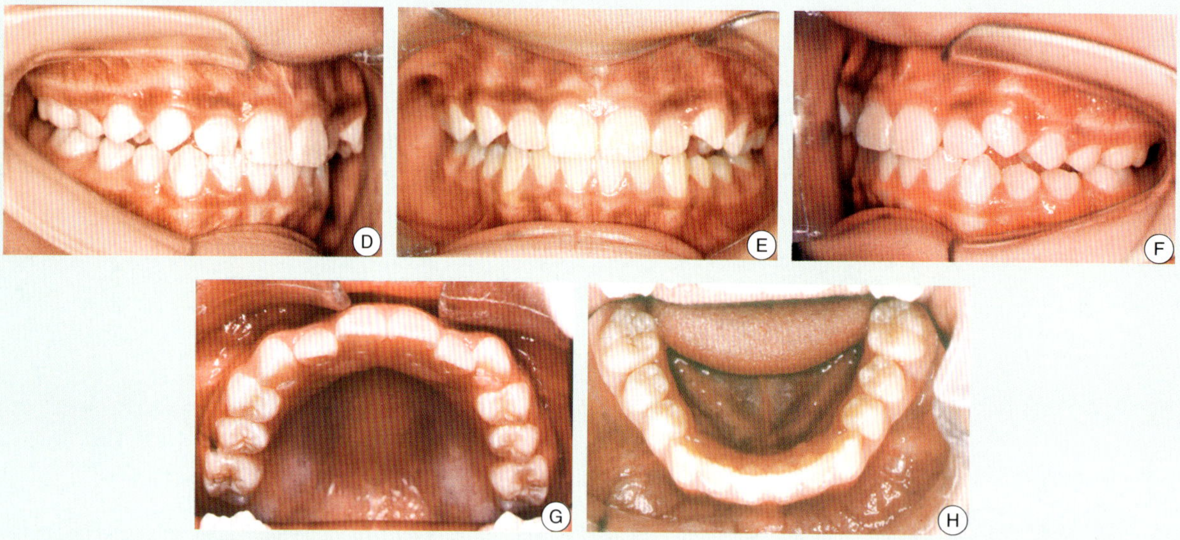

Fig.1-1-8 End of the treatment of Stage Ⅰ with Headgear-Activator    图 1-1-8 Ⅰ期治疗结束时面殆相

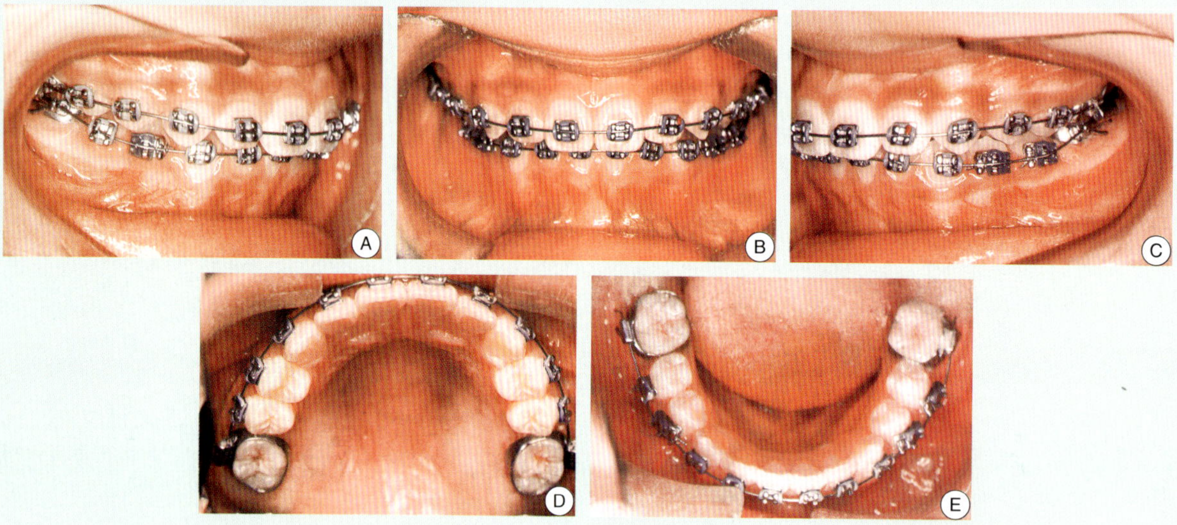

Fig.1-1-9 Treatment with fixed appliance in Stage Ⅱ    图 1-1-9 Ⅱ期固定矫治器治疗中

Mid-treatment Cephalometric Film and Tracing    治疗中头颅侧位片及描记图(图 1-1-10～11)

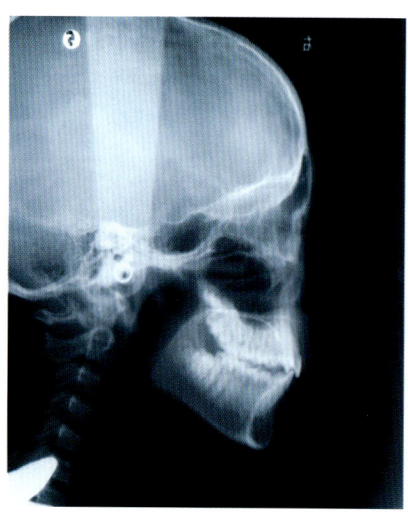

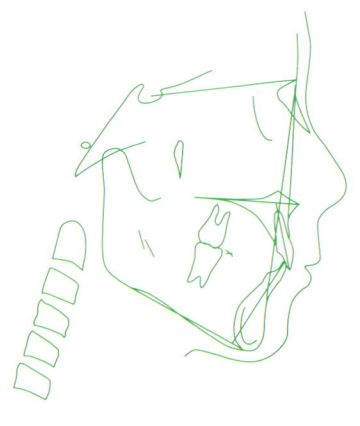

Fig.1-1-10 Cephalometric radiograph at end of Stage Ⅰ
图 1-1-10 Ⅰ期功能矫治器治疗结束时头颅侧位片

Fig.1-1-11 Tracing of cephalometric radiograph at end of Stage Ⅰ
图 1-1-11 Ⅰ期功能矫治器治疗结束时头颅侧位片描记图

## Cephalometric Assessment (Table 1-1-2)　　　头影测量分析（表 1-1-2）

| Variable | 测量项目 | End of Stage I (Headgear-Activator) I 期治疗结束时 | Changes during Stage I 变化（I 期治疗） | Normal (Permanent Dentition) 正常值（恒牙牙合） |
|---|---|---|---|---|
| SNA | SNA 角 | 80.4 | −0.5 | 82.8 ± 4.0 |
| SNB | SNB 角 | 75.8 | +1.2 | 80.1 ± 3.9 |
| ANB | ANB 角 | 4.6 | −1.7 | 2.7 ± 2.0 |
| WITS (mm) | WITS 值 (mm) | 0.3 | −3.3 | −1.5 ± 2.1 |
| U1-PP | 上切牙－上颌平面角 | 106.3 | −15.6 | 115.8 ± 5.7 |
| L1-MP | 下切牙－下颌平面角 | 95.0 | −1.0 | 96.5 ± 7.1 |
| U1-L1 | 上下中切牙角 | 135.5 | +17.7 | 125.4 ± 7.9 |
| PP-MP | 上下颌平面角 | 24.2 | −0.2 | 27.6 ± 4.6 |
| N-ANS (mm) | 前上面高 (mm) | 53.3 | +0.4 | 53.8 ± 2.8 |
| ANS-Me (mm) | 前下面高 (mm) | 63.7 | +4.6 | 65.8 ± 4.1 |
| ANS-Me/N-Me (%) | 面高比 (%) | 54.4 | +1.6 | 55.0 ± 2.5 |
| L1-APo (mm) | 下切牙－APo 距 (mm) | 2.1 | +0.6 | 4.9 ± 2.1 |
| Li-E (mm) | 下唇－审美平面距离 (mm) | 0.7 | +1.4 | 0.6 ± 1.9 |

Red means measurement beyond 2 times of standard means; blue means measurement between 1 time and 2 times standard means　　红色数值：表示超出正常值2倍标准差；蓝色数值：表示在1倍标准差与2倍标准差之间

### Interpretation

After the treatment of Stage I with Headgear-Activator, the SNB value was increased by 1.2° although it was still slightly decreased compared to the normal value for permanent dentition. The ANB value was decreased, and the WITS appraisal also indicated the change from skeletal Class Ⅱ to skeletal Class Ⅰ.

The maxillary-mandibular planes angle was almost unchanged, which indicated that the mandible did not rotate clockwise. With growing, both the upper anterior face height and the lower anterior face height were increased, and the lower grew more than the upper, thus the face height ratio was increased and was in the normal range.

The upper incisors were retroclined. The inclination of lower incisors did not change much. Although the position of the lower incisors was still a little retrusive, the position of the lower lip was normalized.

### 结果分析

应用头帽－肌激动器 I 期治疗后，SNB增大1.2°，达到75.8°，稍小于恒牙牙合SNB正常值。ANB减小，WITS值减小，均在正常范围内，表明由Ⅱ类骨型向Ⅰ类骨型转变。

上颌平面－下颌平面夹角基本未变，表明下颌没有发生顺时针旋转。随着生长，前上面高和前下面高均增大，前下面高增大稍大于前上面高，使面高比增大，在正常范围内。

上切牙被内收。下切牙唇倾度变化不大。下切牙位置仍轻度后缩，下唇距Ricketts审美平面距离在正常范围内。

## SECTION 3. POST-TREATMENT ASSESSMENT

### Occlusal Features
Incisor relationship: Class I
Overjet: 2mm
Overbite: 2mm, complete to tooth
Centrelines: Coincident
Left buccal segment relationship: Class I
Right buccal segment relationship: Class I
Crossbites: None
Displacements: None
Functional occlusal features: No occlusal interferences
Other occlusal features: None

### Occlusal Indices

| Index | Parameter | Value |
|---|---|---|
| Index of Orthodontic Treatment Need (IOTN) | | |
|   Dental Health Component | Start | 5a |
| | Finish | 1 |
|   Aesthetic component | Start | 7 |
| | Finish | 1 |
| Peer Assessment Rating (PAR) | Start | 42 |
| | Finish | 1 |
| | Change | 41 |
| | Change | 98% |

### Complications Encountered during Treatment

The patient had difficulty in maintaining a good standard of oral hygiene during the treatment of Stage II with fixed appliance. At the end of the active treatment, she had gingivitis. After periodontal treatment, the gingival health condition was improved.

Growth is one of the most important factors for treatment of the growing adolescent, which is not only the advantaged factor for growth modification, but also the potential risk factor of relapse. From the following cephalometric superimposition, it can be told that the patient grew fast during the treatment and follow-up periods, including N point, the maxilla and the mandible. Fortunately, it seemed that the growth pattern was not bad. The mandible did not show clockwise rotation. During the treatment of Headgear-Activator, one of the functions of the high-pull headgear was to prevent the clockwise rotation of the mandible which might be induced by the eruption of the lower molars.

## 第三部分 治疗后

### 咬合情况
切牙：覆𬌗覆盖正常
覆盖：2mm
覆𬌗：2mm
中线：上下中线正
左侧磨牙关系：中性
右侧磨牙关系：中性
反𬌗：无
下颌移位：无
功能检查：无𬌗干扰
其他咬合问题：无

### 𬌗指数

| 指数 | 阶段 | 值 |
|---|---|---|
| 正畸治疗需要指数 | | |
|   牙齿方面 | 治疗前 | 5a |
| | 治疗后 | 1 |
|   美学方面 | 治疗前 | 7 |
| | 治疗后 | 1 |
| PAR 指数 | 治疗前 | 42 |
| | 治疗后 | 1 |
| | 治疗前后变化 | 41 |
| | 治疗前后变化 | 98% |

### 治疗过程中遇到的问题

患者在Ⅱ期固定矫治器治疗过程中很难维护良好的口腔卫生。在拆除固定矫治器时，患者牙龈炎症明显，牙周洁治后，炎症消退。

生长发育对于青少年患者既是生长改良的有利因素，又是可能导致复发的危险因素。通过头影测量描记图重叠发现，患者在主动治疗和保持阶段生长很快，包括N点、上颌、下颌。幸运的是，患者的生长型较好，下颌没有发生顺时针旋转。在头帽－肌激动器治疗过程中，高位牵引的头帽防止由于下磨牙萌长导致的下颌顺时针旋转。

## Post-treatment Photographs (Fig1-1-12)　　治疗后面殆相（图 1-1-12）

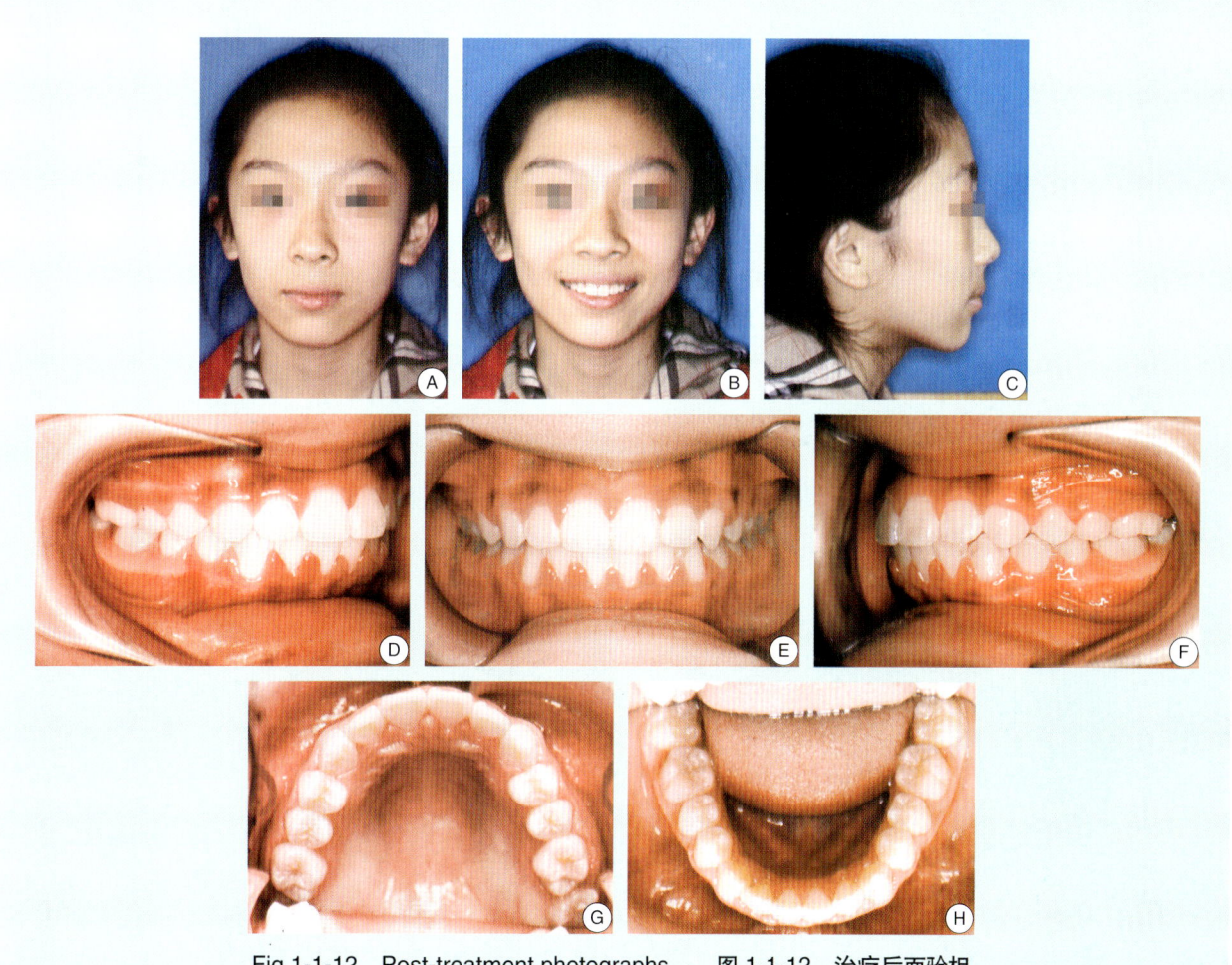

Fig.1-1-12　Post-treatment photographs　图 1-1-12　治疗后面殆相

### Radiographs Taken towards/at End of Treatment　治疗结束时影像学检查

Radiographs taken:
Dental panoramic radiograph (Fig.1-1-13)
Lateral cephalometric film (Fig.1-1-14) and tracing (Fig.1-1-15)
TMJ film (Fig.1-1-16)
Relevant findings:
The panoramic radiograph revealed acceptable root paralleling.
The lateral cephalogram confirmed the clinical findings of the treatment results. Please refer to the cephalometric evaluation for further details.
TMJ film showed the condyles were located in the central of the fossas.

拍摄的 X 线片：
全口曲面断层片（图 1-1-13）
头颅侧位片（图 1-1-14）和描记图（图 1-1-15）
关节许勒位片（图 1-1-16）
检查结果：
曲面断层片显示治疗后牙根基本平行。

头颅侧位片证实了临床检查的治疗结果，详见头影测量分析。

关节许勒位片显示髁突基本位于关节窝正中位置。

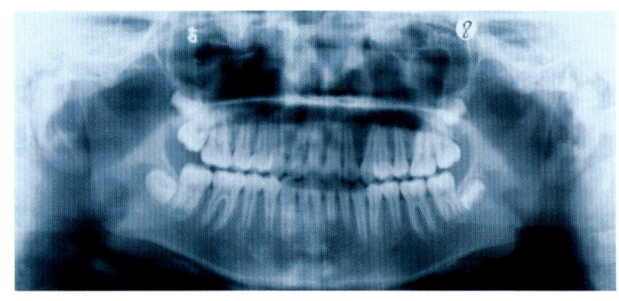

Fig.1-1-13  Post-treatment panoramic radiograph
图 1-1-13  治疗后曲面断层片

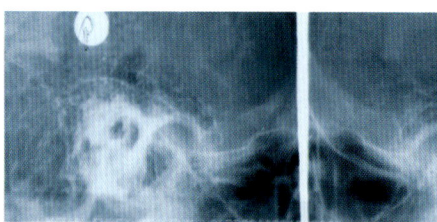

Fig.1-1-16  Post-treatment TMJ film
图 1-1-16  治疗后关节许勒位片

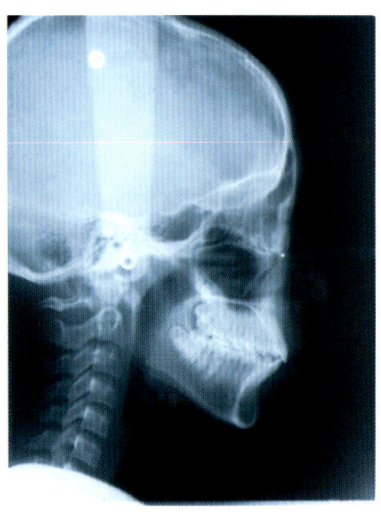

Fig.1-1-14  Post-treatment cephalometric radiograph
图 1-1-14  治疗后头颅侧位片

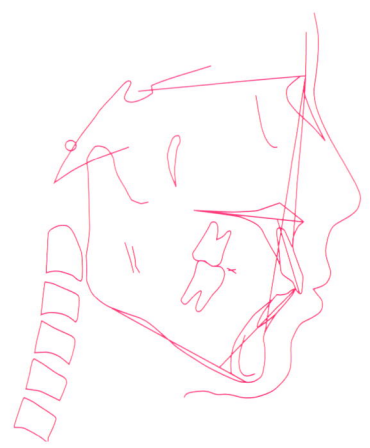

Fig.1-1-15  Post-treatment cephalometric radiograph tracing
图 1-1-15  治疗后头颅侧位片描记图

## Cephalometric Assessment (Table 1-1-3)　　头影测量分析（表 1-1-3）

| Variable | 测量项目 | Post Treatment 治疗后 | Change During Treatment 治疗中的变化 | Follow-up (4 years after treatment) 随访（治疗后4年） | Change During Retention 保持阶段的变化 |
|---|---|---|---|---|---|
| SNA | SNA 角 | 80.3 | −0.6 | 80.3 | 0 |
| SNB | SNB 角 | 75.7 | +1.1 | 75.7 | 0 |
| ANB | ANB 角 | 4.7 | −1.6 | 4.7 | 0 |
| WITS (mm) | WITS 值 (mm) | 0.1 | −3.5 | 0.0 | −0.1 |
| U1-PP | 上切牙－上颌平面角 | 112.9 | −9.0 | 114.3 | +1.4 |
| L1-MP | 下切牙－下颌平面角 | 106.2 | +10.2 | 105.8 | −0.4 |
| U1-L1 | 上下中切牙角 | 118.0 | +0.2 | 116.7 | −1.3 |
| PP-MP | 上下颌平面角 | 24.2 | −0.2 | 24.2 | 0 |
| N-ANS (mm) | 前上面高 (mm) | 56.1 | +3.2 | 56.9 | +0.8 |
| ANS-Me (mm) | 前下面高 (mm) | 63.9 | +4.8 | 66.6 | +2.7 |
| ANS-Me/N-Me (%) | 面高比 (%) | 53.3 | +0.5 | 53.9 | +0.6 |
| L1-APo (mm) | 下切牙－APo 距 (mm) | 4.9 | +3.4 | 5.2 | +0.3 |
| Li-E (mm) | 下唇－审美平面距离 (mm) | 0.9 | +1.6 | 1.1 | +0.2 |

Red means measurement beyond 2 times of standard means; blue means measurement between 1 time and 2 times standard means

红色数值：表示超出正常值2倍标准差；蓝色数值：表示在1倍标准差与2倍标准差之间

## Interpretation

The SNA value was slightly decreased over the course of treatment. The SNB value was increased by 1.1° during the treatment. The ANB value was decreased by 1.6°, and was exactly the low limit of the normal range. The WITS value was reduced as well, which revealed a change of the jaw relationship from a Class II skeletal pattern pre-treatment towards a Class I skeletal pattern post-treatment. The maxillary-mandibular planes angle did not change much. The upper anterior face height and lower anterior face height grew at the same time, and the face height ratio was slightly increased during the course of treatment. The upper incisors were retroclined. The lower incisors were proclined, which happened during the treatment of Stage II. One reason was leveling and alignment of the arch; the other reason was compensation for the slightly retrusive mandible.

The positions of lower incisors and lower lip were normalized.

During the 4-year retention, the sagittal skeletal relationship and maxillary-mandibular planes angle remained almost unchanged. The upper anterior face height and lower anterior face height grew at the same time, and the face height ratio was slightly increased. The upper incisors were proclined a little, and the lower incisors were retroclined a little.

## 结果分析

治疗过程中SNA轻度减小，SNB增大1.1°，ANB减小1.6°，达到正常值的下限。WITS值也减小，说明由治疗前的Ⅱ类骨型向Ⅰ类骨型转变。

上颌平面－下颌平面角基本不变。治疗过程中前上面高和前下面高都增大，面高比稍增加。

通过治疗上切牙被回收。在Ⅱ期治疗过程中，下切牙发生唇倾，一个原因是排齐整平牙弓的结果，另一方面也是对治疗后仍表现为轻度后缩的下颌的代偿。

治疗后下切牙的位置和下唇位置都正常。

在主动治疗结束后4年的保持过程中，矢状向和垂直向骨骼关系基本未变。前上面高和前下面高都因生长而增大，面高比少量增加。上切牙轻度唇倾，下切牙轻度内收。

## Follow-up Photographs and Radiographs (4 years after treatment)
## 保持阶段面貌相和 X 线片（治疗结束后 4 年）

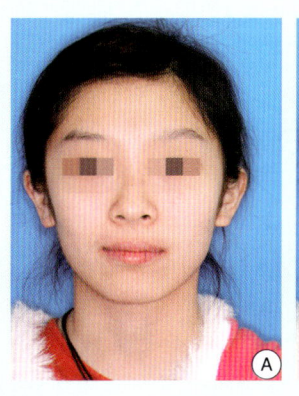
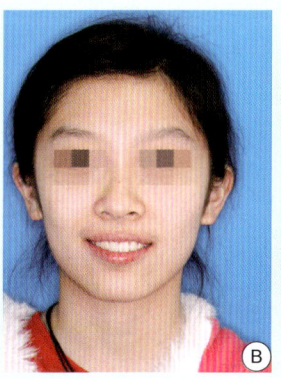
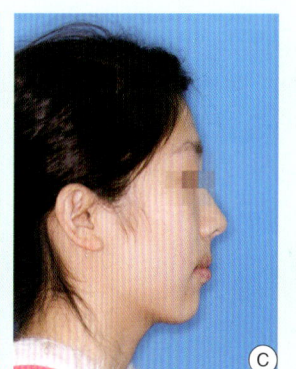

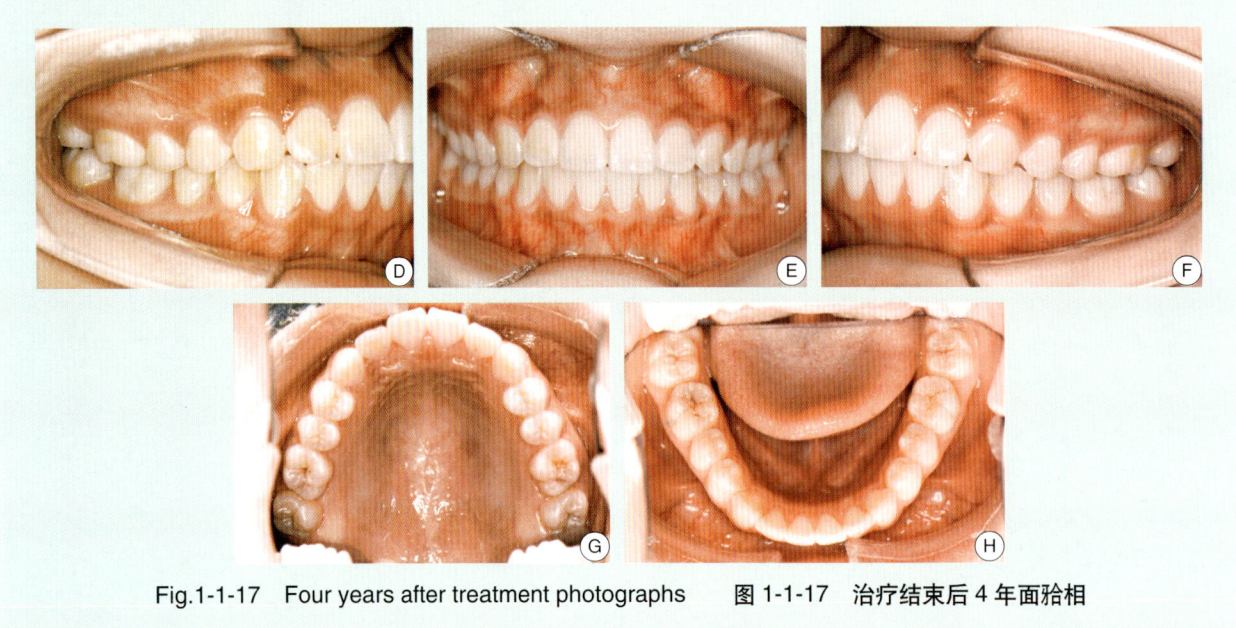

Fig.1-1-17　Four years after treatment photographs　图 1-1-17　治疗结束后 4 年面貌相

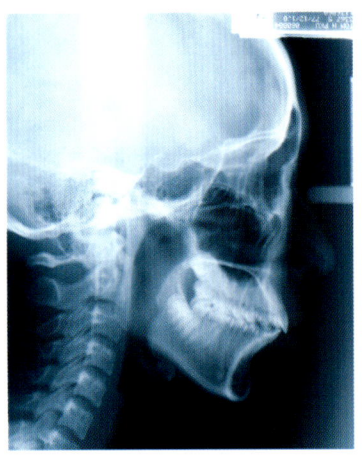

Fig.1-1-18　Follow-up cephalometric radiograph
图 1-1-18　保持后头颅侧位片

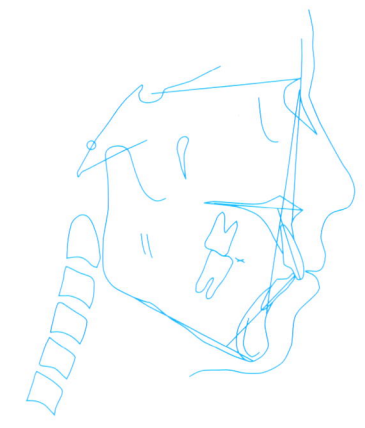

Fig.1-1-19　Follow-up cephalometric radiograph tracing
图 1-1-19　保持后头颅侧位片描记图

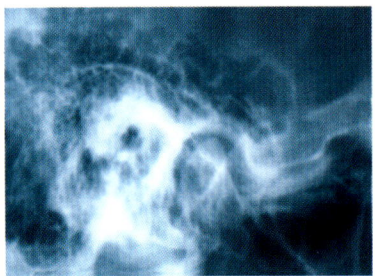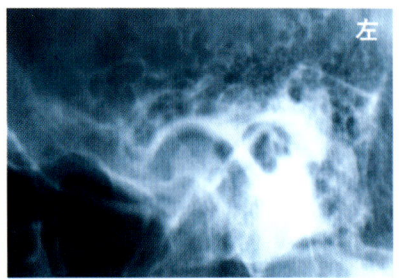

Fig.1-1-20　Follow-up TMJ films　图 1-1-20　保持后关节许勒位片

## Cephalometric Superimposition (Fig.1-1-21 ~ 23)　　头颅侧位片描记图重叠（图 1-1-21 ~ 23）

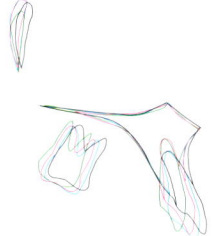

Fig.1-1-22　Maxillary superimposition, registered on palatal plane at anterior palatal contour

图 1-1-22　上颌重叠（以腭平面和上腭前部重叠）

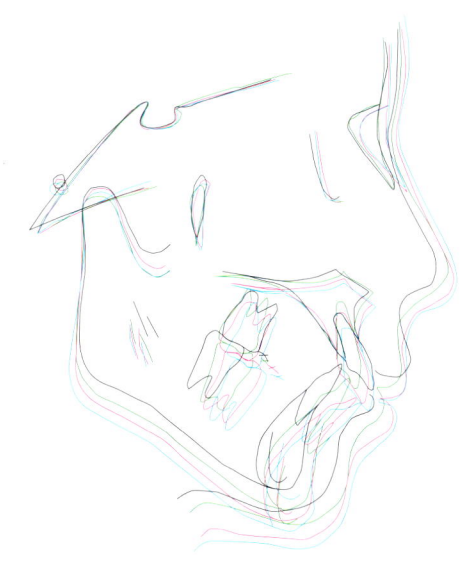

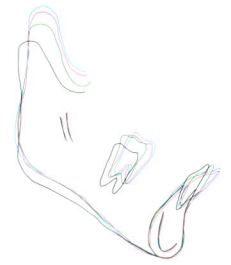

Fig.1-1-21　Overall superimposition, registered on Sella-Nasion line at Sella.

图 1-1-21　SN 重叠（以 SN 平面和 S 点重叠）

Fig.1-1-23　Mandibular superimposition, registered on Björk's stable mandibular structures

图 1-1-23　下颌重叠（以 Björk 下颌稳定标志结构重叠）

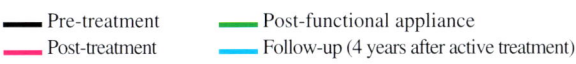

— Pre-treatment　　— Post-functional appliance
— Post-treatment　　— Follow-up (4 years after active treatment)

— 治疗前　　— I 期功能矫治器治疗后
— 治疗后　　— 保持（治疗结束后 4 年）

## SECTION 4. CRITICAL APPRAISAL　　第四部分　评　价

The patient proved to be co-operative and treatment progressed well. Overall a satisfactory occlusal result and appearance had been achieved. The SNB value was still slightly decreased compared to the normal value after the treatment. The ANB value was exactly the low limit of the normal range. But the WITS value was normal.

The lower incisors had been a little bit more proclined. The inclination of the lower incisors was well controlled in the treatment of Stage I with Headgear-Activator. During the second stage with fixed appliance, the lower incisors were prolined for leveling and alignment of the arch. On the other hand, the proclination was compensation for the slightly retrusive mandible.

The roots of upper lateral incisors and upper canines should have been adjusted more paralleling.

The patient had difficulty in maintaining a good standard of oral hygiene during the treatment of Stage II with fixed appliance. At the end of the active treatment, she had gingivitis. The gingival health condition was improved after periodontal treatment, which was showed in the follow-up intra-oral photographs.

(Accomplished by Dr. Yang Yanqi)

患者在治疗过程中能够良好合作，矫治进行顺利，治疗效果较好。治疗后SNB仍稍小于正常值，ANB为正常范围的下限，WITS 值正常。

治疗后下切牙轻度唇倾。在头帽－肌激动器 I 期治疗阶段，下切牙轴倾度控制良好；固定矫治器 II 期治疗在排齐整平过程中下切牙唇倾。另一方面，下切牙唇倾是对轻度下颌后缩的代偿。

上颌侧切牙和上尖牙的牙根应再调整得平行些。

在 II 期固定矫治器治疗过程中患者不能良好维护口腔卫生。拆除固定矫治器时表现为牙龈炎。牙周洁治后牙周状况恢复健康，之后能够良好维护，保持阶段牙周状况良好。

（病例完成人：杨雁琪）

# 病例 ② Ⅰ期肌激动器Ⅱ期非拔牙矫治Ⅱ类1分类

> **病例概况**
>
> 某男，8岁4个月，主诉上前牙前突，开唇露齿；Ⅱ类颌骨畸形，下颌明显后缩；安氏Ⅱ类1分类；正常下颌平面角；前牙深覆盖10mm，深覆𬌗8mm；上牙弓拥挤2mm，下牙弓无拥挤；凸面型，覆盖下唇，唇闭合不良，患者生长发育尚未进入高峰期；双期矫治：Ⅰ期肌激动器促进下颌生长；Ⅱ期固定矫治器矫治。

## 第一部分　治疗前

### 病例基本情况

某男，8岁4个月，1987年4月27日出生
主诉：上牙前突，在学校经常受到取笑
临床检查：面部对称，侧貌突，下颌明显后缩，唇不能自然闭合，上切牙覆盖下唇，颏肌紧张；替牙𬌗，口腔卫生欠佳，双侧磨牙远中关系；上牙列拥挤2mm，下牙列无拥挤，前牙深覆𬌗8mm，深覆盖10mm，上下中线正；Bolton比例不调，前牙比减小（75%）；下颌无移位，双侧耳屏前无压痛，无弹响；右上中切牙受过外伤，近中切角损伤；有咬下唇不良习惯。

治疗前面𬌗相（图 1-2-1）

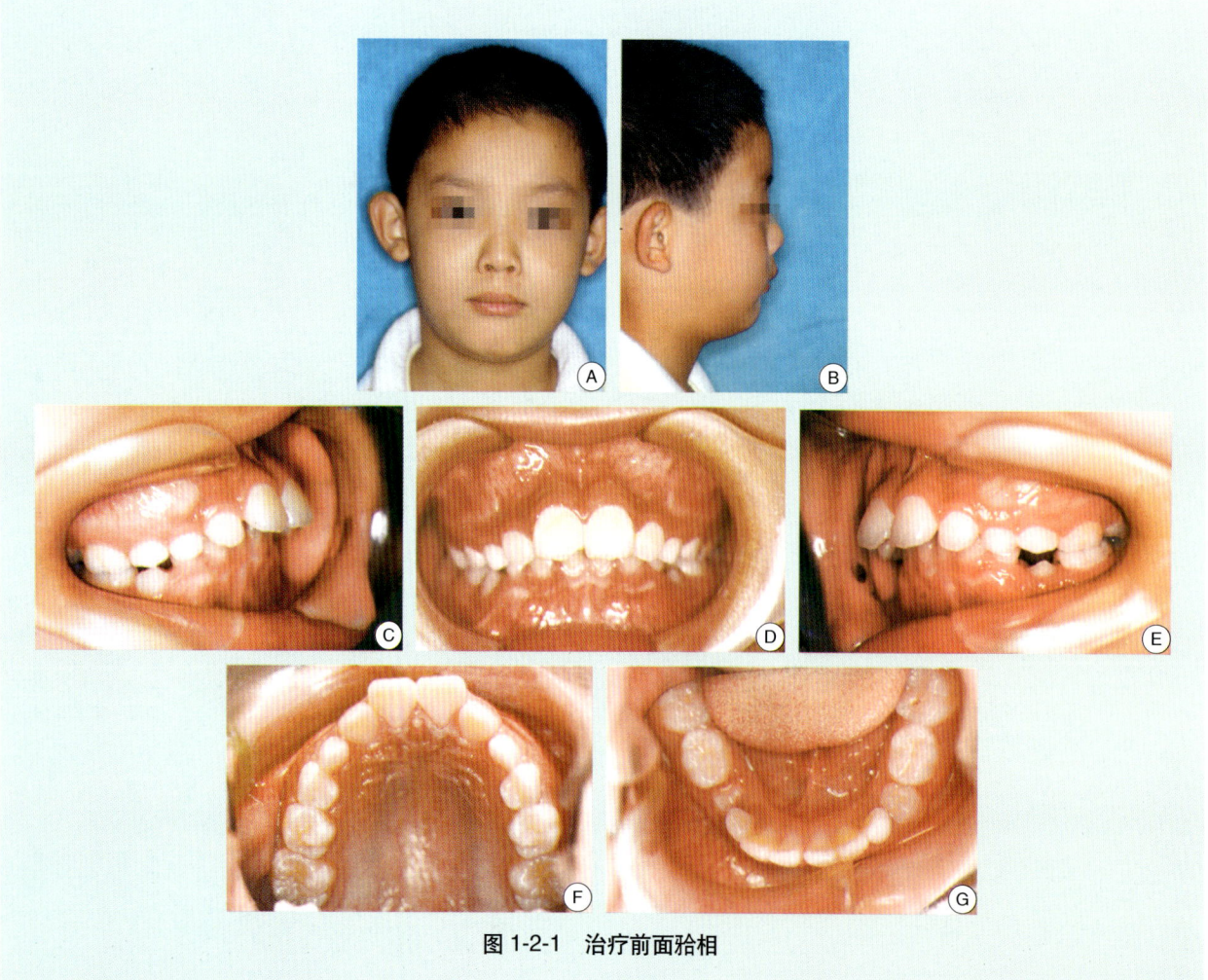

图 1-2-1　治疗前面𬌗相

## 治疗前 X 线片及分析

全口曲面断层片（图1-2-2）：替牙殆，第三磨牙牙胚未见。

左手正位片（图1-2-3）：籽骨未出现，MP3=FG期，提示生长高峰期前。

头颅侧位片（图1-2-4）、描记图（图1-2-5）及数据表格（表1-2-1）。

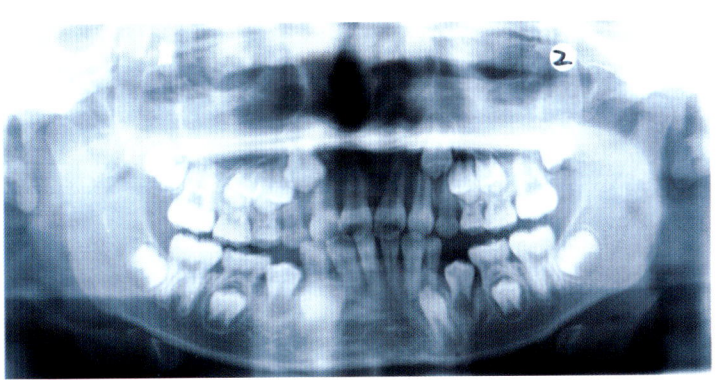

图 1-2-2　治疗前曲面断层片

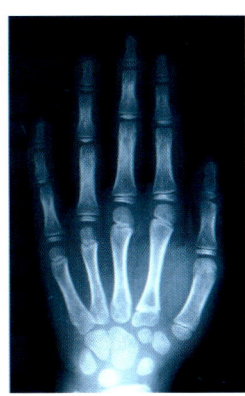

图 1-2-3　左手正位片

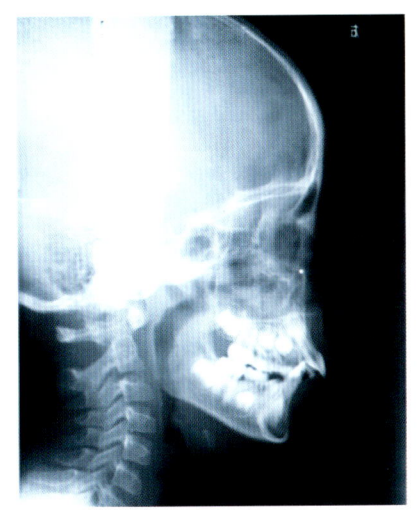

图 1-2-4　治疗前头颅侧位片

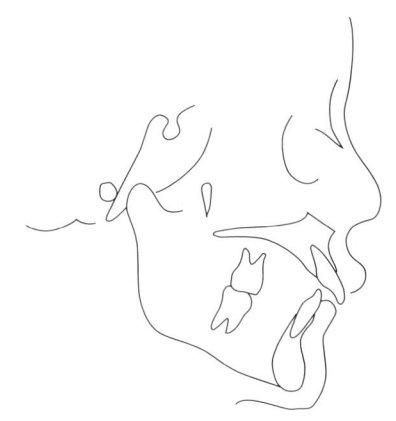

图 1-2-5　治疗前头颅侧位片描记图

表 1-2-1　治疗前头影测量数据表

| 测量值 | 治疗前 | 正常值（替牙期） |
| --- | --- | --- |
| SNA | 79 | 82.3 ± 3.5 |
| SNB | 74 | 77.6 ± 2.9 |
| ANB | 5 | 4.7 ± 1.4 |
| WITS (mm) | 8 | −1.4 ± 2.6 |
| U1-PP | 116 | 115.8 ± 5.7 |
| L1-MP | 96 | 96.3 ± 5.1 |
| U1-L1 | 120 | 122.0 ± 6.0 |
| PP-MP | 26 | 27.6 ± 4.6 |
| N-ANS (mm) | 49 | 48.1 ± 3.3 |
| ANS-Me (mm) | 64 | 58.8 ± 4.1 |
| ANS-Me / N-Me (%) | 56 | 55.0 ± 1.5 |
| L1-APo (mm) | 0 | 3.9 ± 1.5 |
| Li-E (mm) | −3 | 3.0 ± 1.8 |

头影测量分析：

SNB小，WITS值明显增大，提示Ⅱ类骨型，以下颌后缩为主；下颌平面角正常，下前牙至APo距离减小；下唇位置明显靠后。

### 诊断概要

Ⅱ类颌骨畸形，下颌后缩；安氏Ⅱ类磨牙关系；侧貌突；前牙覆盖10mm，覆殆8mm；上牙弓拥挤Ⅰ度；上下前牙Bolton比例不调，下前牙相对小；生长发育未进入高峰期。

### 问题列表

主诉上前牙前突；

侧貌突，开唇露齿，颏唇沟深，覆盖下唇；

Ⅱ类颌骨畸形，下颌后缩；

前牙深覆盖、深覆𬌗；
安氏Ⅱ类磨牙、切牙关系；
上牙弓轻度拥挤；
Bolton 比例不调，前牙比 75%；
牙龈炎。

### 治疗设计：双期矫治

Ⅰ期功能矫治器矫治：肌激动器（Activator），促进下颌生长发育，减小深覆𬌗、深覆盖，改善面型。
Ⅱ期固定矫治器：排齐牙齿，视面型突度决定是否需要进行拔牙矫治；
0.022 英寸直丝弓矫治器；
口腔卫生宣教，全口洁治，消除龈炎；
排齐整平上下牙弓；
将前牙覆𬌗覆盖矫治正常；
调整咬合关系。

保持：上下 Hawley 保持器保持。

### 治疗中遇到的复杂问题

此患者的畸形是由多方面原因导致的，既有遗传因素，也有功能因素，即咬下唇不良习惯，所以通过早期治疗的生长改良作用增进功能和美观是必要的。随着生长的正常化（下颌生长量多于上颌），矢状向畸形得以改善。使用功能矫治器导下颌向前，有利于减小深覆𬌗和深覆盖、改善以下颌后缩为主要表现的Ⅱ类骨性畸形。待牙齿替换完成，根据面型的突度决定是否需要进行拔牙矫治或是简单排齐、调整咬合关系。应采取双期矫治，疗程较长。

## 第二部分　治　疗

### 主要治疗过程

|  |  |
|---|---|
| 1995.8 | 戴 Activator。|
| 1996.2 | 戴用3个月后，矫治器丢失，重新制作后戴入。|
| 1996.5 | Ⅱ类关系明显改善。|
| 1996.7 | 矫治器断，重做 Activator。|
| 1996.12 | 磨牙Ⅰ类关系。|
| 1998.2 | 牙齿替换中；仅夜间戴用 Activator 以维持磨牙的中性关系。|
| 1999.1 | 开始固定矫治器治疗，配合性欠佳，托槽频繁脱落。|
| 1999.7 | 上下0.016英寸澳丝摇椅形弓，打开咬合。|
| 2000.9 | 咬合关系良好，拆除固定矫治器，戴 Hawley 保持器。|

### 功能矫治器治疗中𬌗相（图 1-2-6）

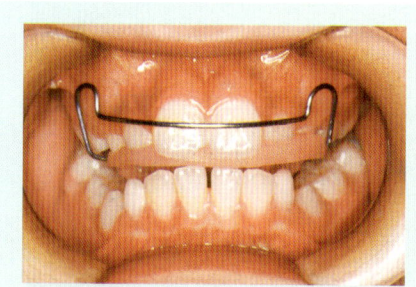

图 1-2-6　Activator 治疗中𬌗相

### 固定矫治器治疗中𬌗相（图 1-2-7）

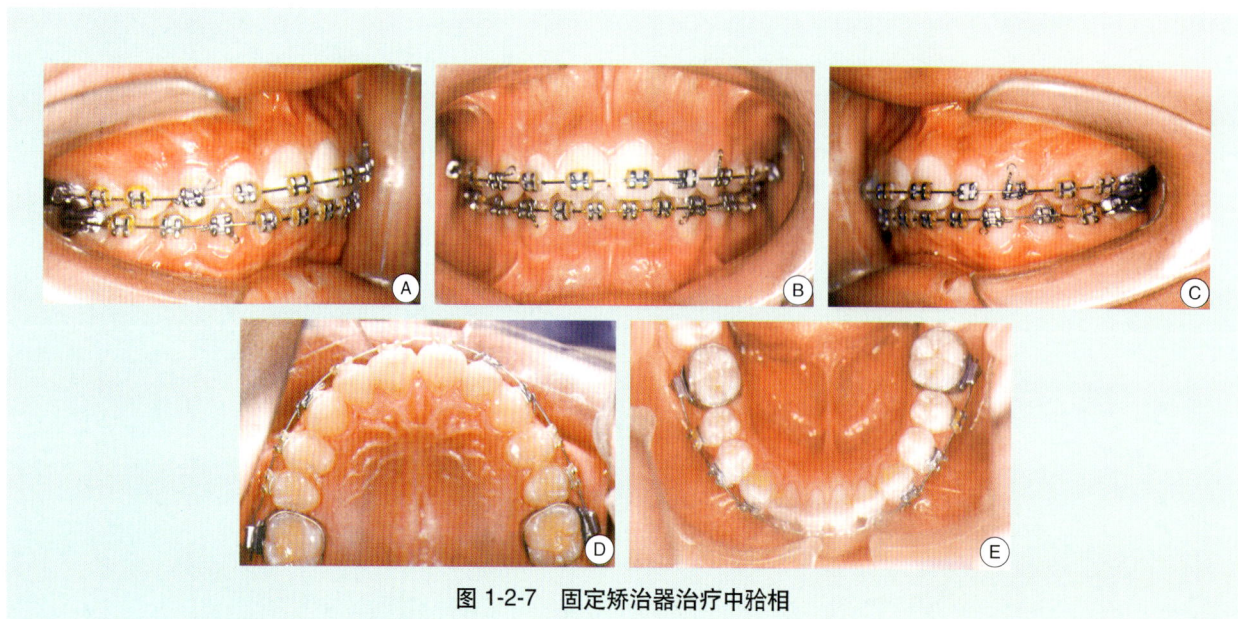

图 1-2-7　固定矫治器治疗中𬌗相

# 第三部分 治疗后

## 治疗后面𬌗相（图1-2-8）

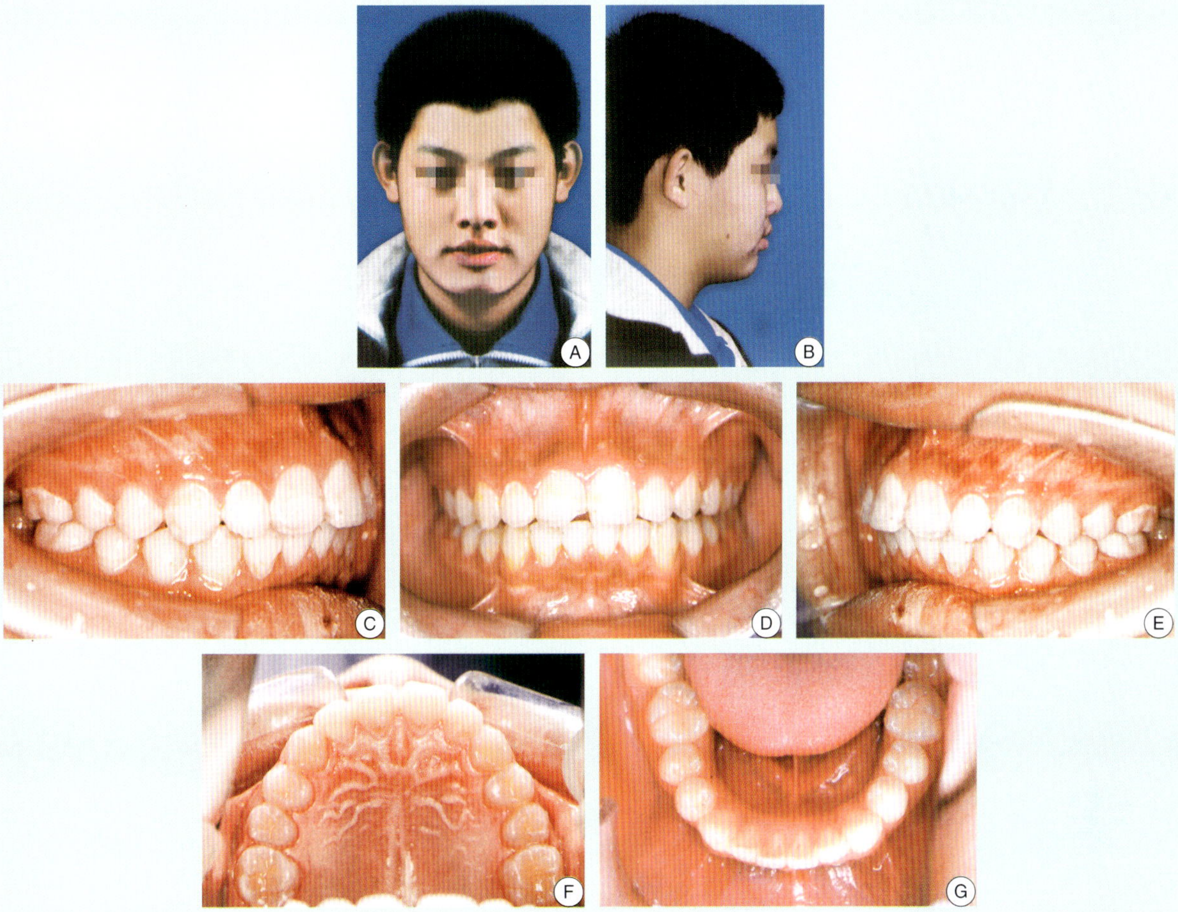

图1-2-8 治疗后面𬌗相

## 治疗后X线片及分析

全口曲面断层片（图1-2-9）：牙齿排列整齐，牙根无明显吸收，可见4个第三磨牙牙胚。

头颅侧位片（图1-2-10）、描记图（图1-2-11）及数据表格（表1-2-2）

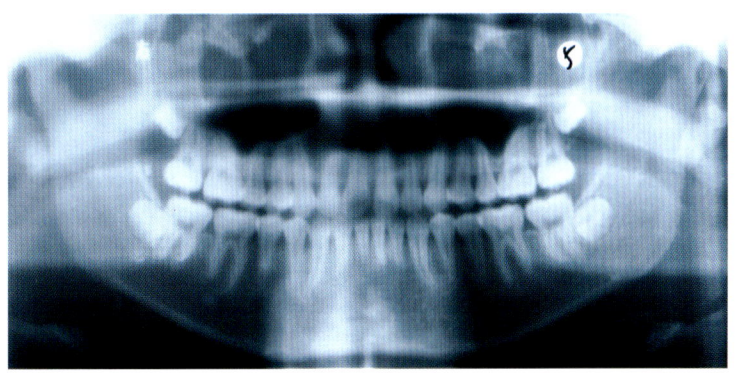

图1-2-9 治疗后曲面断层片

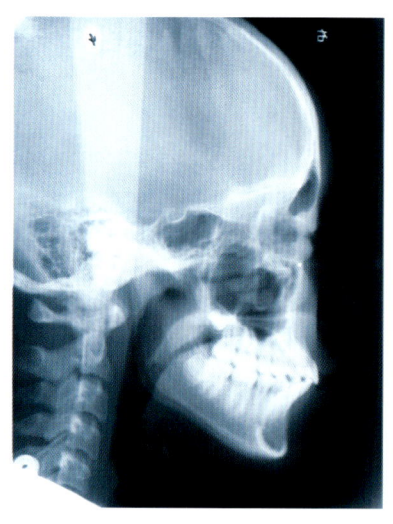

图 1-2-10　治疗后头颅侧位片

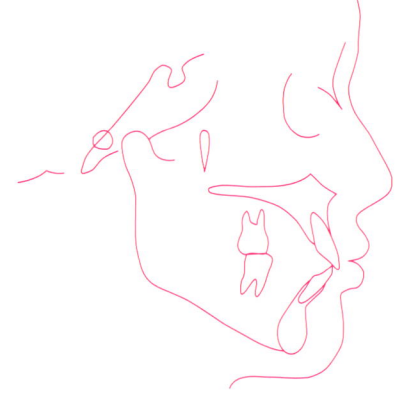

图 1-2-11　治疗后头颅侧位片描记图

表 1-2-2　治疗前后头影测量数据对比表

| 测量值 | 治疗前 | 治疗后 | 变化 | 正常值 |
| --- | --- | --- | --- | --- |
| SNA | 79 | 82 | +3 | 83 ± 4 |
| SNB | 74 | 79 | +5 | 80 ± 4 |
| ANB | 5 | 3 | −2 | 3 ± 2 |
| WITS (mm) | 8 | 2 | −6 | −1 ± 3 |
| U1-PP | 116 | 117 | +1 | 114 ± 4 |
| L1-MP | 96 | 105 | +9 | 93 ± 5 |
| U1-L1 | 120 | 111 | −9 | 125 ± 8 |
| PP-MP | 26 | 24 | −2 | 27 ± 5 |
| N-ANS (mm) | 49 | 54 | +5 | 52 ± 4 |
| ANS-Me (mm) | 64 | 71 | +7 | 65 ± 5 |
| ANS-Me / N-Me (%) | 56 | 57 | +1 | 55 ± 2 |
| L1-APo (mm) | 0 | 6 | +6 | 5 ± 2 |
| Li-E (mm) | −3 | 2 | +5 | 1 ± 2 |

头影测量分析：

SNB 增加了 5°，ANB 减小了 2°；WITS 值也改善至正常范围，表明治疗后为 I 类骨型，垂直向仍保持正常，面部生长方向向前、向下；上切牙倾斜度无明显变化，下切牙代偿性唇倾，故上下中切牙角减小；下切牙到 APo 和下唇到 E 平面距离增加至正常范围。

治疗前、后及 3 年后 SN 重叠图（图 1-1-12）、上颌骨重叠图（图 1-1-13）和下颌骨重叠图（图 1-1-14）

治疗结束后 3 年面貌相（图 1-2-15）

对治疗过程及预后的评价

整个治疗过程患者配合欠佳，但治疗结果是满意的。

对于 II 类深覆𬌗患者进行早期治疗，虽然治疗时间较长，甚至直到生长发育基本停止，但由于功能矫治和有利生长型的配合有助于矫治的稳定性。另外，由于咬下唇不良习惯的破除，使覆盖的纠正得以稳定；唇的闭合也使治疗后磨牙/切牙关系能够保持稳定。

第一章　安氏Ⅱ类错𬌗畸形的矫治

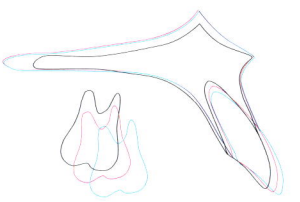

图 1-2-13　治疗前、后及 3 年后上颌骨重叠图
（以腭平面和上腭前部重叠）

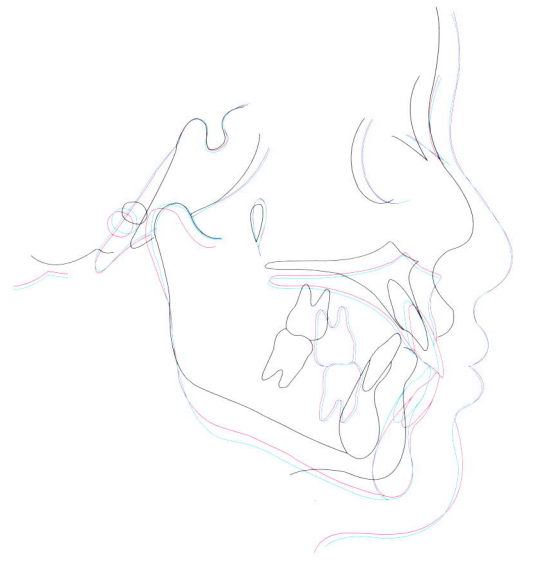

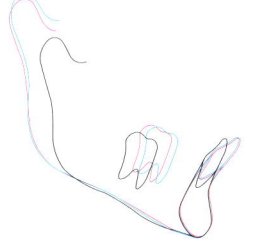

图 1-2-12　治疗前、后及 3 年后 SN 重叠图
（以 SN 平面和 S 点重叠）

图 1-2-14　治疗前、后及 3 年后下颌骨重叠图
（以 Björk 下颌稳定标志结构重叠）

—— 治疗前　—— 治疗后　—— 3 年后

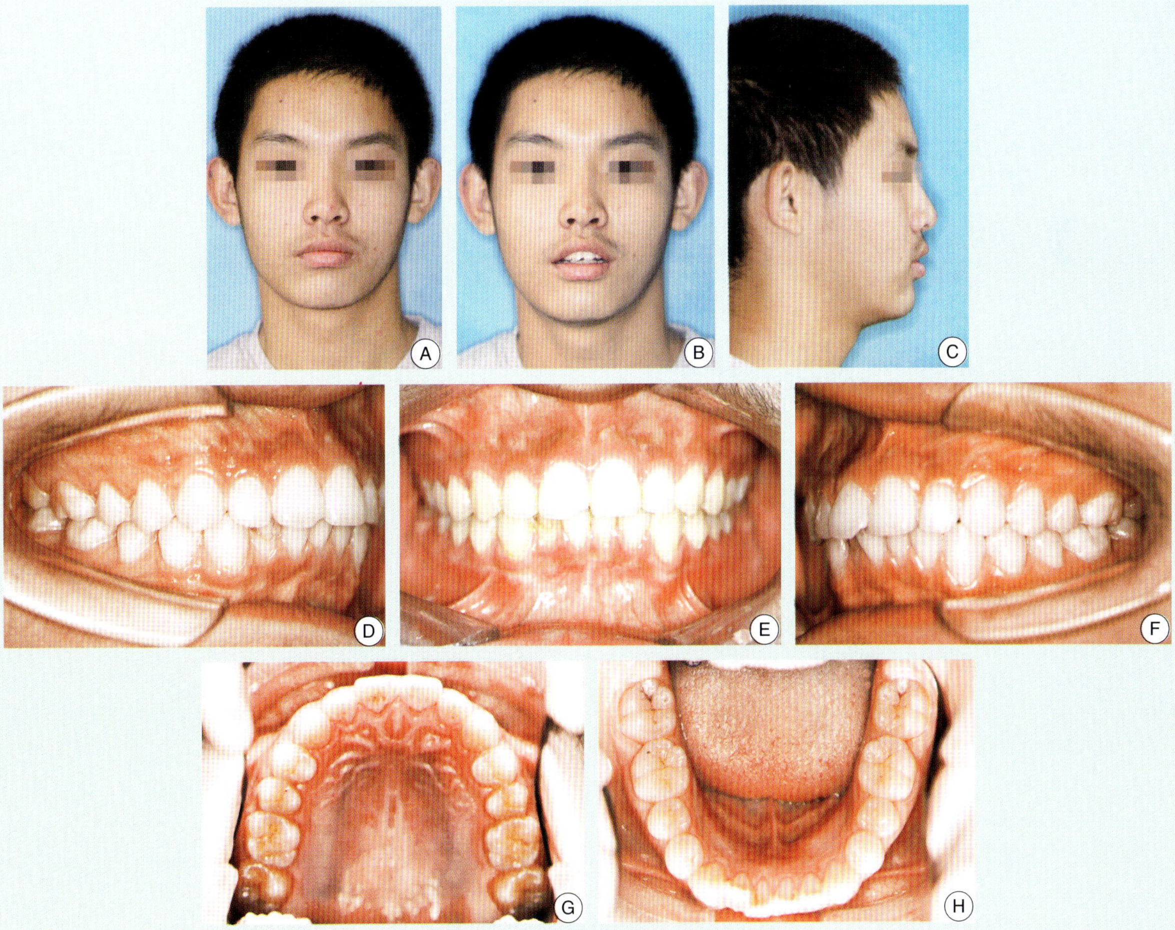

图 1-2-15　治疗结束后 3 年面𬌗相

（病例完成人：邹冰爽）

# 病例 ❸　Ⅰ期双𬌗垫Ⅱ期非拔牙矫治Ⅱ类1分类

> **病例概况**
>
> 某女,11岁3个月,主诉上前牙前突、唇闭合不全;侧貌突,下颌后缩,开唇露齿;Ⅱ类颌骨畸形,下颌后缩;正常下颌平面角;$\frac{6}{6}$Ⅱ类关系,$\frac{6|}{6|}$Ⅰ类关系;下中线右偏1mm;前牙深覆盖6mm,深覆𬌗Ⅱ度,上牙弓间隙2mm,下牙弓拥挤2mm;生长发育刚进入高峰期;双期矫治:Ⅰ期双𬌗垫功能矫治器促进下颌生长发育;Ⅱ期不拔牙固定矫治器矫治。

## 第一部分　治疗前

**病例基本情况**

某女,11岁3个月,1989年1月6日出生
主诉:要求矫治上前牙前突

临床检查:面部对称,侧貌突,下颌后缩,开唇露齿;替牙𬌗,$\frac{6}{6}$Ⅱ类关系,$\frac{6|}{6|}$Ⅰ类关系;下中线右偏1mm;上牙列间隙2mm,下牙列拥挤2mm,前牙深覆盖Ⅱ度(6mm),深覆𬌗Ⅱ度,$\frac{V|V}{V|V}$尚未替换;开闭口运动无异常,双侧耳屏前无压痛,无弹响;父亲类似面型。

治疗前面𬌗相(图1-3-1)

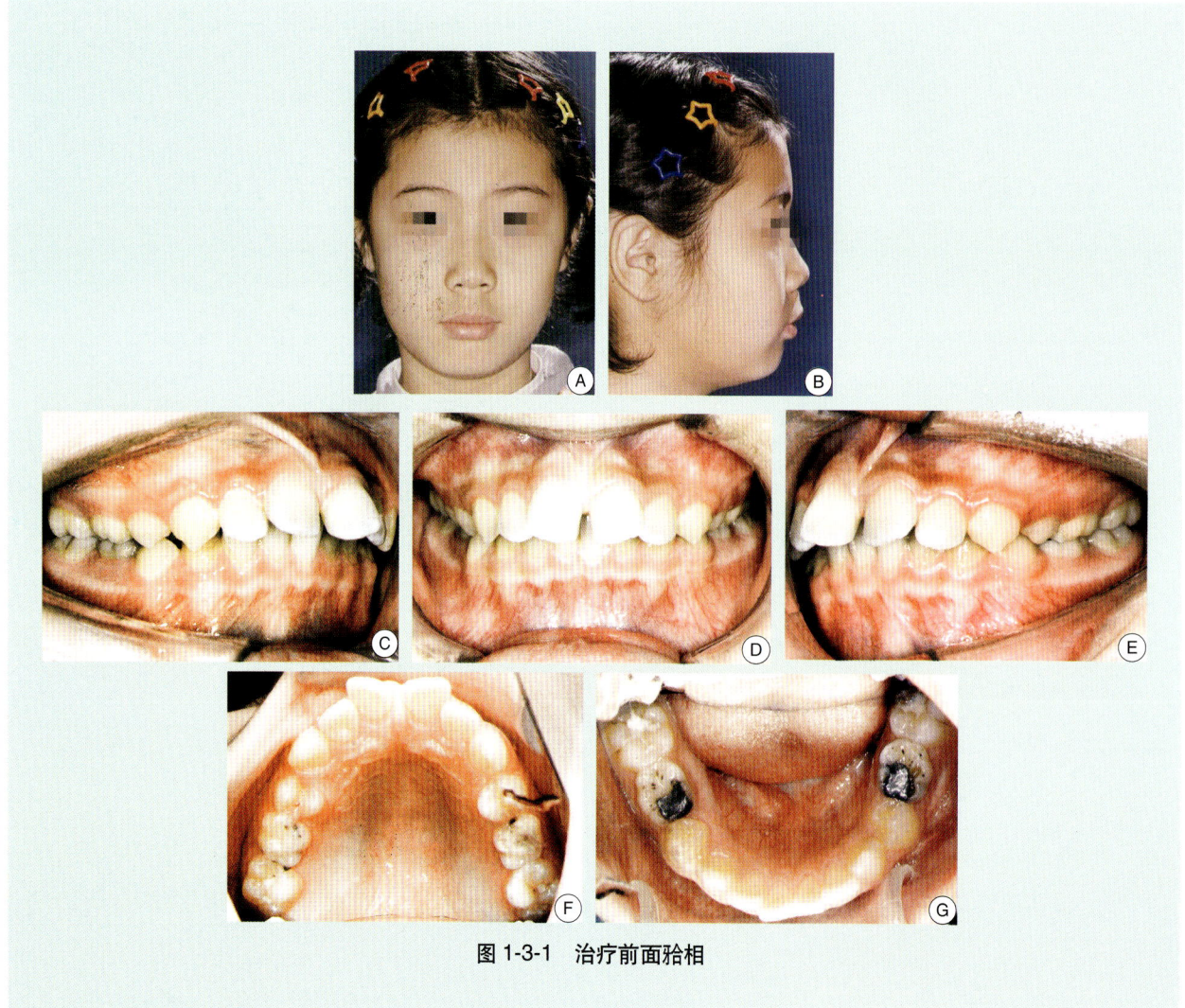

图1-3-1　治疗前面𬌗相

### 治疗前X线片及分析

全口曲面断层片（图1-3-2）：V|V / V|V 尚未替换；8|8 牙胚发育中，尚未见 8|8 牙胚。

左手腕骨片（图1-3-3）：籽骨出现，中指第三指节骨骺帽状期开始，提示生长发育高峰期开始。

头颅侧位片（图1-3-4）、描记图（图1-3-5）及数据表格（表1-3-1）

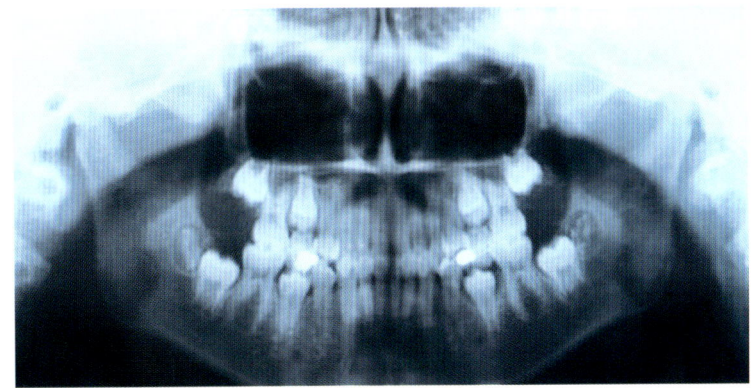

图1-3-2 治疗前曲面断层片

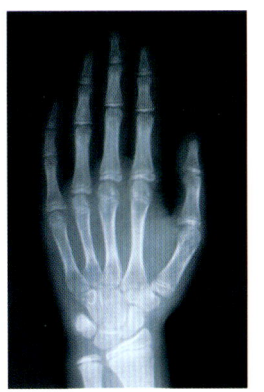

图1-3-3 左手腕骨片

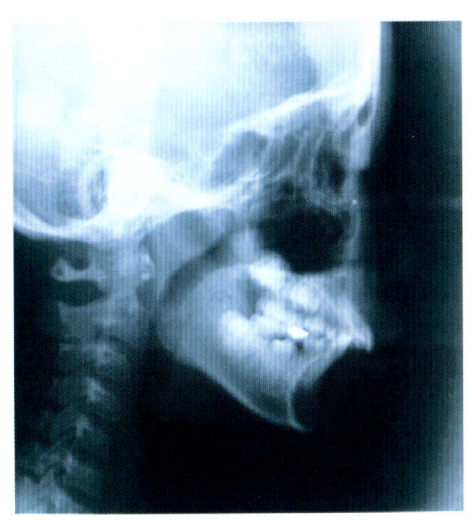

图1-3-4 治疗前头颅侧位片

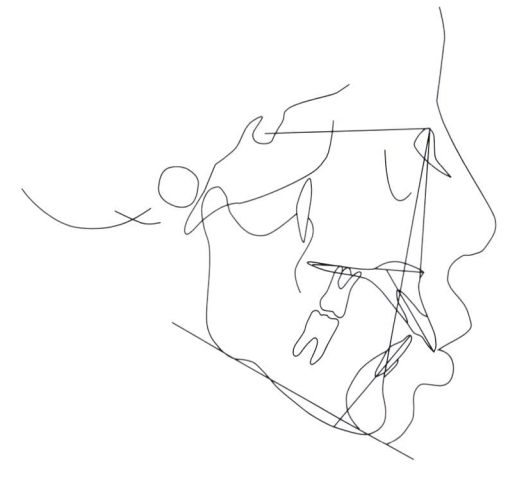

图1-3-5 治疗前头颅侧位片描记图

表1-3-1 治疗前头影测量数据表

| 测量值 | 治疗前 | 正常值（替牙期） |
| --- | --- | --- |
| SNA | 82.6 | 82.3 ± 3.5 |
| SNB | 75.5 | 77.6 ± 2.9 |
| ANB | 7.1 | 4.7 ± 1.4 |
| WITS (mm) | 1.2 | −1.4 ± 2.6 |
| U1-PP | 124.5 | 115.8 ± 5.7 |
| L1-MP | 102.5 | 96.3 ± 5.1 |
| U1-L1 | 109.2 | 122.0 ± 6.0 |
| PP-MP | 24.0 | 27.6 ± 4.6 |
| N-ANS (mm) | 51.5 | 48.1 ± 3.3 |
| ANS-Me (mm) | 62.5 | 58.8 ± 4.1 |
| ANS-Me / N-Me (%) | 54.8 | 55.0 ± 1.5 |
| L1-APo (mm) | 1.5 | 3.9 ± 1.5 |
| Li-E (mm) | 6.2 | 3.0 ± 1.8 |

头影测量分析：

SNA正常、SNB偏小，ANB和WITS值大于正常，说明是Ⅱ类骨性畸形；下颌平面角在正常范围；上下前面高比例正常；下唇突出E平面较大；上下切牙倾斜度均较正常范围偏大，上下切牙间角偏小，提示上下切牙唇倾。

### 诊断概要

Ⅱ类颌骨畸形，下颌后缩；安氏Ⅱ类磨牙关系；侧貌突；前牙覆盖6mm，下前牙拥挤Ⅰ度，生长发育高峰期。

### 问题列表

患者主诉上前牙前突；

侧貌突，面下1/3短；开唇露齿，颏唇沟深；

Ⅱ类颌骨畸形，下颌后缩；

前牙深覆盖深覆𬌗，上、下切牙唇倾；

安氏Ⅱ类磨牙、切牙关系；

下牙弓轻度拥挤；

轻度牙龈炎。

### 治疗目标
增进牙周健康；
促进下颌骨生长；
改善较突的侧貌及开唇露齿；
建立安氏Ⅰ类磨牙关系；
排齐牙齿，建立正常覆𬌗覆盖；
保持。

### 治疗设计：双期矫治
治疗前准备：口腔卫生宣教。

第一期：功能矫治器矫治，双𬌗垫矫治器 Twin block；促进下颌生长；改善较突的侧貌。

第二期：固定矫治器，下切牙的唇倾度及唇突度已改善至正常范围，上下牙列无明显拥挤，不拔牙矫治；
0.022英寸直丝弓矫治器；
排齐整平上下牙弓；
调整磨牙关系为中性，建立正常覆𬌗覆盖；
精细调整；
保持。

保持设计：轻度过矫治；第二期治疗结束后Hawley保持器全天戴用12个月，之后仅夜间戴用；下颌舌侧固定保持器。

对稳定性的预测：下颌中切牙需要较长的保持期，监测 $\frac{8|8}{8|8}$ 的萌出情况。

## 第二部分　治　疗

### 主要治疗过程

| | |
|---|---|
| 2000.4 | 戴功能矫治器——双𬌗垫矫治器，定期调磨功能矫治器。 |
| 2001.9 | 结束第一期治疗，双侧磨牙、尖牙均为近中𬌗，切牙对刃，双尖牙区轻度开𬌗。 |
| 2001.9 | 安装0.022英寸直丝弓矫治器。镍钛丝排齐整平上下牙弓。 |
| 2002.2 | 0.019×0.025英寸不锈钢方丝排齐整平上下牙弓。 |
| 2002.10 | 0.016英寸不锈钢圆丝上下牙弓精细调整，定位咬合关系。 |
| 2002.11 | 去除固定矫治器，牙齿牙周清洁，戴Hawley保持器。 |

### 功能矫治器治疗中面𬌗相（图1-3-6）

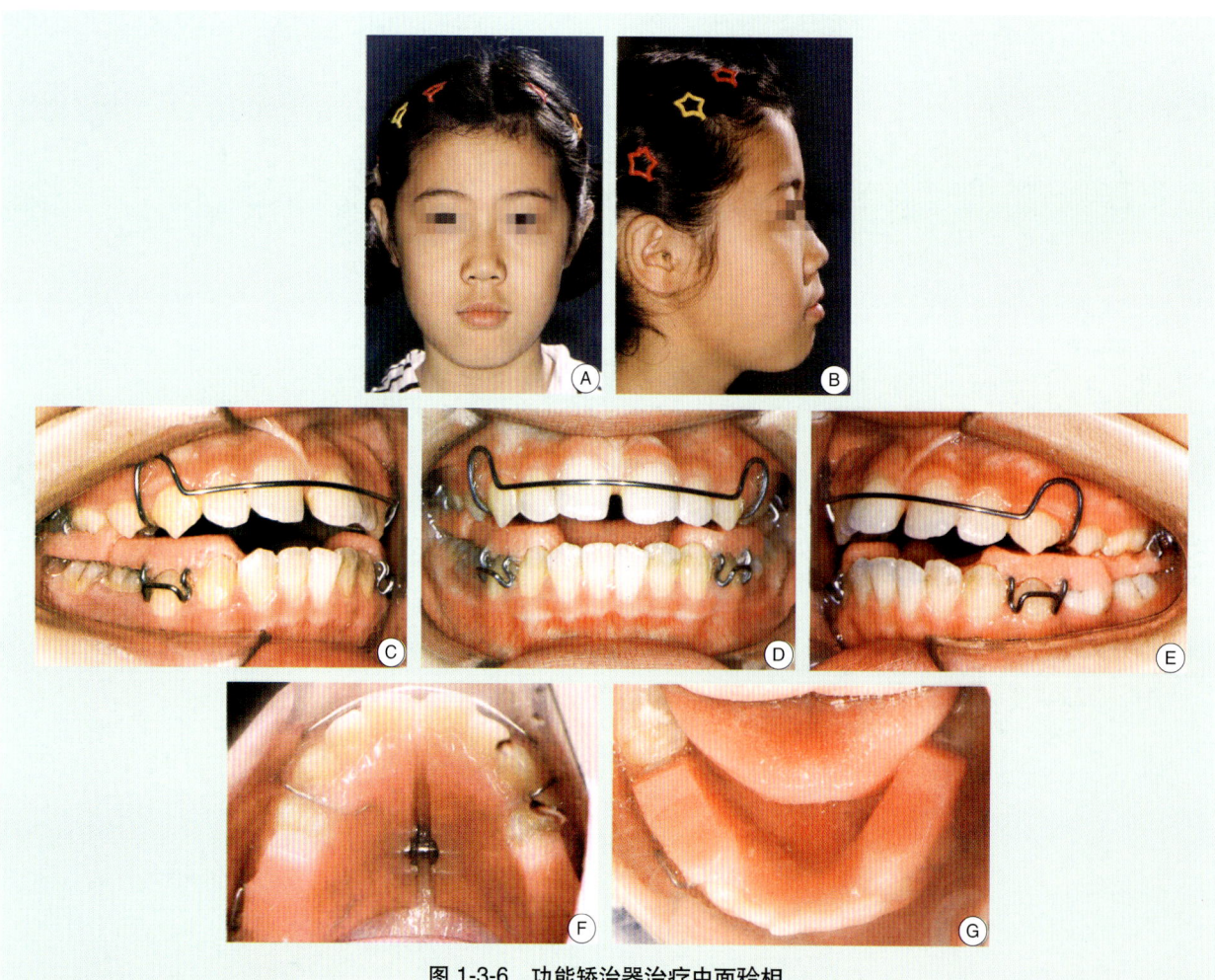

图1-3-6　功能矫治器治疗中面𬌗相

## 功能矫治器治疗后面貌相（图 1-3-7）

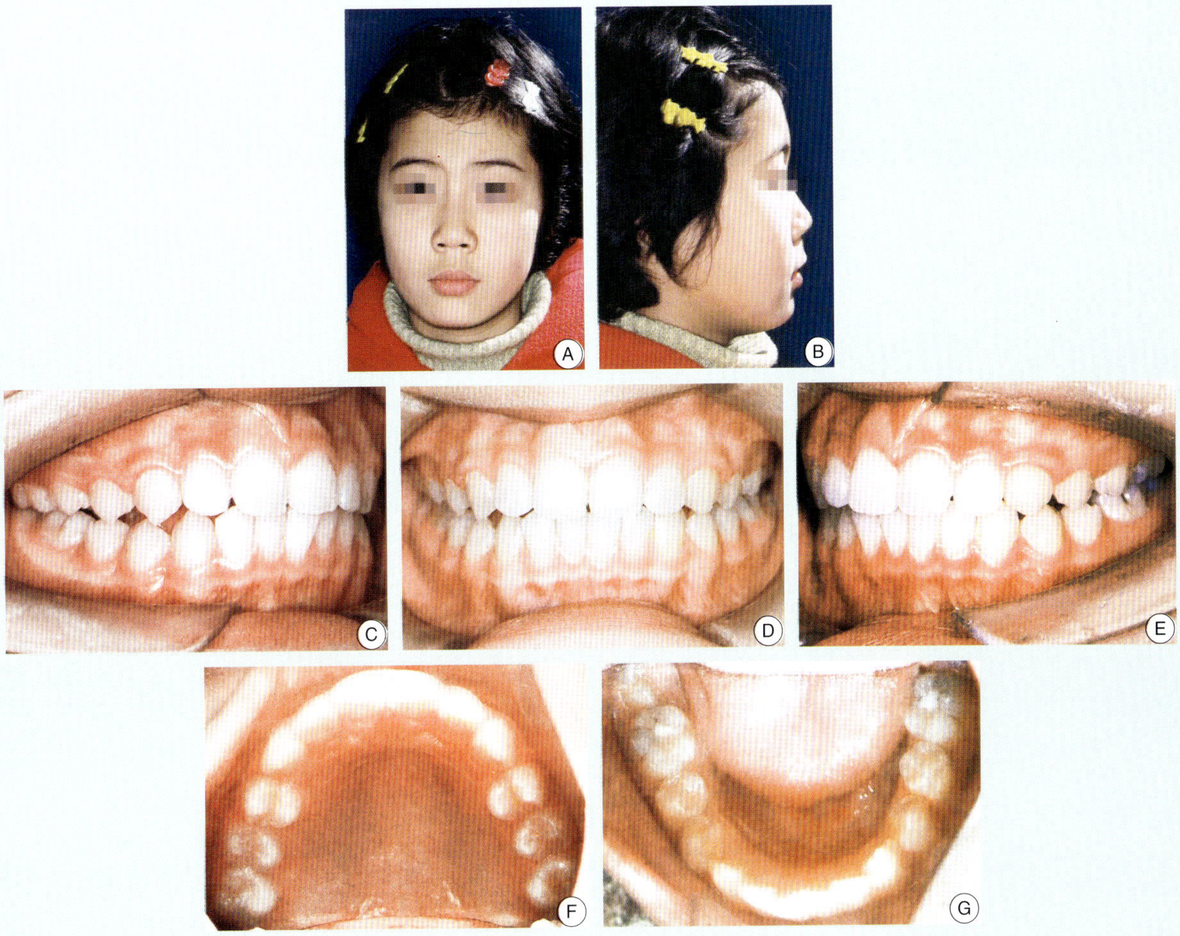

图 1-3-7　功能矫治器治疗后面貌相

## 功能矫治器治疗后 X 线片及分析

头颅侧位片（图 1-3-8）、描记图（图 1-3-9）及数据表格（表 1-3-2）

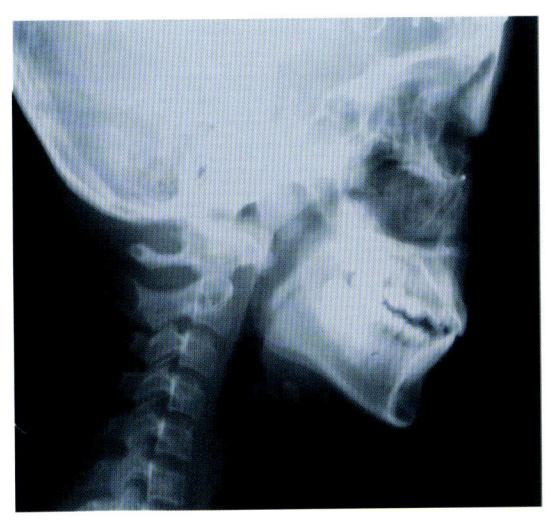

图 1-3-8　功能矫治器治疗后头颅侧位片

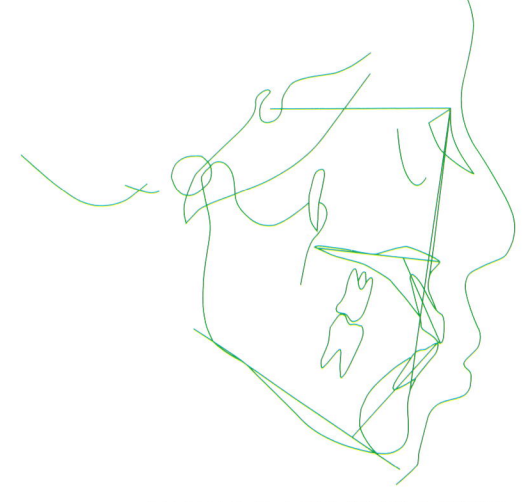

图 1-3-9　功能矫治器治疗后头颅侧位片描记图

表 1-3-2　功能矫治器治疗前后头影测量数据对比表

| 测量值 | 治疗前 | 功能矫治治疗后 | 变化 | 正常值 |
| --- | --- | --- | --- | --- |
| SNA | 82.6 | 82.8 | 0.2 | 82.3 ± 3.5 |
| SNB | 75.5 | 81.5 | 6 | 77.6 ± 2.9 |
| ANB | 7.1 | 1.3 | −5.8 | 4.7 ± 1.4 |
| WITS (mm) | 1.2 | −1.1 | −2.3 | −1.4 ± 2.6 |
| U1-PP | 124.5 | 121.5 | −3 | 115.8 ± 5.7 |
| L1-MP | 102.5 | 100.0 | −2.5 | 96.3 ± 5.1 |
| U1-L1 | 109.2 | 112.0 | 2.8 | 122.0 ± 6.0 |
| PP-MP | 24.0 | 26.0 | 2.0 | 27.6 ± 4.6 |
| N-ANS (mm) | 51.5 | 52 | 0.5 | 48.1 ± 3.3 |
| ANS-Me (mm) | 62.5 | 71.2 | 8.5 | 58.8 ± 4.1 |
| ANS-Me / N-Me (%) | 54.8 | 57.8 | 3.0 | 55.0 ± 1.5 |
| L1-APo (mm) | 1.5 | 4.8 | 3.3 | 3.9 ± 1.5 |
| Li-E (mm) | 6.2 | 5.5 | −0.7 | 3.0 ± 1.8 |

头影测量分析：

SNA 正常、无明显变化，SNB 增大，ANB 减小 5.8°，WITS 值也减小，接近正常值，说明经功能矫治器治疗后下颌发育不足得以改善；下颌平面角在正常范围；上下前面高比矫治前增加，比例正常，说明下颌骨矢状向生长，前面部垂直向生长，且经过功能矫治后下面高增加；上下切牙倾斜度稍减小，下唇相对 E 平面凸距变化不明显。

固定矫治器治疗中𬌗相（图 1-3-10）

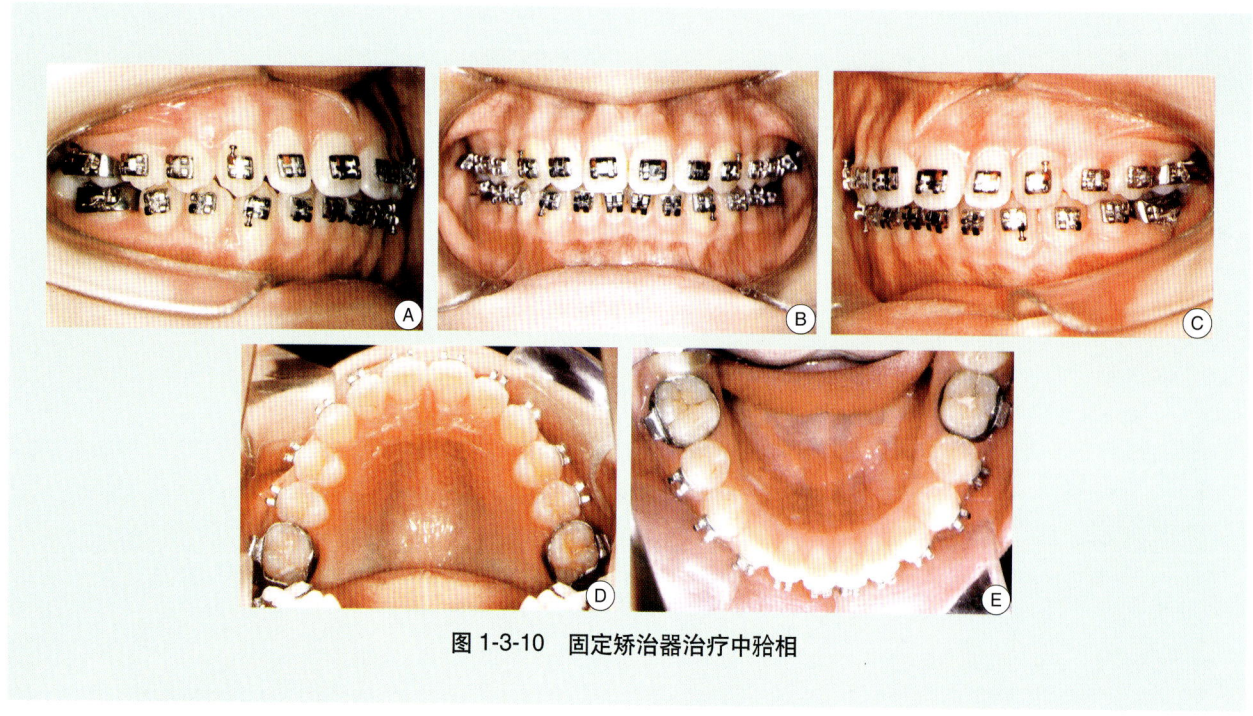

图 1-3-10　固定矫治器治疗中𬌗相

## 第三部分 治疗后

**治疗后面貌相**（图1-3-11）

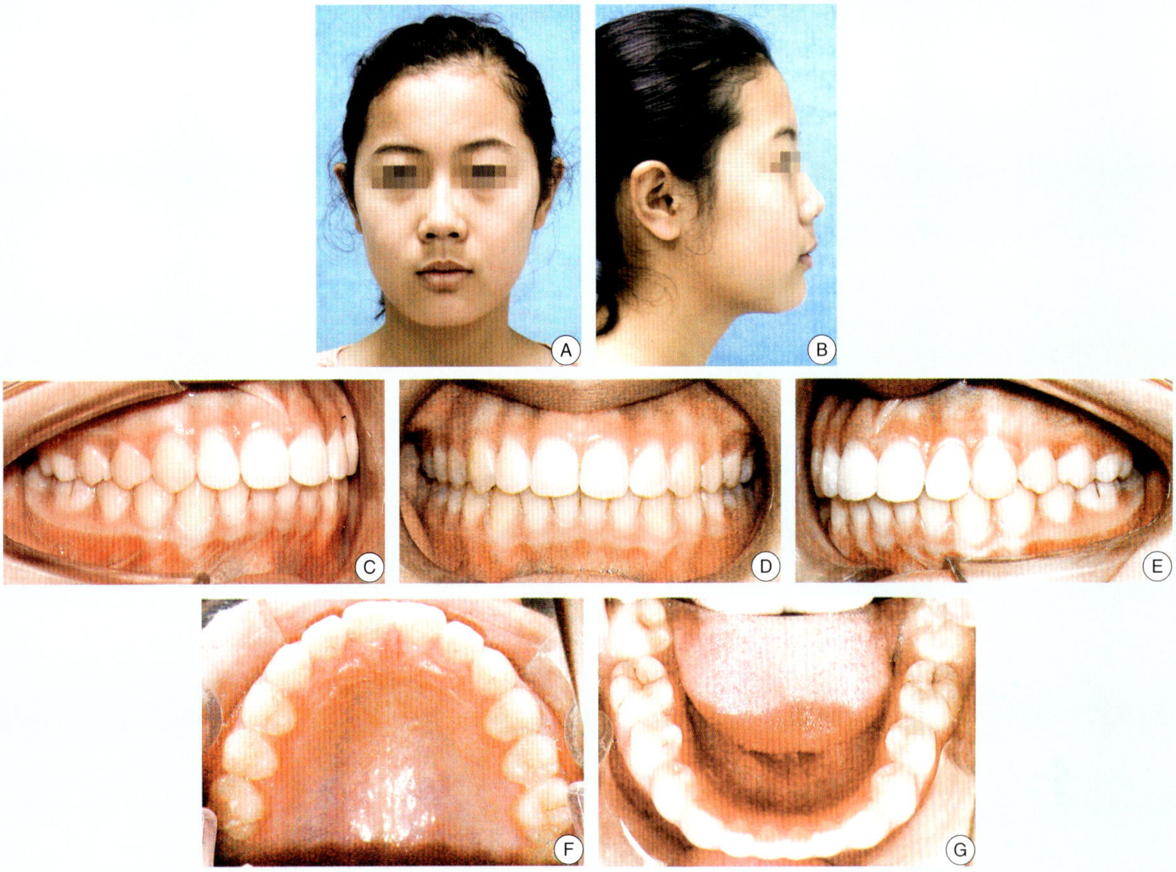

图1-3-11 治疗后面貌相

**治疗后X线片及分析**

全口曲面断层片（图1-3-12）：无明显牙根吸收；8|8 近中阻生，8|8 牙胚发育中。

头颅侧位片（图1-3-13）、描记图（图1-3-14）及数据表格（表1-3-3）

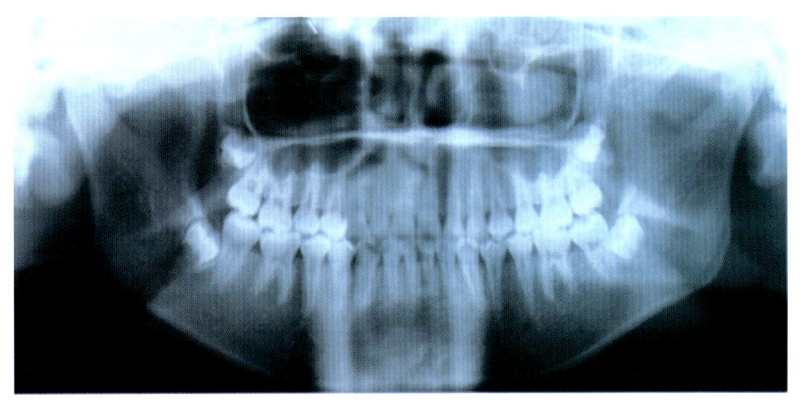

图1-3-12 治疗后曲面断层片

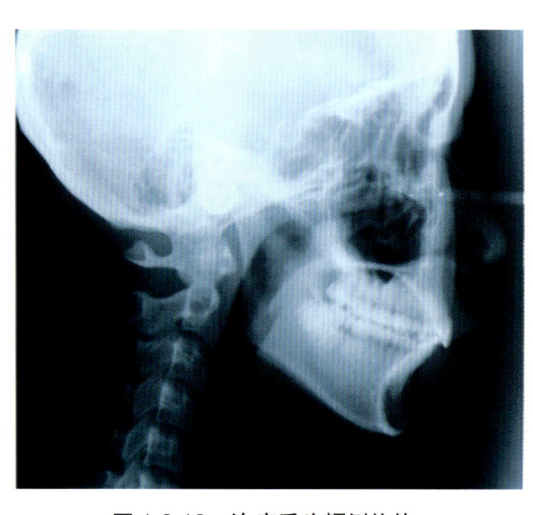

图1-3-13　治疗后头颅侧位片

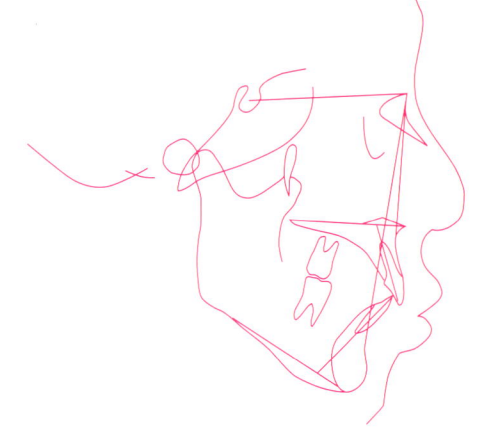

图1-3-14　治疗后头颅侧位片描记图

表1-3-3　治疗前后头影测量数据对比表

| 测量值 | 治疗前 | 治疗后 | 变化 | 正常值 |
| --- | --- | --- | --- | --- |
| SNA | 82.6 | 82.5 | −0.1 | 83 ± 4 |
| SNB | 75.5 | 78.3 | 2.8 | 80 ± 4 |
| ANB | 7.1 | 4.2 | −2.9 | 3 ± 2 |
| WITS (mm) | 1.2 | −1.0 | −2.2 | −1 ± 3 |
| U1-PP | 124.5 | 108.5 | −16.0 | 114 ± 4 |
| L1-MP | 102.5 | 103.1 | 0.6 | 93 ± 5 |
| U1-L1 | 109.2 | 120.0 | 10.8 | 125 ± 8 |
| PP-MP | 24.0 | 29.0 | 5.0 | 27 ± 5 |
| N-ANS (mm) | 51.5 | 52 | 0.5 | 52 ± 4 |
| ANS-Me (mm) | 62.5 | 71.0 | 8.5 | 65 ± 5 |
| ANS-Me / N-Me (%) | 54.8 | 57.7 | 2.9 | 55 ± 2 |
| L1-APo (mm) | 1.5 | 2.5 | 1.0 | 5 ± 2 |
| Li-E (mm) | 6.2 | 1.2 | −5.0 | 1 ± 2 |

头影测量分析：

SNA治疗后基本没变，SNB增加，ANB减少2.9°；上下颌平面角轻度降低，前面高基本保持不变；重叠于SN的治疗前后对比表明，上颌腭平面角降低，这是上颌生长的结果。重叠于腭平面的上颌治疗前后对比表明，上切牙内收，重叠于下颌平面的治疗前后对比表明，下切牙几乎处于同样的位置；下切牙到APo连线的距离轻度增加，下唇到Ricketts E平面从6.2mm降低到1.2mm，侧貌改善明显。

治疗前后重叠图（图1-3-15）、上颌骨重叠图（图1-3-16）和下颌骨重叠图（图1-3-17）

第一章 安氏Ⅱ类错𬌗畸形的矫治

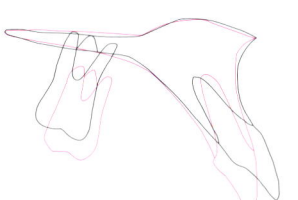

图 1-3-16 治疗前后上颌骨重叠图
（以腭平面和 PNS 重叠）

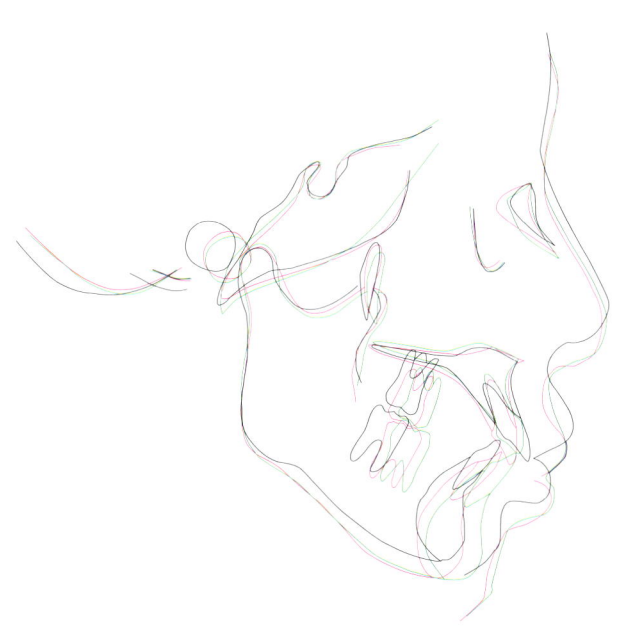

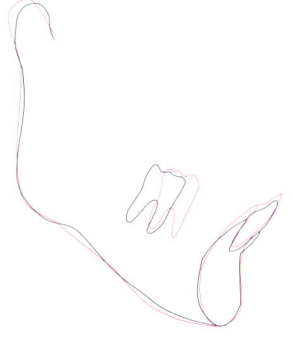

图 1-3-15 治疗前后 SN 重叠图
（以 SN 平面和 S 点重叠）

图 1-3-17 治疗前后下颌骨重叠图
（以下颌平面和 Me 重叠）

━━ 治疗前　━━ 功能矫治器治疗后　━━ 固定矫治器治疗后

**对治疗的评价**

对于混合牙列期处于生长发育高峰期的Ⅱ类骨性错𬌗，下颌发育不足后缩畸形，可以进行双期矫治。双𬌗垫矫治器通过选择性调磨咬合引导平面，引导后牙萌出。中部置入的螺旋扩大器能够更好地进行三维控制。引导下后牙的萌出，有利于减小深覆𬌗。下后牙由于无𬌗垫覆盖，可以自由向上向前萌出，有利于Ⅱ类矢状关系的矫正。

患者全天戴用双𬌗垫矫治器后，矢状关系得到了快速纠正。后期的戴用主要是为了稳定咬合，并等待牙性代偿的发生。

第二期治疗，使用了直丝弓矫治器，精确的托槽定位，有利于在较短的时间内获得高质量的治疗结果。由于上下颌牙弓在第一期的治疗中得到了协调，因此第二期治疗仅需少量调整。

（病例完成人：贺红）

# 病例 4  Ⅰ期肌激动器Ⅱ期减数上下颌第一双尖牙矫治Ⅱ类1分类

## 病 例 概 况

某女，12岁7个月，主诉上前牙前突；侧貌突，开唇露齿；Ⅱ类颌骨畸形，下颌后缩；安氏Ⅱ类磨牙、切牙关系；正常下颌平面角；前牙深覆盖10.5mm，深覆𬌗Ⅱ度，上牙弓拥挤4mm，下牙弓拥挤3mm；患者月经初潮未到，生长发育刚进入高峰期；双期治疗：第一期功能矫治器Activator促进下颌生长发育；第二期减数 $\frac{4|4}{4|4}$ 固定矫治器矫治。

## 第一部分　治疗前

### 病例基本情况

某女，12岁7个月，1987年6月8日出生

主诉：要求矫治上前牙前突

临床检查：面部对称，侧貌突，下颌后缩，开唇露齿；恒牙𬌗，双侧磨牙关系和切牙关系均为远中，上牙列拥挤4mm，下牙列拥挤3mm，前牙深覆盖Ⅲ度（10.5mm），深覆𬌗Ⅱ度，7|未萌出，上下中线正，下颌无移位，开闭口运动无异常，双侧耳屏前无压痛，无弹响；父亲有类似面𬌗形。

治疗前面𬌗相（图1-4-1）

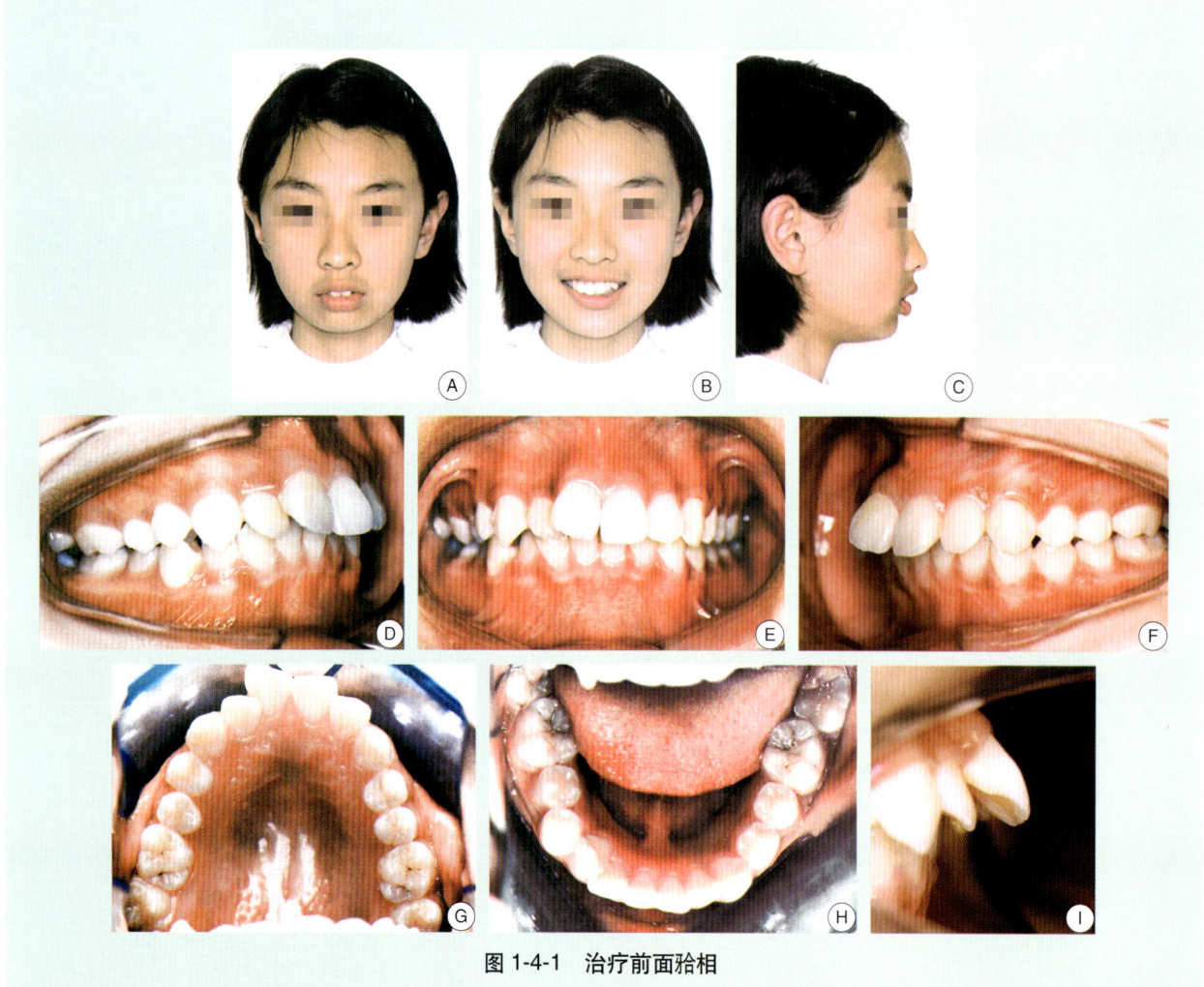

图1-4-1　治疗前面𬌗相

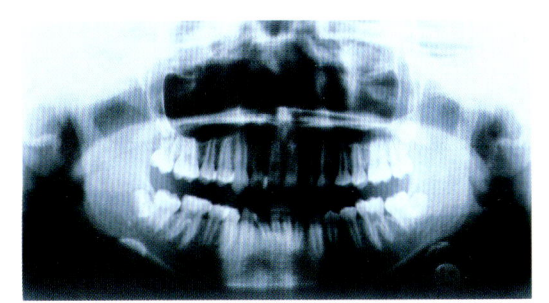

图 1-4-2　治疗前曲面断层片

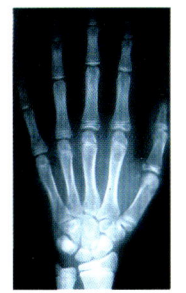

图 1-4-3　左手腕骨片

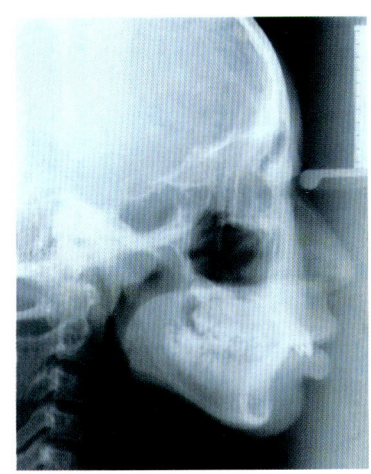

图 1-4-4　治疗前头颅侧位片

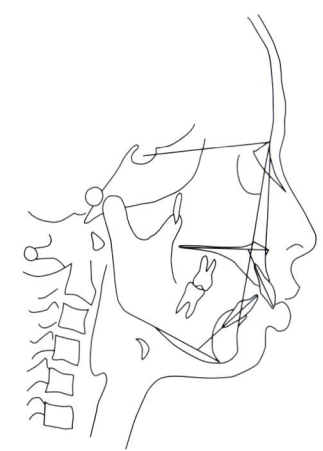

图 1-4-5　治疗前头颅侧位片描记图

表 1-4-1　治疗前头影测量数据

| 测量值 | 治疗前 | 正常值 |
| --- | --- | --- |
| SNA | 82.0 | 82.8 ± 4.0 |
| SNB | 74.0 | 80.1 ± 3.9 |
| ANB | 8.0 | 2.7 ± 2.0 |
| WITS (mm) | 5.5 | −1.5 ± 2.1 |
| U1-PP | 115.0 | 115.8 ± 5.7 |
| L1-MP | 110.2 | 96.5 ± 7.1 |
| U1-L1 | 108.0 | 125.4 ± 7.9 |
| PP-MP | 26.0 | 27.6 ± 4.6 |
| N-ANS (mm) | 52.0 | 53.8 ± 2.8 |
| ANS-Me (mm) | 56.0 | 65.8 ± 4.1 |
| ANS-Me / N-Me (%) | 51.9 | 55.0 ± 2.5 |
| L1-APo (mm) | 1.5 | 4.9 ± 2.1 |
| Li-E (mm) | 5.0 | 0.6 ± 1.9 |

### 治疗前 X 线片及分析

全口曲面断层片（图1-4-2）：7即将萌出，可见 $\frac{8|8}{8|8}$ 牙胚。

左手腕骨片（图1-4-3）：籽骨出现，中指第三指节骨骺帽状期开始，提示生长发育高峰期开始。

头颅侧位片（图1-4-4）、描记图（图1-4-5）及数据表格（表1-4-1）

头影测量分析：

SNA正常、SNB小，ANB和WITS值大于正常，说明是Ⅱ类骨性畸形并提示下颌发育不足。下颌平面角在正常范围；下前面高比正常值小，前面高比例小；上切牙倾斜度较正常范围偏大，下切牙倾斜度大，代偿下颌发育不足；下唇突出 E 平面较大。

### 诊断概要

Ⅱ类颌骨畸形，下颌后缩；安氏Ⅱ类磨牙关系；侧貌突；前牙覆盖10.5mm，上下前牙拥挤Ⅰ度，生长发育刚进入高峰期。

### 问题列表

患者主诉上前牙前突；

侧貌突，面下 1/3 短，开唇露齿，颏唇沟深；

Ⅱ类颌骨畸形，下颌后缩；

前牙深覆盖深覆𬌗，下切牙唇倾；

安氏Ⅱ类磨牙、切牙关系；

上下牙弓轻度拥挤；

轻度牙龈炎。

### 治疗目标

牙周健康；
促进下颌骨生长；
改善较突的侧貌及唇部；
建立安氏Ⅰ类磨牙关系；
排齐牙齿，前牙覆𬌗覆盖正常；
保持。

### 治疗设计：双期矫治

治疗前准备：口腔卫生宣教，全口洁治，消除龈炎。
第一期：功能矫治器矫治；肌激动器 Activator：促进下颌生长；改善较突的侧貌；注意避免过度唇向倾斜下切牙。
第二期：固定矫治器，下切牙的唇倾度及唇突度较大，上下牙列拥挤，根据情况第二期有可能需要拔除 $\frac{4|4}{4|4}$；
0.022 英寸直丝弓矫治器；
排齐整平上下牙弓，Nance 弓增加支抗；
适当减小下切牙倾斜度，减小唇突度；
关闭间隙，同时调整磨牙关系及前牙覆盖覆𬌗；
保持。

保持设计：第二期治疗结束后，可摘式 Hawley 保持器全天戴用 12 个月；之后每天晚上戴。

对稳定性的预测：患者处于生长高峰期的开始，有较大的生长潜力，借助生长使下颌前移相对是比较稳定的，在治疗中及各阶段治疗后要密切关注其颌骨生长变化，要求治疗后患者定期复诊，并拍摄头颅侧位片测量分析；观察 $\frac{8|8}{8|8}$ 的发育并及时拔除；治疗后磨牙尖窝关系的建立及咬合的稳定是日后稳定的保障。为防止下切牙治疗后过于唇倾影响美观和稳定，第二期采取减数矫治。

## 第二部分 治 疗

### 主要治疗过程

| | |
|---|---|
| 2000.1 | 全口洁治。 |
| 2000.2 | 戴功能矫治器——肌激动器：定期调磨功能矫治器。 |
| 2000.11 | 结束第一期治疗，$\frac{3|}{3|}$ 和 $\frac{6|}{6|}$ 为中性，$\frac{|6}{|6}$ 中性偏远中。 |
| 2000.11 | 拔除上下颌第一双尖牙，安装 0.022 英寸直丝矫治器，0.016 英寸热激活镍钛摇椅弓丝排齐整平上下牙弓，尖牙后结扎，Nance 弓增加支抗。 |
| 2001.2 | 0.016 英寸不锈钢圆丝摇椅形整平，并拉上颌尖牙向后排齐前牙，使尖牙达到Ⅰ类关系。 |
| 2001.5 | 去除 Nance 弓；上下换 0.019×0.025 英寸镍钛方丝，之后 0.019×0.025 英寸不锈钢丝，上颌侧切牙远中安置牵引钩滑动法关闭间隙，Ⅱ类牵引，矫正磨牙关系。 |
| 2001.10 | 为调整后牙咬合，进一步矫正前牙深覆𬌗，4 个第二磨牙粘带环，0.018×0.025 英寸摇椅形镍钛方丝排齐整平，之后 0.019×0.025 英寸不锈钢丝进一步排齐整平。 |
| 2002.3 | 上下完成弓丝 0.016 英寸不锈钢圆丝精细调整。 |
| 2002.6 | 去除固定矫治器，牙齿牙周清洁，戴 Hawley 保持器。 |

**功能矫治器治疗中照片**（图 1-4-6、7）

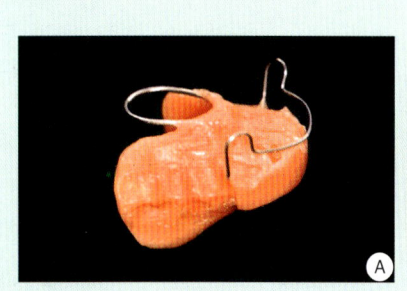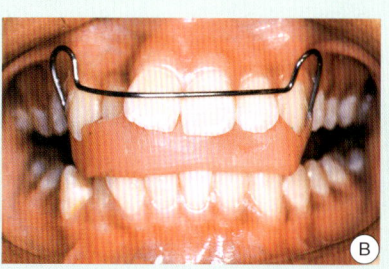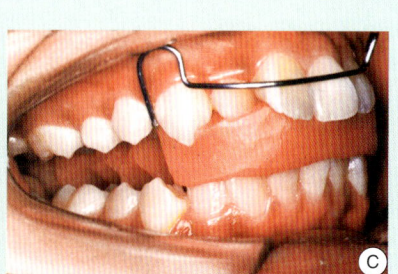

图 1-4-6 功能矫治器治疗中𬌗相及肌激动器照片

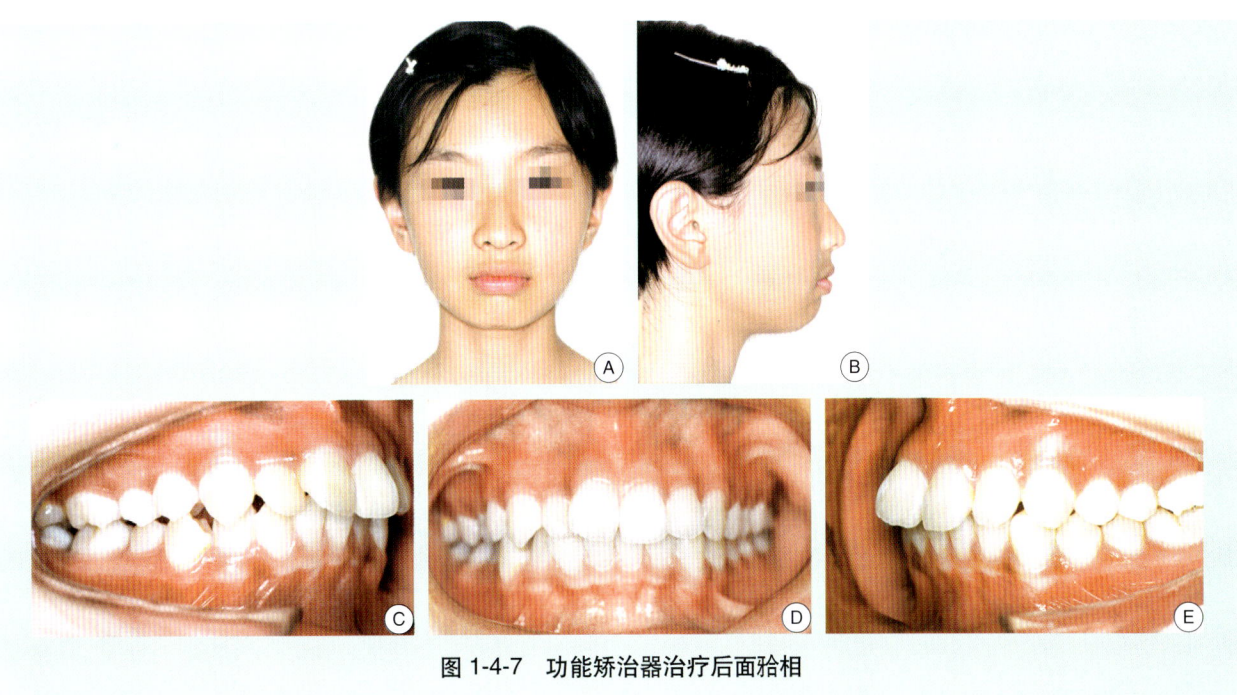

图 1-4-7　功能矫治器治疗后面殆相

### 功能矫治器治疗后 X 线片及分析

功能矫治器治疗后头颅侧位片（图 1-4-8）、描记图（图 1-4-9）及数据表格（表 1-4-2）

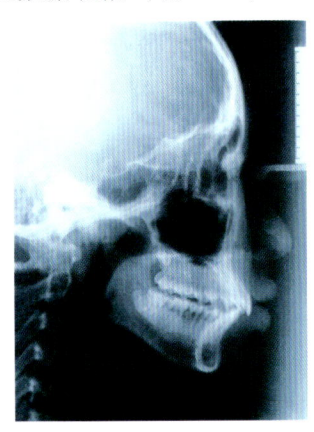

图 1-4-8　功能矫治器治疗后头颅侧位片

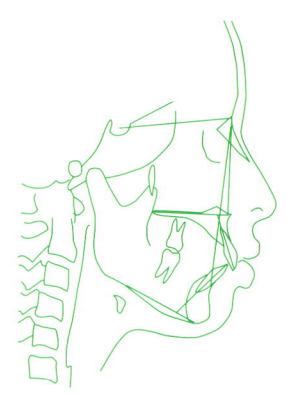

图 1-4-9　功能矫治器治疗后头颅侧位片描记图

表 1-4-2　功能矫治器治疗后头影测量数据及变化

| 测量值 | 功能矫治器治疗结束 | 变化 | 正常值 |
| --- | --- | --- | --- |
| SNA | 82.0 | 0 | 82.8 ± 4.0 |
| SNB | 77.0 | +3.0 | 80.1 ± 3.9 |
| ANB | 5.0 | −3.0 | 2.7 ± 2.0 |
| WITS (mm) | 1.6 | −3.9 | −1.5 ± 2.1 |
| U1-PP | 110.0 | −5.0 | 115.8 ± 5.7 |
| L1-MP | 112.6 | +2.4 | 96.5 ± 7.1 |
| U1-L1 | 115.0 | +7.0 | 125.4 ± 7.9 |
| PP-MP | 26.4 | +0.4 | 27.6 ± 4.6 |
| N-ANS (mm) | 52.0 | 0 | 53.8 ± 2.8 |
| ANS-Me (mm) | 59.0 | +3.0 | 65.8 ± 4.1 |
| ANS-Me / N-Me (%) | 53.2 | +1.3 | 55.0 ± 2.5 |
| L1-APo (mm) | 4.0 | +2.5 | 4.9 ± 2.1 |
| Li-E (mm) | 4.5 | −0.5 | 0.6 ± 1.9 |

头影测量分析：

SNA正常、SNB增大，ANB减小3°，WITS值也减小，但仍大于正常，说明还是Ⅱ类骨性畸形，但下颌后缩畸形得到改善，下颌有一定的生长发育。下颌平面角在正常范围；上下前面高比正常值均增加，面高比例增加且在正常范围，说明下颌骨不仅矢状向生长，前面部垂直向也有所生长。上切牙倾斜度稍减小，下切牙倾斜度增大不多，下唇突相对E平面变化不大。

### 固定矫治器治疗中殆相（图 1-4-10）

### 治疗中遇到的复杂问题

一般生长是难以预测的，通过手腕骨片的预测，通过患者家长类似颌骨型预测，治疗中发现该患者有良好的生长潜力和有利于畸形矫正的生长方向，使得治疗结果比较满意。

治疗的第一期结束时，右侧磨牙关系没有达到中性，是因为右上腭向错位的侧切牙有一定的阻挡，应该在戴功能矫治器之前，去除阻挡；尽管Activator有树脂帽防止下前牙唇倾，但是不能完全阻止。患者在第二期固定矫治器治疗中口腔卫生保持不好，轻度牙龈炎症，治疗结束通过牙周清洁才有所好转。

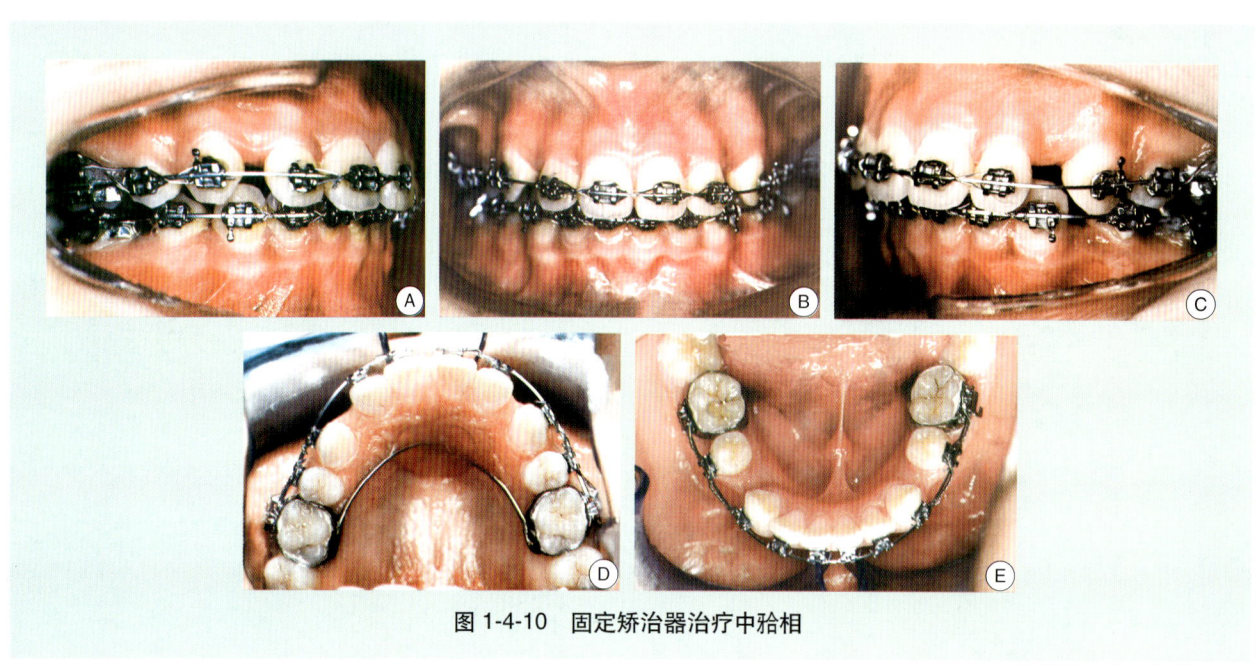

图 1-4-10　固定矫治器治疗中殆相

## 第三部分　治疗后

### 治疗后面殆相（图 1-4-11）

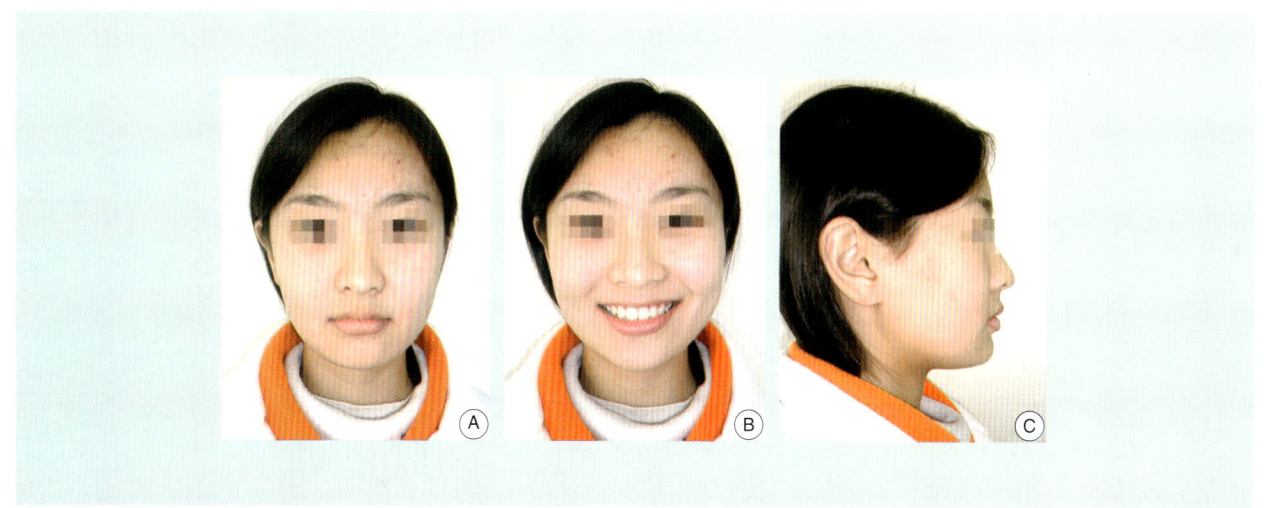

第一章 安氏Ⅱ类错𬌗畸形的矫治

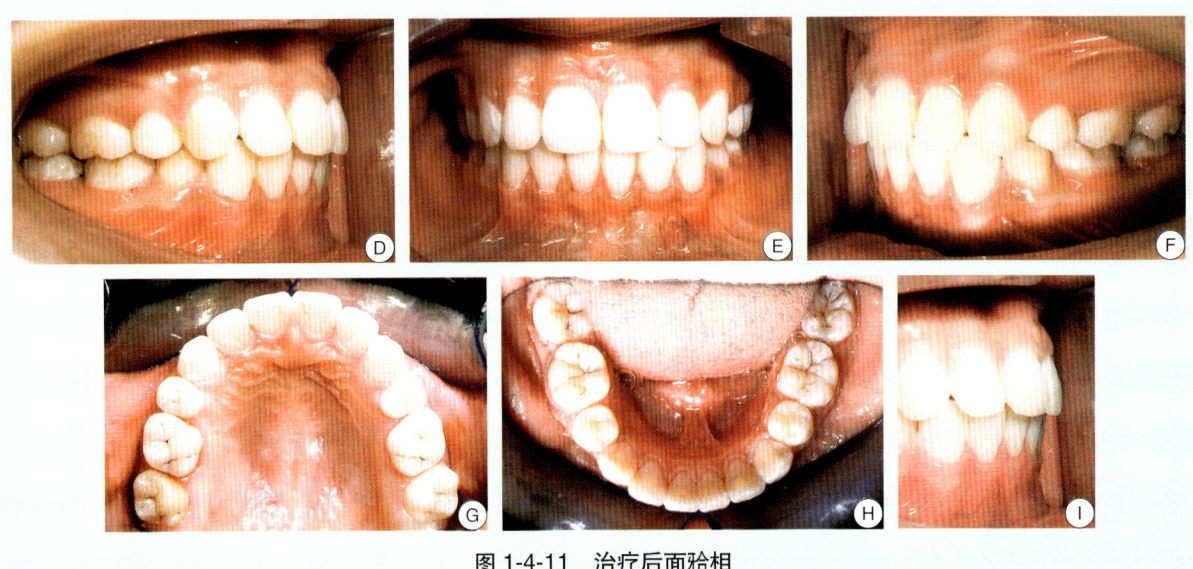

图 1-4-11 治疗后面𬌗相

### 治疗后及保持后（治疗结束后 4 年）X 线片及分析

治疗后全口曲面断层片（图 1-4-12）：拔牙间隙两侧基本根平行。

治疗后头颅侧位片（图 1-4-13）、描记图（图 1-4-14）和数据表格（表 1-4-3）

保持后全口曲面断层片（图 1-4-15）：$\overline{8|8}$近中阻生。

保持后头颅侧位片（图 1-4-16）、描记图（图 1-4-17）和数据表格（表 1-4-3）

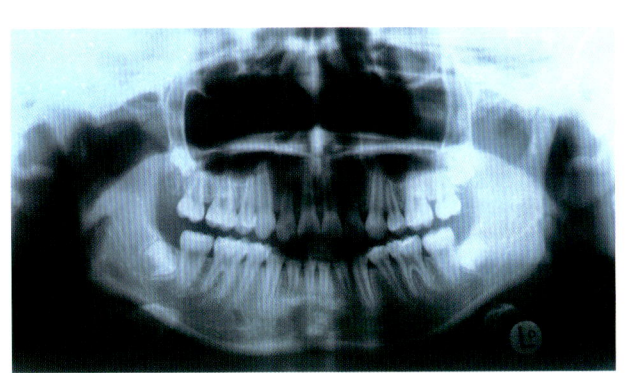

图 1-4-12 治疗后曲面断层片

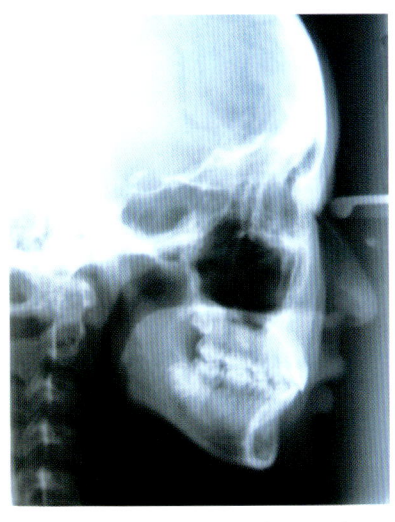

图 1-4-13 治疗后头颅侧位片

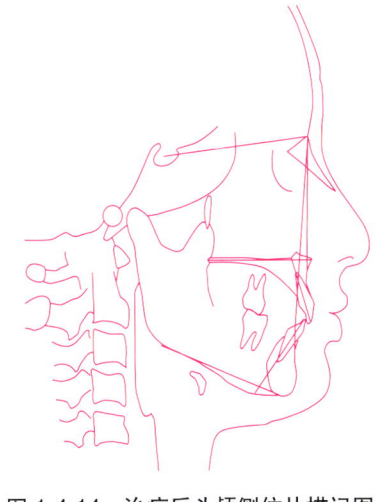

图 1-4-14 治疗后头颅侧位片描记图

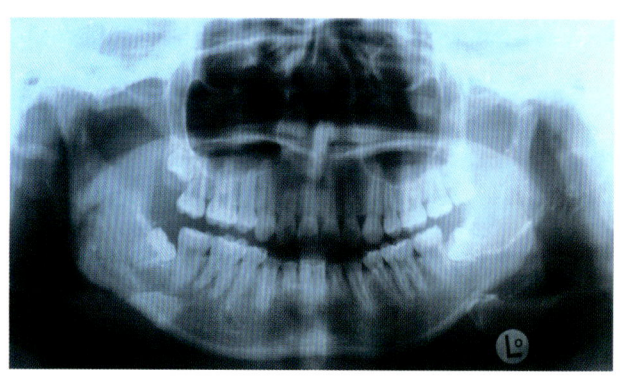

图 1-4-15 保持后曲面断层片

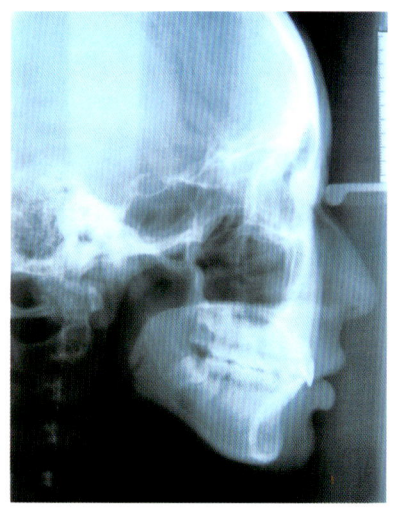

图 1-4-16 保持后头颅侧位片

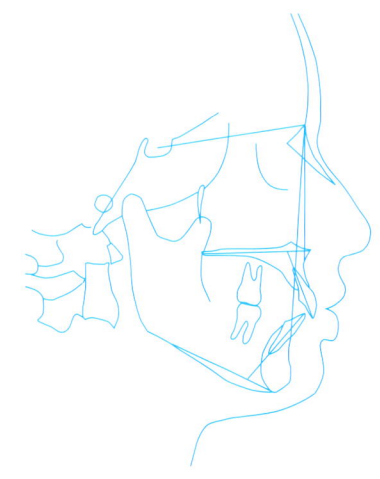

图 1-4-17 保持后头颅侧位片描记图

表 1-4-3 治疗后和保持后（治疗结束后 4 年）头影测量数据及变化

| 测量项目 | 固定矫治结束 | 变化与Ⅰ期结束比较 | 变化与矫治前比较 | 保持后 | 变化 | 正常值 |
| --- | --- | --- | --- | --- | --- | --- |
| SNA | 81.5 | −0.5 | −0.5 | 81.5 | 0 | 82.8 ± 4.0 |
| SNB | 78.0 | +1.0 | +4.0 | 77.9 | −0.1 | 80.1 ± 3.9 |
| ANB | 3.5 | −1.5 | −4.5 | 3.6 | +0.1 | 2.7 ± 2.0 |
| WITS(mm) | −1.4 | −3.2 | −7.1 | −1.2 | +0.2 | −1.5 ± 2.1 |
| U1-PP | 107.0 | −3.0 | −8.0 | 110.0 | +3.0 | 115.8 ± 5.7 |
| L1-MP | 103.0 | −9.6 | −7.2 | 106.8 | +3.8 | 96.5 ± 7.1 |
| U1-L1 | 124.5 | +9.5 | +16.5 | 116.8 | −8.0 | 125.4 ± 7.9 |
| PP-MP | 26.5 | +0.1 | +0.5 | 27.0 | +0.5 | 27.6 ± 4.6 |
| N-ANS (mm) | 53.0 | +1.0 | +1.0 | 54.0 | +1.0 | 53.8 ± 2.8 |
| ANS-Me (mm) | 60.0 | +1.0 | +4.0 | 61.0 | +1.0 | 65.8 ± 4.1 |
| ANS-Me / N-Me (%) | 53.1 | −0.1 | +1.2 | 53.0 | −0.1 | 55.0 ± 2.5 |
| L1-APo (mm) | 1.5 | −2.5 | 0 | 2.2 | +0.7 | 4.9 ± 2.1 |
| Li-E (mm) | −1.0 | −5.5 | −6.0 | 0 | +1.0 | 0.6 ± 1.9 |

头影测量分析：

SNA 治疗后基本没变，SNB 第二期治疗后少量增加，ANB 和 WITS 减小，都在正常范围。第二期治疗后前面高增加，上下比例仍正常，下颌平面角正常；下切牙唇倾度减小至正常，下唇相对 E 平面突度减小达到正常。保持后上下切牙唇倾度少量增加，可能是第三磨牙近中阻生所致。

治疗前、Ⅰ期治疗后、Ⅱ期治疗后及保持后（治疗结束后 4 年）重叠图（图 1-4-18）、上颌骨重叠图（图 1-4-19）和下颌骨重叠图（图 1-4-20）。

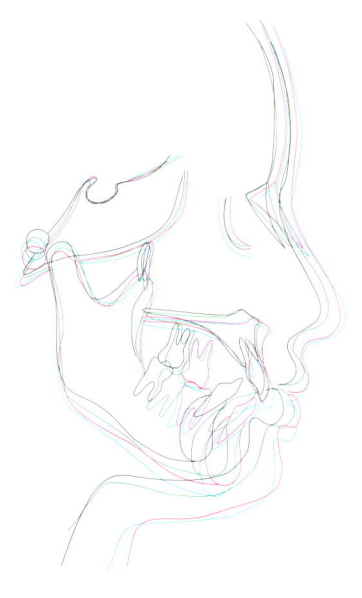

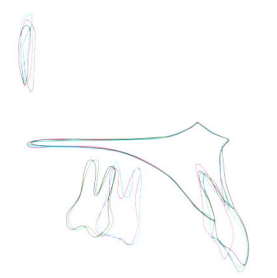

图 1-4-19　治疗前、Ⅰ期治疗后、Ⅱ期治疗后及保持后上颌骨重叠图（以腭平面和上腭前部重叠）

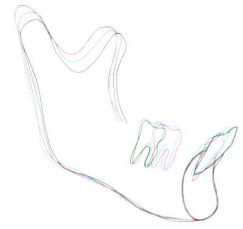

图 1-4-18　治疗前、Ⅰ期治疗后、Ⅱ期治疗后及保持后 SN 重叠图（以 SN 平面和 S 点重叠）

图 1-4-20　治疗前、Ⅰ期治疗后、Ⅱ期治疗后及保持后下颌骨重叠图（以 Björk 下颌稳定标志结构重叠）

—— 治疗前　　—— 功能矫治器治疗后　　—— 固定矫治器治疗后　　—— 保持后

## 治疗结束后 4 年面𬌗相（图 1-4-21）

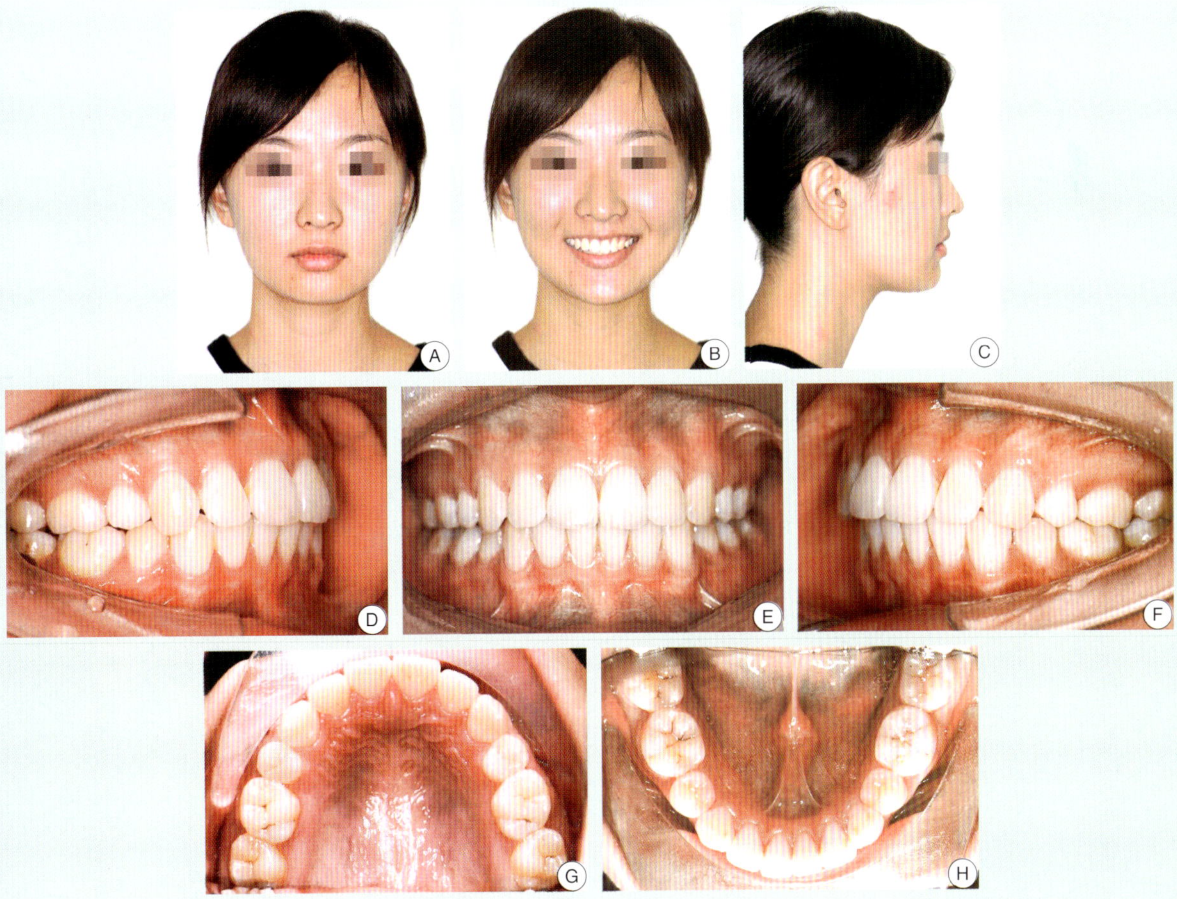

图 1-4-21　治疗结束后 4 年面𬌗相

### 治疗前中后及保持后侧面相对比（图1-4-22）

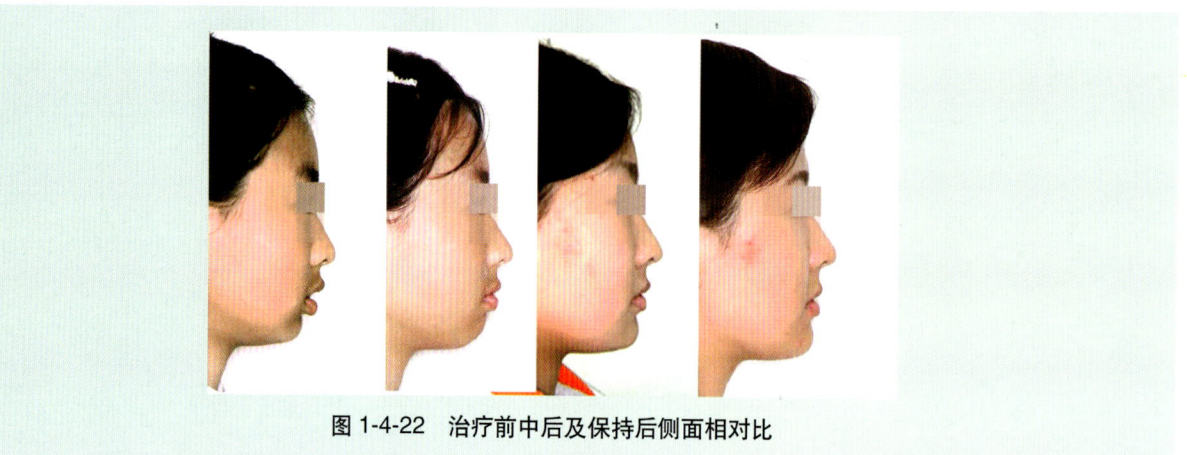

图1-4-22　治疗前中后及保持后侧面相对比

### 对治疗的评价

因为患者是较严重的Ⅱ类骨性畸形（ANB为8°）——下颌发育不足后缩畸形，且处于生长发育高峰期的开始，因此双期矫治是适应证，第一期通过功能矫治器进行骨骼改良治疗，促进下颌生长。由于患者配合较好，下颌向前生长良好。第一期结束后ANB减小约3°，侧貌突度减小，前牙覆盖减小。但是第一期矫治结束后唇部较突，上下切牙拥挤，覆𬌗覆盖仍未达到正常，右侧后牙咬合仍未达到中性关系等，只有通过第二期固定矫治器拔牙矫治才能解决上述问题，第二期矫治结束后ANB又减小一些，说明下颌在此阶段仍在生长。不经过功能矫治器矫治，仅单纯拔牙矫治，如此大的ANB角很难得到较大改善。

第一期矫治后下切牙唇倾控制较好，是由于功能矫治器下切牙的树脂帽的阻挡。第二期拔牙矫治后上下切牙的唇倾度都有所减小，侧貌得到改善。上颌侧切牙与尖牙，下颌左侧尖牙与第二双尖牙的牙根应调整更平行。

治疗结束后第4年，患者的上下切牙唇倾度略增加，可能是上颌第三磨牙即将萌出及下颌第三磨牙近中阻生有关。SNB稍减小，ANB稍有增加，略有复发倾向。当时患者生长基本停止，建议患者及时拔除第三磨牙。

本病例进行功能矫治的体会：①戴功能矫治器前尽可能地去除下颌向前生长的𬌗干扰，比如腭向错位的右上侧切牙。该患者如果能将右上侧切牙唇向排齐，可能功能矫治结束时该侧的后牙咬合可以达到中性。②功能矫治应该过矫正，防止复发，即第一期结束时最好磨牙达到近中关系或者至少中性偏近中。③功能矫治最好戴时间长一点，1年左右，通过调磨使后牙建𬌗，𬌗位稳定没有双重𬌗出现，尽量稳定一段时间，再进行第二期矫治。

（病例完成人：罗卫红）

# 病例 5　Ⅰ期口外弓配合扩弓平导Ⅱ期非拔牙矫治Ⅱ类伴上尖牙缺失

> **病例概况**
>
> 某男，11 岁，主诉要求矫治上前牙前突；侧貌为凸面型，下颌平面角低；Ⅱ类颌骨畸形，安氏Ⅱ类磨牙关系；前牙深覆𬌗伴有上颌前牙腭侧黏膜咬伤，前牙深覆盖 10mm，$\overline{3|}$先天缺失，$\overline{C|}$滞留；治疗为颈牵引口外弓限制上颌发育，活动扩弓矫治器附平导扩大上颌牙弓，直丝弓矫治器。

## 第一部分　治疗前

**病例基本情况**

某男，11 岁，1992 年 12 月 20 日出生

主诉：要求矫治上前牙前突

临床检查：面部对称，侧貌凸面型，下颌后缩，下颌平面角低；$\frac{6|}{|6}$完全远中关系，$\frac{|6}{6|}$远中尖对尖；上牙列拥挤 3mm，下牙列拥挤 1mm；前牙深覆盖 10mm，重度深覆𬌗；下中线左偏 2mm，Spee 曲线深 4mm；$\overline{3|}$缺失，$\overline{C|}$滞留；下颌无移位，开闭口运动无异常，双侧耳屏前无压痛，无弹响。

**治疗前面𬌗相**（图 1-5-1）

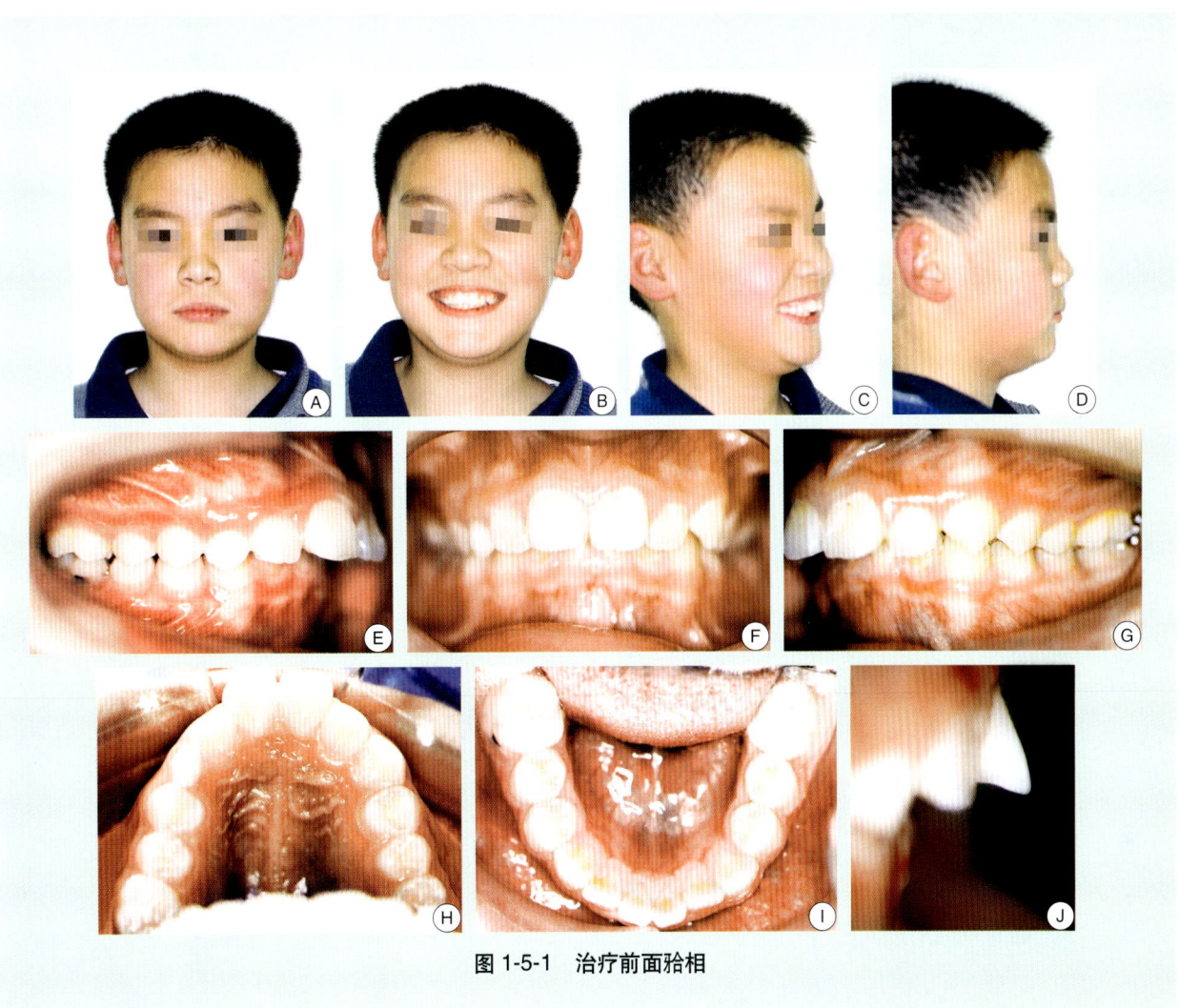

图 1-5-1　治疗前面𬌗相

## 治疗前 X 线片及分析

全口曲面断层片（图1-5-2）：8̲3̲牙胚未见，C̲滞留。

头颅侧位片（图1-5-3）、描记图（图1-5-4）及数据表格（表1-5-1）

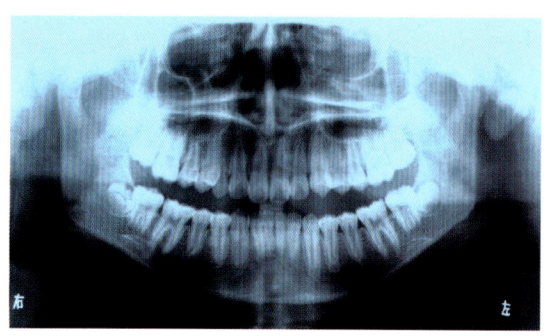

图 1-5-2　治疗前曲面断层片

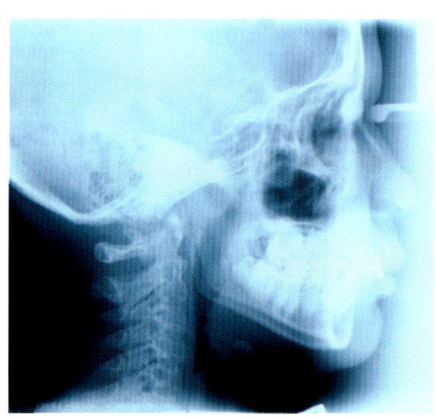

图 1-5-3　治疗前头颅侧位片

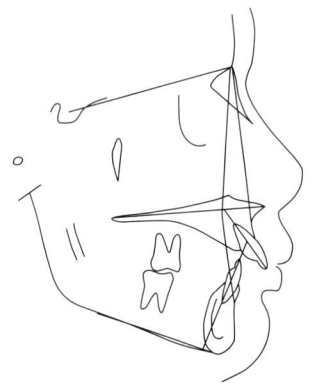

图 1-5-4　治疗前头颅侧位片描记图

表 1-5-1　治疗前头影测量数据表

| 测量值 | 治疗前 | 正常值 |
| --- | --- | --- |
| SNA | 82 | 82.8 ± 4.0 |
| SNB | 75 | 80.1 ± 3.9 |
| ANB | 7 | 2.7 ± 2.0 |
| WITS (mm) | 8 | −1.5 ± 2.1 |
| U1-Mx | 121 | 115.8 ± 5.7 |
| L1-MP | 93 | 96.5 ± 7.1 |
| U1-L1 | 122 | 125.4 ± 7.9 |
| PP-MP | 24 | 27.6 ± 4.6 |
| N-ANS (mm) | 59 | 53.8 ± 2.8 |
| ANS-Me (mm) | 59 | 65.8 ± 4.1 |
| ANS-Me / N-Me (%) | 49 | 55.0 ± 2.5 |
| L1-APo (mm) | −2.5 | 4.9 ± 2.1 |
| Li-E (mm) | 1 | 0.6 ± 1.9 |

头影测量分析：

　　SNA在正常范围内，SNB（75°）小于正常，ANB（7°）大于正常，WITS值（8mm）大于正常，显示为Ⅱ类骨型；上下颌平面角在正常范围下限；下前面高比正常值小，面高比（下前面高占全面高比例）明显小于正常，说明此病例仍属低角病例；上切牙倾斜度在正常范围但偏大，下切牙牙轴相对较直；下切牙在APo线后方2.5mm。

### 诊断概要

　　Ⅱ类颌骨畸形，低角病例，侧貌稍突；磨牙关系远中；前牙重度深覆𬌗，深覆盖10mm；上牙列拥挤3mm，下牙列拥挤1mm；下中线左偏2mm，头颅侧位片上的颈椎显示其生长发育处于高峰期。

### 问题列表

侧貌凸面型；

Ⅱ类骨型；

低角；

上牙列拥挤3mm，下牙列拥挤1mm；

下中线左偏2mm；

前牙深覆𬌗，深覆盖10mm。

### 治疗设计：生长改良治疗和固定矫治器

颈牵引口外弓限制上颌发育；

活动扩弓矫治器加平导扩大上颌牙弓，改善深覆𬌗；

固定矫治器排齐上下牙列；

矫正前牙深覆𬌗深覆盖；

矫正Ⅱ类磨牙关系；
矫正中线不调；
C 近远中预留间隙以备将来种植修复 3̲；
保持。

### 治疗设计合理性

此病例为严重的Ⅱ类骨型，ANB角为7°，WITS值为8mm。患者为11岁男孩，从头颅侧位片颈椎显示生长发育高峰期，生长发育潜力大，生长改良治疗是最佳方案。

由于前牙重度深覆𬌗并且上前牙腭侧黏膜常被咬伤，因而迫切需要改善深覆𬌗。故选用了口外弓联合平导活动矫治器。患者为低角病例，故而选择颈牵引口外弓。上颌牙弓相对较窄，因此平导活动矫治器附扩弓簧。

## 第二部分　治　疗

### 主要治疗过程

- 第1~8个月：每晚戴颈牵引口外弓，全天戴活动扩弓矫治器；上颌牙弓扩宽，深覆𬌗改善，深覆盖没有明显改善；双侧磨牙关系较治疗前明显改善。
- 第9~10个月：安放固定矫治器，同时继续戴口外弓和平导，活动矫治器停戴。
- 第11~16个月：上下牙弓排齐整平；口外弓和平导停戴；上下牙弓安放0.019×0.025英寸不锈钢方丝；双侧磨牙关系接近中性。前牙覆盖约5mm，下中线仍左偏2mm。
- 第17~24个月：患者此时期配合不太好，每次复诊都会掉托槽，耽误了很多时间。戴不对称Ⅱ类牵引和中线牵引，调整上下牙弓关系；双侧磨牙关系中性；上下中线一致；C近中预留间隙1mm。
- 第26个月：结束治疗，戴活动保持器。

### 对治疗过程及预后的评价：

前期治疗过程中患者配合非常好，加上正值患者生长发育高峰期，取得了很好的治疗效果；头影测量分析发现治疗后ANB减小了3°，WITS值减小了3mm；患者侧貌发生了明显变化，由凸面型变为直面型。下颌切牙轻度唇倾来掩饰安氏Ⅱ类骨型，但是相对于较低的上下颌平面角（25°），下切牙唇倾度为101°是可以接受的。

由于患者上下前牙Bolton指数不调，治疗后前牙覆盖仍较正常偏大。患者的前牙Bolton指数为73.8%，远小于中国人正常参考值78.8%。

戴上固定矫治器后患者的配合出现了麻烦，几乎每次复诊都可能会掉一两个托槽，因而大大延误了整个疗程。

## 第三部分　治　疗　后

治疗后面𬌗相（图1-5-5）

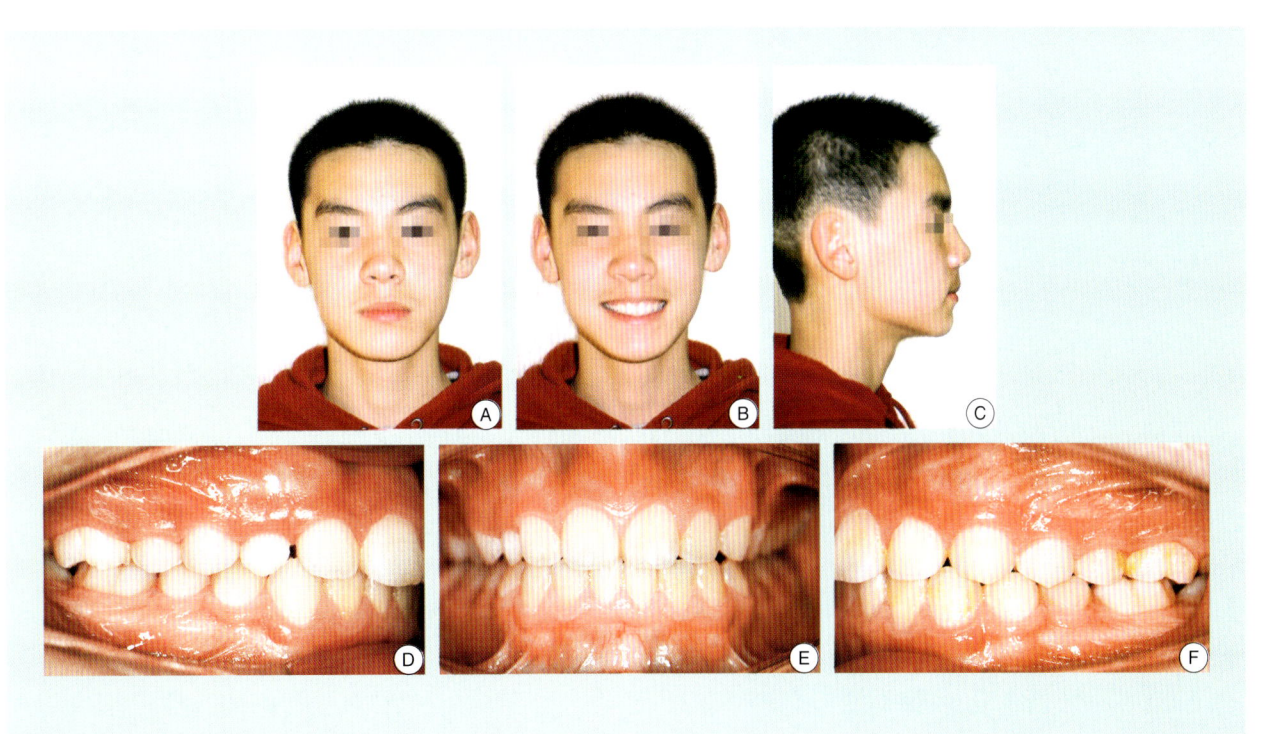

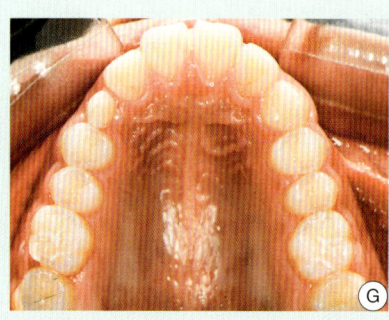
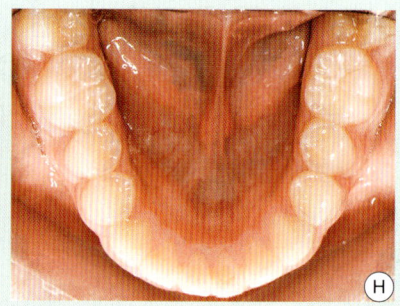

图 1-5-5　治疗后面𬌗相

### 治疗后 X 线片及分析

全口曲面断层片（图 1-5-6）：全口牙根无明显吸收。

头颅侧位片（图 1-5-7）、描记图（图 1-5-8）及数据表格（表 1-5-2）

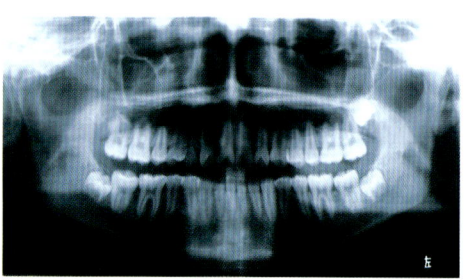

图 1-5-6　治疗后曲面断层片

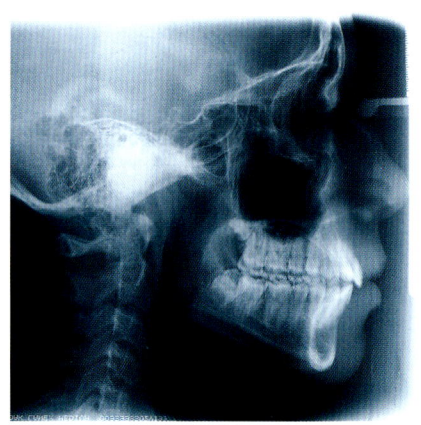

图 1-5-7　治疗后头颅侧位片

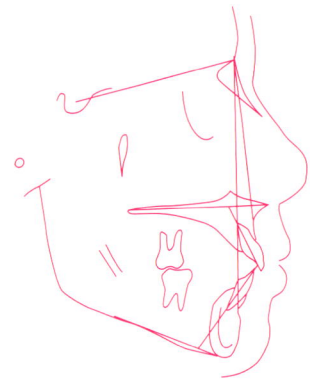

图 1-5-8　治疗后头颅侧位片描记图

表 1-5-2　治疗前后头影测量数据对比表

| 测量值 | 治疗前 | 治疗后 | 变化 | 正常值 |
| --- | --- | --- | --- | --- |
| SNA | 82 | 82 | 0 | 82.8 ± 4.0 |
| SNB | 75 | 78 | +3 | 80.1 ± 3.9 |
| ANB | 7 | 4 | −3 | 2.7 ± 2.0 |
| WITS (mm) | 8 | 5 | −3 | −1.5 ± 2.1 |
| U1-Mx | 121 | 115 | −6 | 115.8 ± 5.7 |
| L1-MP | 93 | 101 | +8 | 96.5 ± 7.1 |
| U1-L1 | 122 | 120 | −2 | 125.4 ± 7.9 |
| MM angle | 24 | 25 | +1 | 27.6 ± 4.6 |
| N-ANS (mm) | 59 | 65 | +6 | 53.8 ± 2.8 |
| ANS-Me (mm) | 59 | 67 | +8 | 65.8 ± 4.1 |
| ANS-Me / N-Me (%) | 49 | 51 | +2 | 55.0 ± 2.5 |
| L1-APo (mm) | −2.5 | 2.5 | +5 | 4.9 ± 2.1 |
| Li-E (mm) | 1 | 1 | 0 | 0.6 ± 1.9 |

头影测量分析：

SNA没有变化，SNB和ANB分别增加和减小了3°，WITS值也减小了3mm；骨型仍然是安氏Ⅱ类。上下颌平面角增加了1°；上下前面高均显著增长，分别增加了6mm和8mm。上切牙唇倾度减小了6°，下切牙唇倾度增加了8°，下切牙切缘距离APo增加了5mm。

以上可以看出骨骼的变化显著，证明生长改良治疗时机非常好，取得了良好的治疗效果。

治疗前后重叠图（图1-5-9），上颌骨重叠图（图1-5-10）和下颌骨重叠图（图1-5-11）

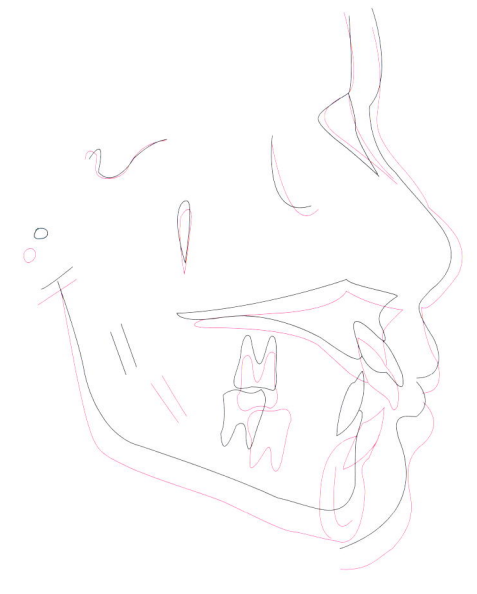

图 1-5-9　治疗前后 SN 重叠图
（以 SN 平面和 S 点重叠）

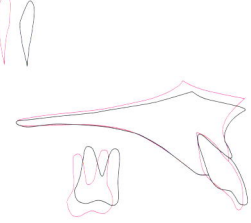

图 1-5-10　治疗前后上颌骨重叠图
（以腭平面和上腭前部重叠）

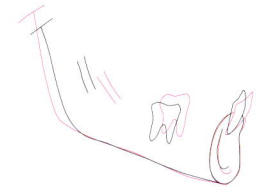

图 1-5-11　治疗前后下颌骨重叠图
（以 Björk 下颌稳定标志结构重叠）

▬ 治疗前　　▬ 治疗后

（病例完成人：田岳红）

## 病例 ❻  口外弓推磨牙向远中矫治Ⅱ类1分类

### 病例概况

某女，11岁，下颌后缩，低角；凸面型，上唇前突，颏唇沟深；口内检查：深覆盖11mm，Ⅱ度深覆𬌗，上下切牙没有接触关系；不拔牙矫治，采用方丝弓矫治器，配合颈牵引、上颌前牙平面导板和Ⅱ类颌间牵引等手段远中移动上磨牙，打开咬合，减小覆盖，经过3年的综合性正畸治疗，取得显著的疗效。减小覆盖，建立正常的磨牙和切牙关系，改善面型侧貌。

### 第一部分  治疗前

**病例基本情况**

某女，11岁5个月，1983年3月13日出生

主诉：面型突

临床检查：面部对称；侧貌为凸面型，上唇前突，颏部后缩；下颌后缩，下颌平面低平；$\frac{6|6}{6|6}$远中关系；前牙深覆盖，深覆𬌗，切牙没有接触关系，覆盖11mm，覆𬌗3mm；下牙弓3mm间隙，上牙弓3mm间隙；上牙弓中线与面中线一致，下牙弓中线左偏2mm；无下颌移位；无颞下颌关节功能紊乱或器质性改变的症状和体征。

治疗前面𬌗相（图1-6-1）

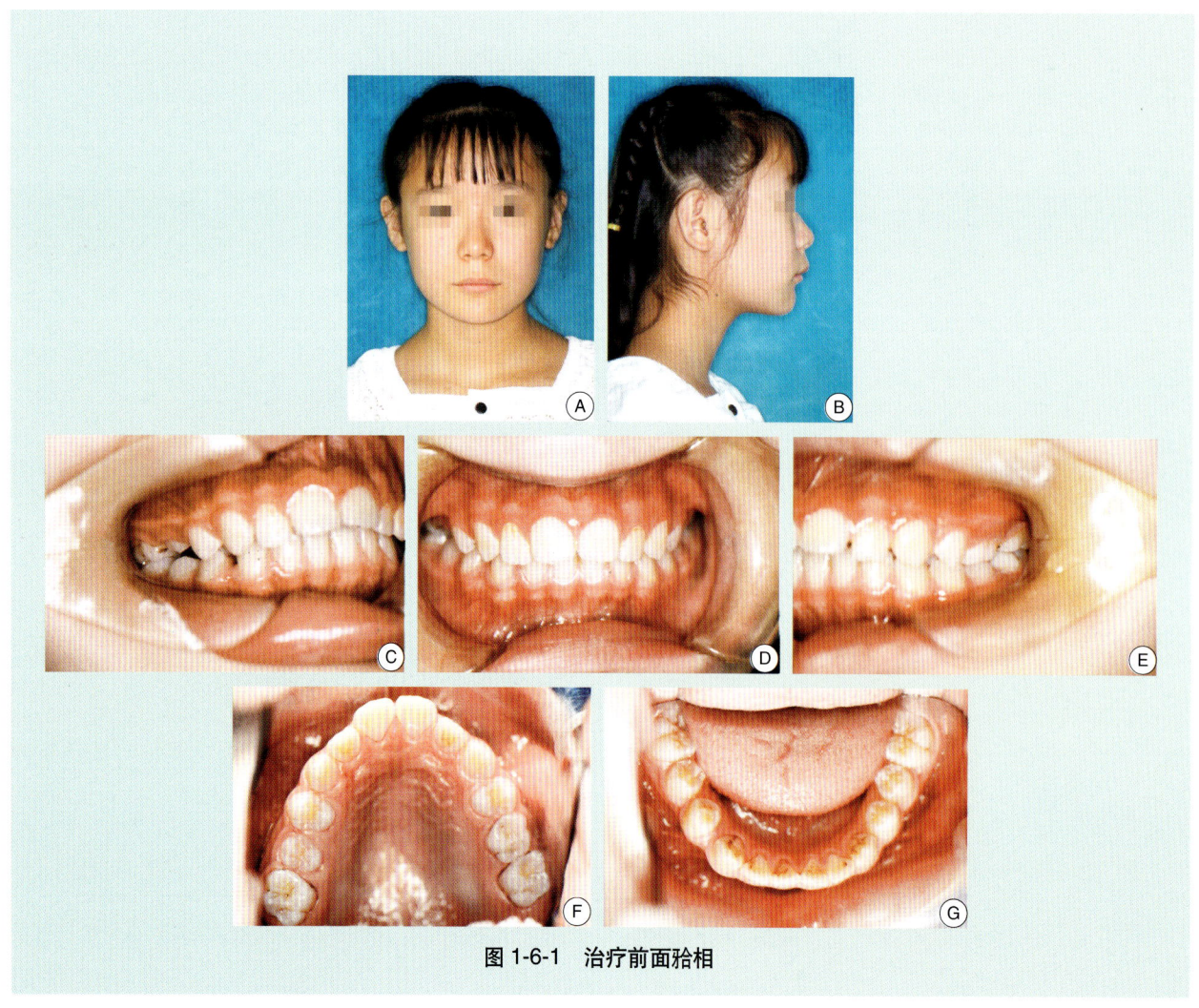

图1-6-1  治疗前面𬌗相

## 治疗前 X 线片及分析

全口曲面断层片（图1-6-2）：$\frac{7|7}{7|7}$未萌，$\frac{8|8}{8|8}$牙胚存在。

头颅侧位片（图1-6-3）、描记图（图1-6-4）及数据表格（表1-6-1）

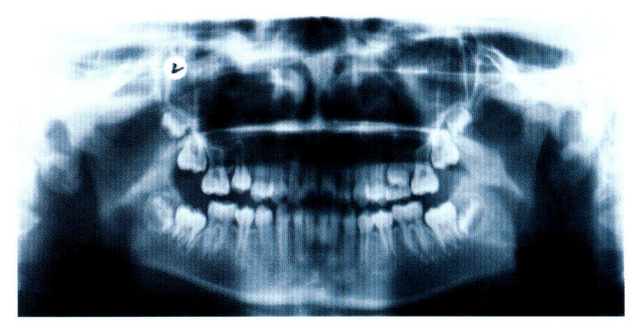

图1-6-2　治疗前曲面断层片

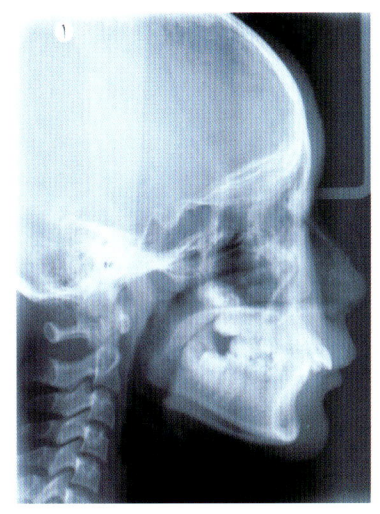

图1-6-3　治疗前头颅侧位片

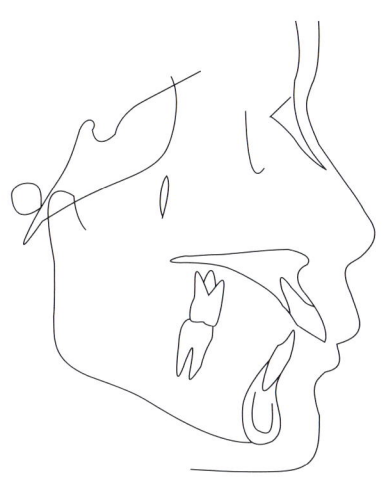

图1-6-4　治疗前头颅侧位片描记图

表1-6-1　治疗前头影测量分析

| 测量值 | 治疗前 | 正常值 |
| --- | --- | --- |
| SNA | 81 | 82.3 ± 3.5 |
| SNB | 76 | 77.6 ± 2.9 |
| ANB | 5 | 4.7 ± 1.1 |
| WITS (mm) | 1 | − 1.4 ± 2.6 |
| U1-PP | 125 | 115.8 ± 5.7 |
| L1-MP | 98 | 96.3 ± 5.1 |
| U1-L1 | 117 | 122.0 ± 6.0 |
| PP-MP | 20 | 27.6 ± 4.6 |
| N-ANS (mm) | 54 | 48.1 ± 3.3 |
| ANS-Me (mm) | 61 | 58.8 ± 4.1 |
| ANS-Me / N-Me (%) | 53 | 55.0 ± 1.5 |
| L1-APo (mm) | 1 | 3.9 ± 1.5 |
| Li-E (mm) | 0 | 3.0 ± 1.8 |

头影测量分析：

ANB角为5°，反映出患者为Ⅱ类骨性错𬌗。上切牙到上颌平面的角度增大，说明上切牙前突。下切牙到下颌平面角稍大，但对于下颌平面角较低的患者允许其下切牙相对唇倾。从下切牙到APo线的距离也证实了以上的判断，因为该值比正常范围稍小。上下颌平面角明显低于正常。面高比也较低。这些都说明患者下颌骨具有逆时针生长型。下唇到Ricketts审美平面的距离属于正常。

### 诊断概要

下颌后缩，低角；
Ⅱ类错𬌗，深覆𬌗和深覆盖；
上切牙唇倾；
上下牙弓散隙；
下中线不正。

### 治疗设计

非拔牙治疗；
低位口外牵引远中移动上磨牙，Ⅱ类颌间牵引导下牙列向前达到Ⅰ类咬合关系；
内收上切牙减小覆盖；
通过平面导板帮助打开咬合；

矫正中线偏移；
关闭上下牙弓的剩余间隙。

### 治疗设计合理性

患者具有水平生长的骨面型，所以拔牙应十分慎重。由于这类患者的常见体征是前牙深覆𬌗，因此不拔牙矫治有利于打开咬合。

使用低位口外牵引和平面导板可以升高后牙，增加下前面高，打开咬合。磨牙远中移动获得的牙列间隙可以用来内收上切牙，减小前牙覆盖，同时磨牙后移有利于达到Ⅰ类磨牙关系。

Ⅱ类颌间牵引不仅可以使下牙列前移，还可以升高下后牙，有助于减小前牙覆盖，打开咬合和达到Ⅰ类磨牙关系。

## 第二部分 治 疗

### 主要治疗过程

1994.8　粘接 0.022 英寸的标准方丝弓矫治器，使用 0.014 英寸的镍钛丝排齐，使用颈牵引推上磨牙向后，嘱患者每天戴用 10~12 个小时。

1994.10　使用平面导板帮助打开咬合，0.016 英寸的镍钛丝继续排齐。

1995.1　在下颌使用 0.016 英寸的不锈钢丝整平牙列，上颌使用 0.018 英寸的镍钛丝。

1995.3　使用 0.018 英寸的不锈钢丝，下颌带有反Spee曲线，上颌带有加大的补偿曲线来进一步整平牙列；7 个月后，上颌牙列每侧获得近 4mm 间隙，磨牙关系变成Ⅰ类，5|5 向远中漂移与 6|6 接触。

1995.6　用弹力链和Ⅰ类牵引远中移动上颌第一前磨牙和尖牙，继续使用颈牵引维持Ⅰ类磨牙关系，在下颌使用弹力链关闭剩余间隙。

1995.12　上尖牙后移，在每侧前牙区出现 3~4mm 间隙，使用 0.019×0.025 英寸的带有关闭曲的不锈钢丝关闭上颌间隙，内收切牙，下颌使用 0.018 英寸带有反Spee曲的不锈钢丝。使用Ⅱ类颌间牵引帮助减小前牙覆盖。

1996.6　上下牙弓的间隙关闭，上颌使用原弓丝，下颌换为 0.019×0.025 英寸的镍钛丝。停止使用Ⅱ类牵引。

1996.9　前牙覆盖为 5mm，下颌使用 0.019×0.025 英寸带有反Spee曲的不锈钢丝，上颌使用相同尺寸的带有加大补偿曲的不锈钢丝，重新使用Ⅱ类牵引。

1996.11　前牙覆盖减小至 2~3mm，继续使用Ⅱ类牵引。

1997.5　前牙关系变为对刃，Ⅱ类牵引仅在夜间使用。

1997.9　最终咬合关系良好，停Ⅱ类牵引，做保持器。

1997.12　拆除固定矫治器，上下牙列戴用 Hawley 保持器。

### 治疗中面𬌗相（图 1-6-5、6）

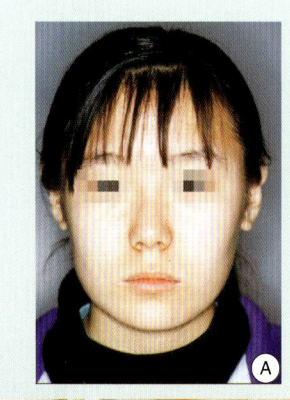
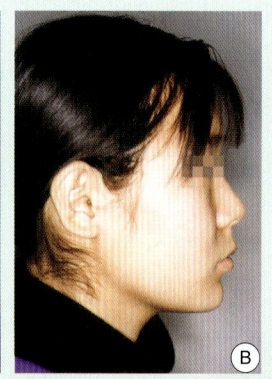
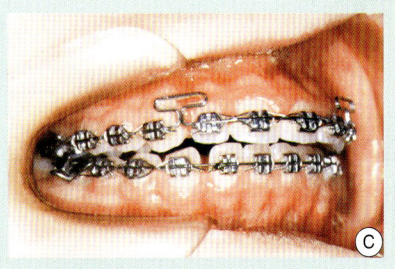
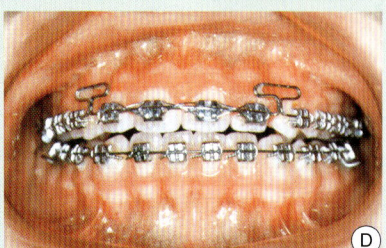
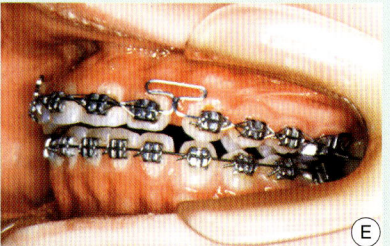

图 1-6-5　治疗中面𬌗相

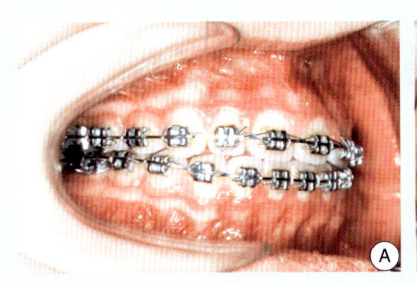 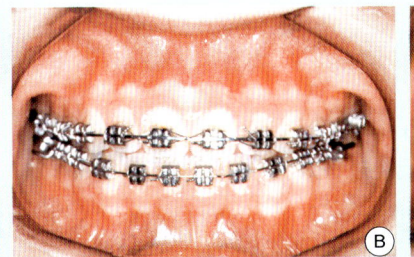 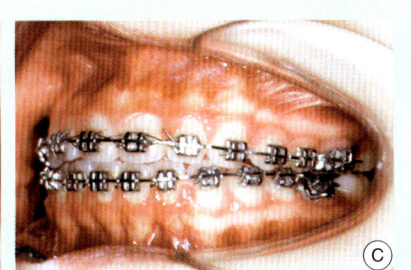

图 1-6-6　治疗中殆相

### 对治疗过程及预后的评价

患者侧貌的改变归功于上切牙的内收和下牙列向前移动，上唇突度减小。

获得了Ⅰ类咬合关系，前牙覆盖从 11mm 减至 4mm，前牙覆𬌗达到正常范围。

上下颌间隙关闭，牙列排齐整平。全部牙齿牙根位置良好，下颌切牙有极少量的牙根吸收。

患者下颌骨生长型为向前向上，治疗后下前面高没有改变；在正畸治疗结束时，患者已经15岁，其生长发育的潜力已很小，所以治疗后的面型和咬合关系不会出现明显的变化。

## 第三部分　治　疗　后

### 治疗后面𬌗相（图 1-6-7）

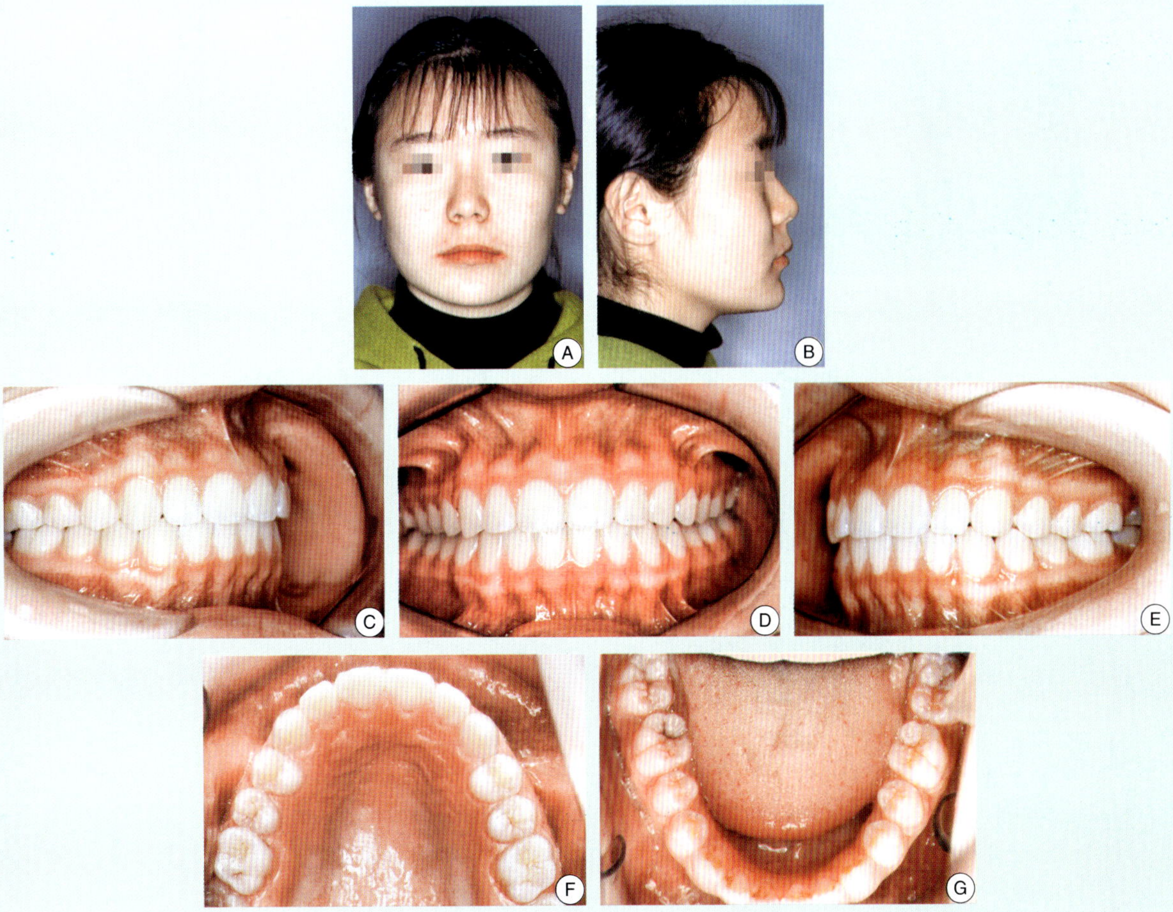

图 1-6-7　治疗后面𬌗相

### 治疗后 X 线片及分析

全口曲面断层片（图1-6-8）：全口牙根无明显吸收。

头颅侧位片（图1-6-9）、描记图（图1-6-10）及数据表格（表1-6-2）

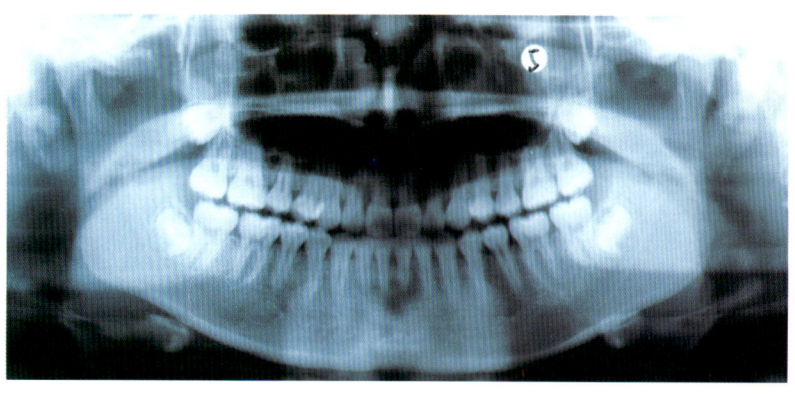

图 1-6-8　治疗后曲面断层片

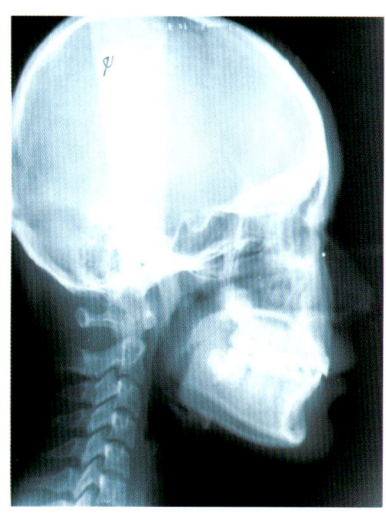

图 1-6-9　治疗后头颅侧位片

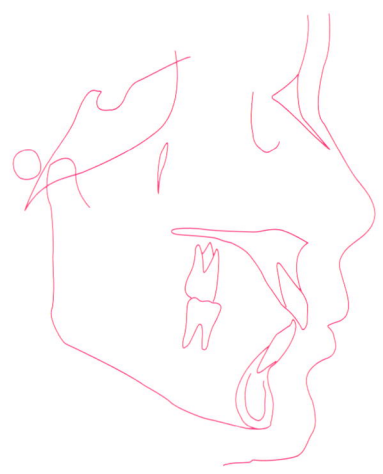

图 1-6-10　治疗后头颅侧位片描记图

表 1-6-2　治疗前后头影测量数据对比表

| 测量值 | 治疗前 | 治疗后 | 治疗中的变化 | 正常值 |
| --- | --- | --- | --- | --- |
| SNA | 81 | 81.5 | 0.5 | 83 ± 4 |
| SNB | 76 | 77 | 1 | 80 ± 4 |
| ANB | 5 | 4.5 | −0.5 | 3 ± 2 |
| WITS (mm) | 1 | 1 | 0 | −1 ± 3 |
| U1-PP | 125 | 117 | −8 | 114 ± 4 |
| L1-MP | 98 | 104 | 6 | 93 ± 5 |
| U1-L1 | 117 | 121 | 4 | 125 ± 8 |
| PP-MP | 20 | 19 | −1 | 27 ± 5 |
| N-ANS (mm) | 54 | 56 | 2 | 52 ± 4 |
| ANS-Me (mm) | 61 | 64 | 3 | 65 ± 5 |
| ANS-Me / N-Me (%) | 53 | 53 | 0 | 55 ± 2 |
| L1-APo (mm) | 1 | 2 | 1 | 5 ± 2 |
| Li-E (mm) | 0 | −0.5 | −0.5 | 1 ± 2 |

头影测量分析：

SNA、SNB 和 ANB 没有发生明显的改变，这表明患者颌骨的生长型没有发生明显改变。WITS 值正常。上切牙到上颌平面角减小了 8°，同时下切牙到下颌平面角增加了 6°，上下切牙角增加了 4°，下切牙到 APo 线的距离也有所增加。这些说明经过正畸治疗患者唇倾的上切牙向后移动，下切牙唇向倾斜，因而获得前牙的正常覆盖。因为患者的面部生长型为向前向上，故上下颌平面角减小了 1°。面高比没有改变。下唇到 Ricketts 审美平面的距离有少量减少。说明面型有所改善。

治疗前后重叠图（图1-6-11）、上颌骨重叠图（图1-6-12）和下颌骨重叠图（图1-6-13）

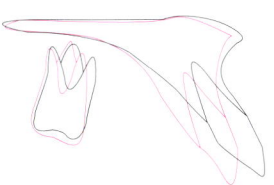

图1-6-12　治疗前后上颌骨重叠图（以腭平面和 PNS 点重叠）

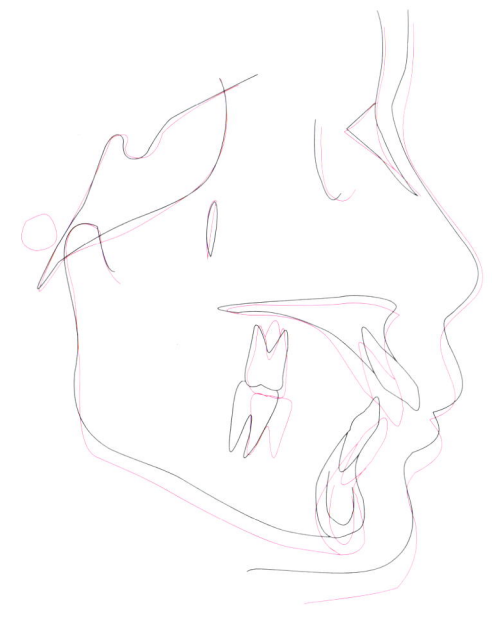

图 1-6-11　治疗前后 SN 重叠图（以 SN 平面和 S 点重叠）

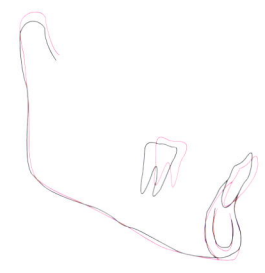

图 1-6-13　治疗前后下颌骨重叠图（以 Björk 下颌稳定标志结构重叠）

—— 治疗前　—— 治疗后

（病例完成人：胡炜）

## 病例 ❼ 减数上下颌第一双尖牙矫治Ⅱ类1分类

### 病例概况

某男，12.5岁，主诉上前牙前突；面部对称，侧貌较突，开唇露齿，高角；恒牙𬌗，磨牙和尖牙均为远中关系；前牙覆𬌗2mm，覆盖5mm；上下颌中线正；上下牙列拥挤各约3mm；侧位片颈椎显示患者正处于生长发育高峰期；拔除 $\frac{4|4}{4|4}$ 标准方丝弓矫治器治疗；治疗完成后牙齿排列整齐，双侧磨牙中性关系，前牙覆𬌗覆盖正常；下颌的生长和上前牙的内收使面型得到较大程度的改善。

### 第一部分　治疗前

**病例基本情况**

某男，12.5岁，1984年5月6日出生
主诉：要求内收前牙
临床检查：面部对称，侧貌较突，开唇露齿，高角；恒牙𬌗，磨牙和尖牙均为远中关系；前牙覆𬌗2mm，覆盖5mm；上下颌中线正；上下牙列拥挤各约3mm；下颌无移位，开闭口运动无异常，双侧耳屏前无压痛，无弹响。

治疗前面𬌗相(图1-7-1)

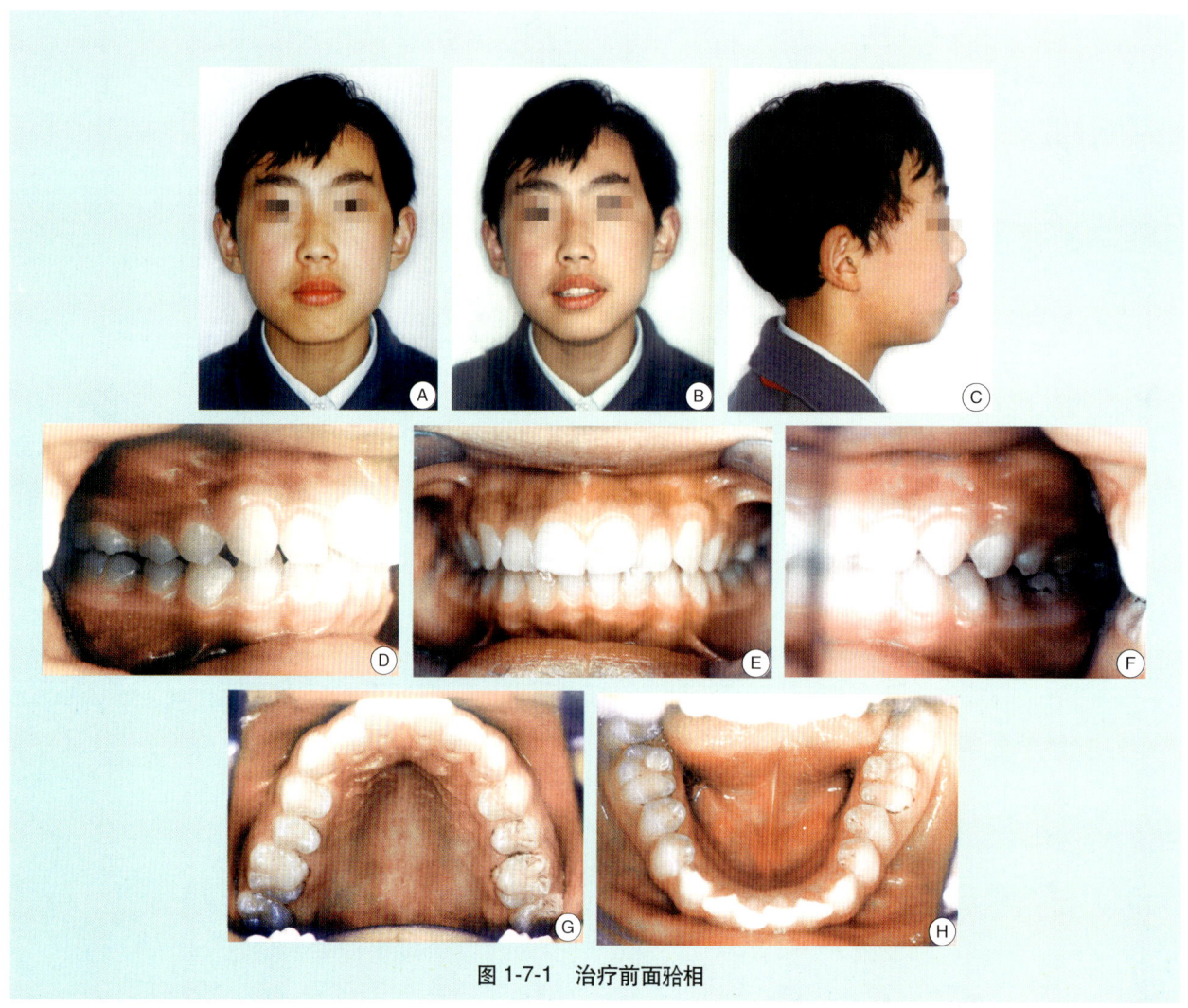

图1-7-1　治疗前面𬌗相

### 治疗前 X 线片及分析

全口曲面断层片（图 1-7-2）：$\frac{8|8}{8|8}$ 未萌。

头颅侧位片（图 1-7-3）、描记图（图 1-7-4）及数据表格（表 1-7-1）

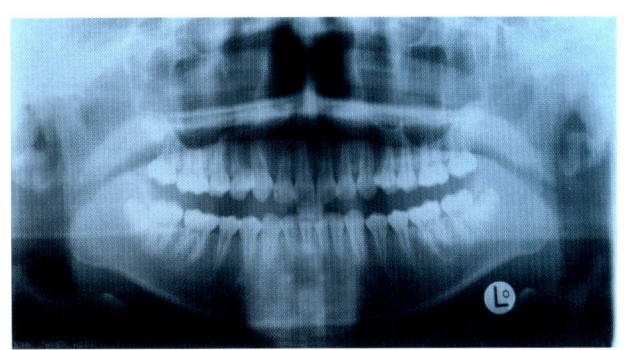

图 1-7-2　治疗前曲面断层片

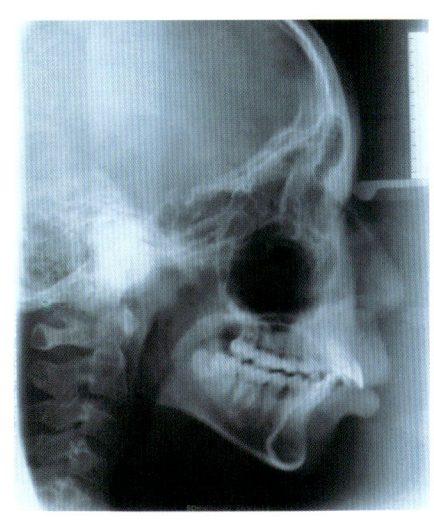

图 1-7-3　治疗前头颅侧位片

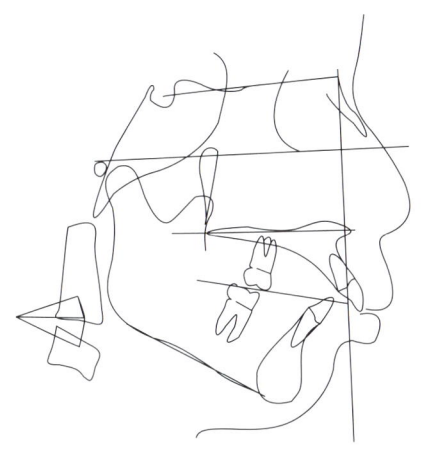

图 1-7-4　治疗前头颅侧位片描记图

表 1-7-1　治疗前头影测量数据表

| 测量值 | 治疗前 | 正常值 |
| --- | --- | --- |
| SNA | 80.0 | 82.8 ± 4.0 |
| SNB | 71.0 | 80.1 ± 3.9 |
| ANB | 9.0 | 2.7 ± 2.0 |
| WITS (mm) | 11.0 | −1.5 ± 2.1 |
| U1-PP | 127.0 | 115.8 ± 5.7 |
| L1-MP | 99.0 | 96.5 ± 7.1 |
| U1-L1 | 108.0 | 125.4 ± 7.9 |
| PP-MP | 25.0 | 27.6 ± 4.6 |
| N-ANS (mm) | 65.0 | 53.8 ± 2.8 |
| ANS-Me (mm) | 59.0 | 65.8 ± 4.1 |
| ANS-Me / N-Me (%) | 48 | 55.0 ± 2.5 |
| L1-APo (mm) | −2.0 | 4.9 ± 2.1 |
| Li-E (mm) | 10.0 | 0.6 ± 1.9 |

头影测量分析：

患者 ANB 及 WITS 值较大，SNB 较小，下唇 − E 平面距较大，表明患者主要是下颌后缩为主，上切牙 PP 角、下切牙与下颌平面角较大，表明患者上下前牙较唇倾。

### 诊断概要

下颌后缩，高角，侧貌较突；上下牙弓前突；双侧磨牙、尖牙均为 II 类关系；前牙覆盖 2mm，覆𬌗 5mm；上下牙弓拥挤 4mm；侧位片颈椎显示患者正处于生长发育高峰期。

### 治疗设计

拔除 $\frac{4|4}{4|4}$；

上下颌标准方丝弓矫治器；

高位牵引口外弓加强支抗，抑制上颌发育，II 类牵引促进下颌发育。

### 治疗设计合理性

拔除 $\frac{4|4}{4|4}$ 内收上下前牙，同时使用高位口外弓抑制上颌发育，II 类牵引促进下颌的生长。

## 第二部分 治疗

**主要治疗过程**

| 第 1~4 个月 | 拔除 $\frac{4|4}{4|4}$ 后上下颌粘结方丝弓矫治器，分别用 0.016 英寸和 0.020 英寸镍钛丝排齐各 2 个月。 |
|---|---|
| 第 5~11 个月 | 上下颌 0.018 英寸不锈钢丝，上颌用链状橡皮圈拉 $\overline{3|3}$ 往远中 7 个月，下颌用 1/4 英寸乳胶牵引橡皮圈颌内牵引关闭间隙，同时用高位口外弓加强支抗。 |
| 第 12~16 个月 | 用 0.018×0.025 英寸不锈钢 "T" 形曲弓丝内收上前牙 5 个月，期间用 II 类牵引 2 个月。 |
| 第 17~19 个月 | 上颌换用 0.018 英寸不锈钢弓丝；下颌先用 0.016 英寸不锈钢弓丝匣形曲直立 $\overline{5|5}$ 两个月，然后用 0.019×0.025 英寸镍钛丝重排齐下牙列 1 个月。 |
| 第 20~22 个月 | 下颌用 0.019×0.025 英寸不锈钢弓丝进行 II 类颌间牵引 3 个月。 |
| 第 23 个月 | 观察 1 个月。 |
| 第 24 个月 | 拆除固定矫治器，戴用 Hawley 保持器。 |

固定矫治器治疗中貌相（图 1-7-5）

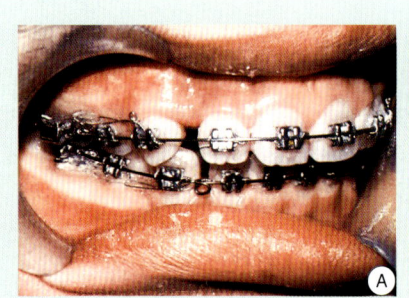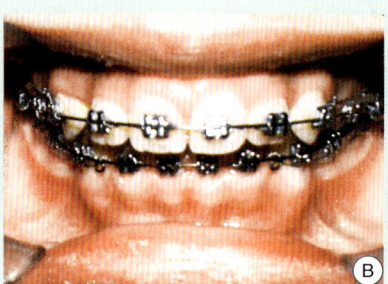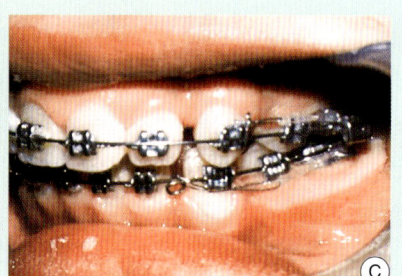

图 1-7-5　固定矫治器治疗中貌相

### 对治疗过程及预后的评价

治疗后患者磨牙和尖牙关系达到中性，牙齿排列整齐，前牙覆𬌗覆盖正常，上下颌中线一致。由于下颌的生长和上前牙的内收，侧面形态得到很大的改善，唇部也变得更为美观。

## 第三部分　治　疗　后

治疗后面貌相（图 1-7-6）

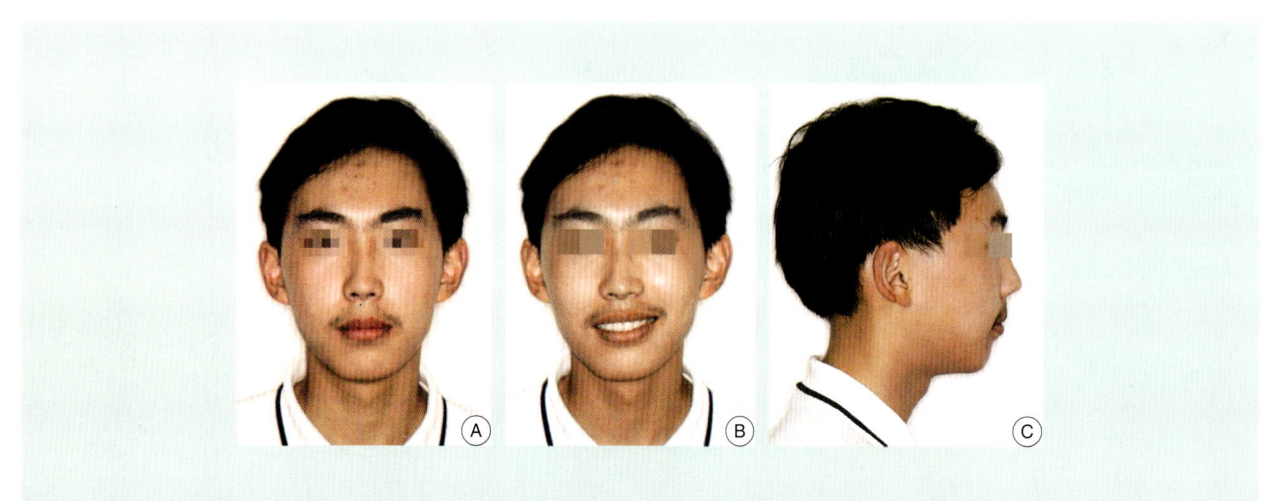

# 第一章 安氏Ⅱ类错𬌗畸形的矫治

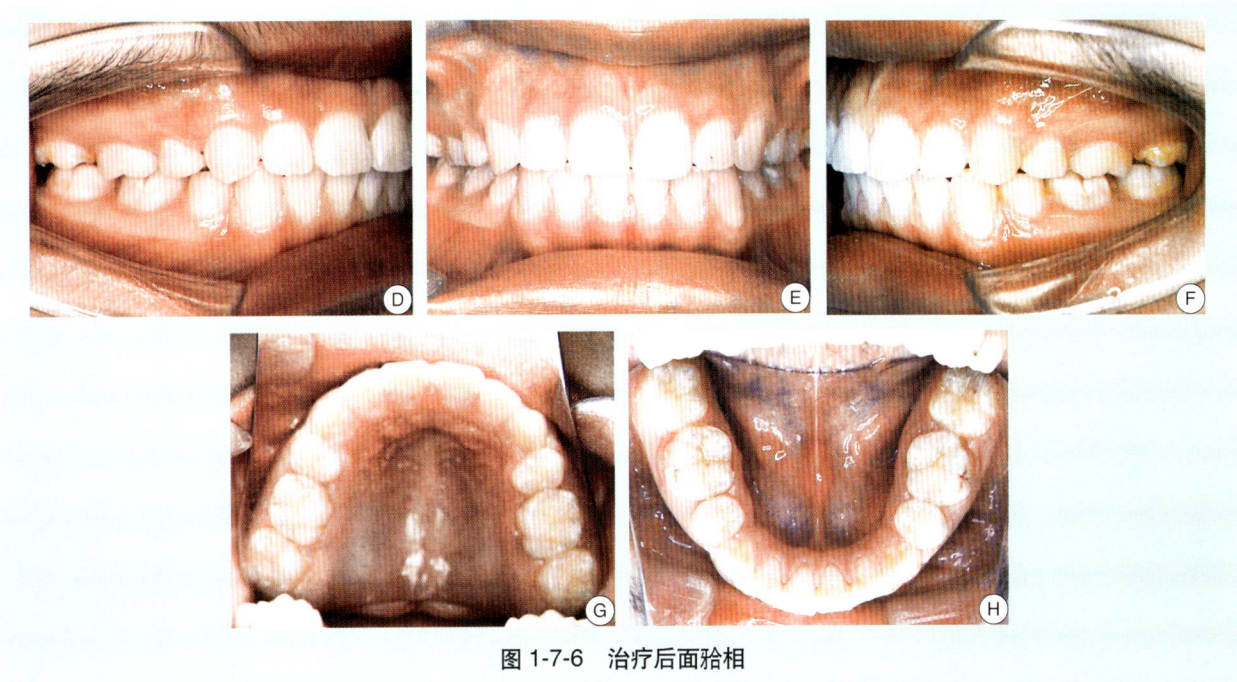

图 1-7-6 治疗后面𬌗相

### 治疗后 X 线片及分析

全口曲面断层片（图1-7-7）：上下牙列牙根无明显吸收，除 2̲ 稍近中倾斜外其余牙根基本平行。

头颅侧位片（图1-7-8）、描记图（图1-7-9）及数据表格（表1-7-2）

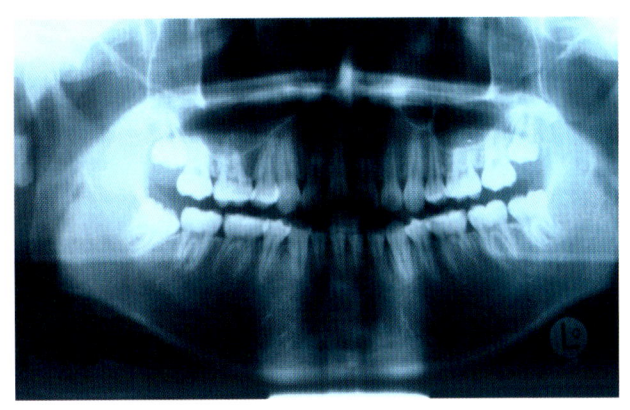

图 1-7-7 治疗后曲面断层片

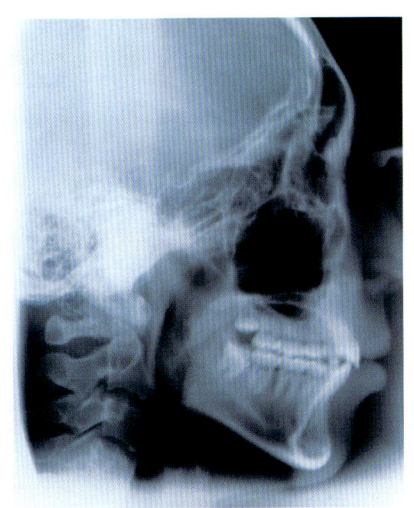

图 1-7-8 治疗后头颅侧位片

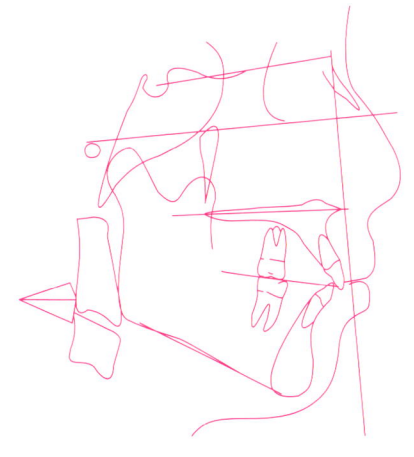

图 1-7-9 治疗后头颅侧位片描记图

表 1-7-2 治疗前后头影测量数据对比表

| 测量值 | 治疗前 | 治疗后 | 变化 | 正常值 |
|---|---|---|---|---|
| SNA | 80.0 | 80.0 | 0 | 82.8 ± 4.0 |
| SNB | 71.0 | 74.0 | 3.0 | 80.1 ± 3.9 |
| ANB | 9.0 | 6.0 | −3.0 | 2.7 ± 2.0 |
| WITS (mm) | 11.0 | 4.0 | −7.0 | −1.5 ± 2.1 |
| U1-PP | 127.0 | 112.0 | −15.0 | 115.8 ± 5.7 |
| L1-MP | 99.0 | 104.0 | 5.0 | 96.5 ± 7.1 |
| U1-L1 | 108.0 | 120.0 | 12.0 | 125.4 ± 7.9 |
| PP-MP | 25.0 | 23.5 | −1.5 | 27.6 ± 4.6 |
| N-ANS (mm) | 65.0 | 67.0 | 2.0 | 53.8 ± 2.8 |
| ANS-Me (mm) | 59.0 | 71.0 | 12.0 | 65.8 ± 4.1 |
| ANS-Me / N-Me (%) | 48 | 51.2 | 3.2 | 55.0 ± 2.5 |
| L1-APo (mm) | −2.0 | 2.0 | 4.0 | 4.9 ± 2.1 |
| Li-E (mm) | 10.0 | 4.0 | −6.0 | 0.6 ± 1.9 |

头影测量分析：

治疗完成后，SNB、面下1/3高度增加，而下颌平面角、WITS 值减小，下颌得到了较大程度的生长，与此同时上切牙得到较大程度的内收，使治疗后侧面形态得到较大程度的改善。

治疗前后重叠图（图 1-7-10）

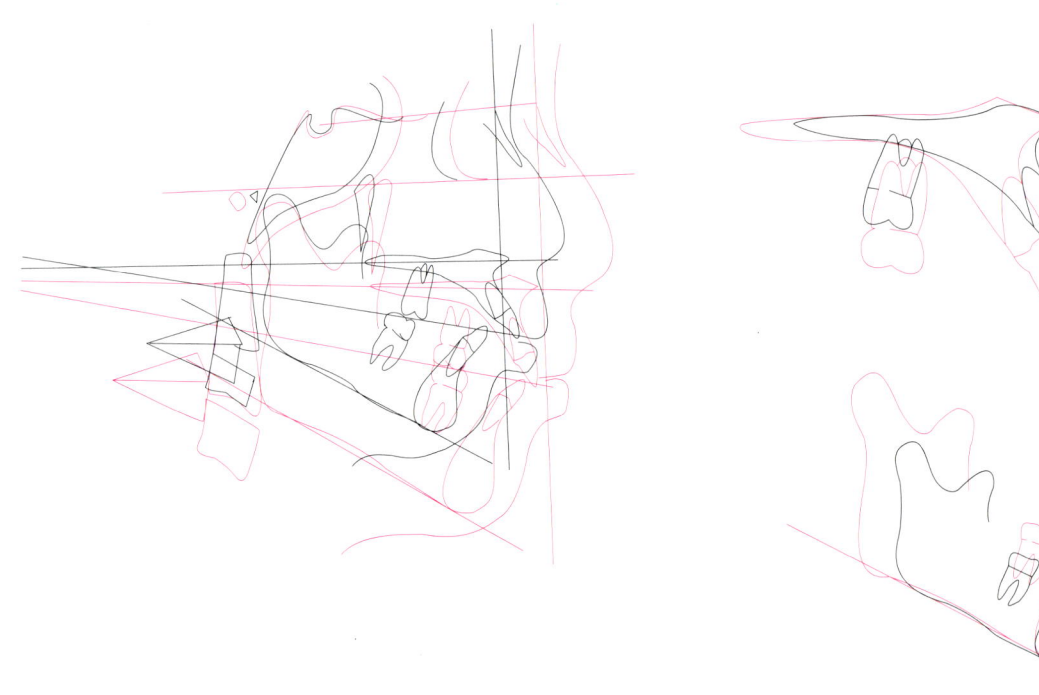

图 1-7-10 治疗前后重叠图：分别以 SN 重叠、腭平面和 ANS 重叠上颌骨、下颌平面和 Me 重叠下颌骨

—— 治疗前　—— 治疗后

（病例完成人：卢海平）

# 病例 ❽  减数上下颌第一双尖牙矫治成人骨性Ⅱ类

> **病例概况**
> 
> 某女，41岁6个月，主诉上颌前突，侧貌突，开唇露齿；骨性Ⅱ类错𬌗，安氏Ⅰ类磨牙及切牙关系；下颌平面角大；前牙深覆盖11mm，深覆𬌗Ⅱ度，下牙弓拥挤8mm；拔除 $\frac{4|4}{4|4}$ 固定矫治器矫治。

## 第一部分  治疗前

**病例基本情况**

某女，41岁6个月，1959年1月4日出生

主诉：要求矫治上前牙前突

临床检查：面部对称，侧貌突，开唇露齿，下颌及颏部后缩；恒牙𬌗，双侧磨牙切牙中性关系；下牙列拥挤8mm，前牙深覆盖Ⅲ度（11mm），深覆𬌗Ⅱ度；下颌双侧第一双尖牙反𬌗；下颌无移位，开闭口运动无异常，双侧耳屏前无压痛，无弹响。

治疗前面𬌗相（图1-8-1）

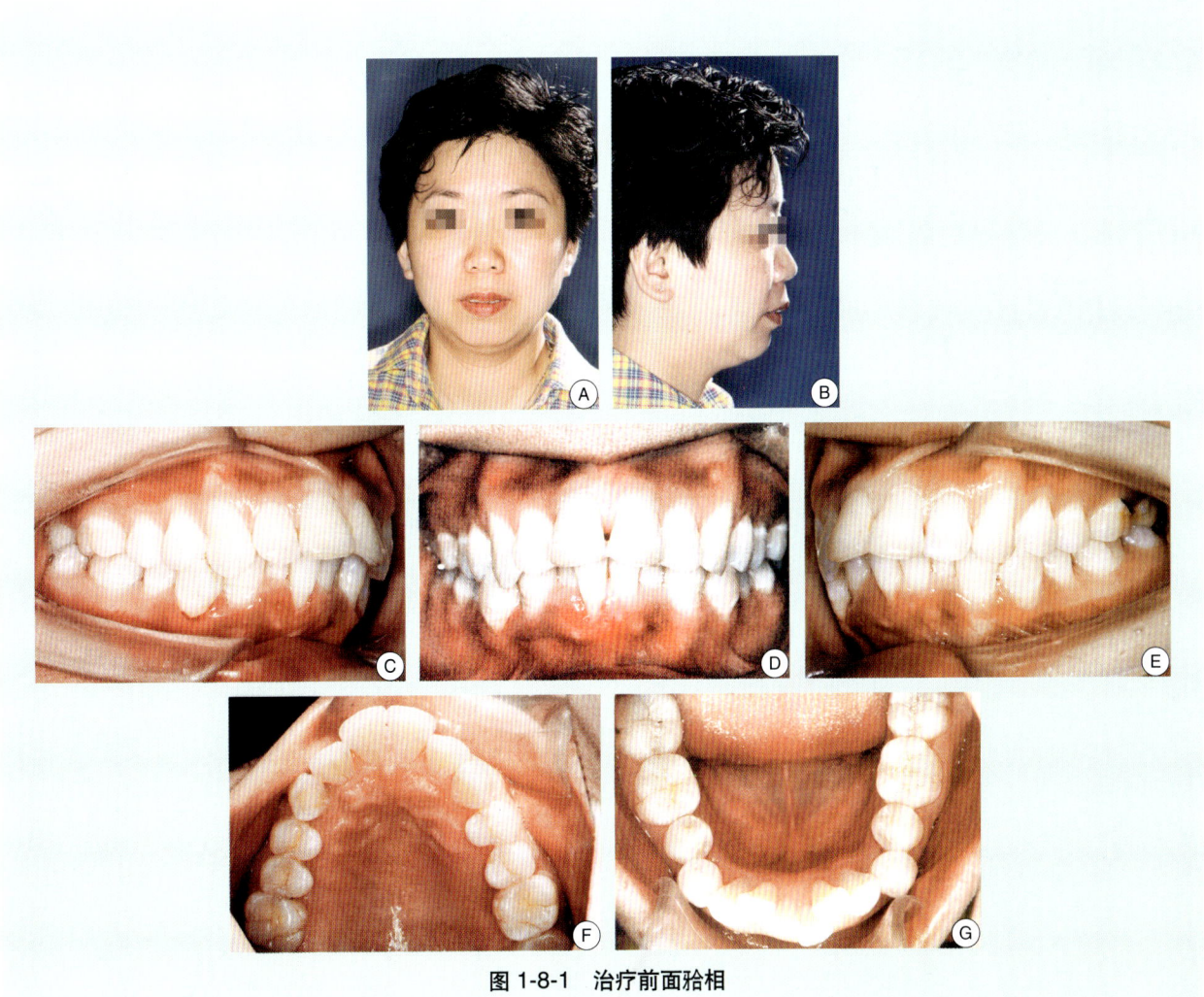

图1-8-1  治疗前面𬌗相

## 治疗前 X 线片及分析

全口曲面断层片（图 1-8-2）：8̄ 近中阻生。

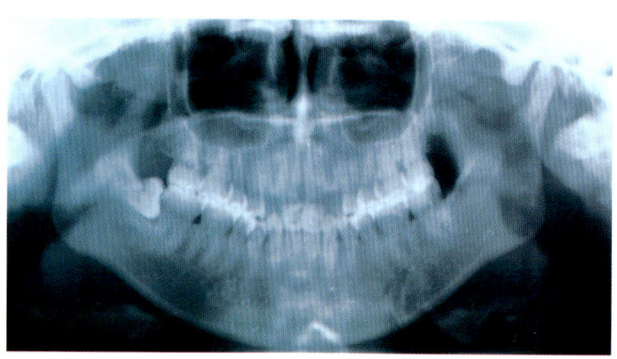

图 1-8-2　治疗前曲面断层片

头颅侧位片（图 1-8-3）、描记图（图 1-8-4）及数据表格（表 1-8-1）

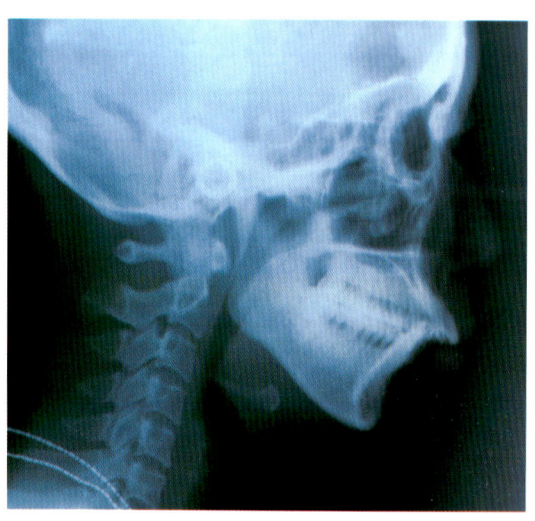

图 1-8-3　治疗前头颅侧位片

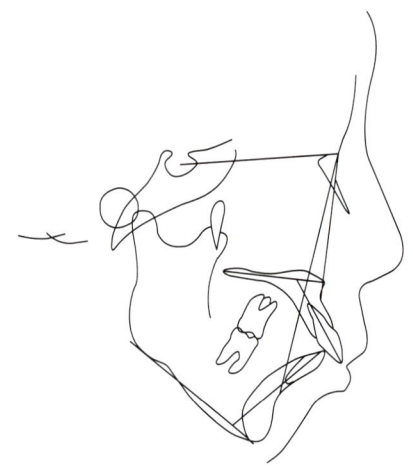

图 1-8-4　治疗前头颅侧位片描记图

表 1-8-1　治疗前头影测量数据表

| 测量值 | 治疗前 | 正常值 |
| --- | --- | --- |
| SNA | 78.0 | 82 ± 3 |
| SNB | 71.5 | 79 ± 3 |
| ANB | 6.5 | 3 ± 1 |
| WITS (mm) | 3.2 | 0 |
| U1-PP | 125.0 | 108 ± 5 |
| L1-MP | 102.0 | 92 ± 5 |
| U1-L1 | 99.0 | 133 ± 10 |
| PP-MP | 34.0 | 27 ± 5 |
| N-ANS (mm) | 50.2 | 52 ± 4 |
| ANS-Me (mm) | 69.5 | 65 ± 5 |
| ANS-Me / N-Me (%) | 58.1 | 55 ± 2 |
| L1-APo (mm) | 9.3 | 5 ± 2 |
| Li-E (mm) | 7.1 | 1 ± 2 |

头影测量分析：

SNA 轻度偏小，SNB 显著减小，ANB 为 6.5°，属于中度 II 类骨型，与侧貌相一致；上下颌平面角轻度偏大，面高比例轻度增加；上切牙相对于上颌平面显著前倾，下切牙相对于下颌平面前倾，切牙间角也偏小；下切牙位置相对于 APo 线增加。

### 诊断概要

41 岁 6 个月的女性患者，I 类牙性错𬌗，中度骨性 II 类错𬌗，开唇露齿，高角；上牙弓无明显拥挤，上中切牙前倾，覆𬌗、覆盖增加，下牙弓中度拥挤，1̄ 唇倾，2̄|2 舌倾，43|34 / 4|4 反𬌗；后牙段无拥挤，尖牙轻度唇向错位，轻度牙龈炎，大部分牙齿伴有轻度牙槽骨丧失。

### 治疗设计

治疗前准备：口腔卫生宣教，全口洁治，消除龈炎。

设计一：正颌手术——患者拒绝。

设计二：固定矫治器正畸治疗 + 颏成形手术——患者拒绝。

设计三：固定矫治器正畸掩饰性治疗——患者接受。

## 治疗设计合理性

由于下牙弓中度拥挤的解除、Spee 曲线的整平都需要间隙，因此需要拔除 4|4，上颌因为需要内收切牙减小覆𬌗、覆盖，也需要拔除 4|4。

在 0.019×0.025 英寸的不锈钢方丝上，通过镍钛拉簧以及Ⅱ类牵引利用滑动法进行间隙关闭。拉簧位于上颌第二磨牙与弓丝上焊接的牵引钩之间；Ⅱ类牵引有助于关闭下颌残余的间隙，并且辅助减小覆盖；同时，Ⅱ类牵引对下颌后牙施加萌出力，辅助减小覆𬌗。

## 第二部分 治 疗

### 主要治疗过程

2000.6　全口洁治，拔除 4 个第一双尖牙。

2000.7　上颌装置横腭杆，第二磨牙上带环，安装 0.022 英寸系统陶瓷直丝弓矫治器，0.012 英寸镍钛丝排齐上下牙弓，尖牙向后结扎；0.014 英寸，0.016 英寸，0.018×0.025 英寸镍钛丝继续排齐整平。

2001.1　上下颌换 0.019×0.025 英寸不锈钢丝，尖牙近中安装牵引钩应用镍钛拉簧关闭剩余间隙；后期根据情况适当做Ⅱ类牵引，矫正磨牙的远中关系。

2002.2　间隙全部关闭，磨牙关系中性；上下颌换 0.016 英寸不锈钢圆丝精细调整。

2002.12　去除固定矫治器，牙齿牙周清洁；戴 Hawley 保持器。

### 固定矫治器治疗中𬌗相（图 1-8-5）

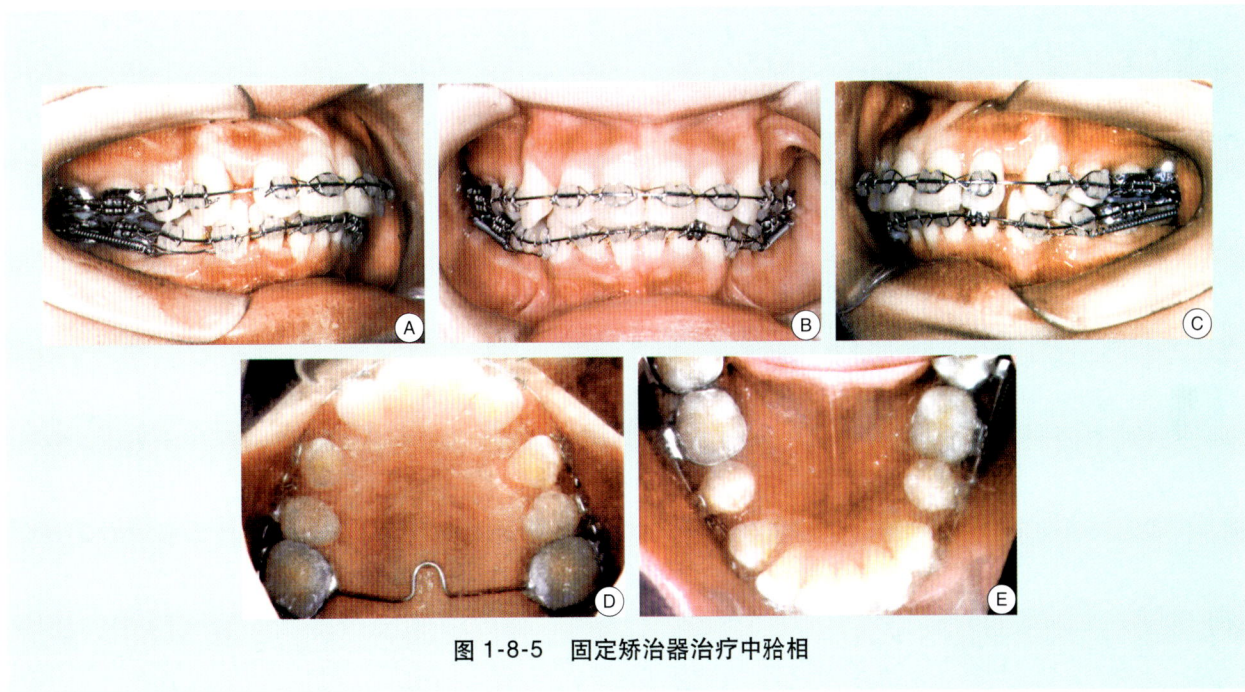

图 1-8-5　固定矫治器治疗中𬌗相

## 对治疗过程及预后的评价

患者具有良好的合作性，口腔卫生状况佳。前倾的上切牙，增加的覆盖，下切牙的拥挤，提示需要拔除 4|4 / 4|4。建议患者每天用氟化水漱口，以防止牙面脱矿的发生。拔除 4|4 / 4|4 后，使用陶瓷直丝弓矫治器。应用镍钛丝进行排齐整平，尖牙向后结扎。在 0.019×0.025 英寸的不锈钢方丝上，通过镍钛拉簧以及Ⅱ类牵引利用滑动法进行间隙关闭。去除矫治器后，上下戴 Hawley 保持器，头 3 个月全天戴用，然后下颌过渡至固定保持器，上颌继续在夜间戴用 Hawley 保持器。主动治疗后牙列排列整齐，后牙尖窝锁结关系。上下前牙直立于基骨，切牙间角正常。下面高无改变，第 3 磨牙需要拔除。下前牙段需要固定保持，患者合作性良好，对治疗结果满意预后较好。

## 第三部分 治 疗 后

### 治疗后面𬌗相（图 1-8-6）

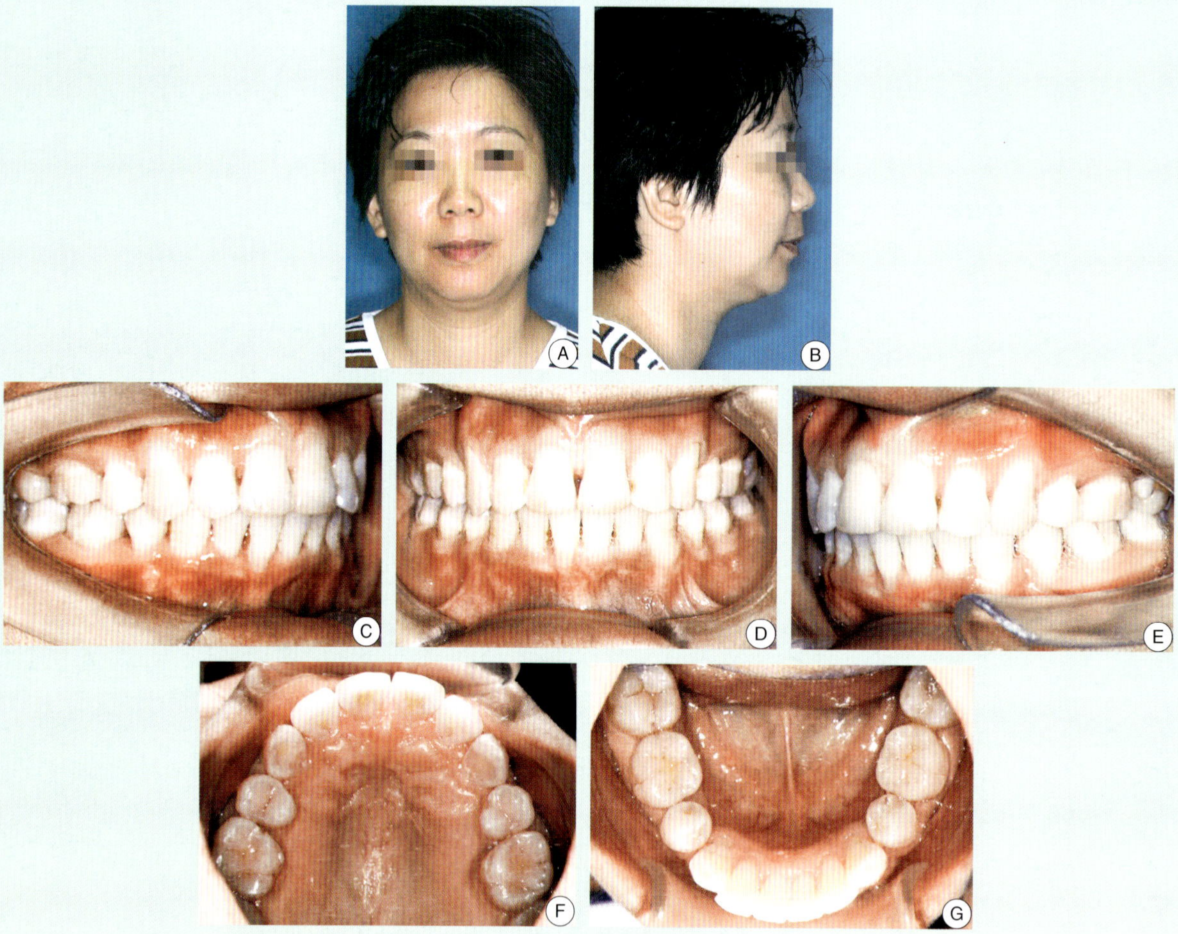

图 1-8-6 治疗后面殆相

### 治疗后 X 片及分析

全口曲面断层片（图 1-8-7）：拔牙间隙两侧牙根平行，未见明显牙根吸收。

头颅侧位片（图 1-8-8）、描记图（图 1-8-9）及数据表格（表 1-8-2）

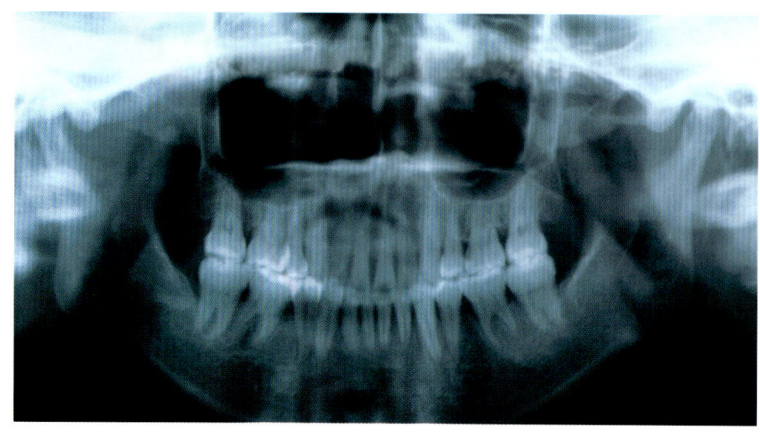

图 1-8-7 治疗后曲面断层片

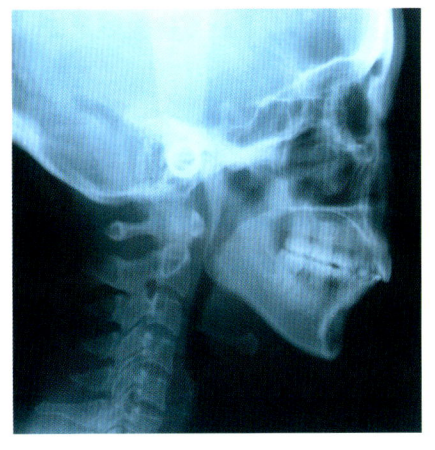

图 1-8-8　治疗后头颅侧位片

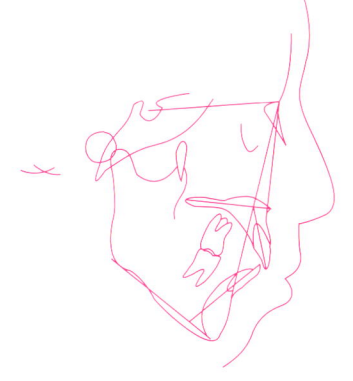

图 1-8-9　治疗后头颅侧位片描记图

表 1-8-2　治疗前后头影测量数据对比表

| 测量值 | 治疗前 | 治疗后 | 变化 | 正常值 |
| --- | --- | --- | --- | --- |
| SNA | 78.0 | 78.1 | 0.1 | 82 ± 3 |
| SNB | 71.5 | 72.0 | 0.5 | 79 ± 3 |
| ANB | 6.5 | 6.1 | −0.4 | 3 ± 1 |
| WITS (mm) | 3.2 | 1.5 | −1.7 | 0 |
| U1-PP | 125.0 | 102.0 | −23.0 | 108 ± 5 |
| L1-MP | 102.0 | 98.1 | −3.9 | 92 ± 5 |
| U1-L1 | 99.0 | 123.2 | 24.2 | 133 ± 10 |
| PP-MP | 34.0 | 33.2 | −0.8 | 27 ± 5 |
| N-ANS (mm) | 50.2 | 49.5 | −0.7 | 52 ± 4 |
| ANS-Me (mm) | 69.5 | 67.5 | −2.0 | 65 ± 5 |
| ANS-Me / N-Me (%) | 58.1 | 57.7 | −0.4 | 55 ± 2 |
| L1-APo (mm) | 9.3 | 6.5 | −2.8 | 5 ± 2 |
| Li-E (mm) | 7.1 | 3.0 | −4.1 | 1 ± 2 |

头影测量分析：

治疗前后测量值的改变，都属于牙性改变；SNA，SNB 治疗后保持不变；上下切牙内收至正常唇倾度，切牙间角得以改善；上下颌平面角几乎维持不变；面高比例趋近正常。

治疗前后重叠图（SN）（图 1-8-10）、上颌骨重叠图（图 1-8-11）和下颌骨重叠图（图 1-8-12）

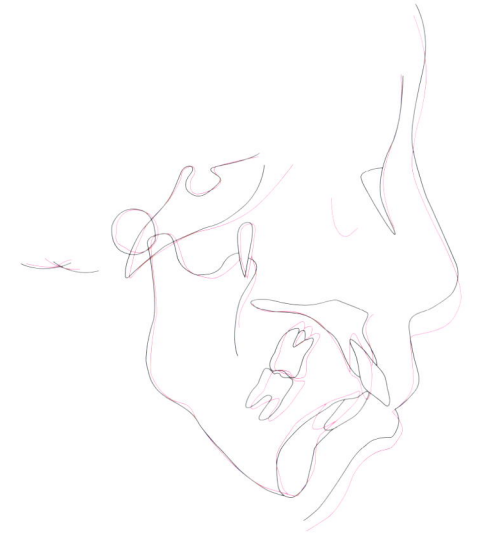

图 1-8-10　治疗前后 SN 重叠图（以 SN 平面和 S 点重叠）

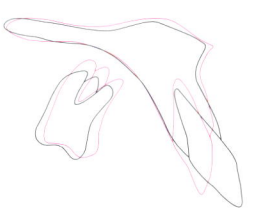

图 1-8-11　治疗前后上颌骨重叠图（以腭平面和上腭前部重叠）

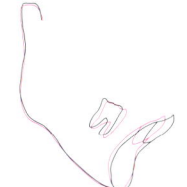

图 1-8-12　治疗前后下颌骨重叠图（以下颌平面和 Me 点重叠）

━━ 治疗前　━━ 治疗后

（病例完成人：贺红）

## 病例 ❾ 减数上颌双侧第一双尖牙和下颌右侧第一及左侧第二双尖牙矫治 Ⅱ 类 1 分类

> **病例概况**
>
> 某女，13岁，牙列不齐，前牙覆盖10mm，Ⅱ类切牙关系和Ⅱ类骨型，$\frac{6|6}{6|6}$中性关系，$\frac{|6}{|6}$远中关系；拔除$\frac{4|4}{|5}$，治疗采用直丝弓矫正器。

### 第一部分 治疗前

**病例基本情况**

某女，13岁10个月，出生于1989年9月

主诉：牙列不齐要求治疗

临床检查：颜面对称，侧貌突，恒牙𬌗，口腔卫生较差；$\underline{6}$和$\overline{6}$龋齿，上下牙列各有2mm拥挤，切牙Ⅱ类关系，覆盖10mm，覆𬌗4mm，上中线正，下中线左偏1mm；$\frac{6|6}{6|6}$中性关系，$\frac{|6}{|6}$远中关系，$\frac{|7}{|7}$锁𬌗。

治疗前面𬌗相（图1-9-1）

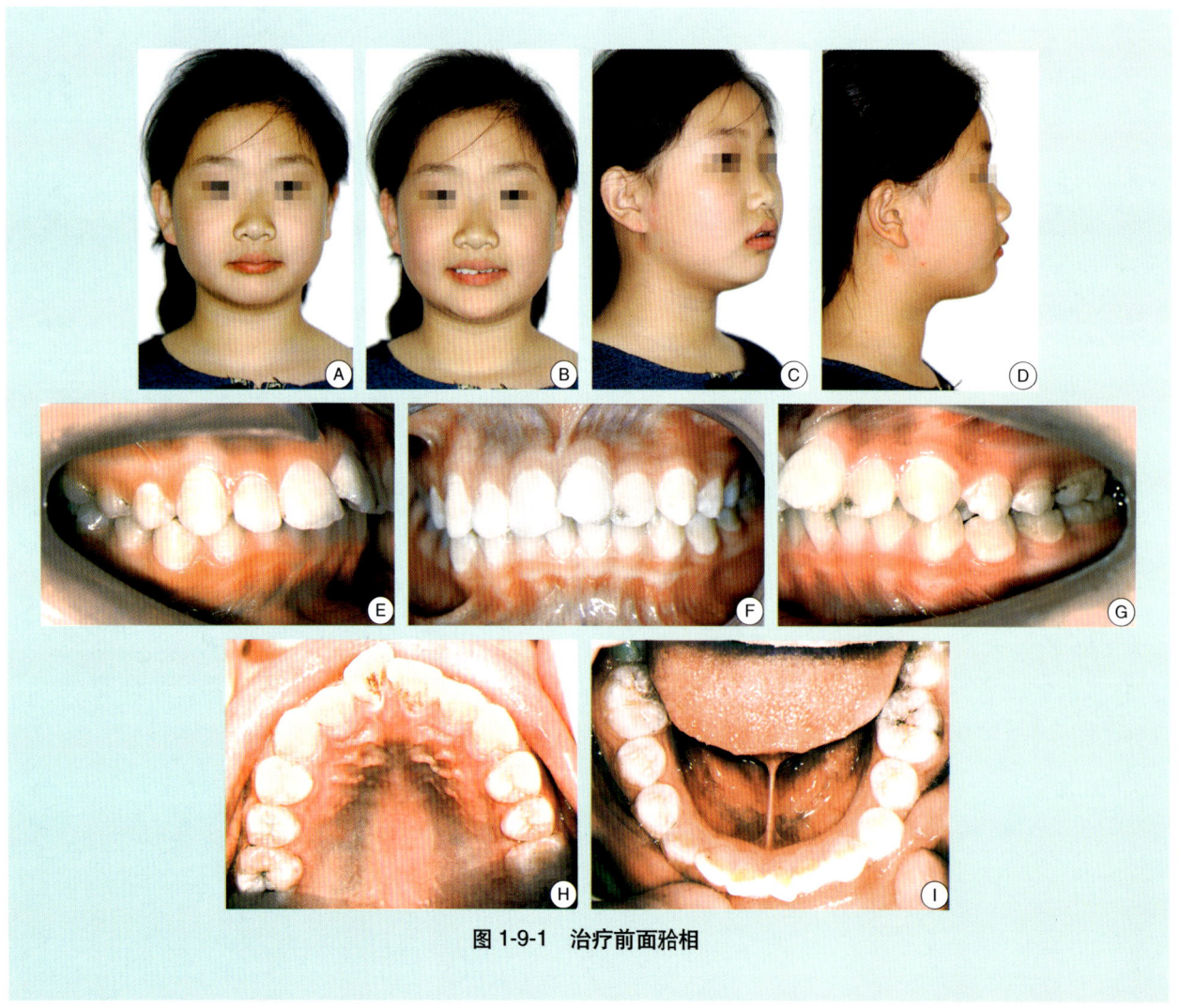

图1-9-1　治疗前面𬌗相

## 治疗前 X 线片及分析

全口曲面断层片（图 1-9-2）：$\frac{8|8}{8|8}$牙胚发育中。

头颅侧位片（图 1-9-3）、描记图（图 1-9-4）及数据表格（表 1-9-1）

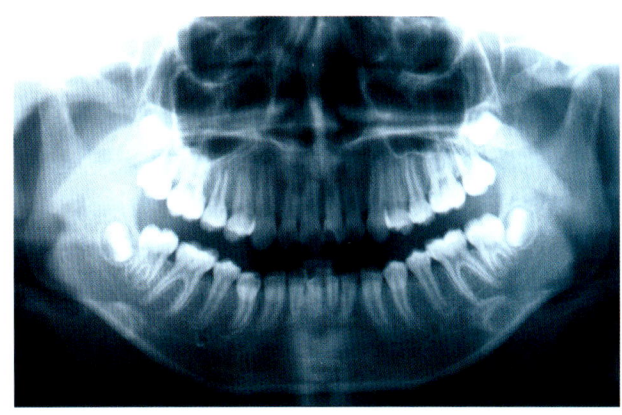

图 1-9-2　治疗前曲面断层片

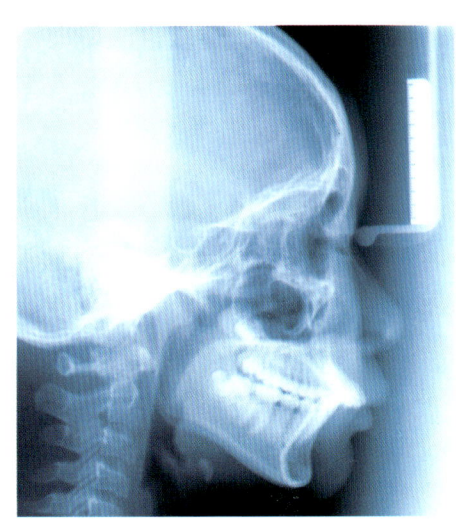

图 1-9-3　治疗前头颅侧位片

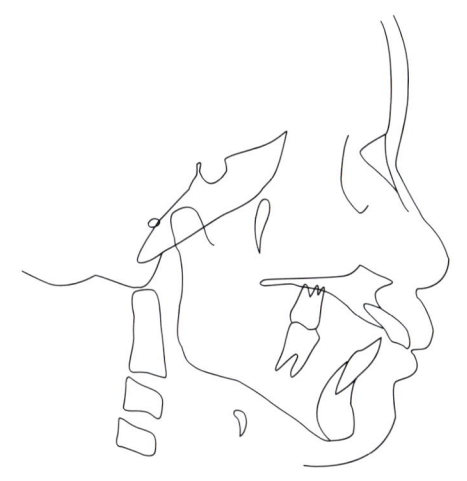

图 1-9-4　治疗前头颅侧位片描记图

表 1-9-1　治疗前头影测量数据表

| 测量项目 | 治疗前 | 正常值 |
| --- | --- | --- |
| SNA | 77 | 82.8 ± 4.0 |
| SNB | 72 | 80.1 ± 3.9 |
| ANB | 5 | 2.7 ± 2.0 |
| WITS (mm) | −3 | −1.5 ± 2.1 |
| U1-PP | 136.5 | 108 ± 5.0 |
| L1-MP | 102 | 96.5 ± 7.1 |
| U1-L1 | 93 | 125.4 ± 7.9 |
| PP-MP | 28 | 27.3 ± 6.1 |
| N-ANS (mm) | 54 | 53.8 ± 2.8 |
| ANS-Me (mm) | 57 | 65.8 ± 4.1 |
| ANS-Me / N-Me (%) | 51.4 | 55.0 ± 2.5 |
| L1-APo (mm) | 4.5 | 0 − 2 |
| Li-E (mm) | 1.5 | −0.1 ± 1.9 |
| Ui-E (mm) | 3 | 1.4 ± 1.9 |
| MP-FH | 30 | 31.1 ± 5.6 |

头影测量分析：

SNA 和 SNB 均减小，ANB 大于正常，提示 Ⅱ 类骨型，但 WITS 值正常；上下面高比较小，但是上下颌平面角正常；下中切牙唇向倾斜，并位于 APo 线前方 4.5mm；上中切牙唇倾，上下中切牙角仅 93°。

### 诊断概要

Ⅱ类颌骨畸形，Ⅱ类切牙关系；前牙深覆𬌗、深覆盖，上下牙列轻度拥挤。

### 问题列表

Ⅱ类切牙关系；
前牙深覆𬌗、深覆盖；
$\frac{6}{6}$ Ⅱ类关系；
下中线左偏 1mm；
$\frac{7}{7}$ 锁𬌗；
$\underline{6}$ 和 $\overline{6}$ 龋齿。

### 治疗目标

排齐上下牙列，协调上下牙弓；
改善切牙和磨牙关系，矫正 $\frac{7|}{7|}$ 锁𬒈；
矫正下颌中线偏斜；
改善侧貌；
保持。

### 治疗设计
拔除 $\frac{4|4}{4|5}$，提供间隙用于排齐整平上下牙列，内收前牙，改善侧貌，$\overline{5|}$ 的拔除有利于左侧磨牙关系的调整；
上颌使用横腭杆和口外弓加强支抗；
直丝弓矫治器；
$\underline{6|}$ 和 $\overline{|6}$ 龋齿作牙体治疗。

## 第二部分　治　疗

### 主要矫治过程
2002.7　拔除 $\frac{4|4}{4|5}$，上下固定矫治器戴入，上颌横腭杆戴入，初始弓丝进行排齐整平，$\overline{|7}$ 交互牵引。

2002.10　上颌更换0.018英寸不锈钢丝，使用链圈向远中牵引上尖牙；夜间戴用口外弓加强支抗。

2003.1　上尖牙已经移动到位，上颌更换 0.016 × 0.022英寸镍钛摇椅弓丝，末端回弯；下颌更换 0.016 英寸不锈钢弓丝。

2003.4　上下颌更换 0.017 × 0.022 英寸不锈钢摇椅弓丝。

2003.7　上下颌更换 0.019 × 0.025 英寸不锈钢弓丝，滑动法内收前牙，Ⅱ类牵引。

2003.10　$\frac{7|}{7|}$ 粘带环，上下颌更换 0.016 英寸镍钛弓丝。

2004.1　上颌更换 0.018 英寸不锈钢弓丝，链圈连续结扎关闭少量剩余间隙。

2004.4　去除固定矫治器，戴入保持器。

### 对治疗过程及预后的评价
整个治疗进展顺利，患者很配合治疗；矫治后上中切牙角减小了34°，下中切牙内收了3.5°；切牙和两侧磨牙均成为Ⅰ类关系，上下咬合为良好的尖窝关系；侧貌得到改善；预计经过一段时间保持后，应该得到较好的稳定性。

## 第三部分　治　疗　后

### 治疗后面𬌗相（图 1-9-5）

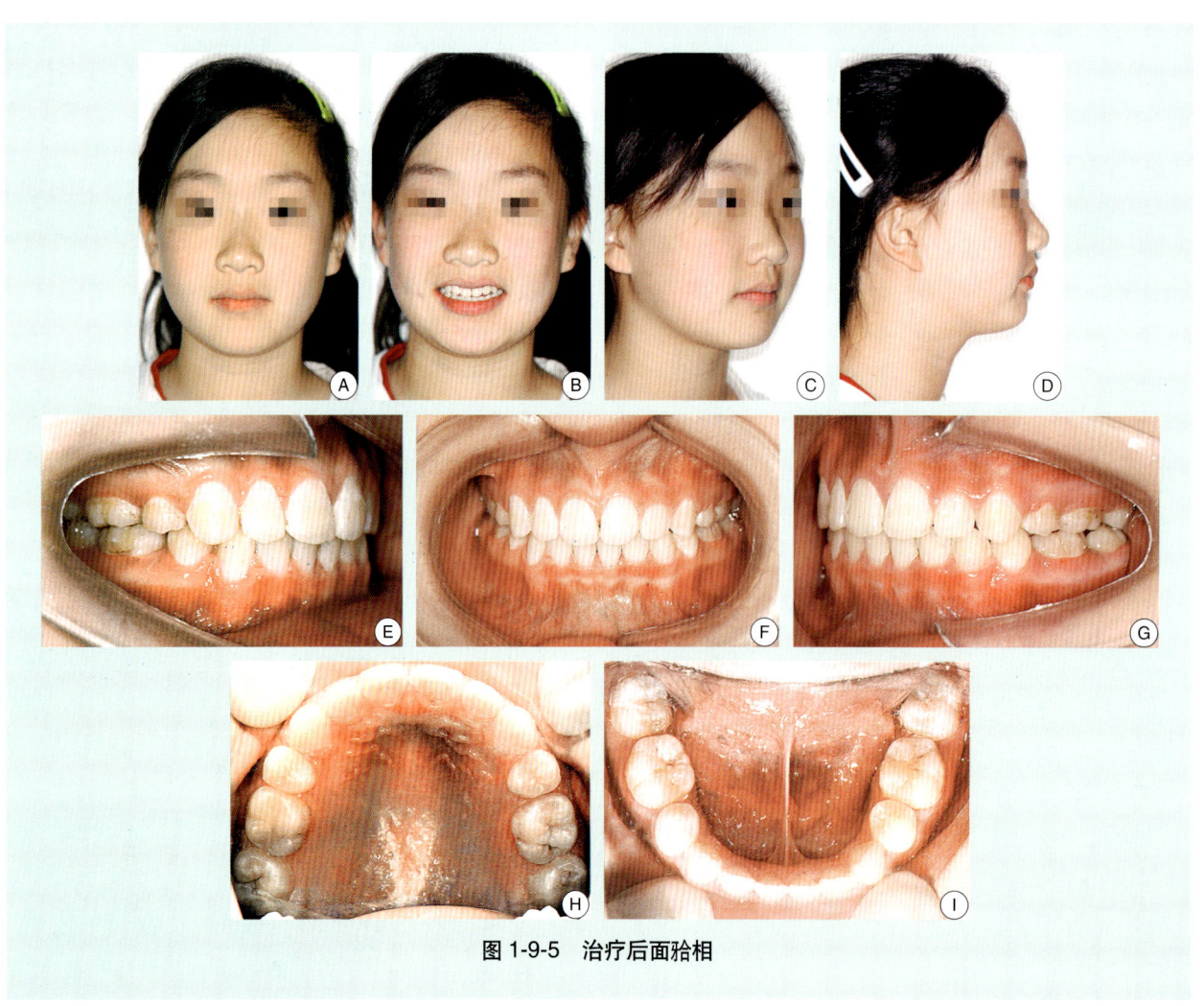

图 1-9-5　治疗后面𬌗相

### 治疗后 X 线片及分析

全口曲面断层片（图 1-9-6）：拔牙间隙两侧牙根基本平行。

头颅侧位片（图 1-9-7）、描记图（图 1-9-8）及数据表格（表 1-9-2）

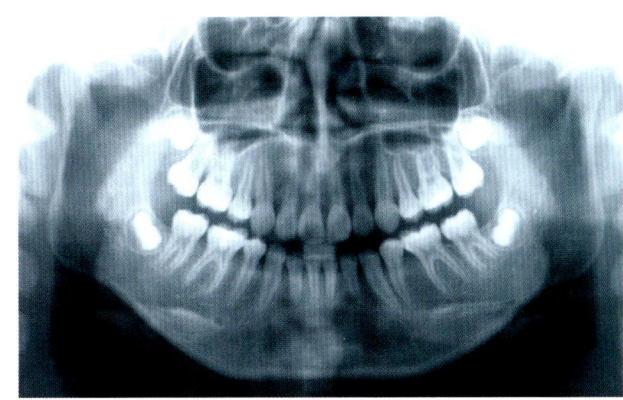

图 1-9-6　治疗后曲面断层片

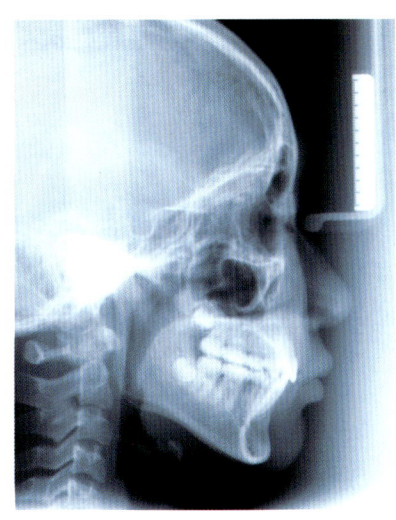

图 1-9-7　治疗后头颅侧位片

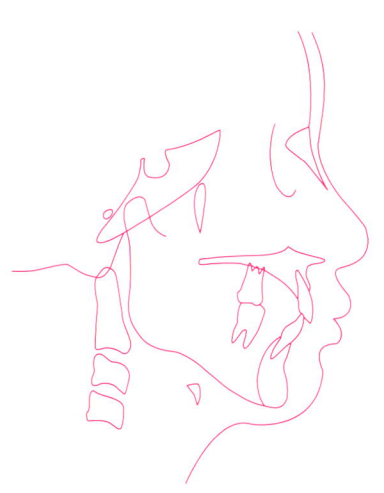

图 1-9-8　治疗后头颅侧位片描记图

表 1-9-2　治疗后头影测量数据表

| 测量项目 | 治疗后 | 治疗前后变化 | 正常值 |
| --- | --- | --- | --- |
| SNA | 77.5 | 0.5 | 82.8 ± 4.0 |
| SNB | 73.5 | 1.5 | 80.1 ± 3.9 |
| ANB | 4 | −1 | 2.7 ± 2.0 |
| WITS (mm) | −2 | 1 | −1.5 ± 2.1 |
| U1-PP | 102.5 | −34.5 | 108 ± 5.0 |
| L1-MP | 98.5 | −3.5 | 96.5 ± 7.1 |
| U1-L1 | 130.5 | 37.5 | 125.4 ± 7.9 |
| PP-MP | 28 | 0 | 27.3 ± 6.1 |
| N-ANS (mm) | 55 | 1 | 53.8 ± 2.8 |
| ANS-Me (mm) | 62 | 5 | 65.8 ± 4.1 |
| ANS-Me / N-Me (%) | 52.9 | 1.5 | 55.0 ± 2.5 |
| L1-APo (mm) | 2 | −2.5 | 0 - 2 |
| Li-E (mm) | 1 | −0.5 | −0.1 ± 1.9 |
| Ui-E (mm) | 1.5 | −1.5 | 1.4 ± 1.9 |
| MP-FH | 31 | 1 | 31.1 ± 5.6 |

头影测量分析：

治疗后 SNB 和 WITS 值增加、ANB 减小，上下切牙得到直立，上下唇突度减小。

治疗前后重叠图（SN）（图1-9-9）、上颌骨重叠图（图1-9-10）和下颌骨重叠图（图1-9-11）

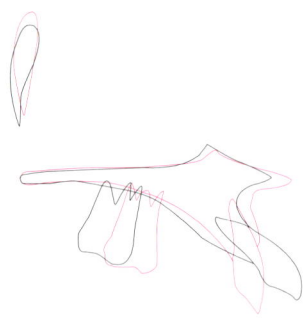

图1-9-10　治疗前后上颌骨重叠图（以腭平面和PNS点重叠）

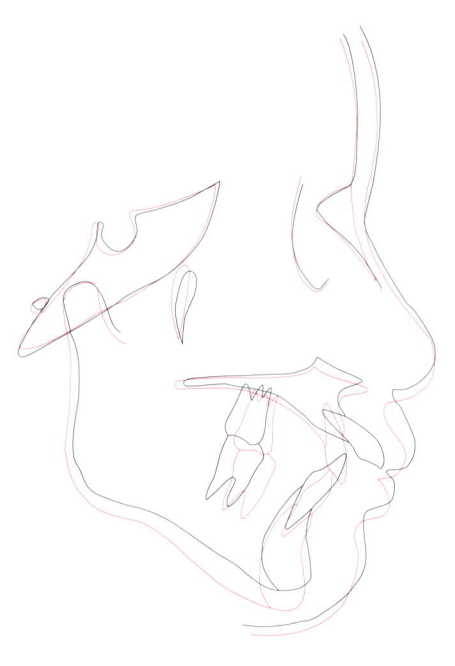

图1-9-9　治疗前后 SN 重叠图（以 SN 平面和 S 点重叠）

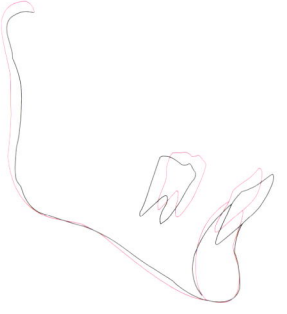

图1-9-11　治疗前后下颌骨重叠图（以下颌平面和Me点重叠）

—— 治疗前　—— 治疗后

（病例完成人：厉松）

## 病例 ⑩　减数上颌第一双尖牙和下颌第二双尖牙矫治 Ⅱ 类 1 分类

> **病例概况**
>
> 某女，14 岁，上前牙前突要求治疗；骨性 Ⅱ 类错𬌗，深覆𬌗，深覆盖；采取拔除 $\frac{4|4}{5|5}$ 方案，以标准方丝弓矫治技术，结合口外支抗治疗。

### 第一部分　治疗前

**病例基本情况**
某女，14 岁 8 个月
主诉：上前牙前突，要求治疗

临床检查：Ⅱ 类面型，下颌后缩；面部结构左右对称，颞颌关节功能正常，无弹响；恒牙期，双侧磨牙完全远中关系，上前牙前突；覆𬌗 4mm，覆盖 9mm；上牙弓拥挤 2mm，Spee 曲线深 4mm。

**治疗前面𬌗相**（图 1-10-1）

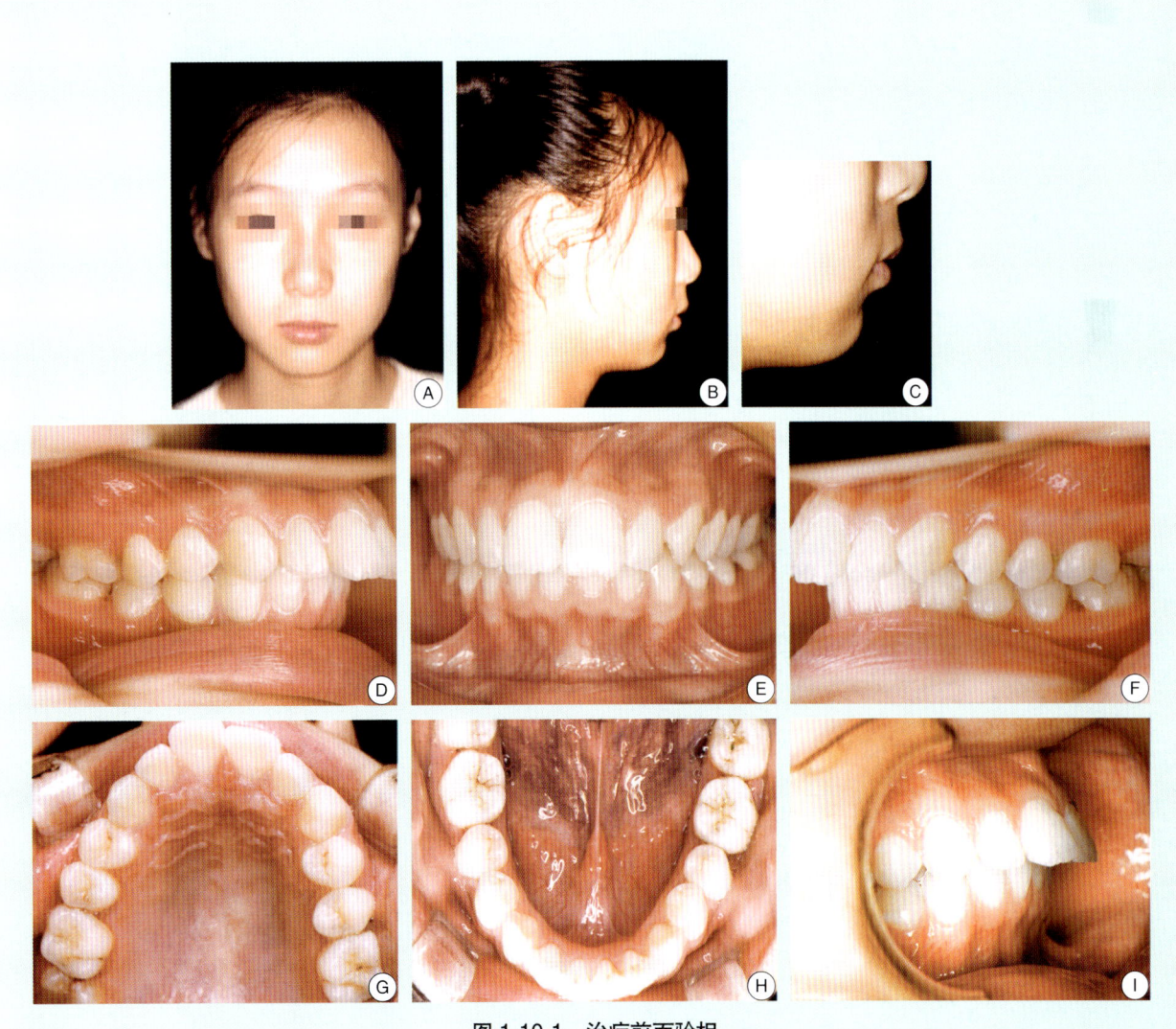

图 1-10-1　治疗前面𬌗相

### 治疗前X线片及分析

全口曲面断层片（图1-10-2）：右下及左上第三磨牙胚存在，其余无明显异常。

左手腕骨片（图1-10-3）：提示处于生长发育高峰期后。

头颅侧位定位片（图1-10-4）、描记图（图1-10-5）及数据表（表1-10-1）

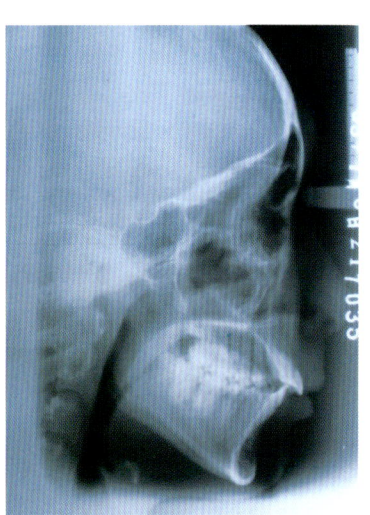

图1-10-2　治疗前曲面断层片

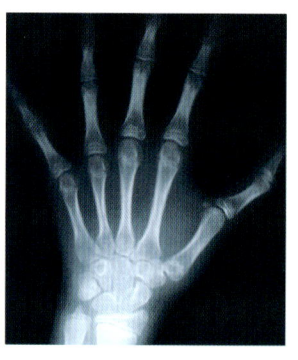

图1-10-3　左手腕骨片

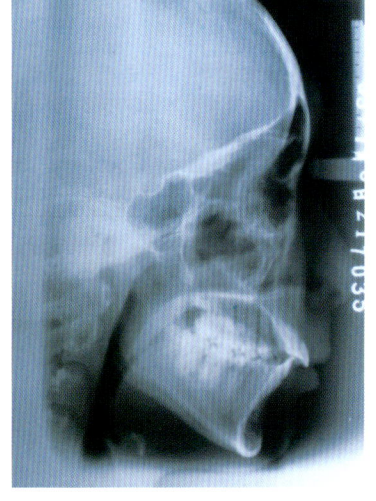

图1-10-4　治疗前头颅侧位片

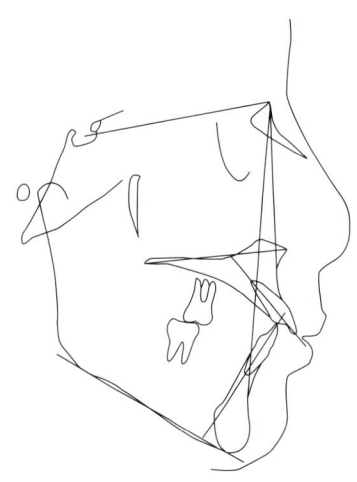

图1-10-5　治疗前头颅侧位片描记图

表1-10-1　治疗前头影测量数据表

| 测量值 | 治疗前 | 正常值 |
| --- | --- | --- |
| SNA | 81.5 | 82 ± 3 |
| SNB | 75 | 79 ± 3 |
| ANB | 6.5 | 3 ± 1 |
| WITS (mm) | 8 | 0 |
| U1-PP | 125 | 108 ± 5 |
| L1-MP | 94 | 92 ± 5 |
| U1-L1 | 107 | 133 ± 10 |
| PP-MP | 30 | 27 ± 5 |
| N-ANS (mm) | 53 | 54 ± 3 |
| ANS-Me (mm) | 70 | 66 ± 4 |
| ANS-Me / N-Me (%) | 56.9 | 55 |
| L1-APo (mm) | 4 | 0-2 |
| Li-E (mm) | 2 | −2 |

头影测量分析：

　　侧位片ANB增大，SNB减小提示患者骨性Ⅱ类上下颌骨关系，下颌后缩；U1-PP大，上颌切牙唇倾明显；下颌平面角及面高基本正常。

### 诊断概要

　　生长发育高峰期后骨性安氏Ⅱ类1分类，双侧磨牙远中关系，上前牙前突；深覆𬌗，深覆盖；上牙弓轻度拥挤，Spee曲度深。

### 治疗设计

治疗前准备：口腔卫生宣教，全口洁治，消除龈炎。

设计一：正畸结合正颌手术——患者拒绝。

设计二：固定矫治器正畸治疗——患者接受；

减数 $\frac{4|4}{5|5}$；

方丝弓矫治器；

保持。

### 治疗设计合理性

患者为骨性安氏 II 类错𬌗；由于来诊时已处于生长发育高峰期后，生长引导、颌骨矫形治疗不能取得良好的效果；同时，患者不接受手术治疗方案，对侧貌现状基本满意，故采用非手术治疗方案。

患者上前牙唇倾明显，深覆盖，双侧磨牙远中关系，因此采取减数矫正，选择减数 $\frac{4|4}{5|5}$，有利于上颌前牙内收，磨牙关系纠正。

采取标准方丝弓矫治技术，上颌通过口外力量的使用加强支抗，以期获得上前牙的充分内收及压入；下颌弱支抗，以便下颌磨牙前移，建立中性磨牙关系。患者有部分生长余量，使用口外力及 II 类颌间牵引有助于上下颌间关系的改善。

## 第二部分 治 疗

### 主要治疗过程

1998.2　口腔卫生宣教，拔除 $\frac{4|4}{5|5}$。

1998.3　安置上、下颌方丝弓矫治器（0.022 英寸），将上颌第二磨牙纳入治疗；0.016 英寸、0.018 英寸镍钛丝及 0.018 英寸不锈钢丝排齐牙列；配合口外弓颈牵引加强上颌支抗。

1998.6　上下颌牙齿基本排齐，开始调整上下颌牙列关系：上颌在 0.017×0.025 英寸不锈钢方丝上弯制阻止曲和后倾弯，颌内牵引远移尖牙；下颌在和 0.018×0.025 英寸不锈钢方丝上弯制阻止曲和后倾弯，颌内牵引近中移动第一磨牙、远中移动第一双尖牙和尖牙。建立并保持 I 类尖牙关系。

1998.11　尖牙远移就位，建立 I 类关系，以关闭曲法关闭间隙：上颌 0.017×0.025 英寸不锈钢方丝，关闭曲位于尖牙和第二双尖牙间，下颌 0.018×0.025 英寸不锈钢方丝，关闭曲位于第一双尖牙和第一磨牙间；II 类颌间牵引，同时口外牵引改高位 J 钩牵引，帮助前牙内收和压入。

1999.5　间隙关闭后将下颌第二磨牙纳入治疗，调整个别托槽位置，用 0.017×0.025 英寸、0.018×0.025 英寸镍钛方丝及不锈钢方丝进行牙列的最后平整，辅以顺序后倾（10-2 技术），继续高位 J 钩牵引和 II 类颌间牵引。

1999.9　前后牙关系良好，颌间垂直牵引完善咬合。

1999.12　治疗完成，拆除矫治器，上、下颌 Hawley 保持器保持。

### 对治疗过程及预后评价

本病例为生长发育高峰期后安氏 II 类错𬌗病例。拔除 $\frac{4|4}{5|5}$ 后，采用方丝弓矫正技术结合口外力治疗。

治疗过程中的支抗控制非常重要。本病例使用对 II 类错𬌗治疗非常有效的口外定向力理念，有助于上前牙的充分内收和压入。II 类牵引的使用有助于上下颌间关系的改善和前牙关系的纠正。治疗结果达到预期目标：建立安氏 I 类磨牙关系，覆𬌗覆盖正常；上颌前牙内收，磨牙维持；下颌牙弓整平，磨牙前移。治疗早期还使用了口外颈牵引加强支抗。

治疗中对经典方丝技术的初期治疗过程进行了适当的简化，使用系列镍钛丝排齐牙列，而不是通过序列带环，托槽，不锈钢方丝排齐牙列，有助于缩短疗程以及患者的适应。

另外患者治疗过程中积极配合，良好的生长型等都是治疗成功的有利因素，也是治疗结果稳定的有利因素。

## 第三部分 治 疗 后

### 治疗后面𬌗相（图 1-10-6）

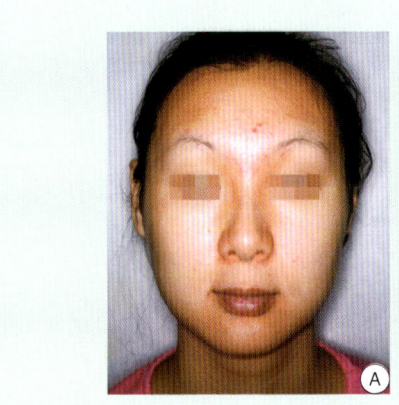
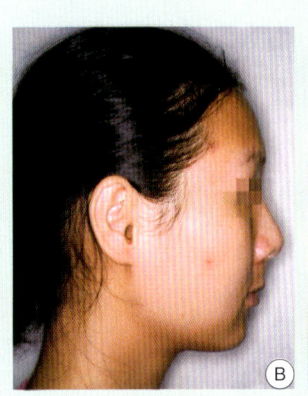
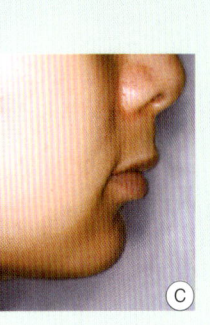

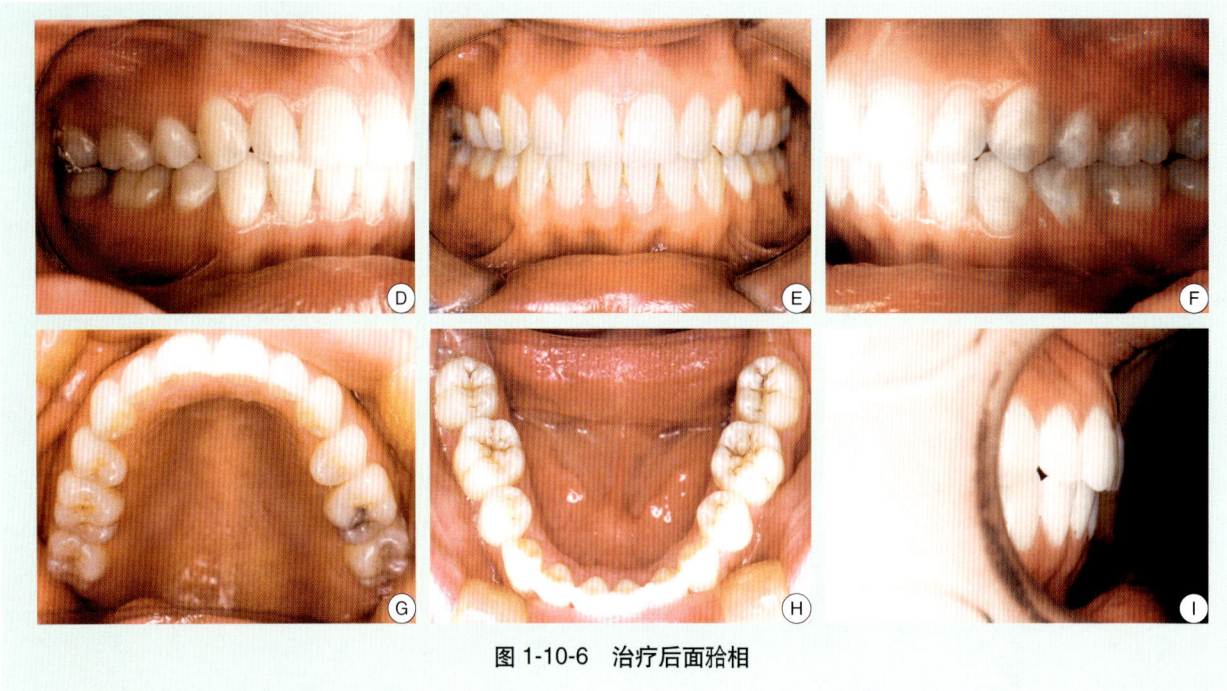

图 1-10-6　治疗后面𬌗相

### 治疗后 X 线片及分析

全口曲面断层片（图1-10-7）：牙根基本平行，右下及左上第三磨牙位置良好。

头颅侧位定位片（图1-10-8）、描记图（图1-10-9）及数据表（表1-10-2）

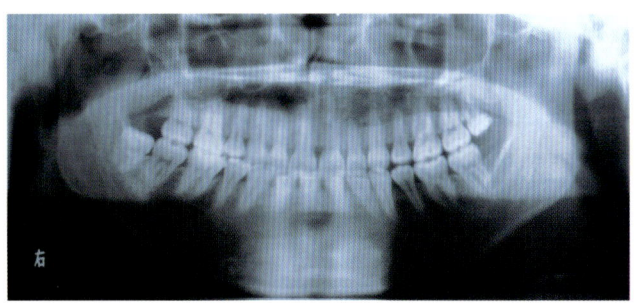

图 1-10-7　治疗后曲面断层片

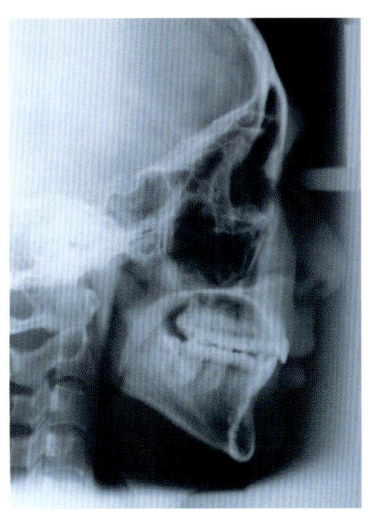

图 1-10-8　治疗后头颅侧位片

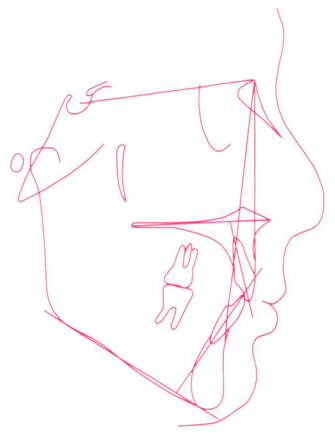

图 1-10-9　治疗后头颅侧位片描记图

表 1-10-2　治疗前后头影测量数据对比表

| 测量值 | 治疗前 | 治疗后 | 变化 | 正常值 |
| --- | --- | --- | --- | --- |
| SNA | 81.5 | 82 | +0.5 | 82 ± 3 |
| SNB | 75 | 76.5 | +1.5 | 79 ± 3 |
| ANB | 6.5 | 5.5 | −1 | 3 ± 1 |
| WITS (mm) | 8 | 5 | −3 | 0 |
| U1-PP | 125 | 100 | −25 | 108 ± 5 |
| L1-MP | 94 | 95 | +1 | 92 ± 5 |
| U1-L1 | 107 | 132.5 | +25.5 | 133 ± 10 |
| PP-MP | 30 | 31 | +1 | 27 ± 5 |
| N-ANS (mm) | 53 | 54 | 0 | 54 ± 3 |
| ANS-Me (mm) | 70 | 71 | +1 | 66 ± 4 |
| ANS-Me / N-Me (%) | 56.9 | 56.2 |  | 55 |
| L1-APo (mm) | 4 | 2 | −2 | 0-2 |
| Li-E (mm) | 2 | 0 | −2 | −2 |

头影测量分析：

ANB 角稍有改善，上下颌骨仍为 II 类关系；上颌切牙唇倾度减小，达到正常范围；治疗过程中垂直向控制良好。

治疗前后重叠图（SN）（图1-10-10）、上颌骨重叠图（图1-10-11）和下颌骨重叠图（图1-10-12）。

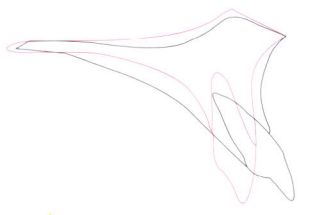

图 1-10-11　治疗前后上颌骨重叠图（以腭平面和 ANS 点重叠）

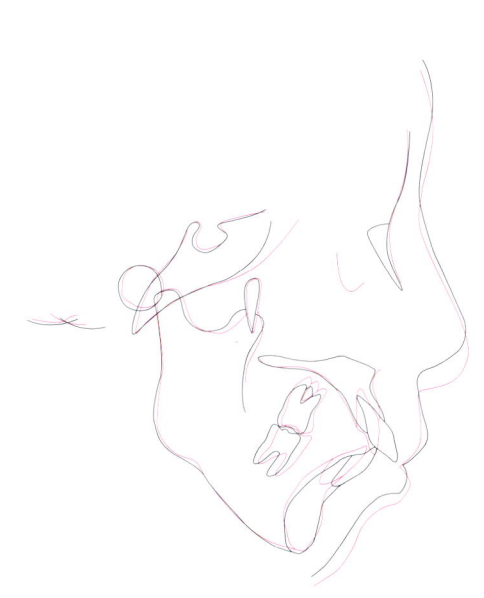

图 1-10-10　治疗前后 SN 重叠图（以 SN 平面和 S 点重叠）

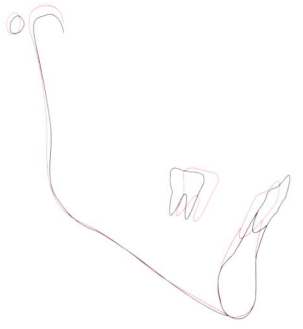

图 1-10-12　治疗前后下颌骨重叠图（以下颌平面和 Me 点重叠）

—— 治疗前　—— 治疗后

（病例完成人：游清玲）

# 病例 ⑪ 减数上颌第二磨牙矫治 Ⅱ 类 1 分类

> ### 病例概况
> 某女，12岁，主诉上前牙不齐、前突。软组织侧貌突，轻微开唇露齿；安氏Ⅱ类磨牙关系，前牙覆盖大，轻度开𬌗；有近十年的吮指习惯；高角；上牙弓拥挤6mm，下牙弓2mm散在间隙；患者处于生长发育高峰期。拔除7|7，口外弓高位牵引头帽推上颌第一磨牙向远中，方丝弓矫治器排齐整平牙列、精细调整咬𬌗，整个疗程34个月，治疗后面形改善，安氏Ⅰ类磨牙关系，前牙覆𬌗覆盖正常。

## 第一部分 治疗前

**病例基本情况**

某女，12岁，1987年5月6日出生
主诉：要求矫治上前牙不齐、前突
临床检查：面部对称；软组织侧貌突，轻微开唇露齿；恒牙列，双侧磨牙远中关系；上牙列拥挤6mm，下牙列有2mm散在间隙；前牙覆盖6mm，开𬌗1mm；上中切牙间约1mm间隙（曾拔除1|1间多生牙）；下中线左偏1mm；下颌无移位，开闭口运动无异常，双侧颞下颌关节区无压痛，关节无弹响；母亲上颌前突、牙列拥挤，曾有正畸治疗史。

治疗前面𬌗相（图1-11-1）

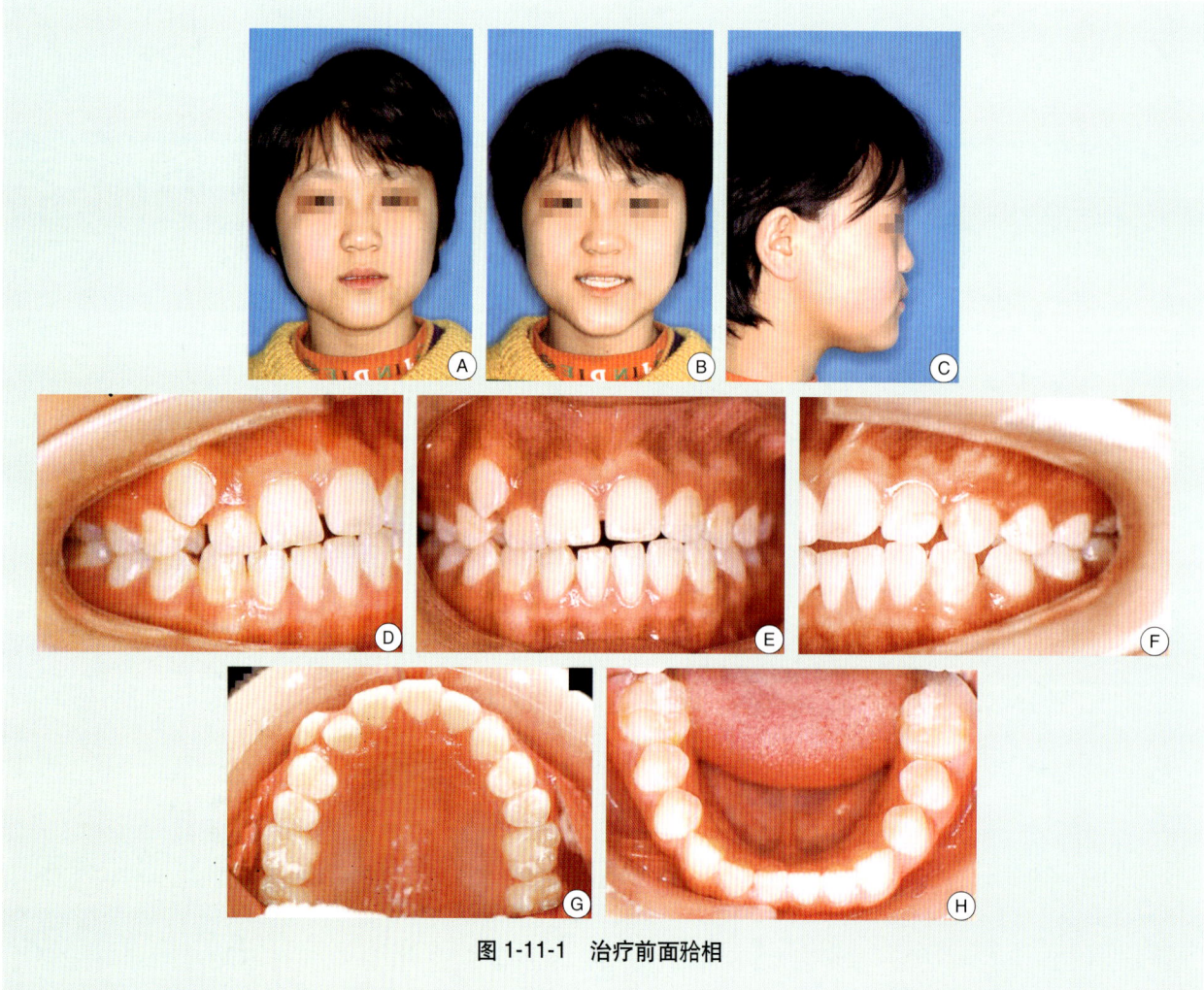

图1-11-1 治疗前面𬌗相

## 治疗前 X 线片及分析

全口曲面断层片（图 1-11-2）：可见 $\frac{8|8}{8|8}$ 牙胚。

左手腕骨片（图 1-11-3）：籽骨出现，中指第 3 指节骨骺帽状期开始，提示生长发育高峰期开始。

头颅侧位片（图 1-11-4）、描记图（图 1-11-5）及数据表格（表 1-11-1）

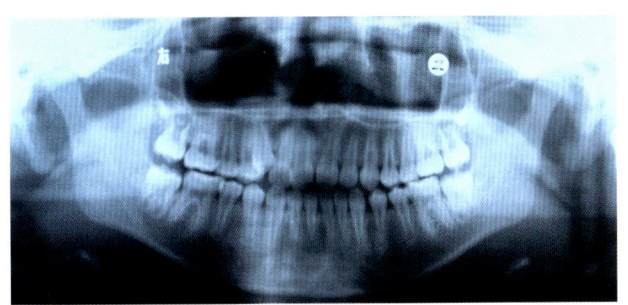

图 1-11-2　治疗前曲面断层片

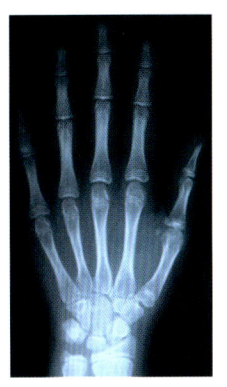

图 1-11-3　治疗前左手腕骨片

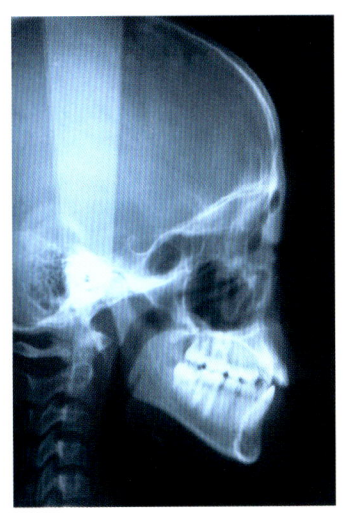

图 1-11-4　治疗前头颅侧位片

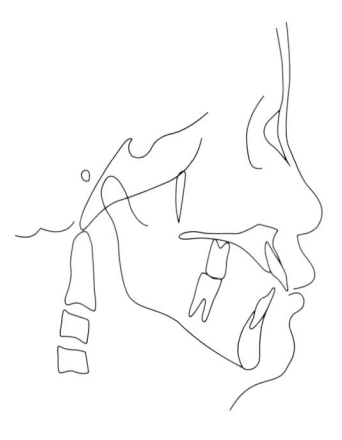

图 1-11-5　治疗前头颅侧位片描记图

表 1-11-1　治疗前头影测量数据

| 测量值 | 治疗前 | 正常值 |
| --- | --- | --- |
| SNA | 82 | 82.8 ± 4.0 |
| SNB | 79 | 80.1 ± 3.9 |
| ANB | 3.0 | 2.7 ± 2.0 |
| WITS (mm) | −6 | −1.5 ± 2.1 |
| U1-PP | 111 | 115.8 ± 5.7 |
| L1-MP | 91 | 96.5 ± 7.1 |
| U1-L1 | 128 | 125.4 ± 7.9 |
| PP-MP | 33 | 27.6 ± 4.6 |
| MP-SN | 41 | 33 ± 5 |
| MP-FH | 33 | 27 ± 5 |
| N-ANS (mm) | 54 | 53.8 ± 2.8 |
| ANS-Me (mm) | 64 | 65.8 ± 4.1 |
| ANS-Me / N-Me (%) | 55.0 | 55.0 ± 2.5 |
| L1-APo (mm) | 4 | 4.9 ± 2.1 |
| Li-E (mm) | −1 | 1.4 ± 1.9 |

头影测量分析：

SNA、SNB、ANB 正常，显示为 I 类骨型；下颌平面角大于正常，提示为高角病例。

### 诊断概要

I 类骨型；安氏 II 类磨牙关系；前牙覆盖大，侧貌突；上切牙唇倾，上牙弓拥挤，下牙弓散在间隙；前牙开𬌗；生长发育进入高峰期。

### 问题列表

患者主诉上前牙不齐、前突；

侧貌突，轻微开唇露齿；

安氏 II 类磨牙关系，前牙轻度开𬌗；

上牙弓拥挤，下牙弓散在间隙；

上切牙唇倾，前牙深覆盖；

下颌中线偏；

不良吮指习惯。

**治疗目标**
排齐上颌牙齿，关闭下颌散隙；
破除吮指习惯，矫治前牙开𬌗；
建立安氏Ⅰ类磨牙、尖牙关系；
改善较突的侧貌；
上下中线与面中线协调；
保持治疗效果稳定；
观察第三磨牙萌出。

**治疗设计**：拔除 7|7、高位牵引头帽

治疗前准备：口腔卫生宣教，破除不良吮指习惯宣教。

减数设计：拔除 7|7。

矫治器设计：口外弓配合高位牵引头帽推 6|6 向远中；方丝弓矫治器排齐整平牙列、精细调整咬合。

保持：固定矫治结束后，可摘式 Hawley 保持器全天戴用 12 个月；之后每天晚上戴；观察上颌第三磨牙的萌出。

## 第二部分 治 疗

**主要治疗过程**

1999.5  拔除 7|7；粘贴方丝弓矫治器、佩戴口外弓高位牵引头帽；以约 250 克/侧左右的力量推 6|6 向远中；上下 0.014 英寸镍钛唇弓排齐牙齿。

1999.8  Ⅰ类磨牙关系已建立；双尖牙与磨牙间出现间隙；0.016 英寸唇弓，镍钛推簧开展上尖牙间隙。

1999.11 磨牙维持Ⅰ类关系，上尖牙基本排入牙列；0.016 英寸镍钛圆丝、0.016×0.022 英寸镍钛方丝进一步反复排齐整平上下牙弓（患者常因饮食习惯导致托槽脱落）。

2000.8  上下牙列已排齐整平；上下 0.018 英寸不锈钢弓丝，链状圈关闭下颌间隙，中线牵引调整中线。

2001.2  上下中线正；上中切牙间隙复发，重新关闭。

2001.5  磨牙中性，牙齿排列整齐；上下 0.018 英寸不锈钢理想唇弓配合三角牵引调整咬合。

2001.10 下后牙稍舌倾；上 0.018 英寸不锈钢理想唇弓、下 0.018×0.025 英寸不锈钢方丝理想弓形后牙根舌向转矩精细调整、固定保持。

2002.3  牙齿排列整齐、覆𬌗覆盖正常，磨牙中性；去除固定矫治器；戴 Hawley 保持器。

**治疗中面𬌗相**（图 1-11-6）

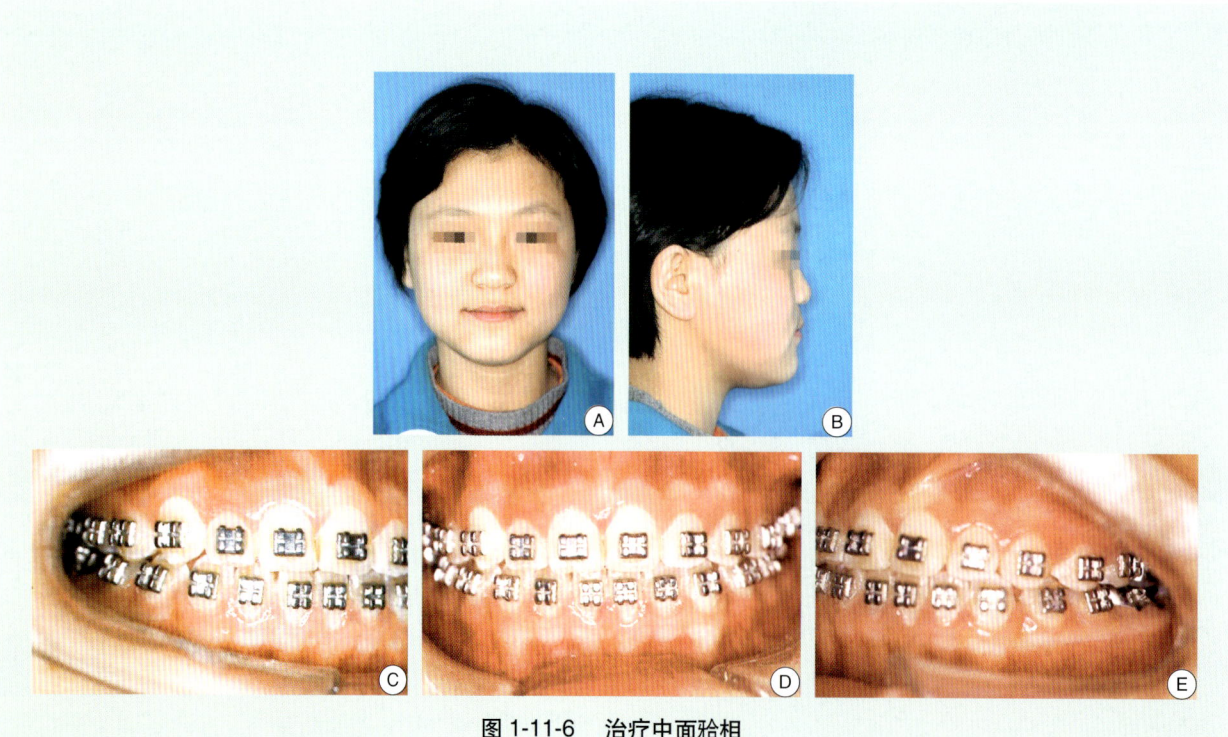

图 1-11-6  治疗中面𬌗相

# 第一章　安氏Ⅱ类错殆畸形的矫治

### 治疗中遇到的复杂问题

患者在治疗过程中口外弓佩戴良好，磨牙很快移动到位。但其饮食习惯（喜欢啃食排骨等硬物）致使托槽反复脱落，影响治疗进展、使疗程加长。此患者采用方丝弓矫治器治疗，牙齿排列整齐需要关闭下颌散隙时，分析当时下牙轴的情况及考虑到患者为高角、前牙开殆，下切牙应该较直立或稍舌倾以加深覆殆，维持面部协调，因此采用了不锈钢圆丝关闭间隙并未用方丝进行前牙转矩控制。这种方式对后牙的控制稍差，故后期采用方丝对下后牙轴的舌倾进行矫治。

## 第三部分　治疗后

### 治疗后面殆相（图1-11-7）

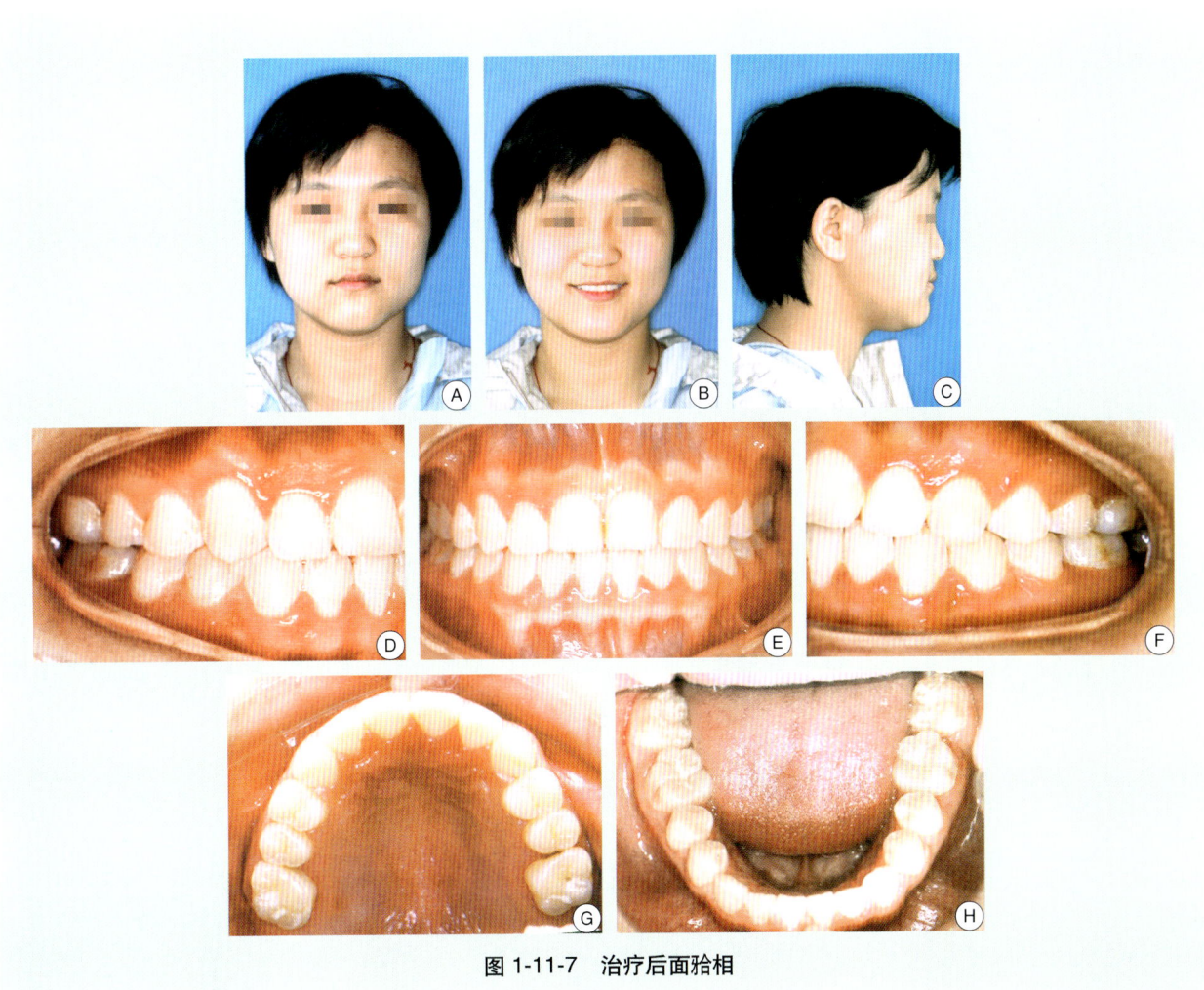

图1-11-7　治疗后面殆相

### 治疗后X线片及分析

全口曲面断层片（图1-11-8）：上颌第三磨牙接近第一磨牙根方。

头颅侧位片（图1-11-9）、描记图（图1-11-10）及数据表格（表1-11-2）

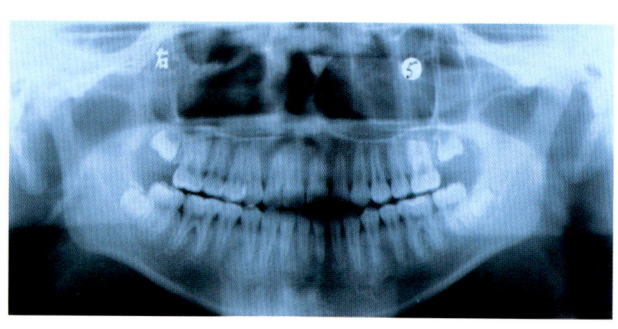

图 1-11-8　治疗后曲面断层片

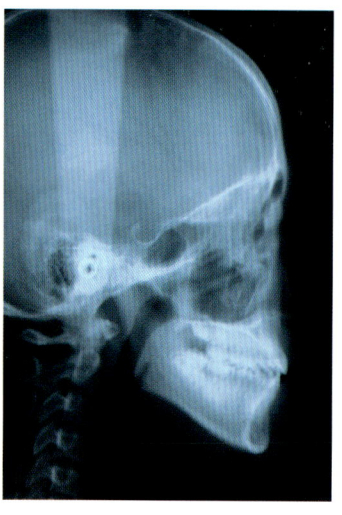

图 1-11-9　治疗后头颅侧位片

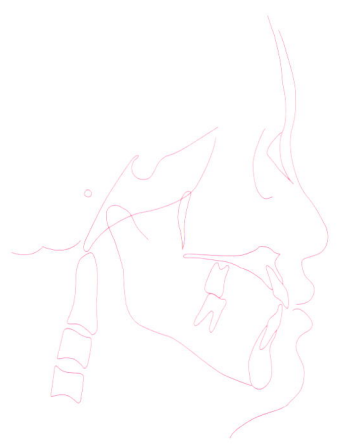

图 1-11-10　治疗后头颅侧位片描记图

表 1-11-2　治疗后头影测量数据

| 测量值 | 治疗后 | 变化 | 正常值 |
| --- | --- | --- | --- |
| SNA | 81 | −1 | 82.8 ± 4.0 |
| SNB | 80 | 1 | 80.1 ± 3.9 |
| ANB | 1 | −2 | 2.7 ± 2.0 |
| WITS (mm) | −7 | −1 | −1.5 ± 2.1 |
| U1-PP | 114 | 3 | 115.8 ± 5.7 |
| L1-MP | 90 | −1 | 96.5 ± 7.1 |
| U1-L1 | 127 | −1 | 125.4 ± 7.9 |
| PP-MP | 30 | −3 | 27.6 ± 4.6 |
| MP-SN | 40 | −1 | 33 ± 5 |
| MP-FH | 32 | −1 | 27 ± 5 |
| N-ANS (mm) | 55 | 1 | 53.8 ± 2.8 |
| ANS-Me (mm) | 65 | 1 | 65.8 ± 4.1 |
| ANS-Me / N-Me (%) | 54% | 0 | 55.0 ± 2.5 |
| L1-APo (mm) | 3.5 | −0.5 | 4.9 ± 2.1 |
| Li-E (mm) | 0 | 1 | 1.4 ± 1.9 |

头影测量分析：

下颌平面角基本没变。SNA减小1°，SNB增加1°，均在正常范围。上切牙唇倾度减小至正常。鼻唇角增加至正常。

治疗前后重叠图（图1-11-11）、上颌重叠图（图1-11-12）和下颌重叠图（图1-11-13）

# 第一章 安氏Ⅱ类错𬌗畸形的矫治

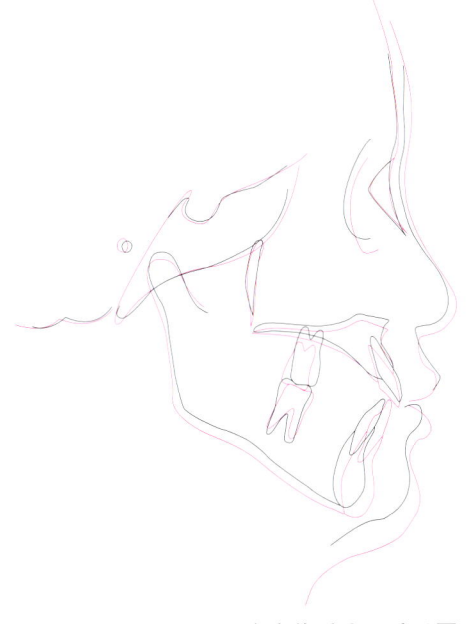

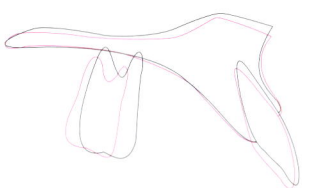

图 1-11-12　治疗前后上颌骨重叠图
（以腭平面和上颌前部重叠）

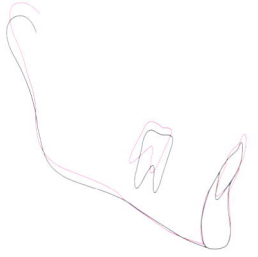

图 1-11-13　治疗前后下颌骨重叠图
（以 Björk 下颌稳定标志结构重叠）

图 1-11-11　治疗前后 SN 重叠图
（以 SN 平面和 S 点重叠）

—— 治疗前　—— 治疗后

## 矫治结束 1 年后面𬌗相（图 1-11-14）

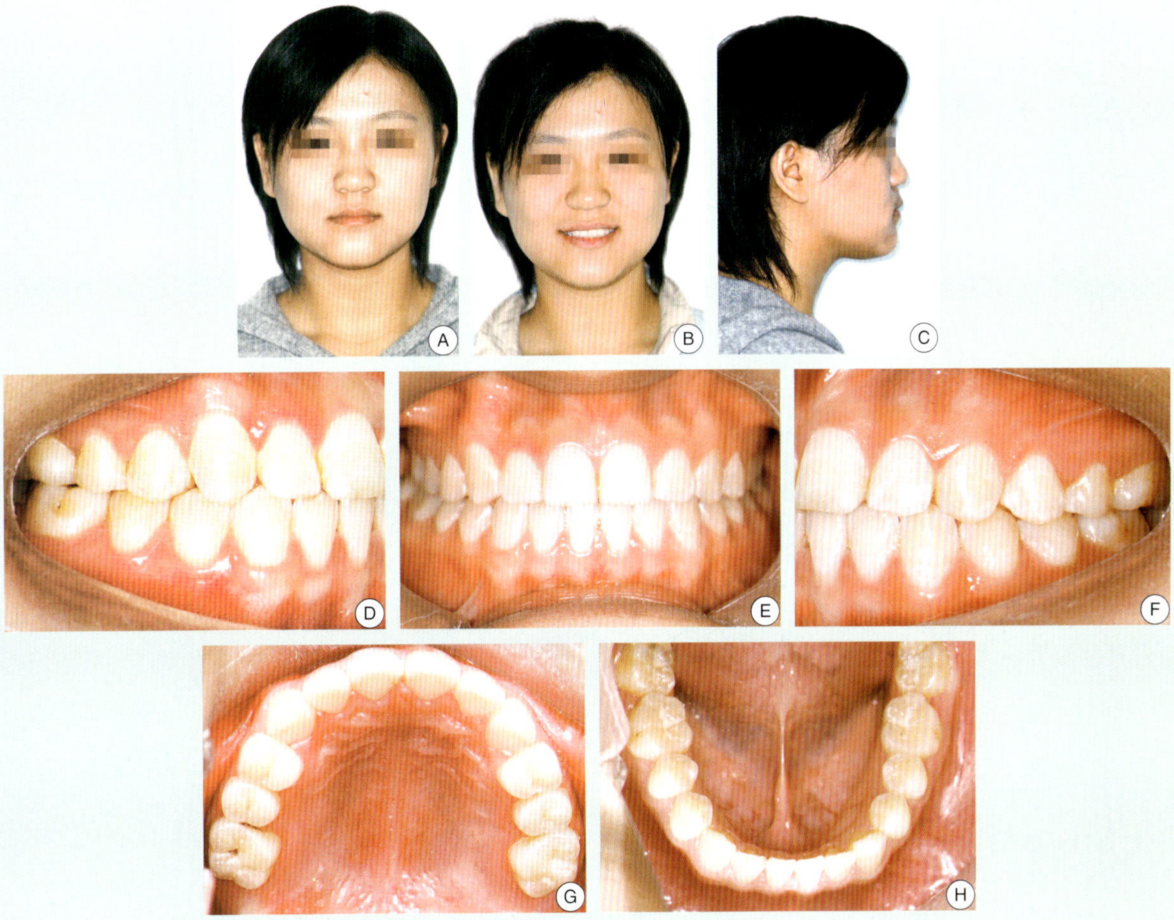

图 1-11-14　矫治结束 1 年后面𬌗相

**矫治结束 1 年后曲面断层片**（图 1-11-15）

上颌第三磨牙紧邻第一磨牙根方。

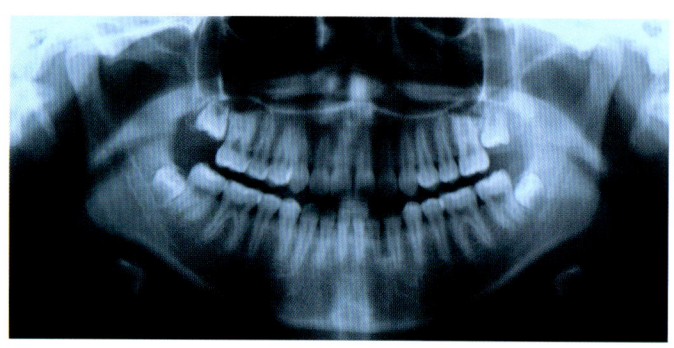

图 1-11-15　矫治结束 1 年后曲面断层片

**对治疗的评价**

这是一个高角、上颌拥挤、下颌散在间隙、磨牙远中关系、前牙开𬌗的病例。矫治设计应把握的关键是上颌开拓间隙、下颌关闭间隙、磨牙关系矫治以及垂直向控制。制定治疗方案时曾向家长提供了三种选择：①拔除上颌第二磨牙，达到磨牙中性关系，改善面形；②拔除上颌第一双尖牙，磨牙达到完全远中关系，改善面形；③非拔牙治疗，面形改善很有限。患者的母亲曾接受过正畸治疗，她选择拔除第二磨牙的治疗方案。这个病例拔除上颌第二磨牙的理由是：①较易推第一磨牙向远中达到Ⅰ类磨牙关系；②利于解除上颌拥挤；③对前牙开𬌗矫治有利；④上颌第三磨牙存在并发育良好。

患者在佩戴口外弓高位牵引头帽时配合非常好，上颌第一磨牙很快移动到位。但其饮食习惯导致了托槽的反复脱落，致使矫治周期加长。不过最终的矫治效果还是令人满意的。头颅侧位片显示下颌向前向下生长，上颌轻度内收，这使侧貌得以改善。上下切牙的伸长建立了前牙正常覆𬌗。遗憾的是左下尖牙的外展稍欠。

上颌第二磨牙拔除前需确认第三磨牙的发育状态。第二磨牙拔除后要观察第三磨牙的移动情况。矫治结束 1 年后的资料显示上颌第三磨牙已移动到第一磨牙远中根方，发育良好。

（病例完成人：陈莉）

# 病例⑫ 摆式矫治器推磨牙向远中矫治Ⅱ类2分类

## 病例概况

某女，11岁，患者主诉上前牙不齐。切牙Ⅰ类关系，骨骼Ⅱ类关系，下颌略后缩，上下颌平面角及面高比正常；1|外翻，|3颊向错位；上中切牙舌倾。不拔牙矫治，使用固定矫治器，上颌辅以改良型带平导及扩弓螺旋的Pendulum矫治器，打开咬合及推磨牙向后。

### 第一部分 治 疗

**病例基本情况**

某女，11岁5个月，1991年10月20日生

主诉：要求矫治上前牙不整齐

临床检查：面部对称，下颌略后缩；恒牙𬌗，上颌第二磨牙未萌出；$\frac{6|6}{6|6}$远中关系，上牙列拥挤7mm，下牙列拥挤3mm，前牙覆盖2mm，深覆𬌗Ⅲ度；上牙列中线右偏1mm，$\frac{56}{56}$反𬌗；开闭口运动无异常，双侧耳屏前无压痛，无弹响；母亲有类似面𬌗形。

治疗前面𬌗相（图1-12-1）

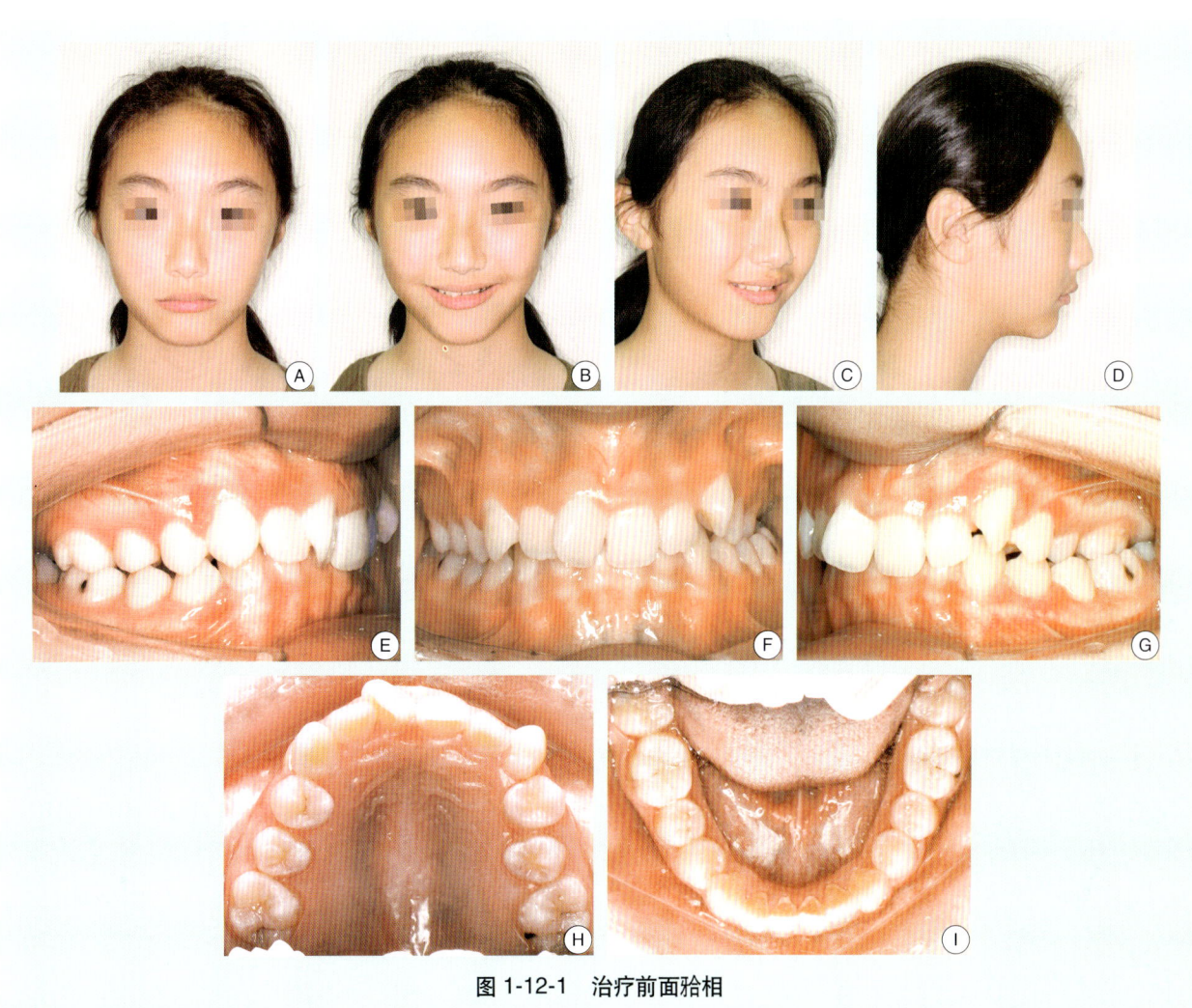

图1-12-1 治疗前面𬌗相

**治疗前X线片及分析**

全口曲面断层片（图1-12-2）：7|7即将萌出，可见$\frac{8|8}{8|8}$牙胚。

头颅侧位片（图1-12-3）、描记图（图1-12-4）及数据表格（表1-12-1）

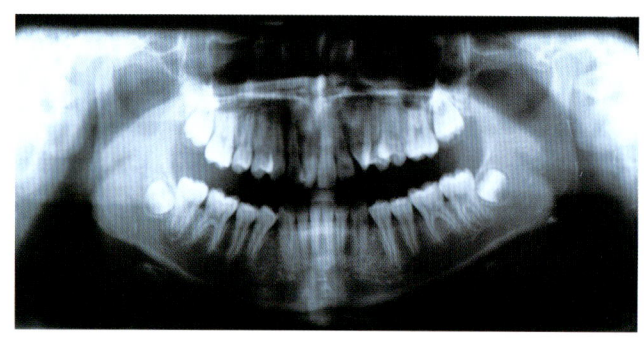

图 1-12-2　治疗前曲面断层片

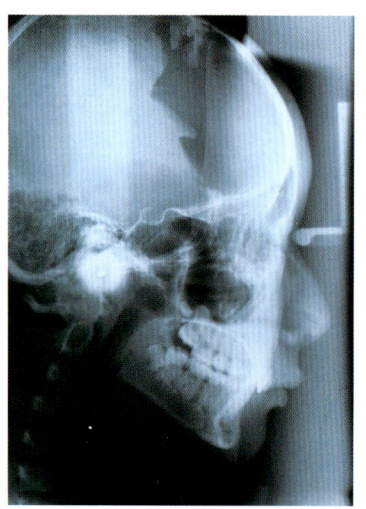

图 1-12-3　治疗前头颅侧位片

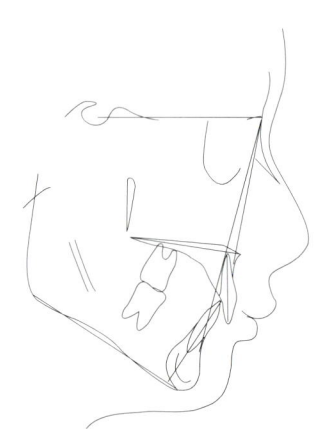

图 1-12-4　治疗前头颅侧位片描记图

表 1-12-1　治疗前头影测量数据

| 测量值 | 治疗前 | 正常值 |
| --- | --- | --- |
| SNA | 82 | 82.8 ± 4.0 |
| SNB | 77 | 80.1 ± 3.9 |
| ANB | 5 | 2.7 ± 2.0 |
| WITS (mm) | 4 | −1.5 ± 2.1 |
| U1-PP | 94 | 115.8 ± 5.7 |
| L1-MP | 95 | 96.5 ± 7.1 |
| U1-L1 | 144 | 125.4 ± 7.9 |
| PP-MP | 27 | 27.6 ± 4.6 |
| N-ANS (mm) | 48 | 53.8 ± 2.8 |
| ANS-Me (mm) | 58 | 65.8 ± 4.1 |
| ANS-Me / N-Me (%) | 55 | 55.0 ± 2.5 |
| L1-APo (mm) | 2 | 4.9 ± 2.1 |
| Li-E (mm) | 1 | 0.6 ± 1.9 |

头影测量分析：

SNA、SNB均在正常值范围之内，而ANB较正常值稍大，显示其骨骼关系倾向于Ⅱ类，这与WITS值是一致的。面高比与上下颌平面角均在正常范围内。上切牙明显内倾，其与上颌平面角为94°，比正常值小22°。下切牙与下颌平面的角度及其与APo平面的线距均正常。下唇与Ricketts审美平面的关系也在正常范围之内。这显示，在排齐、整平牙齿以及调整颌间关系的整个治疗过程中，应该尽量保持目前的上下切牙位置及其相互关系。

**诊断概要**

Ⅱ类颌骨畸形，下颌略后缩；安氏Ⅱ类磨牙关系；上前牙拥挤7mm，下前牙拥挤4mm；上切牙舌倾；侧貌可。

**问题列表**

磨牙Ⅱ类关系；

上前牙拥挤，切牙舌倾；

$\frac{56}{56}$ 反𬌗；

深覆𬌗。

**治疗目标**

解除拥挤；

排齐、整平牙列；

协调上下牙弓；

建立正常前牙覆𬌗；

建立Ⅰ类磨牙关系；

保持；

复查并观察第三磨牙的萌出。

**治疗设计**：不拔牙矫治

矫治器：固定矫治器辅以带平导和扩弓螺旋的Pendulum矫治器。

保持方法选择：带平导的活动保持器，每天24小时，戴用12个月；之后夜间戴用。

对稳定性的预测：一旦正常覆𬌗及良好的尖窝关系得到确立，将可以获得较好的稳定性。复发的可能性存在于下切牙的位置变化，因此使用转矩控制尽量使其获得整体移动，并嘱患者长期戴用保持器。

**治疗计划的特殊性**

对于不拔牙病例，在排齐前牙时发生前牙唇向移动是常见的现象。对于此病例，要确保在不拔牙的情况下，患者侧貌不发生不利变化，维持治疗前上切牙的前后向位置是至关重要的。因此，排齐前牙所需的间隙要从后牙区获得，以防止可能出现的上前牙唇向移动。患者两侧上颌第二磨牙尚未萌出，可以考虑推磨牙向后以获得间隙，同时也可以改善磨牙关系。

## 第二部分 治 疗

**主要治疗过程**

| | |
|---|---|
| 2003.3 | 戴入改良的Pendulum矫治器。 |
| 2003.4 | 戴入下颌固定矫治器，以初始弓丝0.012英寸镍钛丝排齐。 |
| 2003.6 | 6̲|6̲远中移动3~4mm；下颌使用0.018英寸镍钛丝继续整平。 |
| 2003.7 | 下颌使用0.018×0.025英寸镍钛丝；7̲|7̲已经萌出。 |
| 2003.8 | 去除Pendulum矫治器；使用Nance弓与颈牵引保持获得的间隙；戴入上颌固定矫治器，0.014英寸镍钛丝。 |
| 2003.11 | 上颌使用0.018×0.025英寸镍钛丝。 |
| 2003.12 | 上下颌0.019×0.025英寸钢丝；上前牙根腭向转矩，下前牙根唇向转矩。 |
| 2004.1 | 以弹力橡皮链远中移动上颌双尖牙，颈牵引加强支抗。 |
| 2004.6 | 滑动法，弹力橡皮链内收上前牙；上前牙区加强根腭向转矩，下前牙区根唇向转矩；夜间戴用Ⅱ类牵引以辅助内收前牙。 |
| 2004.11 | 关闭所有间隙；上下颌0.016英寸镍钛丝，后牙区垂直牵引做精细调整。 |
| 2005.1 | 去除固定矫治器，戴入活动保持器。 |

**治疗中𬌗相**（图1-12-5）

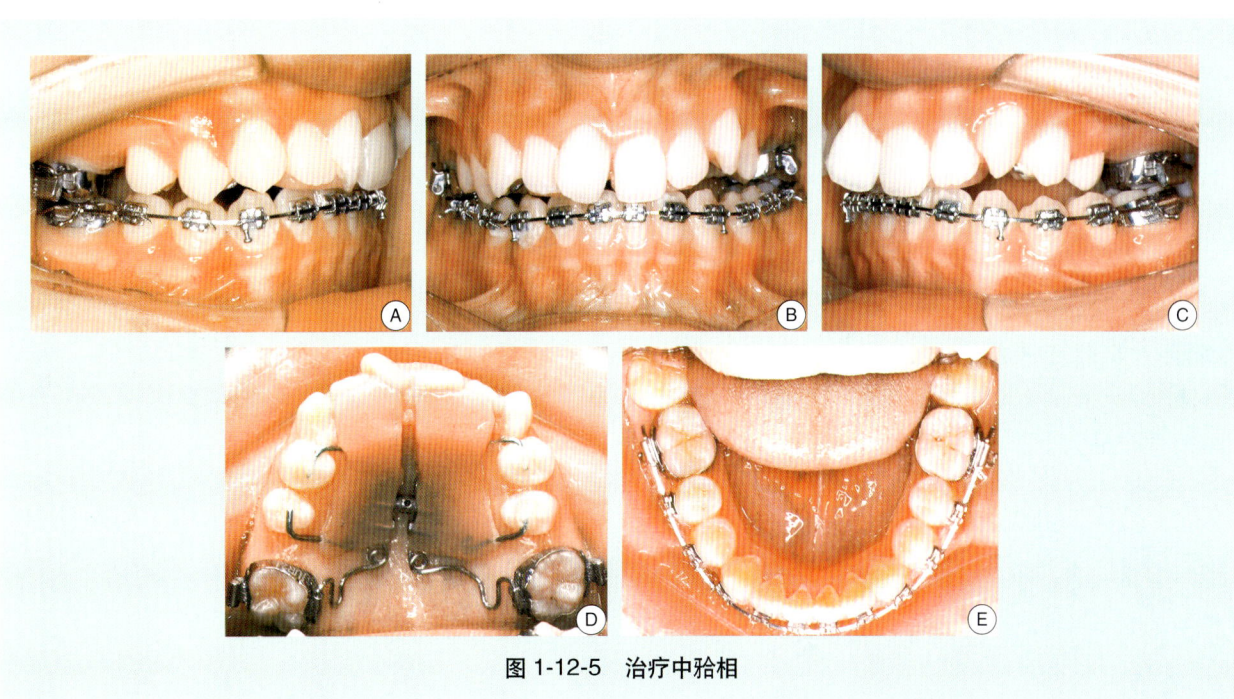

图1-12-5 治疗中𬌗相

**治疗中遇到的问题**

患者对治疗的配合性较差，Ⅱ类牵引及口外弓不能认真戴用。

## 第三部分 治 疗 后

**治疗后面𬌗相（图 1-12-6）**

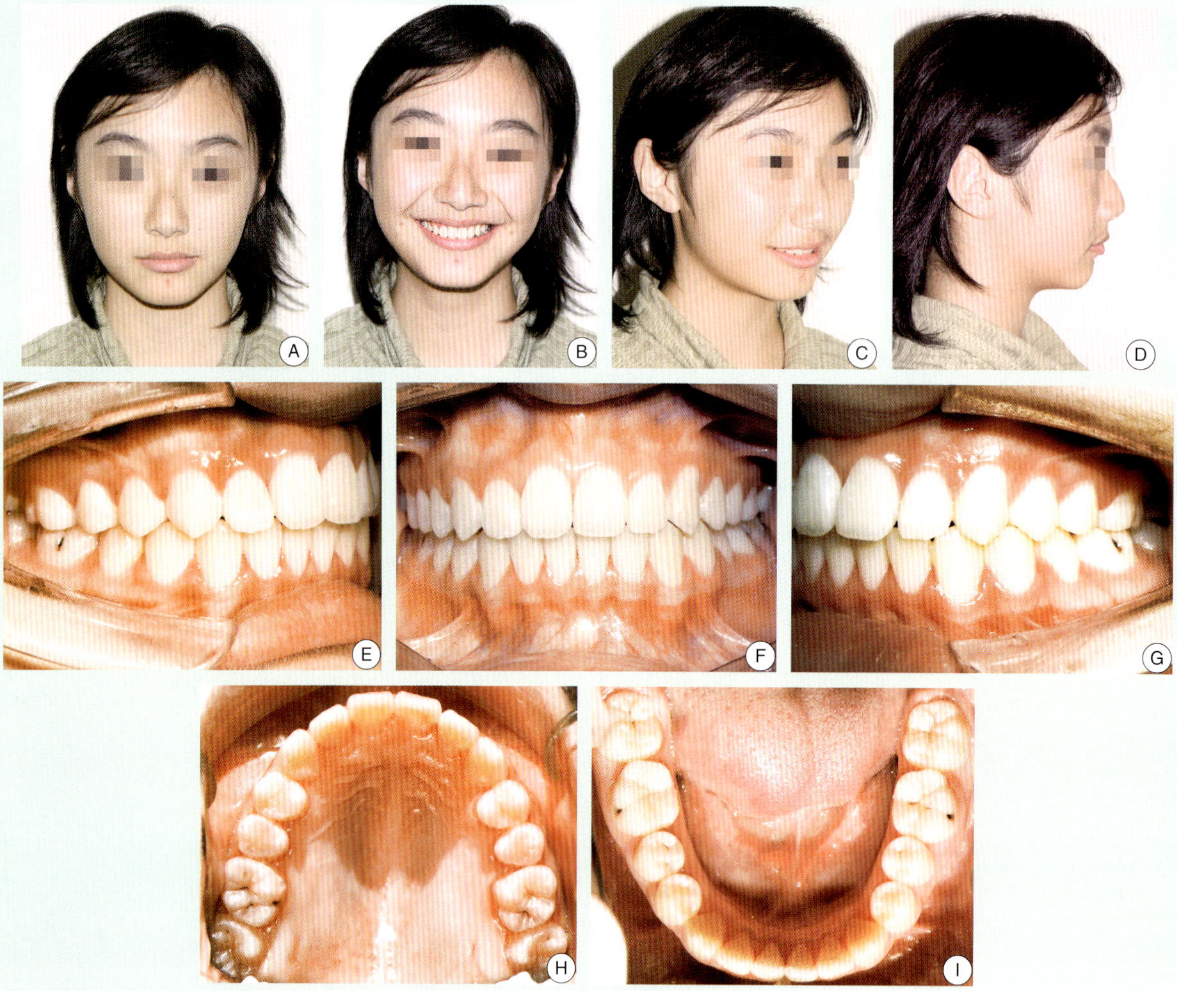

图 1-12-6　治疗后面𬌗相

**治疗后 X 线片及分析**

全口曲面断层片（图1-12-7）：拔牙间隙两侧基本根平行；8|8 近中倾斜阻生。

头颅侧位片（图 1-12-8）、描记图（图 1-12-9）及数据表格（表 1-12-2）

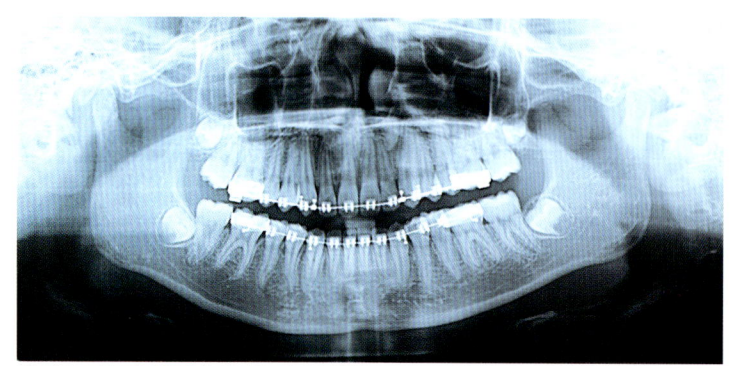

图 1-12-7　治疗后曲面断层片

# 第一章 安氏Ⅱ类错牙合畸形的矫治

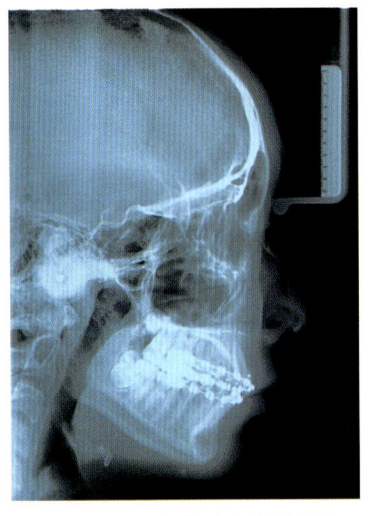

图 1-12-8 治疗后头颅侧位片

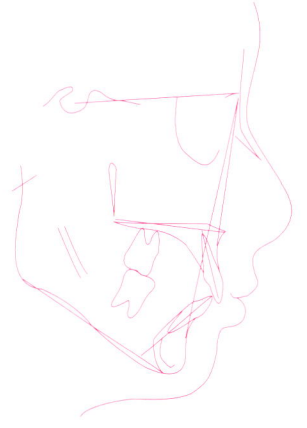

图 1-12-9 治疗后头颅侧位片描记图

表 1-12-2 治疗后头影测量数据

| 测量值 | 治疗后 | 变化 | 正常值 |
|---|---|---|---|
| SNA | 82 | 0 | 82.8 ± 4.0 |
| SNB | 77 | 0 | 80.1 ± 3.9 |
| ANB | 5 | 0 | 2.7 ± 2.0 |
| WITS (mm) | 3 | −1 | −1.5 ± 2.1 |
| U1-PP | 110 | 16 | 115.8 ± 5.7 |
| L1-MP | 106 | 11 | 96.5 ± 7.1 |
| U1-L1 | 116 | −28 | 125.4 ± 7.9 |
| PP-MP | 28 | 1 | 27.6 ± 4.6 |
| N-ANS (mm) | 49 | 1 | 53.8 ± 2.8 |
| ANS-Me (mm) | 59 | 1 | 65.8 ± 4.1 |
| ANS-Me / N-Me (%) | 55 | 0 | 55.0 ± 2.5 |
| L1-APo (mm) | 3 | 1 | 4.9 ± 2.1 |
| Li-E (mm) | 0 | −1 | 0.6 ± 1.9 |

头影测量分析：

治疗过程中，SNA 与 SNB 均无变化，因此 ANB 维持不变，但是 WITS 值减小 1mm，显示颌间关系向Ⅰ类改善，这可能是由于牙合平面的顺时针旋转造成的；上下颌平面角略微增加，但是面高比保持未变；与治疗前相比，上切牙相对于上颌平面的唇倾度增加了 16°；下切牙与下颌平面的角度达到了 106°，比治疗前增加了 11°；上下切牙角明显减小，为 116°；下切牙与 APo 平面的关系发生了 1mm 的改善，而下唇相对与 Ricketts 审美平面发生了 1mm 的内收。

治疗前后重叠图（图 1-12-10），上颌骨重叠图（图 1-12-11）下颌骨重叠图（1-12-12）

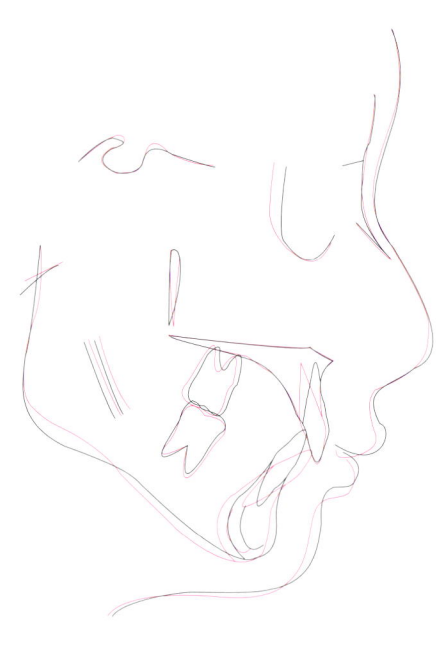

图 1-12-10　治疗前后 SN 重叠图
（以 SN 平面和 S 点重叠）

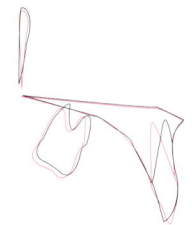

图 1-12-11　治疗前后上颌骨重叠图
（以腭平面和上颌前部重叠）

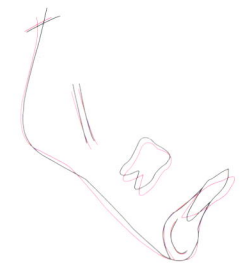

图 1-12-12　治疗前后下颌骨重叠图
（以 Björk 下颌稳定标志结构重叠）

―― 治疗前　―― 治疗后

### 对治疗的评价

总体而言，治疗获得了较为满意的咬合关系与面部外观。治疗前，患者上前牙中度拥挤，深覆𬌗，但是侧貌尚可。此病例应该是一个临界病例，如采取拔牙矫治将使治疗变得更简单，但是对患者面型不利，而且患者本人拒绝拔牙方案。

为了维持治疗前的侧貌不发生不利的变化，就需要维持上前牙不发生唇向移动。而下切牙的适度唇倾将使侧貌变得更加协调。由于使用了改良型Pendulum矫治器，在后牙区获得了足够的间隙，使前牙得到排齐，并达到了磨牙中性关系。同时，还避免了不必要的上前牙唇向移动。

（病例完成人：马宗霆）

# 第一章 安氏Ⅱ类错𬌗畸形的矫治

## 病例 13 直丝弓矫治器配合上颌斜导非拔牙矫治Ⅱ类 2 分类

> **病例概况**
>
> 某男，10 岁，主诉上前牙不齐。凸面型，低角，骨性Ⅱ类，下颌后缩；双侧磨牙远中关系，上切牙舌倾，前牙闭锁𬌗，覆𬌗11mm，覆盖2mm；上颌牙列拥挤度5.5mm，下颌牙列拥挤度7.5mm；上下颌牙弓均为方圆形。采用不拔牙治疗方案，配合斜面导板，经过 19 个月正畸治疗，获得了良好的咬合关系，面型也得到改善。

### 第一部分 治疗前

**病例基本情况**

某男，10 岁 4 个月，1991 年 1 月 14 日出生

主诉：要求解决前牙不齐的问题。

病史：患者替牙期间即表现为错𬌗，并随着年龄增长逐渐加重；患者母亲有类似错𬌗；否认口腔不良习惯，其余病史清晰且与患者错𬌗病因无关。

临床检查：凸面型，下颌后缩，颜面对称，唇齿关系自如，低角；恒牙𬌗，双侧磨牙完全远中关系，前牙闭锁𬌗；前牙覆𬌗11mm，覆盖2mm；上颌牙列拥挤5.5mm，下颌牙列拥挤7.5mm；双侧双尖牙正锁𬌗；双颌牙弓方圆形；7̄未萌出；口腔软组织健康，未见龋齿；双侧颞颌关节运动正常，未及压痛和弹响。

治疗前面𬌗相（图 1-13-1）

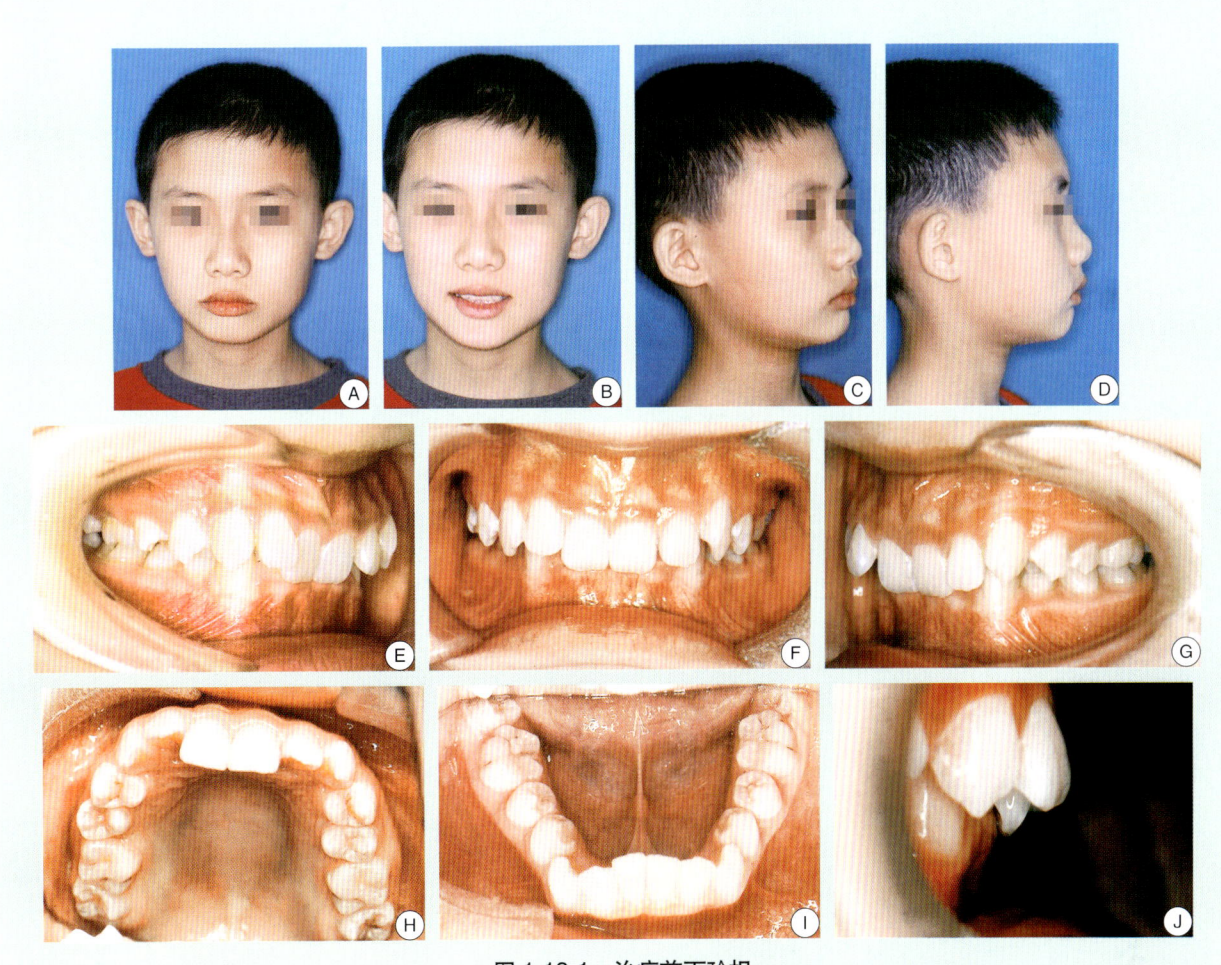

图 1-13-1 治疗前面𬌗相

### 治疗前 X 线片及分析

全口曲面断层片（图 1-13-2）：7̄ 及 8|8 发育中，8̄|8̄ 缺失。

头颅侧位片（图 1-13-3）、描记图（图 1-13-4）及数据表格（表 1-13-1）

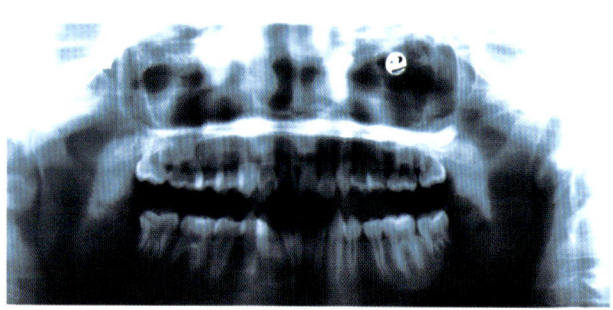

图 1-13-2　治疗前曲面断层片

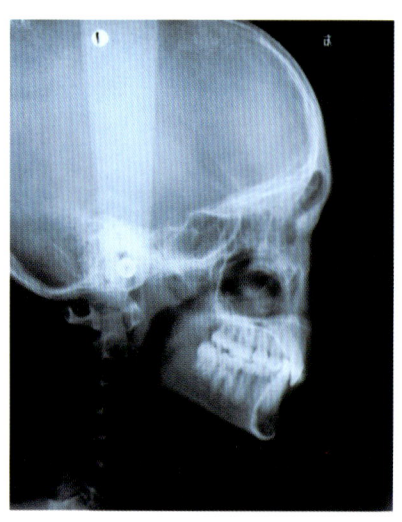

图 1-13-3　治疗前头颅侧位片

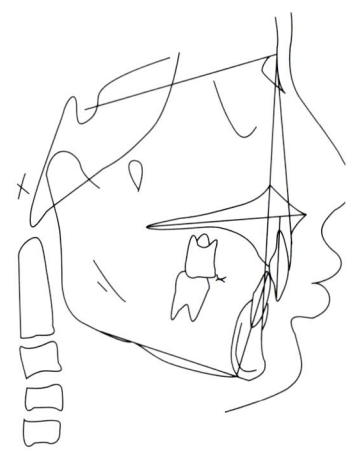

图 1-13-4　治疗前头颅侧位片描记图

表 1-13-1　治疗前头影测量结果

| 测量内容 | 治疗前 | 正常值 |
|---|---|---|
| SNA | 79.0 | 82.8 ± 4.0 |
| SNB | 71.0 | 80.1 ± 3.9 |
| ANB | 8.0 | 2.7 ± 2.0 |
| WITS (mm) | 3.0 | −1.5 ± 2.1 |
| U1-PP | 82.0 | 115.8 ± 5.7 |
| L1-MP | 89.0 | 96.5 ± 7.1 |
| U1-L1 | 166.5 | 125.4 ± 7.9 |
| PP-MP | 22.0 | 27.6 ± 4.6 |
| UAFH (mm) | 62.0 | 53.8 ± 2.8 |
| LAFH (mm) | 68.0 | 65.8 ± 4.1 |
| ANS-Me/N-Me (%) | 52.3 | 55.0 ± 2.5 |
| L1-APo (mm) | −7.0 | 4.9 ± 2.1 |
| L1-E Plane (mm) | 3.0 | 0.6 ± 1.9 |

头影测量分析：

SNA 正常，SNB 减小，ANB 为 8°，患者的 WITS 值也超出正常范围，说明患者为骨性Ⅱ类错𬌗，且骨骼关系不协调的原因主要在于下颌发育不足；患者上下颌平面角减小，由于前上面高增加，面高比例低于正常值；上颌切牙舌向倾斜，与上颌平面成角为 82.0°；下颌切牙舌倾，与下颌平面成角为 89.0°；下颌切牙的位置偏后，下切牙切端位于 APo 平面后 7.0mm；但是患者下唇的位置稍突出，位于审美平面（E 平面）前方 3.0mm。

### 诊断概要

10 岁男孩，侧貌稍突；骨性Ⅱ类颌间关系，下颌后缩，低角；双侧磨牙关系均为Ⅱ类；上颌切牙舌向倾斜，前牙深覆𬌗 11mm，覆盖 2mm；双颌均为方圆形牙弓，上颌牙列拥挤度为 5.5mm，下颌牙列拥挤度为 7.5mm。

### 问题列表

主诉上颌前牙舌倾；

侧貌突，下颌发育不足；

骨性Ⅱ类颌间关系，下颌后缩；

深覆𬌗 11mm；

双侧后牙Ⅱ类关系；
上颌切牙舌倾；
下颌切牙舌倾；
上下牙弓拥挤；
下颌中线右偏1.5mm。

### 治疗目标
牙齿和牙周保持健康；
改善侧貌；
建立正常的切牙关系；
建立Ⅰ类的尖牙和磨牙关系；
下颌骨和切牙向前移动；
牙列排齐整平；
上下颌牙弓形态匹配；
上下颌牙弓中线和面中线一致；
有效的保持。

### 治疗设计
不拔牙矫治；
固定矫治器和活动矫治器联合治疗；
交互牵引矫正双尖牙正锁𬌗；
斜面导板导下颌向前，伸长后牙；
Ⅱ类颌间牵引调整颌间关系；
活动保持器保持。

### 治疗设计合理性

这是一个典型的安氏Ⅱ类2分类的患者。患者下颌后缩，为骨性Ⅱ类颌间关系。很可能是上颌切牙限制了下颌骨的生长。患者10岁，具有较大的生长潜力，一旦限制下颌发育的深覆𬌗因素被去除，预计下颌会有明显的向前方的生长。

患者凸面型，主要原因在于下颌发育不足。患者上颌并不前突，上颌切牙舌倾，一旦拔除双尖牙，关闭间隙后将会出现面型凹陷的结果，而且也不利于控制前牙转矩。因此制定了不拔牙的治疗计划。

上颌拥挤度5.5mm，解除拥挤需要的间隙可以通过唇向倾斜上颌切牙来获得。

下颌拥挤度7.5mm，Spee曲线深度3mm，因此排齐整平下颌牙列共计需要10mm间隙。通过直立下颌切牙，可以获得6mm的间隙，通过进一步唇向倾斜下颌切牙，可以再获得4.5mm间隙。

因此采用上颌斜面导板导下颌向前，同时应用交互牵引纠正双尖牙正锁𬌗。

## 第二部分 治　疗

### 主要治疗过程

2001.5　制定治疗计划。

2001.6　粘接0.022英寸系统的直丝弓固定矫治器，双颌采用0.016英寸镍钛弓丝排齐牙列，下颌双尖牙舌侧粘接舌侧扣，应用交互牵引纠正双尖牙锁𬌗。

2001.11　双颌采用0.019×0.025英寸镍钛丝，采用上颌斜面导板导下颌向前。

2002.4　0.019×0.025英寸不锈钢方丝，停用斜面导板和交互牵引，采用Ⅱ类颌间牵引进一步矫正磨牙关系。

2002.7　磨牙关系得到纠正，换0.018英寸不锈钢圆丝开始精细调整咬合。

2002.10　拆除固定矫治器，上下颌活动保持器保持。

### 治疗中面𬌗相（图1-13-5～7）

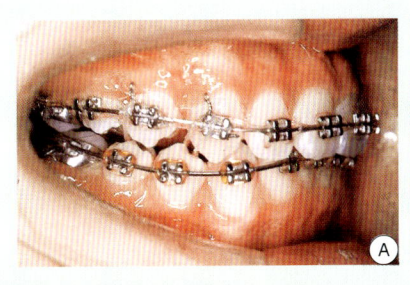
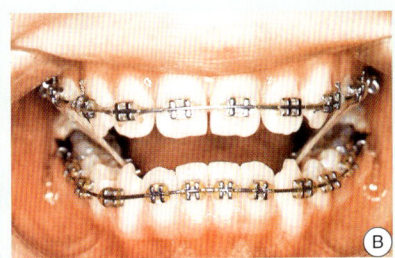
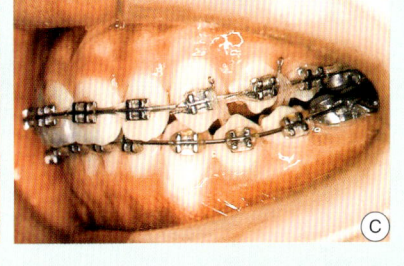
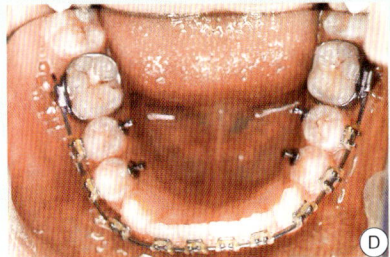

图1-13-5　治疗中交互牵引

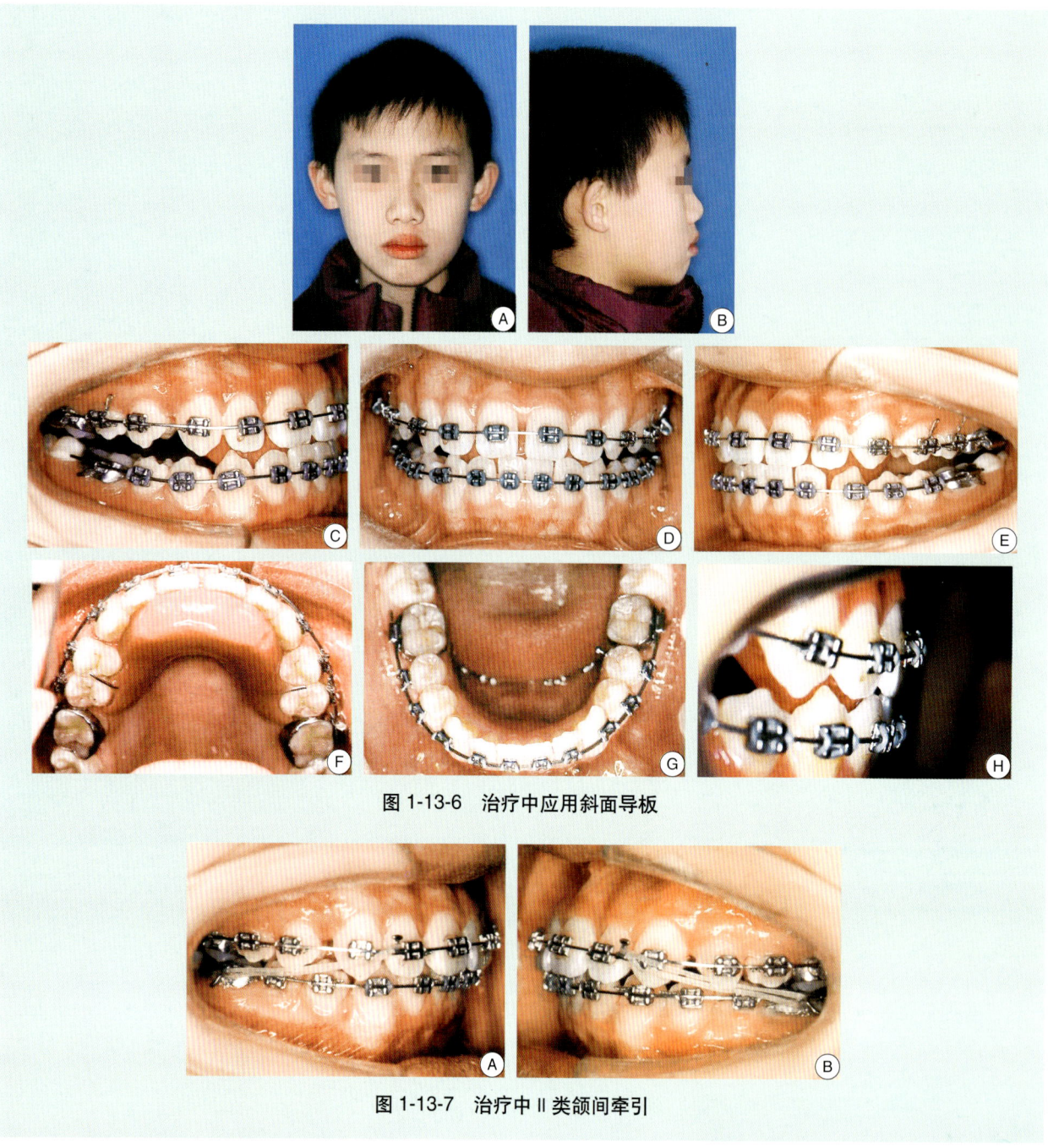

图 1-13-6 治疗中应用斜面导板

图 1-13-7 治疗中Ⅱ类颌间牵引

**对治疗过程及预后的评价**

在治疗过程中,患者的配合并不是很好。由于托槽和带环反复的脱落,花费了很多时间去重新排齐整平牙列。通过治疗,患者下颌向前向下生长,骨性不调得到纠正,患者侧貌得到改善。双颌牙弓都排齐整平,上颌切牙恢复正常的唇倾度,下颌切牙治疗后适度唇倾,目的是为排齐下颌牙列提供足够的间隙。磨牙和尖牙关系得到纠正,前牙覆𬌗覆盖恢复正常。上下颌牙弓匹配良好,尖窝咬合关系良好。治疗中患者显示了良好的生长型,下颌明显的向前向下生长,因此,预计会有较好的保持效果。患者治疗后良好的尖窝咬合关系也有利于获得长期的稳定。

## 第三部分 治 疗 后

### 治疗后面𬌗相（图1-13-8）

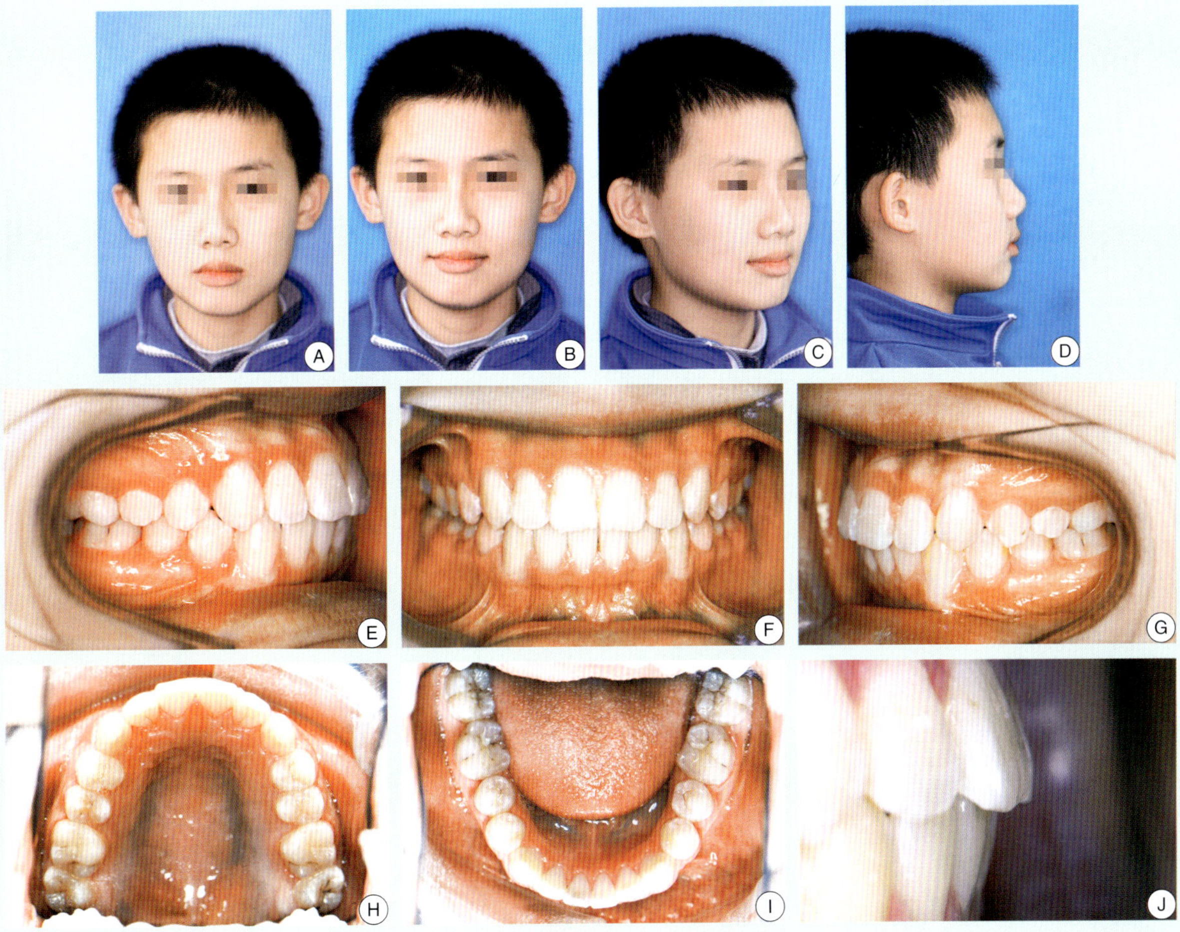

图1-13-8 治疗后面𬌗相

### 治疗后X线片及分析

全口曲面断层片（图1-13-9）：未见明显牙根吸收。头颅侧位片（图1-13-10）、描记图（图1-13-11）及数据表格（表1-13-2）

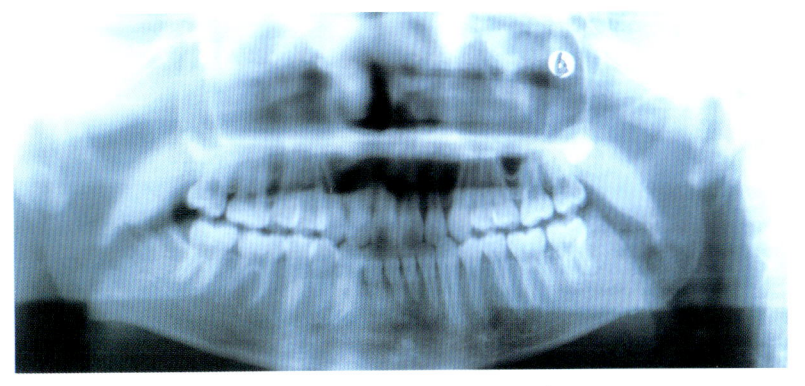

图1-13-9 治疗后曲面断层片

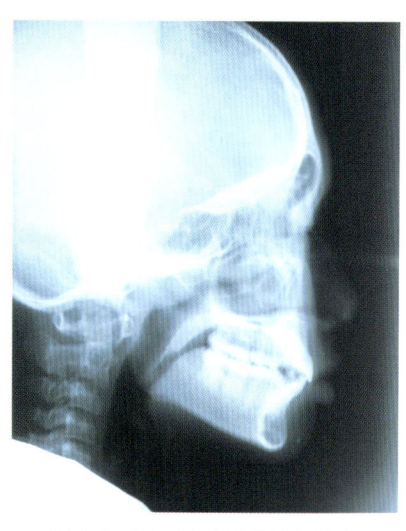

图 1-13-10　治疗后头颅侧位片

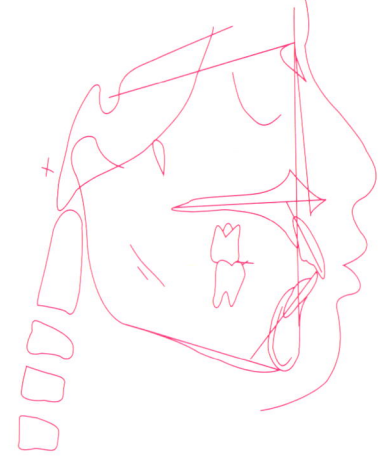

图 1-13-11　治疗后头颅侧位片描记图

表 1-13-2　治疗前后头影测量数值对比表

| 测量内容 | 治疗前 | 治疗后 | 治疗中的改变 | 正常值 |
| --- | --- | --- | --- | --- |
| SNA | 79.0 | 79.0 | 0 | 82.8 ± 4.0 |
| SNB | 71.0 | 75.0 | +4.0 | 80.1 ± 3.9 |
| ANB | 8.0 | 4.0 | −4.0 | 2.7 ± 2.0 |
| WITS (mm) | 3.0 | 1.5 | −1.5 | −1.5 ± 2.1 |
| U1-PP | 82.0 | 115.0 | +33.0 | 115.8 ± 5.7 |
| L1-MP | 89.0 | 111.5 | +22.5 | 96.5 ± 7.1 |
| U1-L1 | 166.5 | 115.0 | −51.0 | 125.4 ± 7.9 |
| PP-MP | 22.0 | 22.5 | +0.5 | 27.6 ± 4.6 |
| UAFH (mm) | 62.0 | 64.0 | +2.0 | 53.8 ± 2.8 |
| LAFH (mm) | 68.0 | 71.5 | +3.5 | 65.8 ± 4.1 |
| ANS-Me/N-Me (%) | 52.3 | 52.8 | +0.5 | 55.0 ± 2.5 |
| L1-APo (mm) | −7.0 | 4.0 | +11.0 | 4.9 ± 2.1 |
| L1-E Plane (mm) | 3.0 | 3.0 | 0 | 0.6 ± 1.9 |

头影测量分析：

治疗中SNA几乎没有发生改变，SNB增加了4.0°，因此ANB减少4.0°，恢复正常。WITS值也减小，恢复正常，说明患者颌间关系从治疗前的骨性Ⅱ类转变为Ⅰ类正常的颌间关系。

上下颌平面角增加，前上面高和前下面高都增加，但是面高比例治疗后仍然低于正常范围，说明下颌需要更多的垂直向生长。

上颌切牙治疗中明显唇倾，切牙唇倾度恢复正常。下颌切牙过度唇倾，治疗后下颌切牙与下颌平面成角111.5°，超出正常值范围。上下颌切牙成角减小了51.0°，低于正常值。

下颌切牙到APo平面的距离增加了11mm，恢复正常。

下唇与审美平面的关系基本没改变。

治疗前后重叠图（SN-S）（图1-13-12）、上颌骨重叠图（图1-13-13）及下颌骨重叠图（图1-13-14）

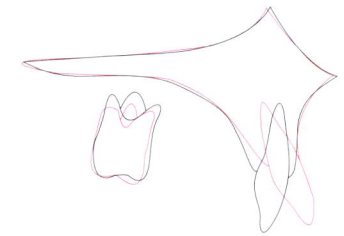

图 1-13-13　治疗前后上颌骨重叠图
（以腭平面和硬腭前部形态作为重叠标志）

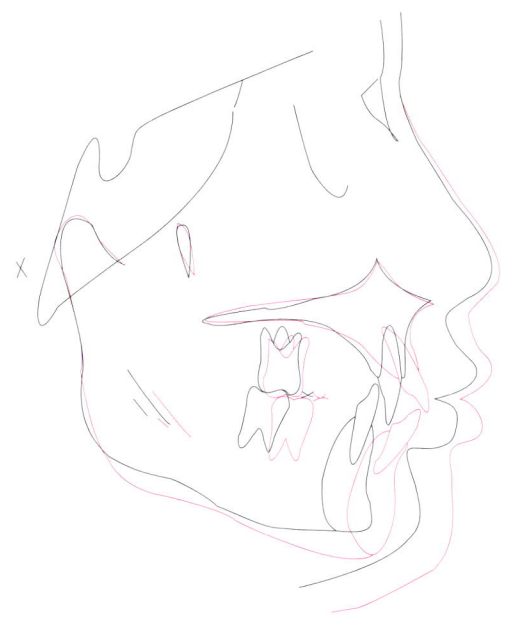

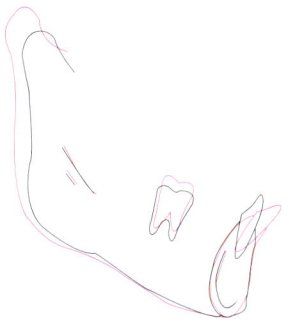

图 1-13-12　治疗前后重叠图
（以 SN 平面和 S 点重叠）

图 1-13-14　治疗前后下颌骨重叠图
（以 Björk 下颌稳定标志结构重叠）

━━ 治疗前　━━ 治疗后

（病例完成人：朱胜吉）

# 病例 ⑭ 直丝弓矫治器配合上颌平导非拔牙矫治 II 类 2 分类

> **病 例 概 况**
>
> 某女，13岁，主诉上前牙不齐。患者呈现 II 类骨型，下颌后缩，低角；牙型为典型的安氏 II 类 2 分类，磨牙远中关系，前牙闭锁型深覆𬌗；2̲ 过小畸形牙并明显扭转。治疗计划为"2×4"技术唇向开展上前牙，平面导板，继以全口固定矫治器矫治；矫治结束后瓷贴面恢复 2̲ 外形。

## 第一部分 治疗前

**病例基本情况**

某女，13岁9个月，1985年7月4日出生

主诉：要求矫治上前牙不齐

临床检查：面部对称，侧貌突，下颌后缩，下颌平面角低；恒牙𬌗，双侧磨牙远中关系，前牙深覆𬌗 II 度，上颌中切牙舌倾；上牙列拥挤 2.5mm，下牙列间隙 2mm；下中线左偏 1mm，下颌无移位；2̲ 为畸形过小牙，上颌两侧切牙内翻；下颌开闭口运动无异常，关节区无压痛，无弹响。

治疗前面𬌗相（图 1-14-1）

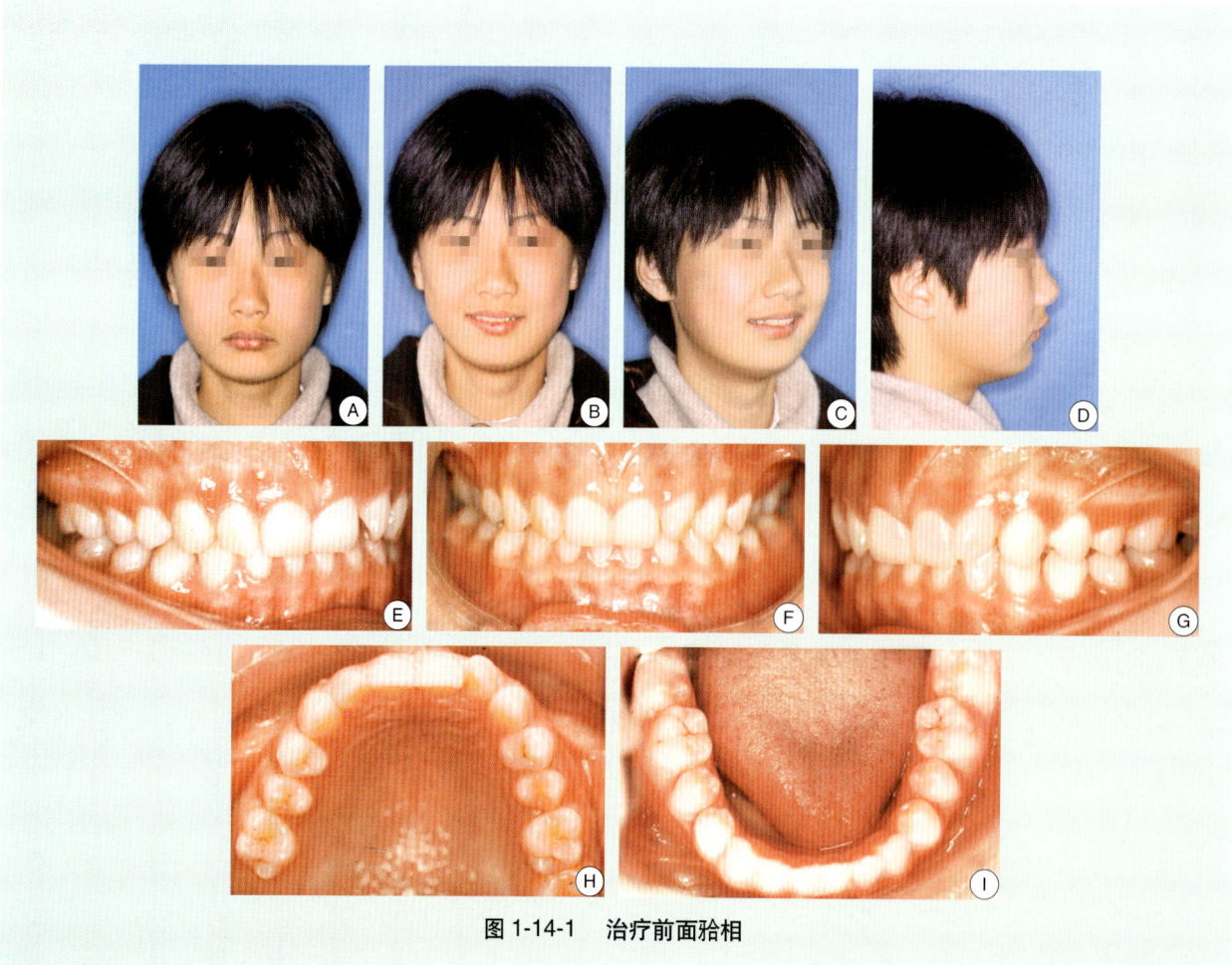

图 1-14-1 治疗前面𬌗相

### 治疗前X线片及分析

全口曲面断层片（图1-14-2）：7̄尚未萌出，可见 $\frac{8|8}{8|8}$ 牙胚。

头颅侧位片（图1-14-3）、描记图（图1-14-4）及数据表格（表1-14-1）

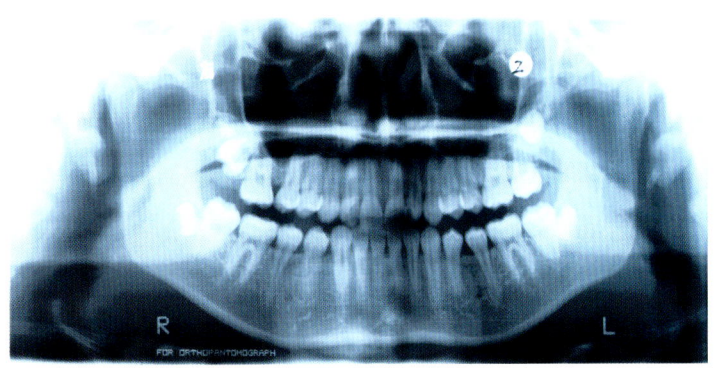

图1-14-2　治疗前曲面断层片

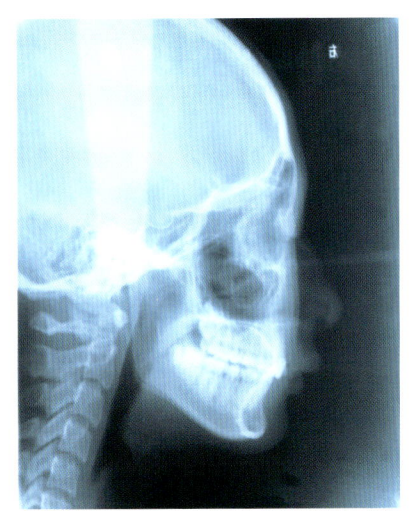

图1-14-3　治疗前头颅侧位片

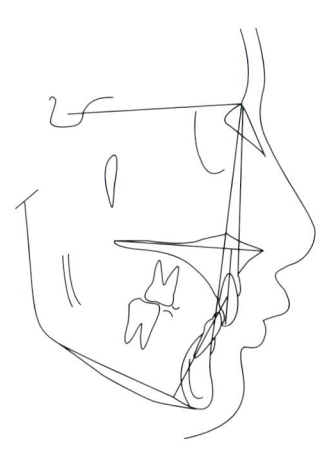

图1-14-4　治疗前头颅侧位片描记图

表1-14-1　治疗前头影测量数据表

| 测量值 | 治疗前 | 正常值 |
| --- | --- | --- |
| SNA | 87 | 82.8 ± 4.0 |
| SNB | 80 | 80.1 ± 3.9 |
| ANB | 7 | 2.7 ± 2.0 |
| WITS (mm) | 3 | −1.5 ± 2.1 |
| U1-PP | 88 | 115.8 ± 5.7 |
| L1-MP | 94 | 96.5 ± 7.1 |
| U1-L1 | 156 | 125.4 ± 7.9 |
| MM angle | 21 | 27.6 ± 4.6 |
| N-ANS (mm) | 53.5 | 53.8 ± 2.8 |
| ANS-Me (mm) | 59 | 65.8 ± 4.1 |
| ANS-Me / N-Me (%) | 52 | 55.0 ± 2.5 |
| L1-APo (mm) | −5 | 4.9 ± 2.1 |
| Li-E (mm) | −2 | 0.6 ± 1.9 |

头影测量分析：

SNA大于正常、SNB正常，ANB角为7°，WITS值3mm大于正常，说明是Ⅱ类骨性畸形。上下颌平面角比正常参考值小6.6°，面高比减小了3%，均提示此患者为低角病例；上颌切牙相对于上颌平面明显舌倾，下颌切牙稍舌倾，而且下切牙切缘在APo线后方5mm。

### 诊断概要

安氏Ⅱ类颌骨畸形，下颌平面角低；安氏Ⅱ类2分类错𬌗畸形；侧貌突；前牙深覆𬌗；上前牙拥挤Ⅰ度，下牙列间隙2mm；下中线左偏1mm；|2畸形过小牙。

### 问题列表

主诉上前牙不齐；

侧貌突，面下1/3短，低角；

Ⅱ类颌骨畸形；

安氏Ⅱ类磨牙关系；
前牙闭锁型深覆𬌗；
上牙弓轻度拥挤，下牙弓间隙；
|2过小畸形牙；
上下切牙舌倾；
下颌中线左偏1mm。

### 治疗目标
排齐上下牙列；
改善侧貌；
矫正Ⅱ类磨牙关系，建立Ⅰ类磨牙关系；
矫正前牙闭锁深覆𬌗，建立正常覆𬌗覆盖；
矫正中线不调；
|2近远中预留间隙以备治疗后恢复正常外形；
保持。

### 治疗设计
固定矫治器（0.022英寸直丝弓矫治技术）
上颌"2×4"技术唇向开展上前牙，戴上颌平面导板；下颌粘固定矫治器；
排齐整平上下牙弓；
Ⅱ类牵引调整远中磨牙关系；
精细调整；
贴面修复左上侧切牙并保持。

保持设计：上下颌Hawley保持器。
对稳定性的预测：建立良好的尖窝咬合关系和正常的覆𬌗覆盖是日后稳定的保障；扭转明显的|2比较容易复发，治疗后做嵴上纤维切断术有助于扭转牙的保持。

## 第二部分  治　疗

### 主要治疗过程
1999.4　　上颌"2×4"技术，戴平导；下颌戴固定矫治器。
1999.5～　上颌前牙唇向开展；下牙弓排齐；深覆
1999.8　　𬌗改善。
1999.9　　上颌全牙弓矫治器，停戴上颌平导。
1999.10～　上下牙弓排齐整平；安放0.018×0.02
2000.2　　英寸不锈钢方丝。
2000.2～　Ⅱ类牵引调整颌间关系；|2近远中应用
2000.9　　螺旋推簧预留间隙约2mm；中线牵引，垂直牵引进行精细调整。
2000.12　 去除固定矫治器，戴Hawley保持器；转修复科做|2烤瓷贴面。

### 固定矫治器治疗中𬌗相（图1-14-5）

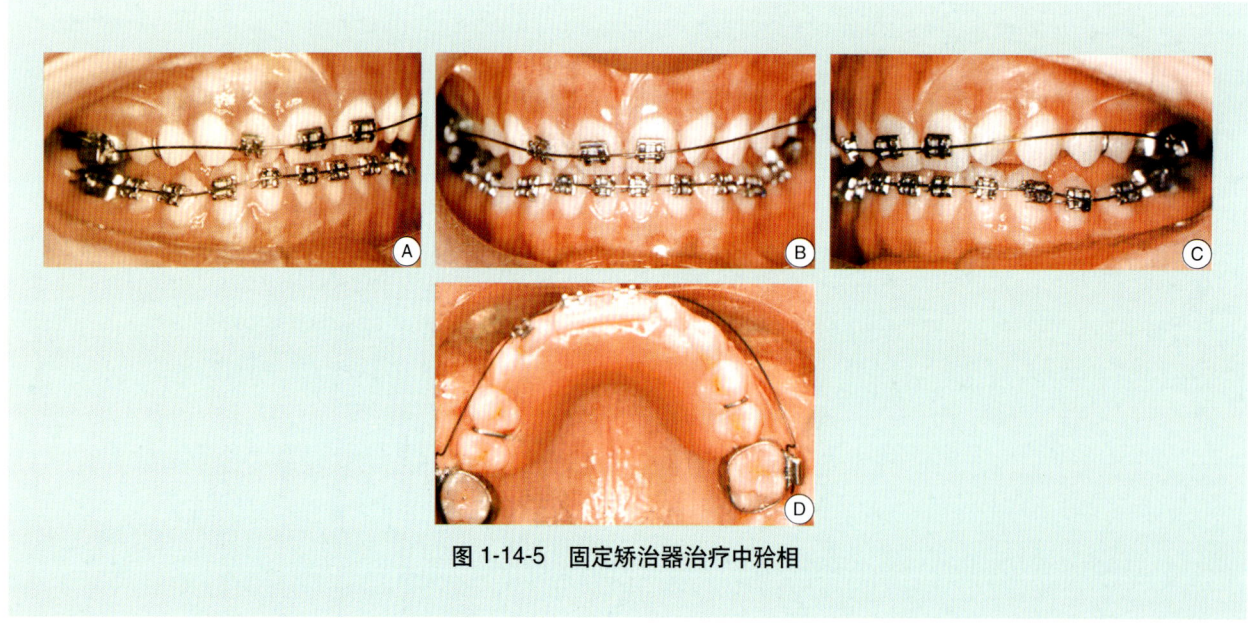

图1-14-5　固定矫治器治疗中𬌗相

### 治疗中遇到的复杂问题
　　去除固定矫治器，戴Hawley保持器后，转修复科行|2修复。由于Hawley保持器对扭转牙的保持不是很有效，在修复体戴入前即发生了复发，导致邻接关系欠佳，只好在保持器上附加舌簧等再次矫正扭转。若使用压膜保持器会更好。

# 第一章 安氏Ⅱ类错𬌗畸形的矫治

## 第三部分 治疗后

### 治疗后面𬌗相（图1-14-6）

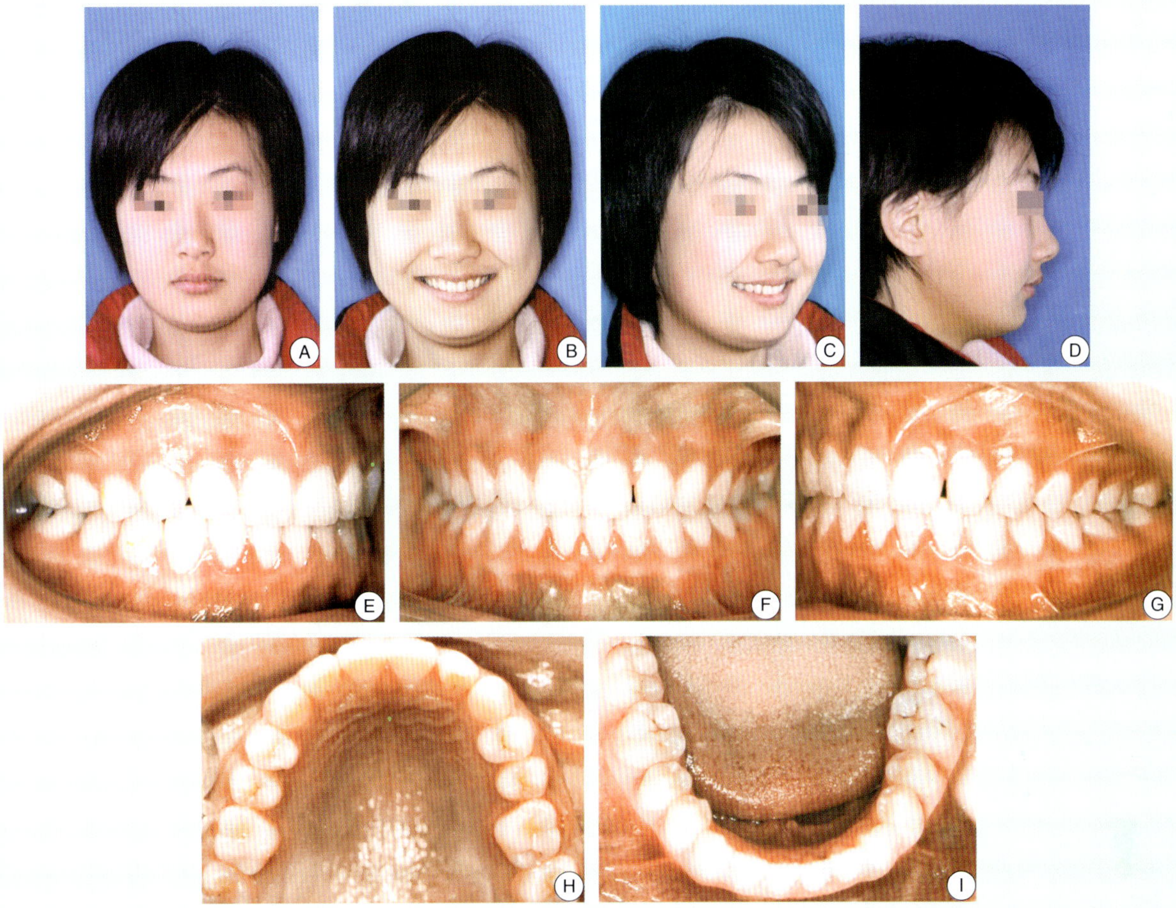

图1-14-6 治疗后面𬌗相

### 治疗后X线片及分析

全口曲面断层片（图1-14-7）：2̲牙根不平行；可见 $\frac{8|8}{8|8}$ 牙胚发育中。

头颅侧位片（图1-14-8）、描记图（图1-14-9）及数据表格（表1-14-2）

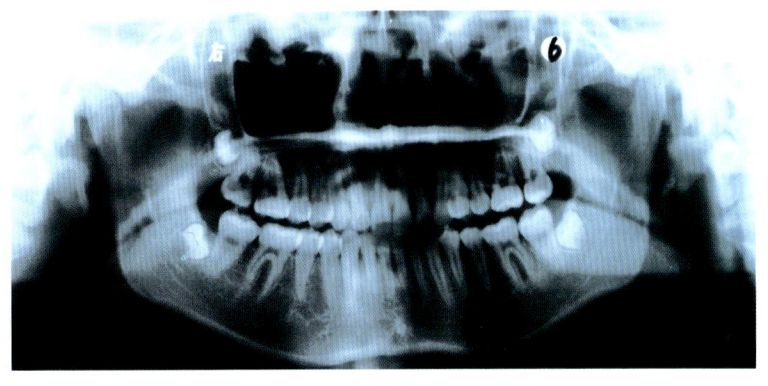

图1-14-7 治疗后曲面断层片

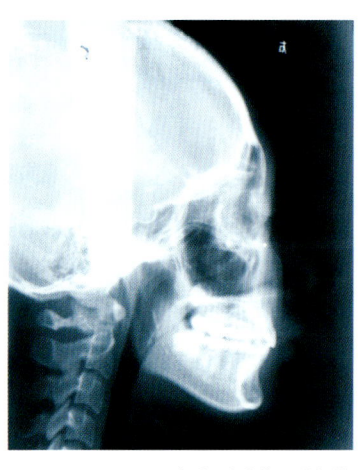

图 1-14-8 治疗后头颅侧位片

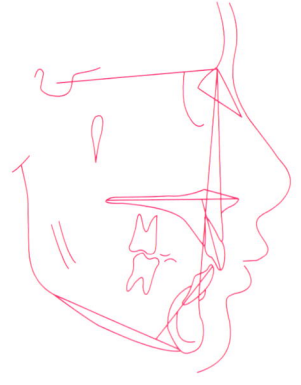

图 1-14-9 治疗后头颅侧位片描记图

表 1-14-2 治疗前后头影测量数据对比表

| 测量值 | 治疗前 | 治疗后 | 变化 | 正常值 |
| --- | --- | --- | --- | --- |
| SNA | 87 | 86 | −1 | 82.8 ± 4.0 |
| SNB | 80 | 80.5 | +0.5 | 80.1 ± 3.9 |
| ANB | 7 | 5.5 | −1.5 | 2.7 ± 2.0 |
| WITS (mm) | 3 | 3 | 0 | −1.5 ± 2.1 |
| U1-PP | 88 | 103 | +15 | 115.8 ± 5.7 |
| L1-MP | 94 | 103 | +9 | 96.5 ± 7.1 |
| U1-L1 | 156 | 129 | −17 | 125.4 ± 7.9 |
| MM angle | 21 | 25 | +4 | 27.6 ± 4.6 |
| N-ANS (mm) | 53.5 | 55 | +1.5 | 53.8 ± 2.8 |
| ANS-Me (mm) | 59 | 62 | +3 | 65.8 ± 4.1 |
| ANS-Me / N-Me (%) | 52 | 53 | +1 | 55.0 ± 2.5 |
| L1-APo (mm) | −5 | 0 | +5 | 4.9 ± 2.1 |
| Li-E (mm) | −2 | −1 | +1 | 0.6 ± 1.9 |

头影测量分析：

治疗后SNA减小了1°，SNB增加了0.5°，因而ANB减小为5.5°；WITS值没有变化；下前面高和上下颌平面角发生了明显变化，前者增加了3mm，后者增加了4°；上下前牙牙轴发生了最明显的变化，上前牙唇倾度增加了15°，下前牙唇倾度增加了9°，下前牙到APo平面距离增加了5mm。

治疗前后重叠图（图1-14-10）、上颌重叠图（图1-14-11）和下颌重叠图（图1-14-12）

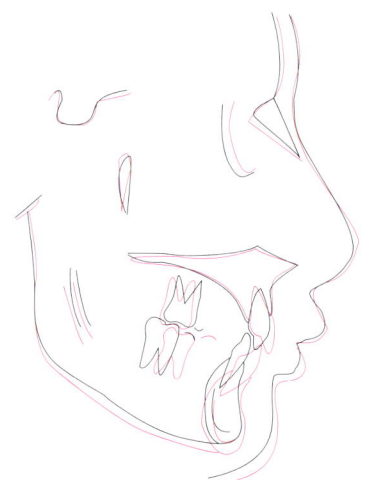

图 1-14-10 治疗前后 SN 重叠图
（以 SN 平面和 S 点重叠）

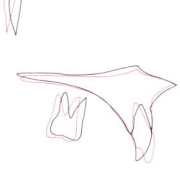

图 1-14-11 治疗前后上颌骨重叠图
（以腭平面和上腭前部重叠）

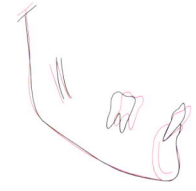

图 1-14-12 治疗前后下颌骨重叠图
（以 Björk 下颌稳定标志结构重叠）

——— 治疗前    ——— 治疗后

### 矫治结束后 5.5 年面𬌗相（图 1-14-13）

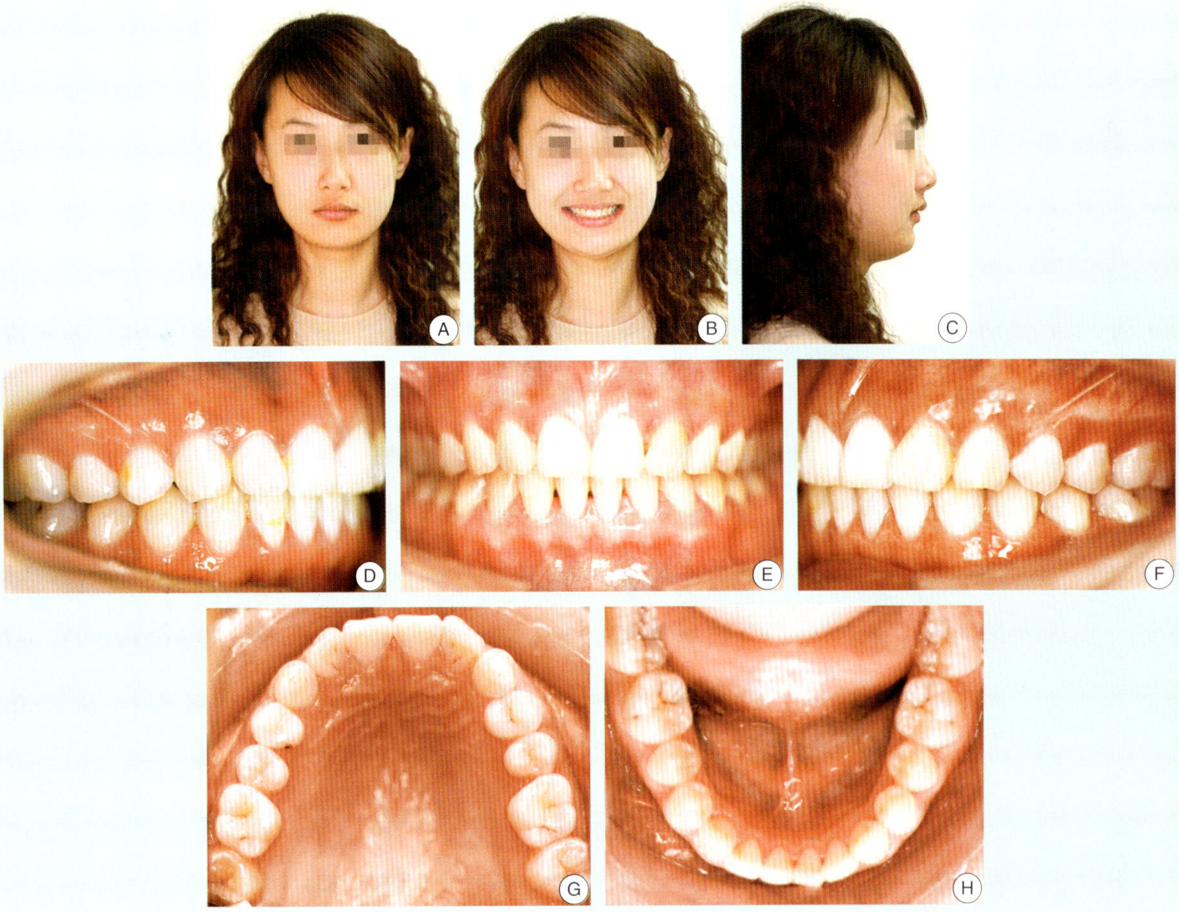

图 1-14-13　矫治结束后 5.5 年面𬌗相

### 矫治结束后 5.5 年 X 线片

矫治结束后 5.5 年曲面断层片（图 1-14-14）、头颅侧位片（图 1-14-15）、描记图（图 1-14-16）、治疗后和保持后重叠图（图 1-14-17）

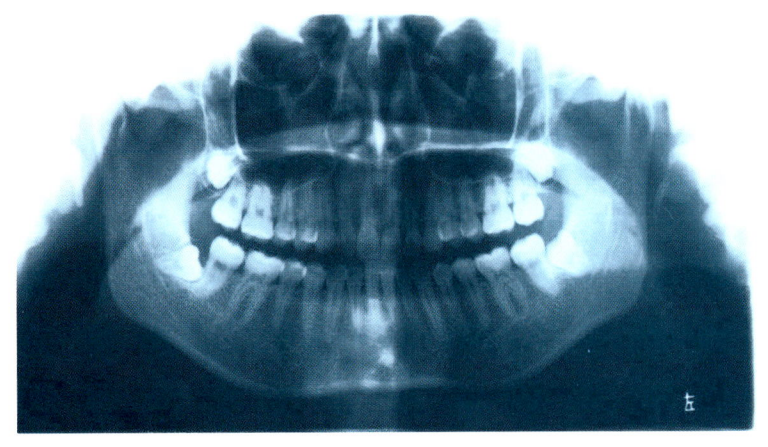

图 1-14-14　矫治结束后 5.5 年曲面断层片

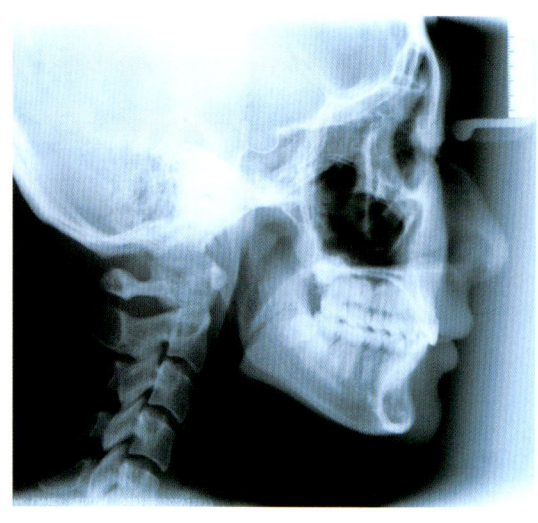

图 1-14-15　矫治结束后 5.5 年头颅侧位片

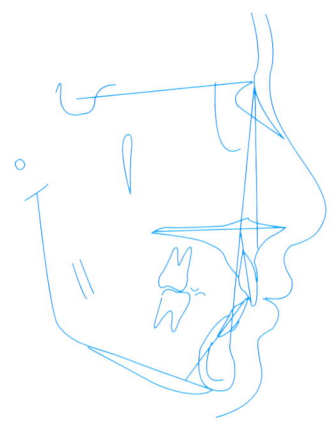

图 1-14-16　矫治结束 5.5 年头颅侧位片描记图

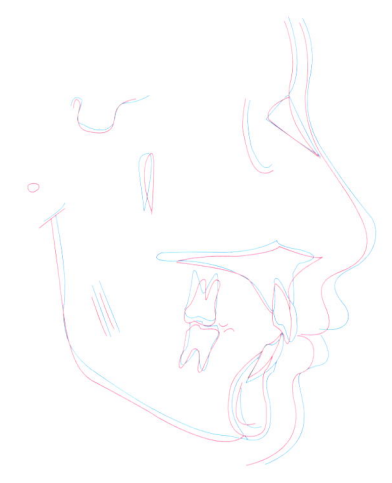

图 1-14-17　治疗后和保持后重叠图（SN）

━━ 治疗后　　━━ 拆除后 5.5 年

### 对治疗的评价

患者为典型的安氏Ⅱ类2分类患者，但是由于就诊时年龄已经接近14岁，生长潜力很小。因而无法进行生长改良治疗，只能通过牙齿的移动矫正咬合关系。从头影测量分析可以看出牙齿的变化非常明显。治疗后患者的侧貌得到一定程度改善，而5.5年之后的侧貌看起来更加协调了。从重叠图上可发现这五年当中上下唇的厚度有所减小，这与研究发现15~45岁之间上下唇相对审美平面趋向后缩的规律相符合。

治疗后发现两上颌侧切牙的牙根反而不如治疗前平行，这可能是因为不正常的牙冠外形影响了托槽粘接位置的准确性。5.5年之后的曲断片上发现牙根基本平行。

可以看到治疗后5.5年的结果还是很稳定的，只是两个侧切牙略有扭转，后牙咬合关系和前牙覆𬌗覆盖关系都保持得很好。

（病例完成人：田岳红）

# 安氏Ⅱ类错𬌗的诊断与治疗原则

安氏Ⅱ类错𬌗是牙弓及颌骨关系的矢状不调，常常同时存在垂直不调和宽度不调，有的病例还可能伴有牙量骨量不调。典型的安氏Ⅱ类1分类错𬌗表现为磨牙关系远中，前牙深覆盖、深覆𬌗；安氏Ⅱ类2分类表现为磨牙关系远中，前牙闭锁性深覆𬌗。安氏Ⅱ类是一种常见错𬌗畸形，乳牙期、替牙期和恒牙早期的患病率分别为10.10%、25.77%和19.41%。

## 一、诊　　断

### （一）病因诊断

1. 遗传因素　研究表明，安氏Ⅱ类错𬌗上下颌前牙比、后牙比、全牙比均小于安氏Ⅰ类和Ⅲ类，反映Ⅱ类错𬌗上颌牙齿相对于下颌牙齿偏大。本章不少病例中可以看到前牙区牙齿上大下小的倾向，病例2、5做过Bolton分析，前牙比分别为75%和73.8%，均小于中国人正常参考值78.8%。另外，上前牙区多生牙、下切牙先天缺失也可致前牙深覆盖。这些因牙齿大小、数目异常所造成的错𬌗受遗传较强的控制。严重的骨骼畸形，如下颌发育过小、上颌发育过大也受遗传因素明显的影响。

2. 环境因素

（1）局部因素：包括口腔不良习惯和替牙障碍。一些口腔不良习惯如长期吮拇指、咬下唇等可造成上前牙唇倾、下前牙舌倾拥挤和前牙深覆盖；继发的覆盖下唇习惯可加重畸形的发展。本章病例2、11有咬下唇习惯；病例11有吮指习惯；病例1治疗前的面相、病例9的治疗前头颅侧位X线片显示患者存在覆盖下唇习惯。

下乳磨牙早失可导致下牙弓前段变小，前牙覆盖增大；萌出顺序异常，例如上第一恒磨牙早于下第一恒磨牙萌出，或者上第二恒磨牙早于下第二恒磨牙或上尖牙萌出，均有可能造成远中𬌗，而使前牙呈深覆盖。

（2）全身因素：儿童鼻咽部疾患例如慢性鼻炎、腺样体扁桃体肥大等造成上气道阻塞而以口呼吸代之，逐渐形成口呼吸习惯。此类患者可有睡眠打鼾和呼吸暂停；同时为维护气道通畅，头部姿势位前伸，下颌连同舌下垂、后退，久之形成Ⅱ类高角下颌后缩畸形。儿童睡眠呼吸障碍的患病率达1%～3%，应当引起口腔医师的重视。

开唇露齿在儿童Ⅱ类患者中经常存在，常被误认为口呼吸习惯。开唇露齿是一种唇齿关系异常，是唇功能不足的表现，其原因有四：上前牙过于前突、上齿槽垂直发育过度、上唇解剖形态过短以及与鼻气道阻塞有关的口呼吸习惯，要根据患者开唇露齿的原因分别处理。如果为鼻气道阻塞引起，应由耳鼻喉科医师去除病因、然后再破除不良习惯。

全身疾病如钙磷代谢障碍、佝偻病等，肌肉及韧带张力弱，可引起上牙弓狭窄、上前牙前突和远中𬌗关系，但目前较少见到。

### （二）分类诊断

1. 病因分类

（1）牙性：因上下前牙位置或数目异常造成，如上前牙唇向、下前牙舌向错位；上颌前部多生牙或下切牙先天缺失等。或者替牙障碍如上颌乳磨牙早失、第一恒磨牙前移。这些局部牙齿问题可以形成前牙深覆盖、磨牙关系远中等Ⅱ类症状，但却并无上下颌骨之间以及颅面关系的不调，治疗较简单。

(2) 功能性：由于神经肌肉反射引起的下颌功能性后缩。异常的神经肌肉反射可以因口腔不良习惯引起，也可以因殆因素导致。例如吮拇习惯，日久造成上牙弓尖牙和后牙段宽度不足，下颌在尖窝交错殆时被迫处于后缩的位置，形成磨牙关系远中、前牙深覆盖。功能性下颌后缩患者上颌一般正常，颌间关系不调并不严重，当下颌前伸至中性磨牙关系时，上下牙弓矢状关系基本协调，面型明显改善。早期矫治预后良好。

(3) 骨性：由于颌骨发育异常，下颌发育不足或上颌发育过度，牙殆关系为Ⅱ类，颌骨关系也为Ⅱ类。临床上将ANB ≥ 5°作为骨性Ⅱ类的诊断标准，当ANB ≥ 10°时为严重骨性Ⅱ类。本章14个病例中，除病例11的ANB = 3°，其余ANB ≥ 5°，为轻、中度骨性Ⅱ类患者。

2. 颅面骨骼分类　北京医科大学口腔医学院正畸科对100例成人安氏Ⅱ类1分类病例的颅面骨骼类型进行分析。

(1) 矢状分类：矢状方向上安氏Ⅱ类1分类错殆可分为六种类型（表1-1）。其中上下颌位置均在正常范围之内类型的比例最高，约占全部患者的1/3；其次为上颌正常下颌后缩型（28%）和上下颌后缩型（21%）；其他三种类型共占17%，没有发现上颌前突、下颌后缩的极端类型。

表1-1　安氏Ⅱ类1分类病例的颅面骨骼类型

| | 男 | 女 | 合计 |
| --- | --- | --- | --- |
| 上下颌正常型 | 18 | 16 | 34 |
| 上颌正常下颌后缩型 | 8 | 20 | 28 |
| 上下颌后缩型 | 15 | 6 | 21 |
| 上颌后缩下颌正常型 | 3 | 4 | 7 |
| 上下颌前突型 | 5 | 2 | 7 |
| 上颌前突下颌正常型 | 1 | 2 | 3 |
| 合计 | 50 | 50 | 100 |

六种类型之中，上下颌正常型的患者上下颌骨的矢状不调较轻，ANB角平均为2.7°，为Ⅰ类骨面型，正畸治疗相对简单，本章病例11即属于此型，治疗主要针对牙弓。而上颌正常下颌后缩型为Ⅱ类骨面型，ANB角平均为6.2°，矫治难度加大，本章大多数病例属于此型。上颌前突下颌正常型存在明显的上下颌骨矢状不调，ANB平均8.4°，正畸矫治难度较大。

(2) 垂直分类：安氏Ⅱ类1分类颅面垂直方向有三种类型（表1-2）。

表1-2　安氏Ⅱ类1分类病例的颅面垂直骨骼类型

| 类型 | 男 | 女 | 合计 |
| --- | --- | --- | --- |
| 高角 | 10 | 13 | 23 |
| 低角 | 16 | 11 | 27 |
| 正常 | 24 | 26 | 50 |

安氏Ⅱ类1分类错殆的骨骼因素中，下颌后缩是主要因素，上颌位置一般正常，如果不正常，也是后缩多于前突者。这提示早期进行生长控制时，使用功能矫治器促进下颌发育，比使用口外唇弓抑制上颌发育更具有普遍性。考虑到安氏Ⅱ类1分类错殆中23%的患者同时存在垂直发育过度，而功能矫治器的垂直控制作用不如口外弓，对这些患者口外弓－功能矫治器联合使用可收到更好的矫治效果。

### (三) 生长发育评估

中国儿童女性9～10岁进入青春生长快速期，13～14岁快速期结束；男性青春快速生长期12～13岁开始，16～18岁结束。然而以年龄判断生长状态的可信度仅仅50%，骨龄是最可靠的评估方法。

1. 左腕正位X线片　以腕骨的骨化评估生长发育阶段（图1-1）。
2. 头颅侧位X线片　以颈椎评价生长发育阶段。密西根大学最近的研究结果证明，第2~4颈椎椎体是观察的重点，这三块椎体的形状和下表面反映青春生长快速期的不同阶段（图1-2）。

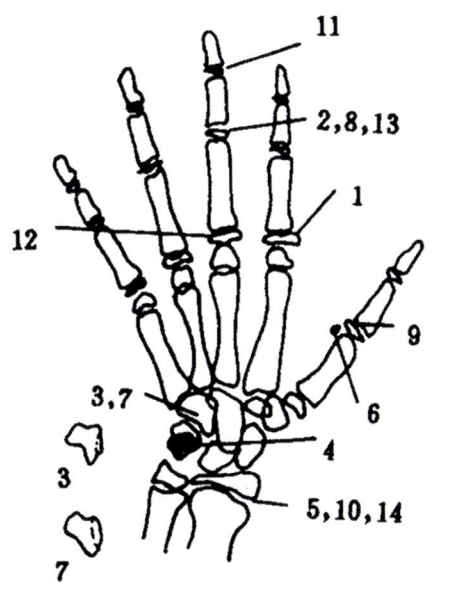

1. $PP2=$　　　　第2指近中指节骨骺宽=干宽；快速期前
2. MP3　　　　　第3指中节指骨骺宽=干宽；加速期
3. H-1　　　　　钩骨骨化；加速期
4. PiSi-　　　　　豌豆骨骨化；加速期
5. $R=$　　　　　桡骨骺宽=干宽；加速期
6. S　　　　　　拇指尺侧籽骨出现；高峰期
7. H-2　　　　　钩骨继续骨化；高峰期
8. $MP_3cap$　　　第3指中节指骨帽状骨骺；高峰期
9. PPdcap　　　拇指近中指节指骨帽状骨骺；高峰期
10. Rcap　　　　桡骨帽状骨骺；高峰期
11. $DP_3u$　　　第3指远节指骨干骺融合；减速期
12. $PP_3u$　　　第3指近节指骨干骺融合；减速期
13. $MP_3u$　　　第3指中节指骨干骺融合；减速期
14. Ru　　　　　桡骨干骺融合完全；结束期

图1-1　腕骨发育阶段

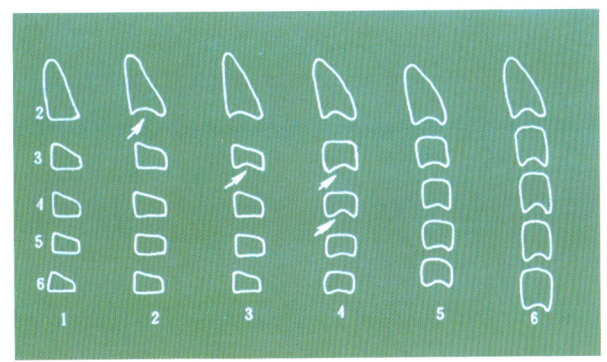

图1-2　颈椎发育阶段

1. CVS1: 颈2~7下表面平直,呈前后方向的梯形
2. CVS2: 颈2下表面凹陷；快速生长开始
3. CVS3: 颈3下表面凹陷,呈前后方向长方形；加速期
4. CVS4: 颈3下表面凹陷,呈正方形；颈4下表面凹陷,高峰期过
5. CVS5: 颈3、4呈垂直方向的长方形；减速期
6. CVS6: 成熟期

## 二、治　疗

### （一）早期阻断性矫治

1. 尽早去除病因，破除吮拇、咬下唇等口腔不良习惯，治疗鼻咽部疾患等。
2. 对导致前牙深覆盖的牙齿问题进行处理，例如拔除上颌多生牙、乳牙早失的缺隙保持、上前牙前突合并牙间隙时的间隙关闭、下前牙舌向倾斜合并拥挤的开展排齐。
3. 上牙弓宽度不足的开展

上述问题的处理相对简单，一般可采用可摘矫治器。

### （二）生长控制

对于已经存在上下颌骨关系不调的安氏Ⅱ类1分类患者，在生长发育期间进行矫形治疗以影响颌骨的生长。本章病例1~5即此种情况。

1. 矢状控制

（1）促进下颌向前生长：Ⅱ类错𬌗的主要因素是下颌后缩。许多Ⅱ类患者将下颌前伸至前牙有正常覆盖关系时，侧貌会有明显的改善。对这类患者，近中移动下颌是矫正前牙深覆盖、远中磨牙关系和增进面部和谐与平衡的有效方法。下颌骨是人体所有骨骼中生长持续时间最长的骨骼，男性一直要到23岁，女性到20岁。从替牙期到恒牙早期，下颌经历了生长快速期，下颌总长度（Ar-Pg）和下颌相对于颅底的突度（SNB角）均有明显的增大。在此阶段宜采用功能矫治器如肌激动器、双𬌗垫矫治器、功能调节器Ⅱ型等刺激、促进下颌的向前生长，对许多Ⅱ类错𬌗前牙深覆盖和远中磨牙关系的矫正起到很好的作用。恒牙列完全建𬌗之后，下颌的生长量大部分完成，但仍保留一定的生长潜力，下颌长度与相对于颅底的突度仍有小量的增大，这是恒牙早期病例的治疗中可以利用的。本章病例1~4的早期矫治主要是促进下颌生长，并都取得较好的效果。

（2）抑制上颌向前生长：若Ⅱ类错𬌗是因上颌骨位置靠前引起，理论上讲应当使用矫形力远中移动上颌。但是真正上颌前突的病例并不多见，大多数Ⅱ类错𬌗病例的上颌位置较正常；同时远中移动上颌的难度很大，即使使用口外唇弓并有很好的合作，上颌突度（SNA角）的减小也极其有限。因此，临床上正畸将上颌骨远中移动的必要性和可能性都很小。真正的骨骼畸形需要采用外科手术。

抑制上颌向前的发育却是可以做到的。对于上颌（上牙弓）前突或前突倾向的Ⅱ类错𬌗病例，在生长发育早期使用口外唇弓，限制上颌（上牙弓）向前发育，与此同时，下颌能自由地向前发育追上上颌，最终建立正常的上下颌矢状关系。口外弓虽不能减小上颌突度（SNA角），但却可以减轻上下颌间关系不调，对于一个合作的病例，每6个月ANB角可减小1°。临床实践中口外弓也被用于下颌后缩的Ⅱ类错𬌗，其理论依据是通过解除上颌磨牙对下颌磨牙的咬合锁结，使下颌能自由向前发育。本章病例5虽以下颌后缩为主，但仍使用口外弓进行7个月的早期矫治，并配合了平面导板和上颌扩宽。治疗完成后下颌向前生长明显，SNB增加3°，ANB由7°减小到4°。

2. 后部牙－齿槽高度的控制　除颌骨矢状关系不调外，Ⅱ类错𬌗常常伴有颌骨垂直关系不调。后部牙－齿槽高度增加，下颌将向后向下旋转、下颌平面角增大，颏点位置将后移，这对低角病例的治疗有利而不利于高角病例侧貌的改善。相反，后部牙－齿槽高度减小，下颌将向前向上旋转，下颌平面角减小，颏点位置前移，这对高角病例的治疗有利。口外唇弓通过改变牵引力的方向对后部牙－齿槽高度的控制能起到较好的作用。高角病例使用高位牵引，低角病例使用颈牵引，面高协调者使用水平牵引。

功能性矫治器如肌激动器，治疗中后部齿槽高度增加、下颌平面角增大的情况常常发生。因此对以下颌后缩为主、下颌平面角较大的Ⅱ类高角病例，临床上常常将高位牵引口外唇弓与肌激动器联合使用。

3. 上下牙弓宽度的协调　大多数Ⅱ类错𬌗病例在下颌处于正中𬌗位时后牙宽度协调，但当Ⅱ类关系达到Ⅰ类关系时，上牙弓宽度往往不足，较下牙弓窄3~5mm。因此，Ⅱ类错𬌗的治疗（包括恒牙期治疗）多需要首先扩宽上牙弓。本章不少病例的治疗中都首先扩宽了上牙弓。

4. 矫治器选择　Ⅱ类错𬌗早期矫治多使用功能矫治器。尽管功能矫治器的基本原理相同，临床治疗程序也相似，但不同功能矫治器的适应证有所差异。

功能矫治器以固位方式不同分为可摘式和固定式。

可摘式功能矫治器体积较大，矫治力由牙－齿槽共同承担，因而其优点在于：下切牙唇倾的副作用相对较小，磨牙垂直高度易于控制。缺点是戴用时间受限、疗程较长、见效较慢，一般需要1年以上。可摘式功能矫治器多用于替牙期和年龄较小的恒牙早期儿童。临床常用肌激动器（Activator）、口外弓肌激动器（Activator-HG）、双殆垫矫治器（Twin Block），三者适用对象有所差别。肌激动器主要用于替牙期，II类低角或中角病例，患者的下切牙舌倾或直立。高位牵引口外弓肌激动器主要用于II类高角病例，或合并上颌（上牙弓）前突问题的II类病例；如患者为低角，口外弓可改为颈牵引。双殆垫矫治器主要用于II类高角、下切牙唇倾的病例；因可以24小时戴用，还适于进入生长快速期的恒牙早期患者。注意本章5个双期矫治的病例，早期矫治时选择了不同的功能矫治器。

固定式功能矫治包括Herbst、Jasper Jumper、Forsus等矫治器。由于矫治器粘接在牙齿上，患者24小时戴用，因而作用强、见效快，疗程6个月左右即可。然而由于矫治力由牙弓承担，易造成下切牙唇倾，对磨牙垂直控制也较差。固定式功能矫治用于年龄偏大的恒牙早期II类错殆患者，覆殆较浅时更适宜。

5. 关于II类错殆双期矫治的不同观点　双期矫治是指：在患者生长发育的较早阶段，采用功能矫治器或矫形矫治器进行颌骨生长控制，早期解决颌骨（牙弓）之间的矢状、垂直以及宽度不调；然后，在恒牙期采用固定矫治器进行二期矫治，解决牙齿排列和殆关系问题。目前，对II类错殆双期矫治存在以下不同的观点。

（1）双期矫治有无必要：动物实验提供了功能矫治促进髁突生长改型的确切证据；许多临床研究对II类错殆的早期矫治的疗效也得出肯定结论。目前大多数正畸医师对下述观点表示认同：早期矫治虽然很难改变患者的生长型，但却可以减轻骨骼畸形的严重程度，使后续治疗难度相对减小。临床中的确可以见到：一些原本需要在恒牙期拔牙的病例在早期功能矫治之后可以采用不拔牙矫治完成矫治；甚至有的可能需要正颌手术的患者，经过早期矫治之后在恒牙期可以用正畸治疗完成治疗。本章早期矫治的5个病例中有4个病例的前牙覆盖达到10mm，特别是病例2，年龄较小、发育较早，如果不进行早期矫治，等到恒牙替换完成时很可能都需要采用拔牙矫治。

1998发表的Dr. Tulloch等的一篇为期10年的以循证医学为基础的追踪研究结果表明：从总体上看，对中度或偏重的II类错殆，双期矫治在颌骨关系、牙殆关系上与恒牙早期一次矫治的结果并无多大差别。这项研究结果实际上否定了II类错殆早期使用功能调节器Bionator进行双期矫治的作用。

（2）早期矫治何时开始：传统观点认为，II类错殆早期矫治的最佳治疗时间在青春快速生长期前，患者处于双尖牙替换期。采用可摘功能矫治，一直戴用到患者进入快速生长期。一些恒牙早期患者，快速生长虽已经开始但仍处于加速期和刚进入高峰期，可采用固定式功能矫治器如Herbst矫治器，或使用双殆垫矫治器。这两种矫治器可以24小时戴用，以期在较短时间内解决矢状不调。生长高峰后再开始掩饰性矫治。本章中大多数早期矫治的病例都是以此观点为基础进行治疗的。

2000年Dr. McNamara提出，II类错殆早期矫治包括：替牙期上颌宽度开展；恒牙早期双殆垫矫治器持续使用通过生长高峰期；然后再进行掩饰性矫治。此种观点暗示，由于下颌生长对II类错殆的矫治有利，早期矫治不必过早。可以先阻断、再观察、最后控制生长。即：在替牙期以简单的方法矫正上颌宽度不足这一II类患者普遍存在的、影响下颌向前发育的因素，主要的生长控制治疗后延至恒牙建殆、患者进入青春快速生长之后进行。本章病例3、4年龄偏大，都已进入了生长高峰期，采用功能矫治器治疗17个月和9个月，SNB角分别增加约6°和3°。这证明了II类错殆的生长控制可以在生长快速期进行并可获得成功。

2004年Dr. Panchez发表了将Herbst矫治器成功地用于成人II类边缘病例进行非拔牙矫治的报道，他认为"疗效甚至比外科治疗更好"，"只要殆关系矫治得好，下颌就可以生长改建，就不会复发"。以此为据，他对II类错殆的早期矫治提出了修正：儿童期采用可摘功能矫治器；青春期采用Herbst矫治器；青春期后至青年（18～30岁）仍然可以采用Herbst矫治器代替掩饰性治疗或外科治疗；直至30岁以后才考虑进行掩饰性治疗或外科治疗。此种观点尚未被广泛接受，临床实践中宜慎重。

(3) 合并严重拥挤的替牙期Ⅱ类患者的治疗：经过早期矫治的Ⅱ类病例大多数可以采用不拔牙完成二期矫治。但是，对合并严重拥挤Ⅱ类患者是否需要早期矫治及如何进行早期矫治存在三种不同观点：①早期生长控制解决牙弓关系不调，恒牙期二期再减数矫治，如本章病例4；②早期生长控制同时序列拔牙，恒牙期二期固定矫治；③观察、待恒牙替换完成后通过拔牙一次完成矫治。

### （三）恒牙期综合性矫治

1. 治疗原则

(1) 对于生长高峰已过但仍有一定生长潜力的患者，若畸形不很严重，宜抓紧时机，通过口外弓、"摆"式矫治器（pendulum）或种植支抗远中移动上磨牙、平导控制覆𬌗、适当扩宽上牙弓、Ⅱ类颌间牵引等各种手段，利用或部分利用生长控制的作用，协调上下颌间关系，最终以不拔牙完成治疗。本章病例6从颈椎看生长高峰已过，主治医师采用多种措施排齐牙列、矫治颌间关系，最终以不拔牙矫治成功完成治疗。值得注意的是，患者治疗中SNB角和ANB角变化都不大，说明骨骼效应对最终治疗结果的贡献较小。

(2) 大多数恒牙早期Ⅱ类患者已经存在骨骼异常，有的病例可能还伴有较明显的拥挤，生长发育也基本完成，正畸治疗需要减数拔牙，在间隙关闭过程中，控制上下牙齿、前后牙齿的不同移动，代偿或掩饰颌骨的发育异常。本章病例7～11均采用了拔牙矫治。

(3) 严重骨骼异常，严重上颌前突或下颌后缩，ANB≥10°；同时伴有明显的高度不调、宽度不调；需要在成年之后进行外科正畸。本章尚无此类病例。

(4) 安氏Ⅱ类2分类多为下颌后缩的低角病例，前牙闭锁性深覆𬌗，可有不同程度的前牙段拥挤。此类患者应尽可能不拔牙矫治，即使拥挤严重可能需要拔牙，也应先唇向移动上前牙，再按Ⅱ类1分类治疗。本章病例13、14具有典型的Ⅱ类2分类特征，ANB角7°～8°，为中度Ⅱ类骨型，伴有上下前牙轻度或中度拥挤。两人均采用不拔牙矫治，取得满意的疗效。

2. Ⅱ类掩饰性矫治的常用拔牙模式

(1) 减数4个第一双尖牙：上牙弓拔牙间隙主要用于排齐和后移前牙、减小覆盖；下牙弓拔牙间隙部分用于排齐前牙，部分用于后牙前移、矫正磨牙关系。此种拔牙模式适于下前牙唇倾、拥挤、年龄偏小、下颌仍有生长潜力的患者。本章病例7处于生长高峰，期望治疗中下颌有较多生长，同时下前牙稍有拥挤、唇倾；病例8虽为成人，但下前牙明显拥挤、唇倾；两者都按此种拔牙模式成功治疗。病例9是此种拔牙模式的变通，左侧拔除下颌第二双尖牙为便于该侧磨牙关系的矫正。

(2) 减数上颌第一、下颌第二双尖牙：上牙弓拔牙间隙主要用于前牙后移、减小覆盖；下牙弓拔牙间隙主要用于后牙前移、矫正磨牙关系。采用此种拔牙模式的患者下前牙唇倾和拥挤都不明显；年龄偏大、下颌生长潜力较小；磨牙远中关系较明显、前牙覆盖较大、下颌平面角偏大。本章病例10磨牙关系双侧均为完全远中，下前牙无拥挤、无唇倾，生长基本结束，Ⅱ类牙弓关系的矫治主要利用上下牙弓前后牙段的不同移动完成，因此拔除了上颌第一、下颌第二双尖牙。

(3) 减数上颌第一双尖牙：采用此种拔牙模式的Ⅱ类患者，往往上牙弓明显前突（拥挤），下牙弓排列基本正常，下颌位置偏后；前牙覆盖较大，同时患者的年龄偏大。上颌拔除第1双尖牙能为上前牙提供较多间隙，排齐并较多地内收上前牙、减小覆盖；下颌不拔牙，对维持面形和下前牙位置有利；由于下颌很少有生长，不会出现因上颌牙弓减小而影响下颌向前发育的情况。此种拔牙模式的患者矫正后尖牙为Ⅰ类关系、磨牙为完全远中关系，仍可以得到良好的形态和功能。先天缺失1颗下切牙的Ⅱ类1分类患者也多采用此种拔牙模式。参加爱丁堡考试的中国医师提交的病例中尚无采用此种拔牙模式的患者。

(4) 减数上颌第二恒磨牙：与减数上颌第一双尖牙的患者错𬌗有类似之处但程度较轻：上牙

弓存在前突（或拥挤）但不严重，解决这些问题需要的间隙不多；下牙弓排列正常；有的患者下颌平面角较大、前牙有开殆或开殆倾向，生长潜力不大。采用此种拔牙模式的患者，上颌最终将以第三磨牙代替第二磨牙，保持器上要设计防止下颌第二恒磨牙过萌的装置。本章病例11采用此种拔牙模式。注意该患者牙型为Ⅱ类，但矢状骨型为Ⅰ类；垂直向高角，前牙开殆倾向。拔除上颌第二磨牙后以高位牵引口外弓后移第一磨牙，口外弓仅仅使用了3个月，以减小对矢状骨型可能的影响。治疗结束时患者ANB角减小了2°，应与口外弓无关，矢状骨型仍为Ⅰ类。治疗结束后1年，患者16岁，殆关系稳定，上颌第三磨牙估计可以正常萌出建殆，侧貌无变化。

3. 正畸治疗程序　恒牙期拔除4颗前磨牙的安氏Ⅱ类1分类错殆患者的矫治采用固定矫治器。矫治过程分为三个阶段：①排齐和整平牙弓；②关闭拔牙间隙、矫正远中磨牙关系；③殆关系的精细调整。其中第二阶段为整个矫治过程的重点。以拔除4颗第一双尖牙、直丝弓矫治技术为例（如本章病例8），正畸治疗程序如下。

（1）排齐与整平牙弓：Ⅱ类患者常伴有深覆殆，打开咬合要使用不锈钢弓丝。弓丝顺序一般为0.016英寸镍钛丝－0.016英寸不锈钢圆丝－0.018英寸不锈钢圆丝－0.019×0.025英寸镍钛方丝－0.019×0.025英寸不锈钢方丝，其中镍钛方丝为过渡弓丝，以便不锈钢方丝顺利入槽。从初始弓丝起，用尖牙向后8字结扎控制尖牙轴倾度，必要时使之适当后移，为拥挤的前牙提供间隙；用弓丝末端回弯控制切牙的唇向移动。深覆殆患者要根据垂直面形的不同伸高后牙或压低前牙，大多数病例第二磨牙要尽早带环，治疗中使用摇椅形弓丝。

（2）关闭拔牙间隙、矫正磨牙关系：0.019×0.025英寸不锈钢弓丝入槽结扎，牵引钩置于弓丝上尖牙近中；在弓丝牵引钩与磨牙牵引钩之间以结扎丝被动结扎1~2个月，至牙弓完全整平、弓丝可以在槽沟内自由滑动；然后换用弹性结扎圈主动结扎，施50~150g牵引力关闭拔牙间隙，同时要进行支抗控制。

上前牙内收时，由于"钟摆效应"，覆殆将会加深，使原本在第一阶段得以矫正的深覆殆重新出现。为此弓丝做成2mm深的摇椅形，在内收的同时，继续压低上切牙。切牙的转矩控制通过托槽预置的转矩角，配合摇椅弓产生的转矩补偿完成。为代偿Ⅱ类错殆上、下颌间的矢状不调，多数病例治疗结束时上切牙位置偏直立、下切牙稍唇倾。

Ⅱ类拔牙病例常规使用的支抗控制方法是Ⅱ类颌间牵引。Ⅱ类牵引起到保护上磨牙支抗、消耗下磨牙支抗的作用，从而改变了上、下磨牙前移的比例。上颌需要强支抗的患者可以使用口外弓，或者，近来越来越多的使用微螺钉种植支抗。通过支抗控制，在关闭拔牙间隙的同时使前牙达到正常覆盖、磨牙建立中性殆关系。

（3）完成阶段：矫正治疗过程中因托槽位置、转矩控制与支抗控制不当等产生的问题；严重Ⅱ类患者过矫正至前牙浅覆殆浅覆盖；用细圆丝做颌间垂直牵引4~8周，使牙齿垂直向定位。

下前牙多用舌侧固定式保持，上颌可用环绕式可摘保持器以允许牙齿继续定位，或者用透明塑料普通保持器。

（曾祥龙）

# 第二章
# 安氏Ⅲ类错𬌗畸形的矫治

本章介绍8例安氏Ⅲ类病例，其中3例为非拔牙矫治，3例为减数矫治，2例为正畸－正颌外科联合治疗病例。

# Case1. Skeletal Class III with Buccal Crossbite and Severe Crowding Treated by Rapid Palatal Expansion and Modified MEAW

# 病例 ① 快速扩弓后改良 MEAW 技术矫治骨性Ⅲ类伴后牙反𬌗及严重拥挤

## CASE SUMMARY

This case presentation describes the treatment of a deatal Class Ⅰ and skeletal Class Ⅲ malocclusion with posterior crossbite and severe maxillary crowding. The 12-year-old girl presented with a tendency of skeletal Class Ⅲ. Her face was concave with competent lips. Intraorally, the upper left canine was blocked out of the dental arch completely, the upper arch was narrow, and the incisor relationship was edge-to-edge. Non-extraction in conjunction with rapid palatal expansion, Straight Wire Appliances, multi-loop arch wire technique (MEAW) and Class Ⅲ elastics were used to expand the maxilla and the upper arch, relieve crowding, correct the posterior crossbite, establish normal overjet and overbite. After 2 years orthodontic treatment, significant achievements including a good alignment of teeth in both arches, a normal relationship between incisors and a good intercuspation were obtained.

## 病 例 概 况

该病例报告讲述的是对一个后牙反𬌗、上颌严重拥挤的牙性Ⅰ类，骨性Ⅲ类错𬌗患者的矫治。患者女性，12岁，具有Ⅲ类骨面型倾向。凹面型，唇闭合良好。口内检查：|3完全位于牙弓之外，上牙弓狭窄，切牙为对刃关系。采用非拔牙矫治，配合上颌快速扩弓，直丝弓矫治器以及多曲唇弓技术和Ⅲ类颌间牵引来扩大上颌骨和上牙弓，解除拥挤，矫治后牙反𬌗，建立正常的覆𬌗、覆盖。经过2年的正畸治疗，取得了显著的疗效，排齐了上下牙列，获得了正常的切牙关系和后牙良好的尖窝关系。

## SECTION 1. PRE-TREATMENT ASSESSEMENT

### 第一部分　治　疗　前

### Patient Details
Initials: Z.Q.W
Sex: Female
Date of birth: 10th Mar 1988
Age at start of treatment: 12 years 5 months

### Patients Complaints
Correction of crowding in the upper and lower arches and the midlines off

### Relevant Medical History
Unremarkable

### Clinical Examination: Extra-Oral Features
The patient's face was symmetric. The profile was concave with retrusive maxilla. At the rest, her lips were competent. There was no sign or symptoms of TMJ dysfunction or pathology.

### 病例基本情况
姓名缩写：Z.Q.W
性别：女性
出生日期：1988年3月10日
开始治疗年龄：12岁5个月

### 患者主诉
要求矫治上下牙列拥挤和中线不正

### 相关病史
否认

### 临床检查：口外特征
患者面部对称。侧貌为凹面型，上颌后缩。息止颌位患者唇闭合良好。没有发现颞下颌关节功能紊乱或器质性改变的症状和体征。

## Clinical Examination: Intra-oral Features

Soft tissues: Gingival tissue was healthy

Oral hygiene: Good

Erupted teeth present:

$$\frac{7654321 \mid 1234567}{7654321 \mid 1234567}$$

General dental condition: No special

### Crowding/Spacing

Maxillary arch: 9mm crowding

Mandibular arch: 2mm crowding

### Occlusal Features

Incisor relationship: edge-to-edge

Overjet: 0mm

Overbite: 0mm

Centrelines: the upper centreline was 2mm off to the left side; the lower centreline was 1mm off to the right side.

Left buccal segment relationship: Class I

Right buccal segment relationship: Class I

Crossbites:

$$\frac{65432 \mid 23456}{65432 \mid 3456}$$

Displacements: None

Other occlusal features: The width of upper arch was narrow.

## 临床检查：口内特征

软组织：牙周组织健康

口腔卫生：良好

萌出的牙齿：

$$\frac{7654321 \mid 1234567}{7654321 \mid 1234567}$$

一般牙齿情况：无特殊情况

### 拥挤/间隙

上牙弓：拥挤 9mm

下牙弓：拥挤 2mm

### 咬合特征

切牙关系：切对切

覆盖：0mm

覆𬌗：0mm

中线：上牙弓中线左偏 2mm
　　　下牙弓中线右偏 1mm

左侧磨牙关系：Ⅰ类

右侧磨牙关系：Ⅰ类

反𬌗：

$$\frac{65432 \mid 23456}{65432 \mid 3456}$$

下颌移位：无

其他咬合特征：上牙弓狭窄

### Pre-treatment Photograph (Fig. 2-1-1)

### 治疗前面𬌗相（图 2-1-1）

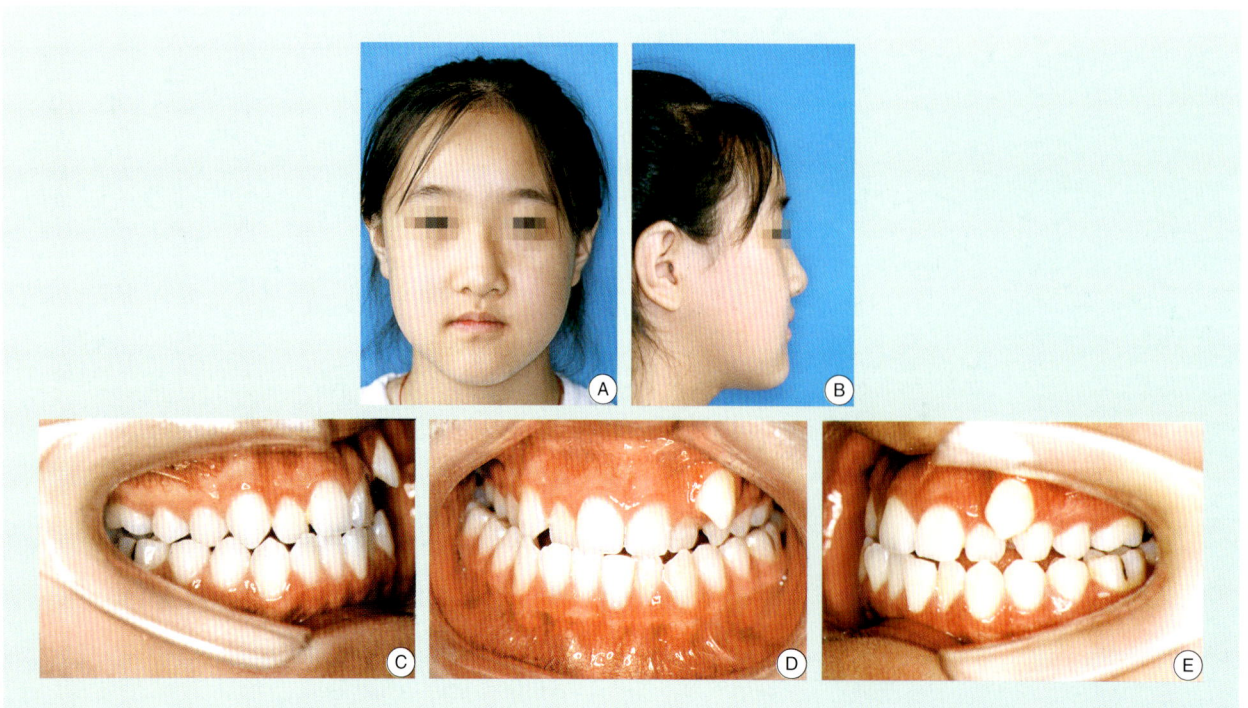

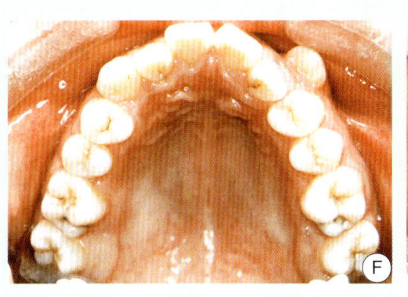
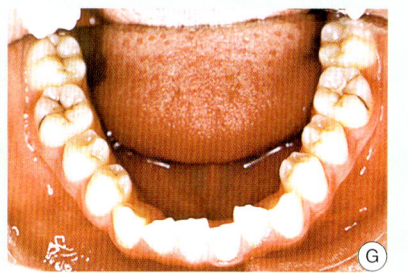

Fig.2-1-1　Pre-treatment photographs　　图 2-1-1　治疗前面𬌗相

General Radiographic Examination

Pre-treatment radiographs taken:
Panoramic radiograph (Fig.2-1-2)
Lateral head radiograph (Fig.2-1-3) and tracing (Fig.2-1-4)
Teeth unerupted:

$$\frac{8\,|\,8}{8\,|\,8}$$

Teeth absent: N/A

Teeth of poor prognosis: N/A

Other relevant radiographic findings: The root apices of second molars did not developed completely. There was no evidence of root resorption or alveolar bone loss.

一般 X 线检查

治疗前拍摄的 X 线片：
全口曲面断层（图 2-1-2）
头颅侧位片（图 2-1-3）和描记图（图 2-1-4）
未萌出牙齿：

$$\frac{8\,|\,8}{8\,|\,8}$$

缺失的牙齿：无

预后不良的牙齿：无

其他X线检查发现：第二磨牙根尖没有发育完全，没有牙根吸收和牙槽骨丧失。

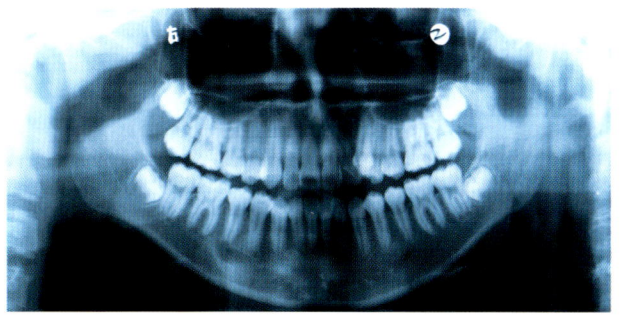

Fig.2-1-2　Pre-treatment panoramic radiograph　　图 2-1-2　治疗前曲面断层片

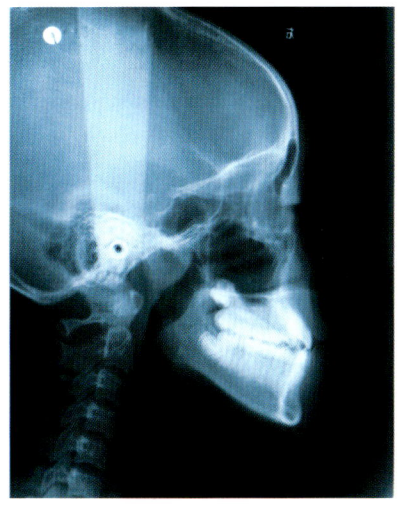
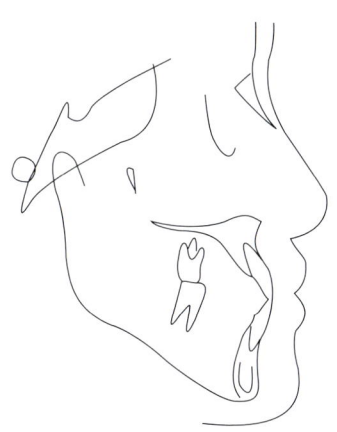

Fig.2-1-3　Pre-treatment cephalometric radiograph
图 2-1-3　治疗前头颅侧位片

Fig.2-1-4　Pre-treatment cephalometric radiograph tracing
图 2-1-4　治疗前头颅侧位片描记图

## Cephalometric Analysis (Table 2-1-1)

Table 2-1-1  Pre-treatment cephalometric analysis

| Variable<br>(测量项目) | Pre Treatment<br>(治疗前) | Normal<br>(正常值) |
| --- | --- | --- |
| SNA | 79 | 82 ± 3 |
| SNB | 79 | 79 ± 3 |
| ANB | 0 | 3 ± 1 |
| WITS (mm) | −8 | 0 |
| U1 - PP | 116 | 108 ± 5 |
| L1 - MP | 84 | 92 ± 5 |
| U1 - L1 | 130 | 133 ± 10 |
| PP - MP | 29 | 27 ± 5 |
| N - ANS (mm) | 56 | 52.4 ± 3.6 |
| ANS - Me (mm) | 67 | 65.0 ± 3.9 |
| ANS - Me / N - Me (%) | 54 | 55 |
| L1 - APo (mm) | 5 | 0–2 |
| Li - E (mm) | −2 | −2 |

Source of normal values:(WITS: Jacobson. *Am J Orthod*, 1975, 67:125-133; Others: Houston, WJB, Stephens, CD, Tulley WJ. *A textbook of orthodontics*. Wrigh: Oxford, 1992)

Red means measurement beyond 2 times of standard deviation; blue means measurement between 1 time and 2 times standard deviation

## 头影测量分析（表 2-1-1）

表 2-1-1  治疗前头影测量分析

红色数值：表示超出正常值2倍标准差；蓝色数值：表示在1倍标准差与2倍标准差之间

### Interpretatio

Compared with SNB, SNA was relatively decreased, ANB angle was 0°, and the Wits appraisal was -8mm. All these revealed a skeletal Class III discrepancy. The angle of incisor to maxillary plane was increased, the angle of incisor to mandibular plane was decreased, and the interincisal angle was normal. It was suggested that the upper incisors were proclined and the lower incisors were retroclined. This was dental compensation in Class III malocclusion. The distance of the lower incisor to APo line was increased because of a retrusive A point. The MM angle was relatively larger but within the normal range. The face height ratio was normal. It was demonstrated that the patient had a tendency of vertical growth pattern. The distance of lower lip to Ricketts E plane was normal. It showed the lower lip position was good.

### Aims and Objectives of Treatment

Expansion of the upper arch and correction of the buccal segment crossbite.
Relief the crowding in the upper and lower arches.
Establishment of normal incisor relationship.
Correction of the centrelines shift.

### 结果分析

与SNB相比，SNA相对较小，ANB为0°，WITS值为-8mm，这些都反映患者为骨性Ⅲ类不调；上切牙到上颌平面的角度增大，下切牙到下颌平面角减小，上下切牙角正常，这些说明患者上切牙唇倾，下切牙舌倾，这是Ⅲ类错𬌗中出现的牙齿代偿；由于A点靠后，下切牙到APo线距离相应增大；上下颌平面角较大，但尚在正常范围之内，面高比正常，这些说明患者具有垂直生长型倾向；下唇到Ricketts审美平面的距离属于正常，意味着下唇位置良好。

### 治疗目的和目标

上颌扩弓，矫治后牙反𬌗

解除上下牙弓拥挤
建立正常的切牙关系
纠正中线偏斜

## Treatment Plan

Non-extraction

Appliances: Hyrax appliance for rapid palatal expansion, Straight Wire Appliances (Roth prescription)

Special anchorage requirements: Upper minimum anchorage and lower moderate anchorage

Minor adjunctive surgery: No

Major adjunctive surgery: No

Additional dental treatment: Lower left first molar should be refilled at the occlusal surface

Proposed retention strategy: Upper Hawley's retainer would be worn full time for one year, and the next year night only. A lingual fixed retainer would be used on the mandibular anterior teeth for retention.

Additional notes on treatment plan: Lower third molars should be extracted before eruption.

Prognosis for stability: Once palatal expansion was achieved, the upper arch should be stabilized for at least 3 months to allow bone deposition in the midpalatal suture. Then the fixed appliances would be used to align the dentition in the enlarged maxilla and to maintain the arch width. After treatment, a two-year retention was very important. Otherwise, the long-term stability would not be obtained.

## SECTION 2. TREATMENT

### Treatment Progress

Start of active treatment: 26.09.2000

Age at start: 12years / 6months

End of active treatment: 18.09.2002

Age at end: 14years / 6months

End of retention: ongoing

### Key Stages in Treatment Progress

| Date | Stage |
|---|---|
| 9/2000 | Hyrax appliance was placed in the upper and the rapid palatal expansion began. The appliance was turned twice per day for 2 weeks. |
| 10/2000 | A space appeared between upper central incisors. The relationship of posterior segments was edge-to-edge. The occlusal film of maxilla showed that the midpalatal suture was opened. A new Hyrax appliance was placed to expand the upper arch continuously. |
| 10/2000 | There was a large buccal overjet in the poste- |

## 治疗计划

不拔牙矫治

矫治器：上颌腭中缝快速扩弓矫治器，直丝弓矫治器（Roth 系列）

特殊支抗需求：上颌弱支抗；下颌中度支抗

小量外科辅助手术：不需要

主要外科辅助手术：不需要

牙齿需要的其他治疗：6̄ 牙合面充填治疗

预期保持计划：上牙弓Hawley保持器全天戴用1年，以后1年夜间戴用，下颌前牙舌侧固定保持器保持。

治疗计划中需要附加注意的内容：8̄|8̄ 萌出前拔除

预后的稳定性：一旦腭中缝扩开，上牙弓应至少保持3个月，以利于腭中缝处的骨质沉积。以后在扩大了的上颌骨中使用固定矫治器排齐牙列，稳定牙弓宽度。治疗后，2年的保持非常重要，否则无法获得长期稳定性。

## 第二部分　治　疗

### 治疗过程

开始治疗时间：2000年9月26日

开始治疗的年龄：12岁6个月

治疗结束时间：2002年9月18日

治疗结束时年龄：14岁6个月

保持结束时间：进行中

### 治疗过程中的关键阶段

| 时间 | 阶段 |
|---|---|
| 2000.9 | 上牙弓放置 Hyrax 快速扩弓矫治器，开始快速扩弓，矫治器螺丝每天旋转2圈，共2周。 |
| 2000.10 | 上中切牙间出现间隙；后牙关系变为对刃；上颌咬合片显示腭中缝被打开。更换一个新的快速扩弓器，继续扩大上牙弓。 |
| 2000.10 | 后牙覆盖较大，上后牙颊向倾斜。用开大 |

| | | | |
|---|---|---|---|
| 3/2001 | 0.022″ Straight Wire Appliances (Roth prescription) were placed. 0.012″ nickel-titanium wires were used for alignment. | 2001.3 | 粘接0.022英寸直丝弓矫治器（Roth系列），使用0.012英寸镍钛丝排齐。 |
| 4/2001 | 0.016″ stainless steel wires were used in both arches and the spaces of upper left canine and lower lateral incisors were created with opened coil springs for 2 months. | 2001.4 | 使用0.016英寸不锈钢丝，应用螺旋弹簧开展左上尖牙和下颌侧切牙间隙2个月。 |
| 6/2001 | There were enough spaces for the upper left canine and lower lateral incisors. 0.012″ nickel-titanium wires were used to align the dentition. Then 0.014″ and 0.016″ nickel-titanium wires were placed for further alignment. | 2001.6 | 左上尖牙和下颌侧切牙间隙开展后，使用0.012英寸镍钛丝排齐，然后使用0.014英寸和0.016英寸镍钛丝继续排齐。 |
| 10/2001 | Teeth alignment was completed. The buccally inclined upper posterior teeth moved back a little and the normal overjet of the buccal segments was established. There was a mild anterior open bite and Class III canine relationship. | 2001.10 | 牙列排齐；颊向倾斜的上后牙有所回复，后牙建立正常覆盖关系；前牙区域有轻度开𬌗，尖牙关系偏Ⅲ类。 |
| 11/2001 | Lower second molars were banded. Lower 0.018″ nickel-titanium wire and upper 0.019 × 0.025″ nickel-titanium wire were placed. | 2001.11 | 下颌第二磨牙上带环；下颌使用0.018英寸镍钛圆丝，上颌使用0.019×0.025英寸镍钛方丝。 |
| 2/2002 | 0.017 × 0.025″ stainless steel wires with activated multi-loops were used in both arches to upright the lower posterior teeth and to close the anterior open bite. Short Class Ⅲ elastics were used in the anterior region for 2 months | 2002.2 | 使用0.017×0.025英寸带有多曲的不锈钢丝来直立下后牙，减小前牙开𬌗，使用前牙区的短Ⅲ类颌间牵引2个月。 |
| 4/2002 | The open bite was closed. Vertical elastics were used in the anterior region for 3 months. | 2002.4 | 前牙开𬌗被关闭，前牙区使用垂直颌间牵引3个月。 |
| 7/2002 | Vertical elastics in the anterior region only at night for 1 month. | 2002.7 | 只在夜间使用前牙区垂直颌间牵引1个月。 |
| 8/2002 | The passive multi-loop arch wires were placed in both arches. Vertical elastics was discontinued. | 2002.8 | 上下颌使用不加力的多曲唇弓；停止垂直牵引。 |
| 9/2002 | The fixed appliances were removed. Hawley's retainer was used in the upper and fixed retainer (0.016″ twisted wire bonded at the lingual surfaces of the mandibular anterior teeth) was placed in the lower. | 2002.9 | 拆除固定矫治器，上牙列戴用Hawley保持器。下颌使用固定保持器（0.016英寸麻花丝粘接在下前牙的舌侧）。 |

Upper row continuation: rior segments, and the upper posterior teeth were buccally inclined. Maintaining the width of upper arch for 5 months with the opened Hyrax appliance. — 的扩弓矫治器保持上牙弓宽度5个月。

## Mid-treatment Photographs (Fig.2-1-5 ~ 10)　　治疗中面𬌗相（图 2-1-5 ~ 10）

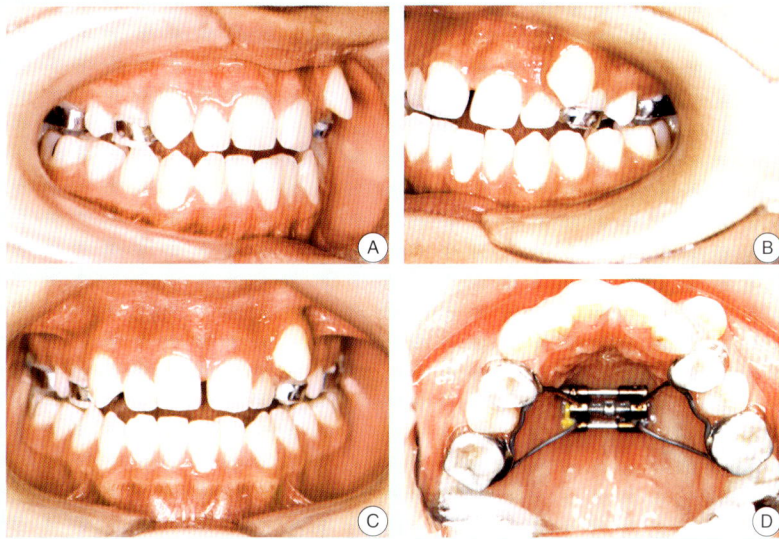

Fig.2-1-5　Mid-treatment photographs　　图 2-1-5　治疗中𬌗相

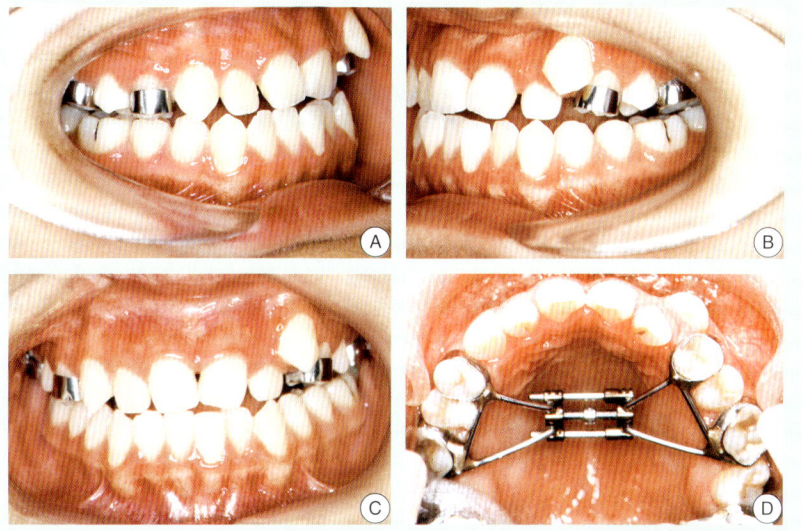

Fig.2-1-6　Mid-treatment photographs　　图 2-1-6　治疗中𬌗相

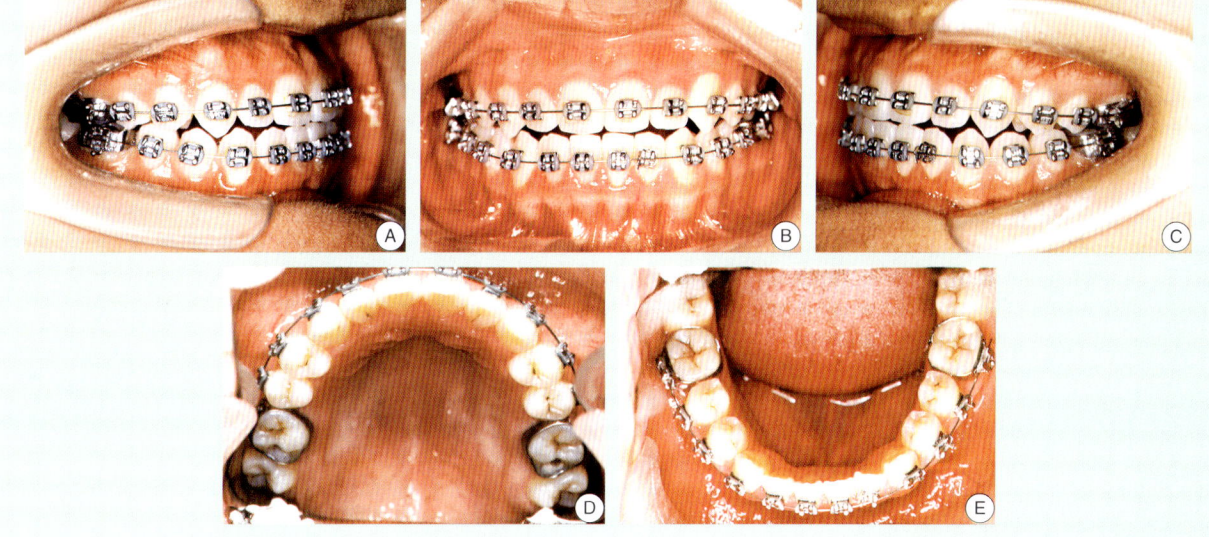

Fig.2-1-7　Mid-treatment photographs　　图 2-1-7　治疗中𬌗相

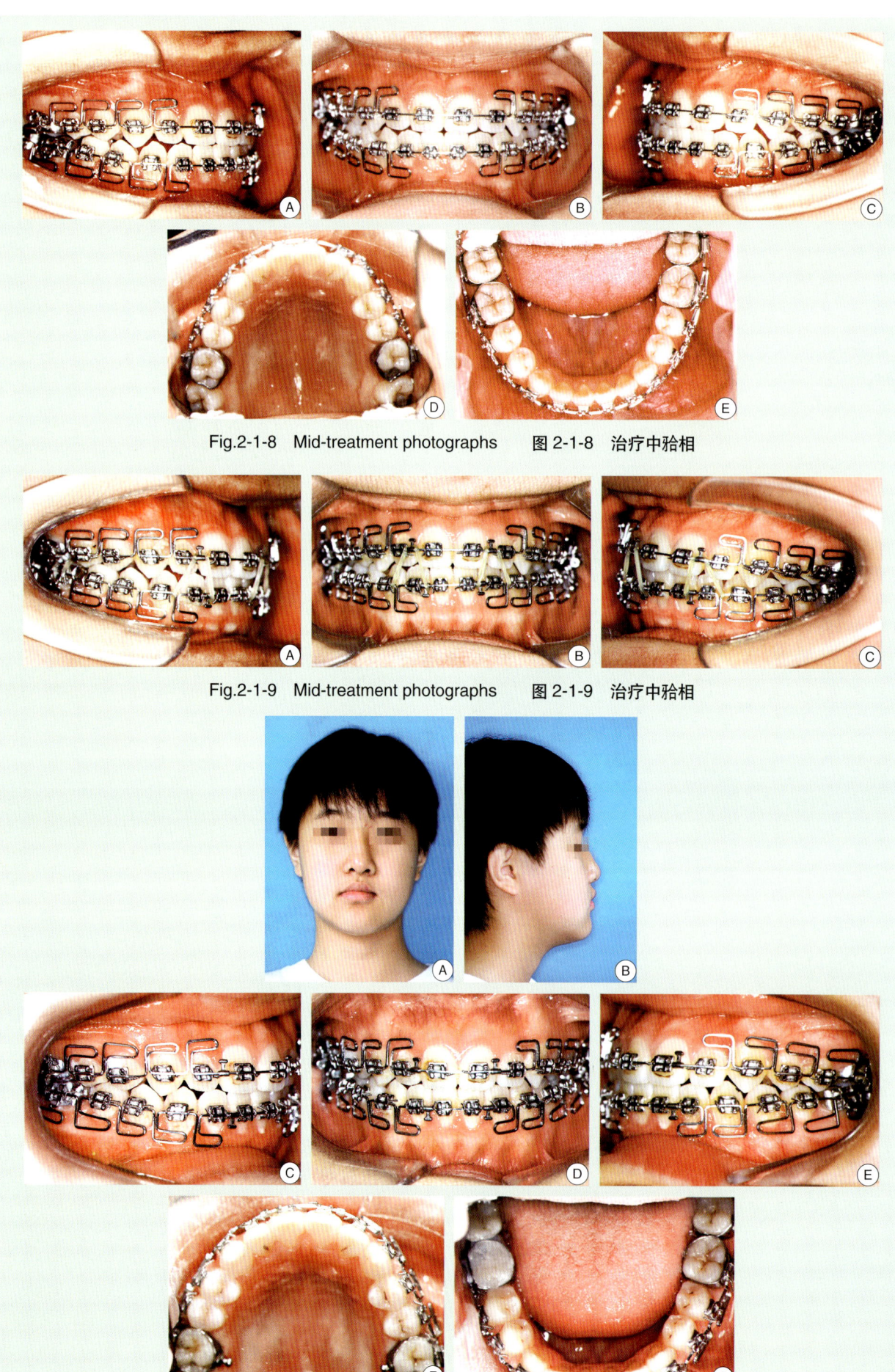

Fig.2-1-8　Mid-treatment photographs　图 2-1-8　治疗中𬌗相

Fig.2-1-9　Mid-treatment photographs　图 2-1-9　治疗中𬌗相

Fig.2-1-10　Mid-treatment photographs　图 2-1-10　治疗中面𬌗相

# SECTION 3. POST-TREATMENT ASSESSMENT

## Post-treatment Photographs (Fig.2-1-11)

第三部分 治 疗 后

治疗后面𬌗相（图 2-1-11）

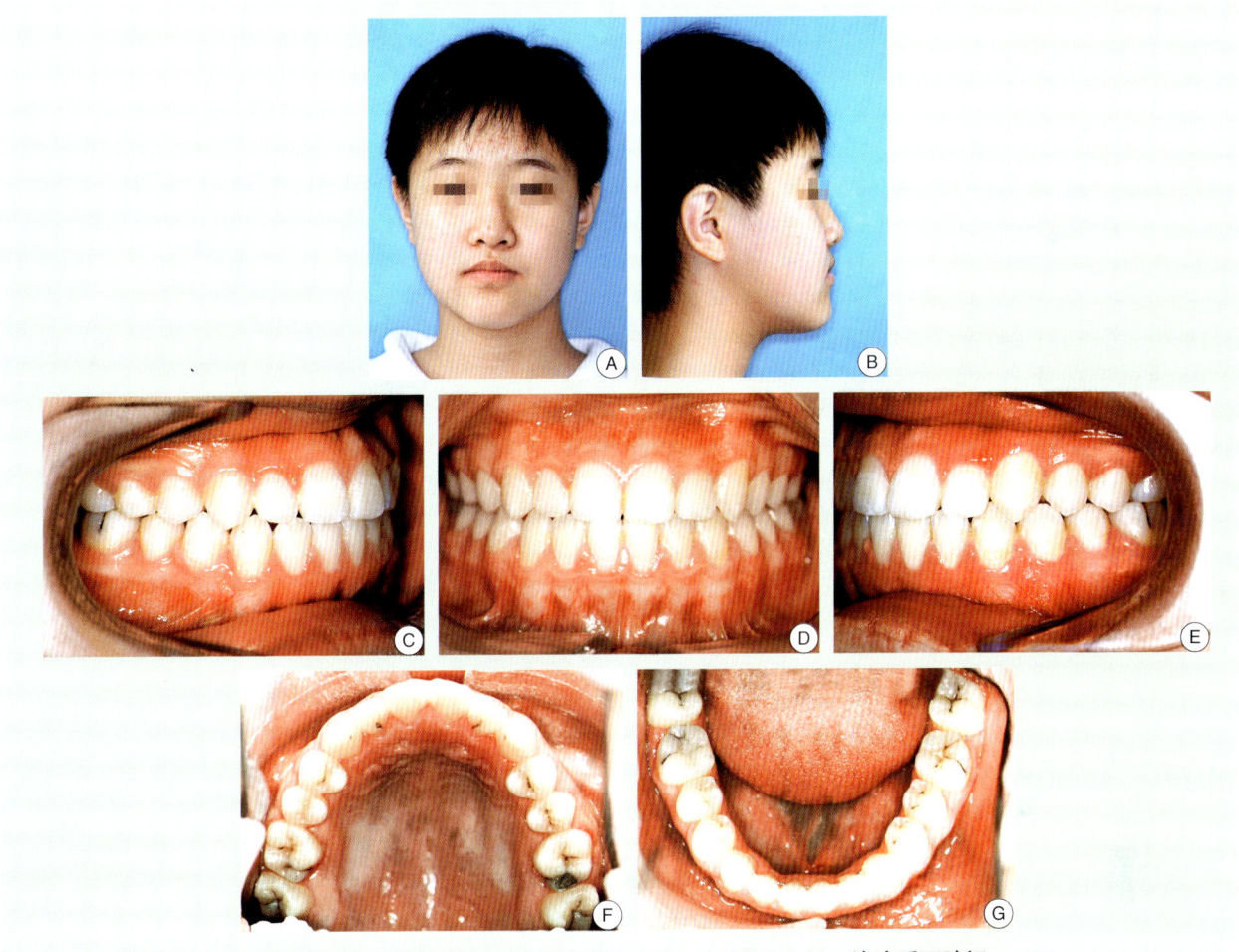

Fig.2-1-11  Post-treatment photographs  　图 2-1-11  治疗后面𬌗相

## Occlusal Features

Incisor relationship: normal
Overjet: 2mm
Overbite: 2mm
Centrelines: Centrelines of upper and lower arches coincide with the rest of the face
Left buccal segment relationship: Class Ⅰ
Right buccal segment relationship: Class Ⅰ
Crossbites: no
Displacements: no
Functional occlusal features: Anterior and lateral excursions of the mandible were smooth and there was no interference.
Other occlusal features: N / A

咬合特征

切牙关系：正常
覆盖：2mm
覆𬌗：2mm
中线：上下牙弓中线与面部中线一致
左侧磨牙关系：Ⅰ类
右侧磨牙关系：Ⅰ类
反𬌗：无
下颌移位：无
功能𬌗特征：下颌前伸和侧方移动平滑，无干扰

其他咬合特征：无

### Complications Encountered During Treatment

After 13 months of active treatment, the maxilla and upper arch were expanded and the crowding in both arches was relieved. There was an open bite in the anterior segment. This was predicted before treatment and it was due to three reasons. The first was that there was no overbite in the anterior region at the beginning of treatment, i.e. the incisor relationship was edge-to-edge. The second was expansion of the upper arch would bring a negative effect on extrusion of the posterior teeth. This would open the bite. The last was that there was a tendency of vertical growth for this patient. Therefore, the posterior teeth were more easily to be extruded. Multi-loop arch wire technique combined with short Class III and vertical elastics were used to upright the lower molars and extrude the anterior teeth. Two months latter, the anterior openbite was closed. Vertical elastics were maintained for another 3 months for the stability of occlusion.

### Radiographs Taken towards/at End of Treatment

Radiographs taken:
Panoramic radiograph (Fig. 2-1-12)
Lateral head radiograph (Fig. 2-1-13) and tracing (Fig. 2-1-14)
Relevant findings: The third molars were unerupted. There was a mild apical root resorption in the anterior teeth. All roots were parallel and there was no evidence of alveolar bone loss.

### 治疗中出现的并发症

经过13个月的正畸治疗，上颌骨和上牙弓得到开展，牙列拥挤解除。但前牙区出现开𬌗。这在治疗前就可以预见，其有三点原因。第一是在治疗前前牙没有覆𬌗，也就是切牙为对刃关系。第二是上牙弓扩展后，其副作用会导致后牙有所伸长。这将使咬合打开。最后是患者具有垂直生长倾向。因此，后牙更易被伸长。治疗中为直立下后牙，伸长前牙，而使用了多曲弓丝技术配合短Ⅲ类牵引和垂直牵引。2个月后，前牙开𬌗关闭。为使咬合稳定，前牙区垂直牵引继续使用了3个月。

### 治疗结束时拍摄的X线片

拍摄的X线片：
全口曲面断层片（图2-1-12）
头颅侧位片（图2-1-13）和描记图（图2-1-14）

相关发现：第三磨牙未萌出，前牙区出现了轻度的牙根吸收，所有牙齿的牙根平行，没有明显的牙槽骨丧失。

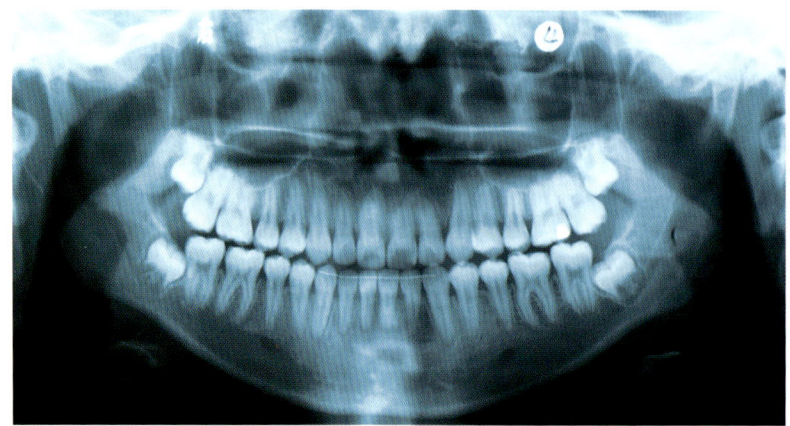

Fig.2-1-12　Post-treatment panoramic radiograph　图2-1-12　治疗后曲面断层片

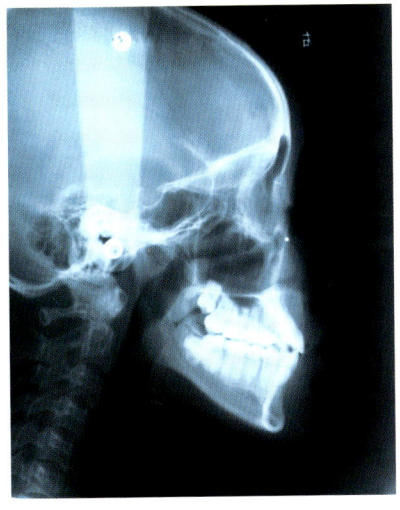

Fig.2-1-13  Post-treatment cephalometric radiograph
图 2-1-13  治疗后头颅侧位片

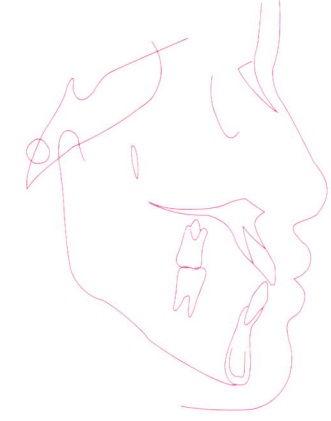

Fig.2-1-14  Post-treatment cephalometric radiograph tracing
图 2-1-14  治疗后头颅侧位片描记图

## Cephalometric Assessment (Table 2-1-2)

## 头影测量分析（表 2-1-2）

表 2-1-2  治疗后头影测量数据表

| Variable<br>（测量项目） | Post Treatment<br>治疗后 | Change During Treatment<br>治疗中的变化 |
|---|---|---|
| SNA | 81.5 | 2.5 |
| SNB | 80 | 1 |
| ANB | 1.5 | 1.5 |
| WITS (mm) | −5 | 3 |
| U1 - PP | 122 | 6 |
| L1 - MP | 86 | 2 |
| U1 - L1 | 124 | −6 |
| PP - MP | 27 | −2 |
| N - ANS (mm) | 58 | 2 |
| ANS - Me (mm) | 68 | 1 |
| ANS - Me / N - Me (%) | 54 | 0 |
| L1 - APo (mm) | 5 | 0 |
| Li - E (mm) | −0.5 | 1.5 |

Red means measurement beyond 2 times of standard deviation; blue means measurement between 1 time and 2 times standard deviation

红色数值：表示超出正常值2倍标准差；蓝色数值：表示在1倍标准差与2倍标准差之间

### Interpretation

ANB was increased by 1.5° resulting from an increase in SNA. The wits appraisal was increased from −8mm to −5mm. These changes showed that the discrepancy of the apical bases was improved. The angles of incisors to maxillary and mandibular plane were increased and the interincisal angle was decreased. It was suggested that the patient's retrusive lower incisors were upright in the basal bone and the upper incisors were more protrusive for camouflaging the jaws' discrepancy. The MM angle was decreased by 2°, because the maxillary plane had a little clockwise rotation. The face height ratio was not changed. The distance of lower lip to Ricketts E plane was increased.

### 结果分析

ANB增加了1.5°，这体现在SNA角有所增大，WITS值从−8mm增加到−5mm，这些变化都说明患者的基骨不调有所改善；上切牙到上颌平面角以及下切牙到下颌平面角均增大，上下切牙角减小，这意味着患者舌倾的下切牙直立在基骨中，为了掩饰颌骨不调，上切牙更加唇倾了；上下颌平面角减小了2°，这是因为上颌平面出现了小量的顺时针旋转；面高比没有改变；下唇到Ricketts审美平面的距离有所增加。

## Cephalometric Superimposition (Fig. 2-1-14 ~ 16) 头颅侧位片描记图重叠（图2-1-14 ~ 16）

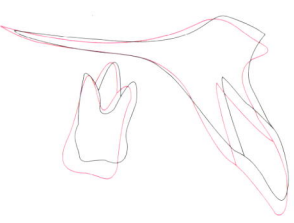

Fig.2-1-15　Maxillary superimposition, registered on the contour of palate at the base of the alveolar process

图 2-1-15　治疗前后上颌以牙槽突腭侧骨板为基准重叠

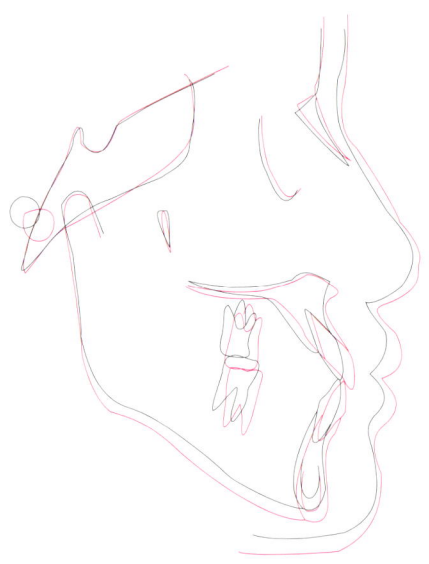

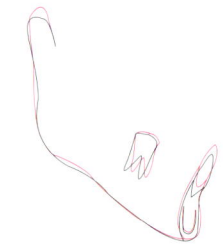

Fig.2-1-14　Overall superimposition, registered on Sella-Nasion line at Sella

图 2-1-14　治疗前后以 S-N 线为标准在 S 点重叠

Fig.2-1-16　Mandibular superimposition, registered on the inner contour of the cortex of the mandibular symphysis and the inferior border of mandible

图 2-1-16　治疗前后下颌以正中联合内缘骨皮质和下颌骨下缘为基准重叠

— Pre-treatment
— Post-treatment

— 治疗前
— 治疗后

## SECTION 4. CRITICAL APPRAISAL　　第四部分　评　价

This 12-year-old patient had a Class Ⅰ malocclusion with narrow upper arch, posterior crossbite and severe maxillary crowding, as well as a tendency of skeletal Class Ⅲ. The incisor relationship was edge-to-edge. Non-extraction in conjunction with rapid palatal expansion, Straight Wire Appliance, multi-loop arch wire technique and Class Ⅲ elastics were used to expand the maxilla and the upper arch, to relieve crowding, and to establish normal overjet and overbite.

It was well - known that multi-loop Edgewise arch wire technique was a good approach for openbite correction. Originally, the technique used 0.018 × 0.025″ standard Edgewise appliance and 0.016 × 0.022″ multi-loop arch wires. In this case, the technique was applied on Straight Wire Appliance (0.022″ slot with Roth prescription) with 0.017 × 0.025″ multi-loop arch wire to correct anterior

患者12岁，是Ⅰ类牙性错𬌗，伴有上牙弓狭窄，后牙反𬌗和上颌严重拥挤，同时具有Ⅲ类骨性错𬌗倾向。切牙关系为对刃。采用非拔牙矫治，上颌快速扩弓，配合直丝弓矫治器，多曲唇弓技术和Ⅲ类颌间牵引来扩大上颌骨和上牙弓，解除拥挤，建立正常的覆𬌗覆盖。

众所周知，多曲方丝弓技术是矫治开𬌗的良好方法。最初，该技术是应用 0.018 × 0.025 英寸标准方丝弓矫治器和 0.016 × 0.022 英寸多曲方丝。在这个病例中，该技术被应用于直丝弓矫治器（0.022 英寸 Roth 系列），并使用 0.017 × 0.025 英寸多曲弓丝来矫治开𬌗。这是对多曲弓丝技术的一个改良。但该技术的机制没有改变。

openbite. This was a modification of the original technique. However, the mechanism of the technique was unchanged. After comprehensive orthodontic treatment, significant achievements were obtained. A marked improvement in the maxillary width was achieved, and the posterior crossbite was corrected. A good alignment of dentition, Class Ⅰ molar and canine relationships with ideal overjet and overbite and a good dental interdigitation were obtained. Treatment also resulted in an improvement in facial esthetics with a change in lip posture and balance. The posttreatment panoramic radiograph confirmed that all roots were parallel and minimal root resorption loss occurred on the anterior teeth.

Superimposition of the pre-treatment and post-treatment cephalograms showed a slight forward movement of the maxilla, most likely because of growth. The upper central incisors were more protrusive and mandibular incisors were upright and extruded slightly. The mandibular first molars were upright. A slight extrusion of the maxillary first molars occurred accompanying growth of condyle. So the mandibular plane angle and the lower anterior facial height were unchanged.

(Accomplished by Dr. Hu Wei)

经过综合性的正畸治疗，取得了显著的疗效。上牙弓宽度明显开展，后牙反𬌗得到矫治。牙列排齐，建立了理想的覆𬌗覆盖关系和良好的后牙尖窝关系。磨牙与尖牙Ⅰ类咬合关系。矫治还改善了患者的面型，使唇的位置和上下唇的协调性得到改变。

治疗后全口曲面断层显示，所有牙齿牙根平行，前牙区出现少量的牙根吸收。

治疗前后头影测量描记重叠图显示上颌少量向前移动，这很可能是由于患者的生长。上切牙更加唇倾，下切牙直立并少许伸长。下颌磨牙直立。上颌磨牙有所伸长，伴随髁突的生长。所以，下颌平面角和下面高没有明显改变。

（病例完成人：胡炜）

# 病例 ② 上颌前方牵引配合 MEAW 技术矫治骨性Ⅲ类高角

## 病 例 概 况

某女，12岁4个月，主诉前牙兜齿。侧貌凹，Ⅲ类高角骨面型，下颌前突；恒牙𬌗，安氏Ⅲ类磨牙/切牙关系；前牙反覆盖4mm，反覆𬌗4mm，上牙列拥挤3.5mm，下牙列拥挤3mm；处于青春发育高峰期中。联合治疗：使用上颌口外前方牵引矫治器，促进上颌生长，抑制下颌生长；使用直丝弓矫治器+MEAW技术，排齐牙列，直立后牙，建立前牙正常覆𬌗覆盖。

## 第一部分 治疗前

### 病例基本情况

某女，12岁4个月，1987年3月出生

主诉：要求矫治前牙兜齿

临床检查：面部对称，侧貌凹，下颌前突；恒牙𬌗，双侧磨牙近中关系，上牙列拥挤3.5mm，下牙列拥挤3mm，前牙反覆盖4mm，反覆𬌗4mm，3̲未萌出，上中线右偏2.5mm；下颌不能后退至切牙对刃，开闭口运动无异常；双侧耳屏前无压痛，无弹响。

治疗前面𬌗相（图 2-2-1）

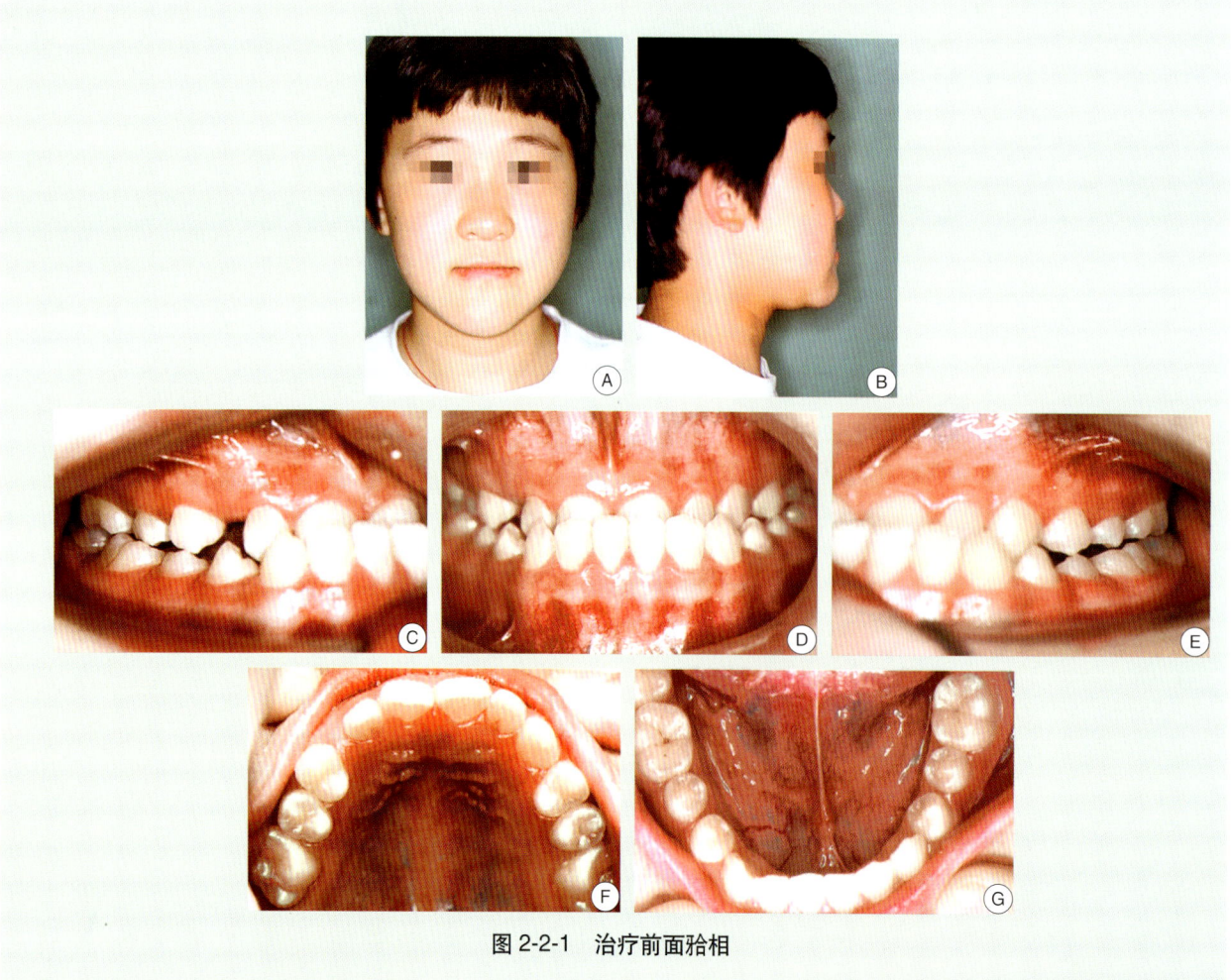

图 2-2-1 治疗前面𬌗相

## 治疗前 X 线片及分析

全口曲面断层片（图 2-2-2）：3|即将萌出，可见 7|7 牙胚和 8|8 / 8|8 牙胚。

左手腕骨片（图 2-2-3）：籽骨出现，钩骨钩 II 期，中指第 2 节指骨骨骺呈帽状，中指第 3 节指骨干骺未融合，提示处于青春发育高峰期中。

头颅后前位片（图 2-2-4）：颌骨左右基本对称，颏点基本居中。

头颅侧位片（图 2-2-5）、描记图（图 2-2-6）及数据表格（表 2-2-1）。

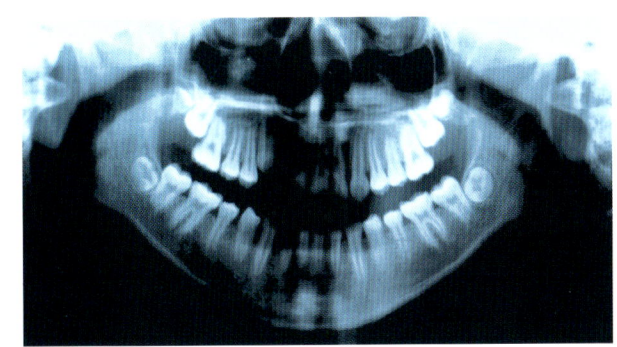

图 2-2-2　治疗前曲面断层片

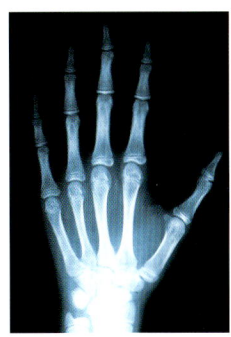

图 2-2-3　左手腕骨片

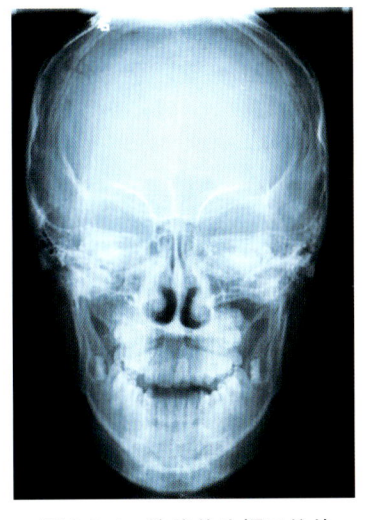

图 2-2-4　治疗前头颅正位片

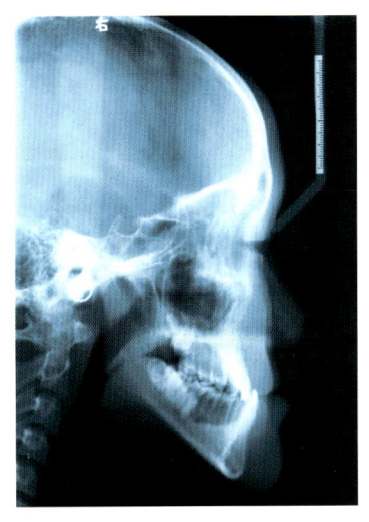

图 2-2-5　治疗前头颅侧位片

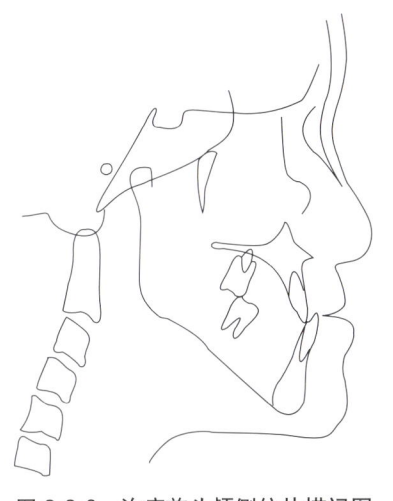

图 2-2-6　治疗前头颅侧位片描记图

表 2-2-1　治疗前头影测量数据

| 测量项目 | 治疗前 | 正常值 |
| --- | --- | --- |
| SNA | 79 | 82.8 ± 4.0 |
| SNB | 84 | 80.1 ± 3.9 |
| ANB | −5 | 2.7 ± 2.0 |
| WITS (mm) | −15.5 | −1.5 ± 2.1 |
| U1-PP | 107.5 | 115.8 ± 5.7 |
| L1-MP | 67 | 96.5 ± 7.1 |
| U1-L1 | 153 | 125.4 ± 7.9 |
| PP-MP | 33 | 27.6 ± 4.6 |
| N-ANS (mm) | 57 | 53.8 ± 2.8 |
| ANS-Me (mm) | 63 | 65.8 ± 4.1 |
| ANS-Me / N-Me (%) | 52.5 | 55.0 ± 2.5 |
| L1-APo (mm) | 5.5 | 4.9 ± 2.1 |
| Li-E (mm) | −1 | 0.6 ± 1.9 |

头影测量分析：

SNA 较小，SNB 大于正常，ANB 和 WITS 值均小于正常，说明是 III 类骨性畸形并提示上颌发育不足、下颌发育过度；上下颌平面角大于正常，说明是高角骨面型；上切牙唇倾度正常，下切牙舌倾，代偿下颌发育过度。

### 诊断概要

III 类颌骨畸形，上颌后缩，下颌前突，侧貌凹；安氏 III 类磨牙关系；前牙反覆盖 3.5mm，上下前牙 I 度拥挤，青春发育高峰期中。

### 问题列表

患者主诉前牙兜齿；

侧貌凹，III 类颌骨畸形，上颌后缩，下颌前突；

高角骨面型，面下 1/3 长；

前牙反覆盖反覆𬌗，下切牙舌倾；

安氏Ⅲ类磨牙/切牙关系；
上下牙列轻度拥挤，3⎦阻生；
Bolton 比率减小。

### 治疗目标
促进上颌骨发育、抑制下颌骨发育、改善面型；
尽早解除前牙反𬌗，引导颌骨正常生长；
扩大上下牙弓，排齐牙列，3⎦助萌；
精细调整𬌗关系，建立尖牙/磨牙Ⅰ类关系；
高位颏兜保持至生长发育完成；
青春发育高峰期后再评估。

### 治疗设计：综合矫治
治疗前准备：口腔卫生宣教

综合矫治：上颌口外前方牵引矫治器 + 0.022 英寸直丝弓矫治器 + 上颌舌弓；

促进上颌生长，抑制下颌生长，改善侧貌；唇向开展上前牙，远中直立下后牙，排齐上下牙列，解除上下牙列拥挤，3⎦酌情配合手术开窗和牵引助萌；MEAW 弓 + 长Ⅲ类牵引，直立后牙，改善磨牙和尖牙关系，建立前牙正常覆𬌗覆盖，治疗中可能需拔除第三磨牙，精细调整𬌗关系需配合上颌牙齿减径；保持，青春发育高峰期后再评估。

保持设计：固定矫治结束后，全天戴用 Hawley 保持器，夜晚戴用高位颏兜；青春发育高峰期后，建议每天晚上戴用 Hawley 保持器。

对稳定性的预测：较难确定，原因有以下几点：

存在较严重的骨性不调和切牙代偿，需要进一步增加切牙代偿；
具有较大的下颌骨生长潜力和不利的生长型；
患者的合作程度和对矫形治疗的反应难以预测。

## 第二部分 治 疗

### 主要治疗过程

1999.8　戴上颌口外前方牵引矫治器和下颌直丝弓矫治器，0.016 英寸镍钛弓丝。

1999.12　前牙反𬌗解除，停用上颌口外前方牵引矫治器，上下 0.018 英寸镍钛弓丝。

2000.4　获得 3⎦间隙，尖牙开始萌出，上下 0.016 英寸不锈钢弓丝。

2000.12　上牙列排齐，上下中线基本对齐，上下 0.018 英寸不锈钢弓丝，中线牵引。

2001.1　建立前牙正常覆𬌗覆盖，后牙接近牙尖交错关系，上下 MEAW 弓 0.018×0.025 英寸不锈钢弓丝 + 长Ⅲ类牵引。

2001.6　继续调整𬌗关系，上下 0.018 英寸不锈钢反向摇椅弓丝 + 前牙短Ⅲ类牵引。

2001.8　去除固定矫治器，牙齿牙周洁治，戴 Hawley 保持器和高位颏兜。

### 固定矫治器治疗中面𬌗相（图 2-2-7~10）

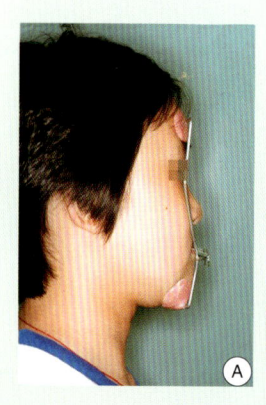
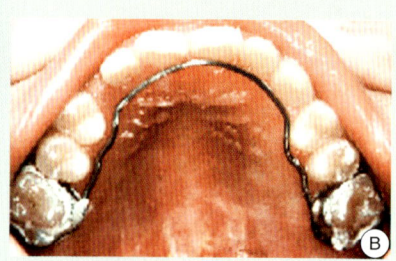

图 2-2-7　治疗中面𬌗相

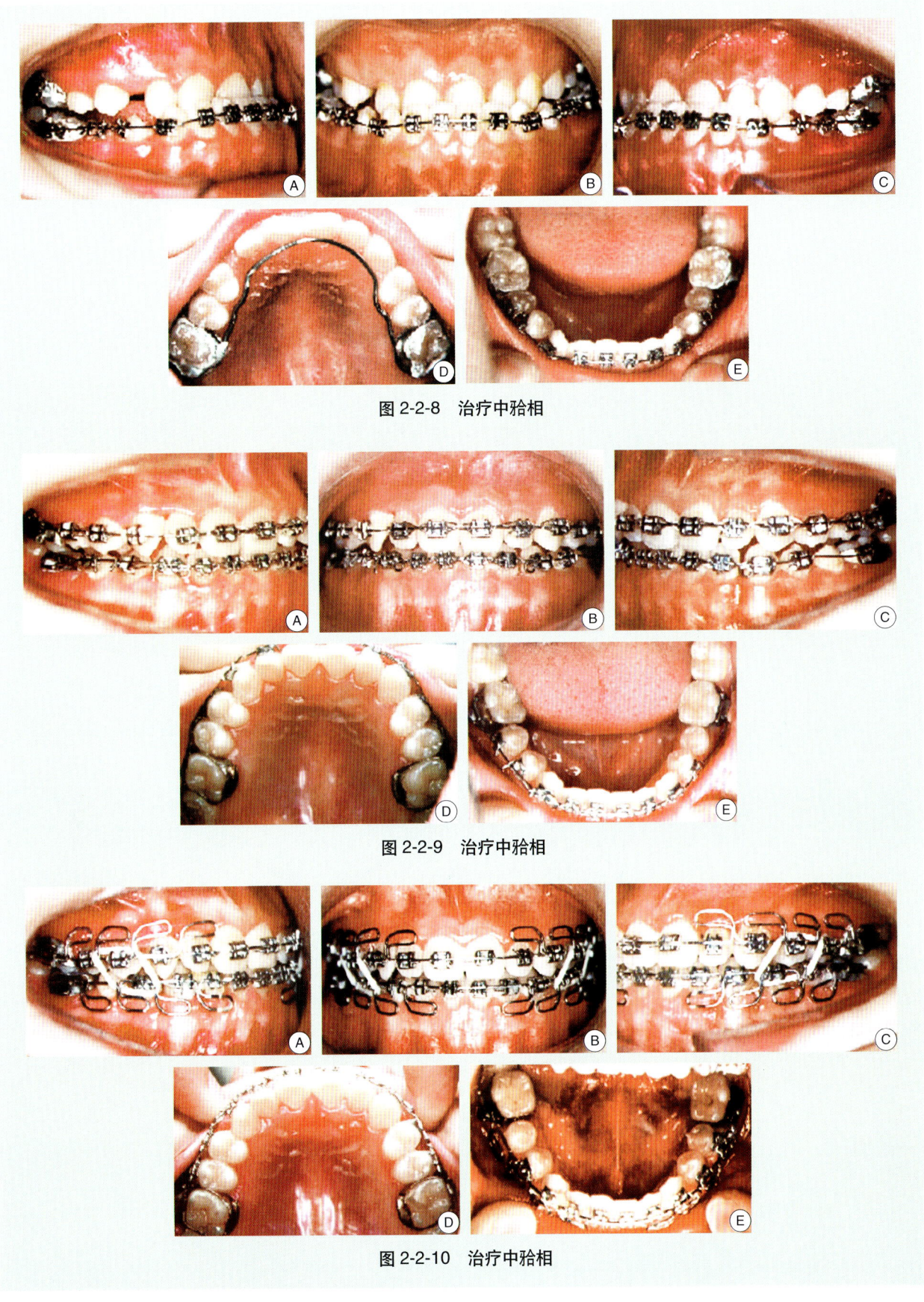

图 2-2-8 治疗中𬌗相

图 2-2-9 治疗中𬌗相

图 2-2-10 治疗中𬌗相

## 治疗中遇到的复杂问题

使用上颌口外前方牵引矫治器后，未见到明显的上颌生长，而出现了下颌的后下旋转，并使前牙覆𬌗减小。最终的疗效显示，使用MEAW技术处理这类并发症是非常有效的。

## 第三部分  治疗后

**治疗后面𬌗相（图2-2-11）**

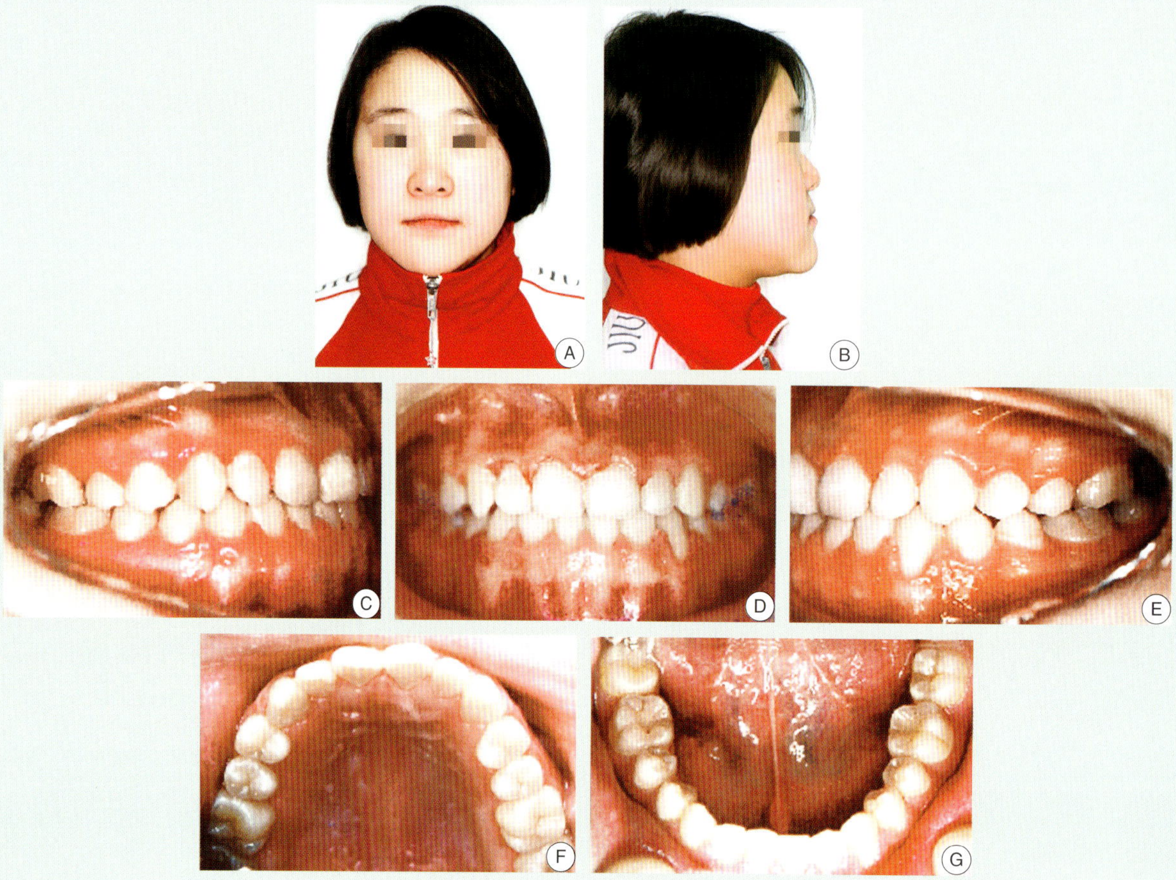

图 2-2-11  治疗后面𬌗相

**治疗后X线片及分析**

全口曲面断层片（图2-2-12）：$\underline{3|}$和$\dfrac{7|7}{7|7}$牙根发育完成，$\dfrac{8|8}{8|8}$牙根尚未形成。

头颅侧位片（图2-2-13）、描记图（图2-2-14）及数据表格（表2-2-2）

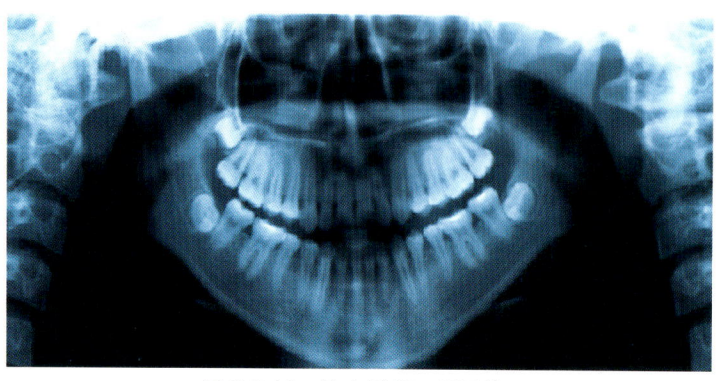

图 2-2-12  治疗后曲面断层片

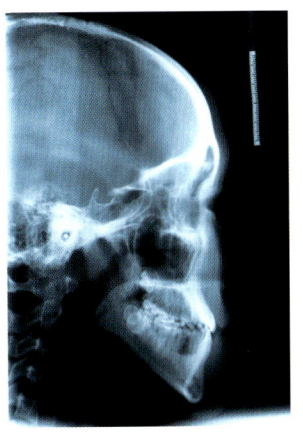

图 2-2-13 治疗后头颅侧位片

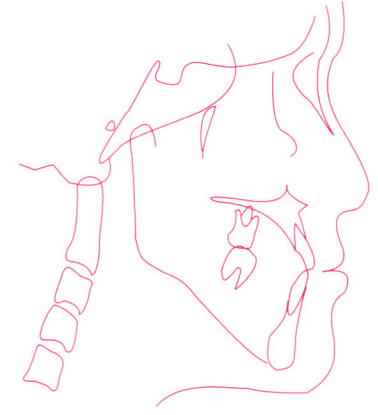

图 22-14 治疗后头颅侧位片描记图

表 2-2-2 治疗前后头影测量数据对比表

| 测量值 | 治疗前 | 治疗后 | 变化 | 正常值 |
| --- | --- | --- | --- | --- |
| SNA | 79 | 79 | 0 | 82.8 ± 4.0 |
| SNB | 84 | 82.5 | −1.5 | 80.1 ± 3.9 |
| ANB | −5 | −3.5 | 1.5 | 2.7 ± 2.0 |
| WITS (mm) | −15.5 | −13.5 | 1.5 | −1.5 ± 2.1 |
| U1-PP | 107.5 | 114 | 6.5 | 115.8 ± 5.7 |
| L1-MP | 67 | 65 | −2 | 96.5 ± 7.1 |
| U1-L1 | 153 | 144 | −9 | 125.4 ± 7.9 |
| PP-MP | 33 | 36 | 3 | 27.6 ± 4.6 |
| N-ANS (mm) | 57 | 57 | 0 | 53.8 ± 2.8 |
| ANS-Me (mm) | 63 | 68 | 5 | 65.8 ± 4.1 |
| ANS-Me / N-Me (%) | 52.5 | 54.4 | 1.9 | 55.0 ± 2.5 |
| L1-APo (mm) | 5.5 | 3.5 | −2 | 4.9 ± 2.1 |
| Li-E (mm) | −1 | −1 | 0 | 0.6 ± 1.9 |

正常值出处：傅民魁. 中华口腔医学杂志，1975，12:865

头影测量分析：

SNA 未变，SNB 减小，ANB 和 WITS 值均增大，但仍小于正常，说明下颌后移，但仍为Ⅲ类骨面型；上下颌平面角增加，说明下颌发生后下旋转；上切牙唇倾度增加，下切牙唇倾度略减小，说明切牙代偿增加。

治疗前后重叠图（图 2-2-15）、上颌骨重叠图（图 2-2-16）和下颌骨重叠图（图 2-2-17）

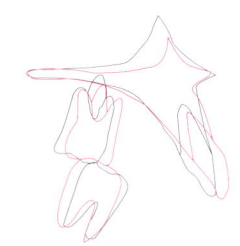

图 2-2-16 治疗前后上颌骨重叠图（以腭平面和PNS点重叠）

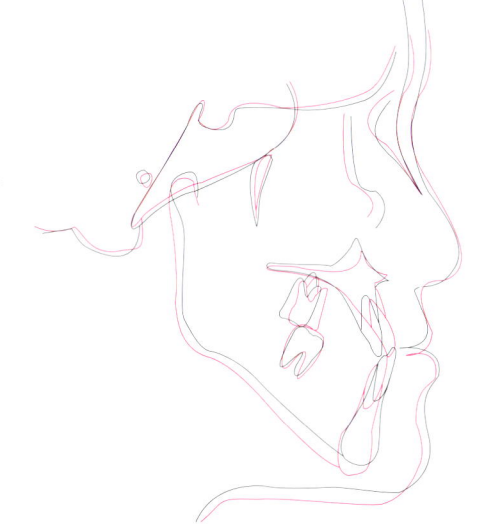

图 2-2-15 治疗前后ＳＮ重叠图（以SN平面和S点重叠）

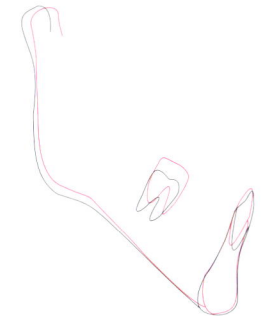

图 2-2-17 治疗前后下颌骨重叠图（以下颌平面和Me点重叠）

━━ 治疗前　━━ 治疗后

### 矫治结束后1年面貌相（图2-2-18）

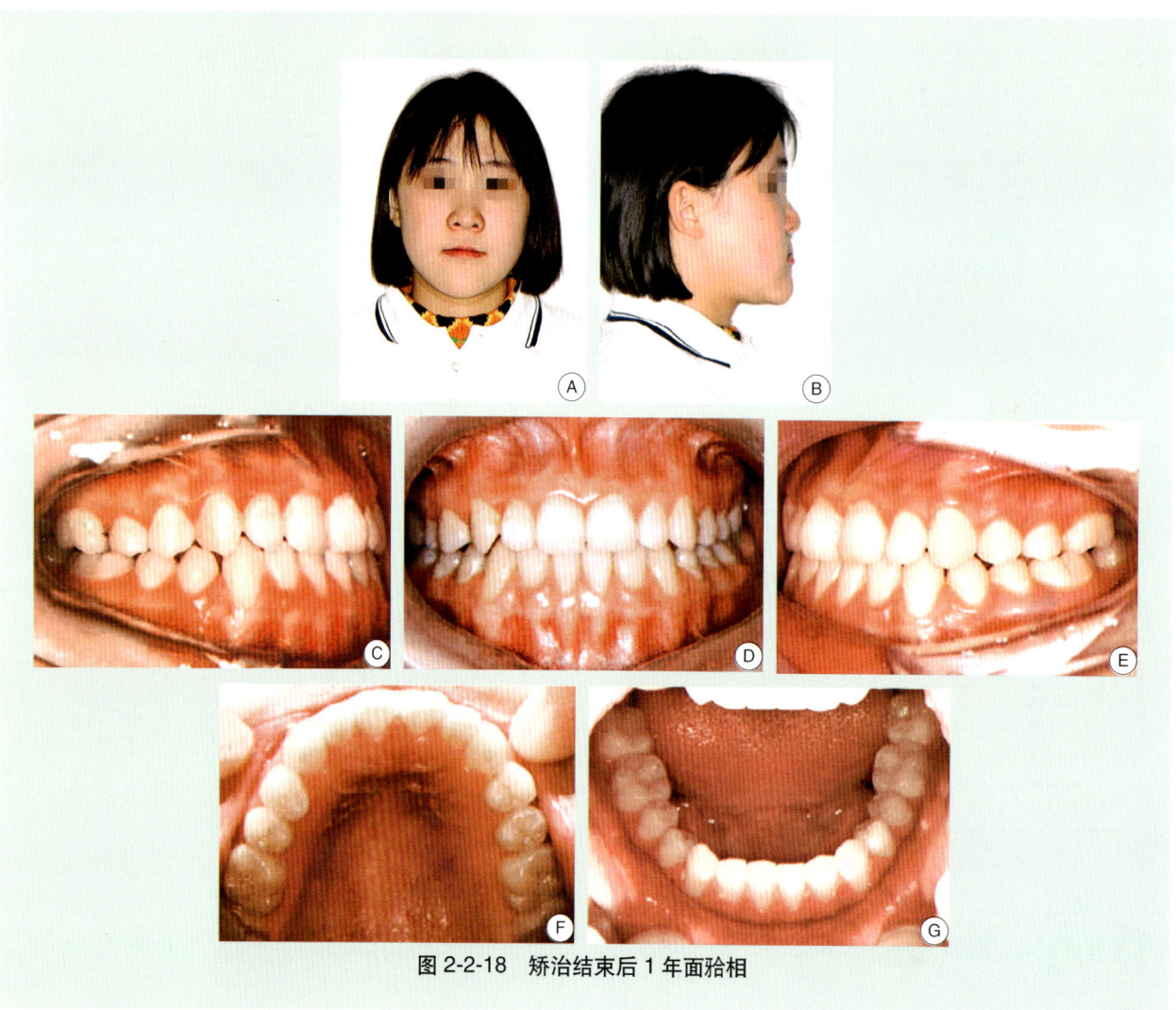

图2-2-18 矫治结束后1年面貌相

### 对治疗的评价

通过矫形治疗后的疗效判断，上颌骨的生长发育已基本完成，上颌口外前方牵引矫治器对上颌骨的生长没有产生明显的作用，而主要表现为上牙弓的前移，增加了上切牙的代偿，改善了磨牙关系。

通过非手术方法矫治Ⅲ类高角骨面型存在很大难度，虽然使用上颌口外前方牵引矫治器对下颌骨的生长有一定的抑制作用，但主要表现为下颌骨的后下旋转，在改善矢状骨面型的同时加重了垂直骨面型的异常。若在前牙反𬌗得到矫治后，尽早使用高位颏兜抑制下颌骨的生长，可能会减少下颌骨的旋转。

上切牙的唇倾使前牙反𬌗得到矫治，并增加了上唇突度，使上下唇关系趋于协调。下切牙的舌倾使颏部更显前突，但因发生了下颌的后下旋转，颏部的前后位置基本未变。

如果能得到患者同意，对上颌牙齿进行减径，可以对𬌗关系进行更精细的调整。

（病例完成人：吕婴）

# 病例 ③ 非拔牙矫治恒牙早期Ⅲ类错𬌗

> **病例概况**
>
> 某女，12岁11个月，主诉前牙兜齿。侧貌凹，下颌平面角均角。恒牙𬌗，双侧近中磨牙关系，反覆盖3mm，反覆𬌗深；下颌可后退至前牙切对切位置。上切牙轴倾度正常，下切牙代偿性舌倾；2|2为畸形过小牙；上下牙弓轻度拥挤。患者1年半前月经初潮。应用固定矫治器非减数矫治。

## 第一部分 治疗前

### 病例基本情况

某女，12岁11个月，1987年12月7日出生

主诉：前牙兜齿

临床检查：面部对称，侧貌凹，鼻旁区凹陷，面下1/3长度正常；恒牙𬌗，双侧磨牙完全近中关系，前牙反覆盖3mm，反覆𬌗深；下颌可以后退到上下切牙对刃位；上下中线正。上下牙弓轻度拥挤；2|2畸形过小牙，前牙Bolton指数83.8（正常值78.8±1.5），全牙Bolton指数93.7（正常值91.5±1.7）；上下磨牙窝沟龋。轻度牙龈炎；双侧颞下颌关节运动对称，未及弹响及压痛，开闭口运动无异常；1年半前月经初潮；无口腔不良习惯，祖母类似错𬌗。

治疗前面𬌗相（图2-3-1）

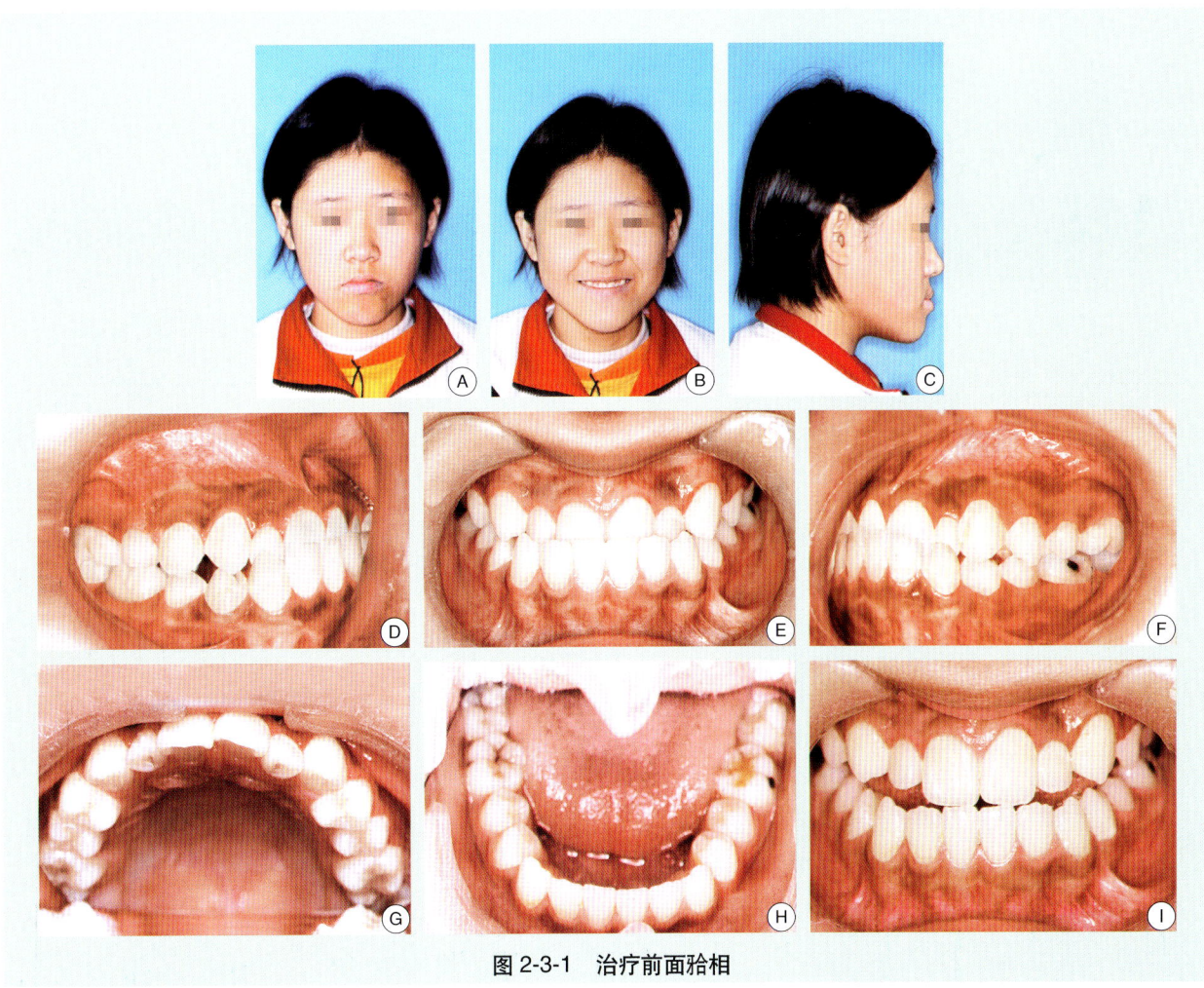

图2-3-1 治疗前面𬌗相

### 治疗前 X 线片及分析

全口曲面断层片（图 2-3-2）：$\frac{8|8}{8|8}$ 牙胚发育中。
头颅侧位片(正中𬌗位)(图2-3-3)及描记图(图2-3-4)
头颅侧位片（下颌后退位）（图 2-3-5）、描记图（图 2-3-6）及数据表格（表 2-3-1）

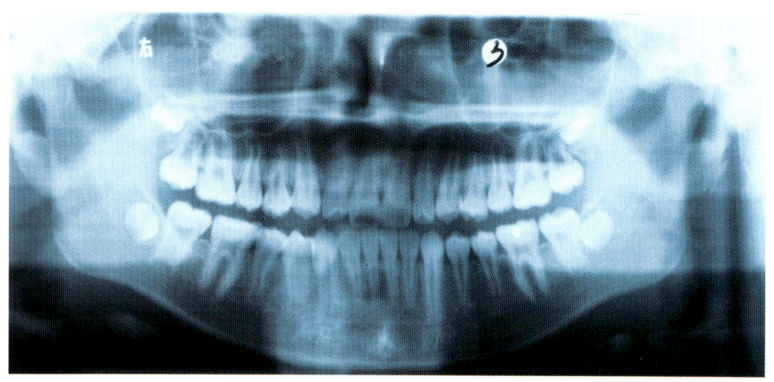

图 2-3-2　治疗前全口曲面断层片

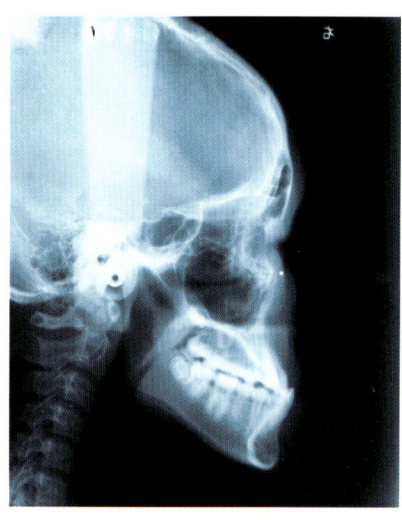

图 2-3-3　治疗前头颅侧位片(正中𬌗位)

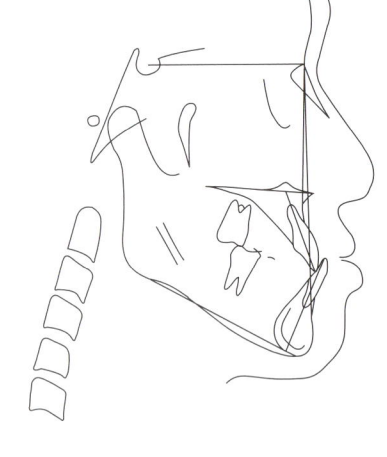

图 2-3-4　治疗前头颅侧位片(正中𬌗位)描记图

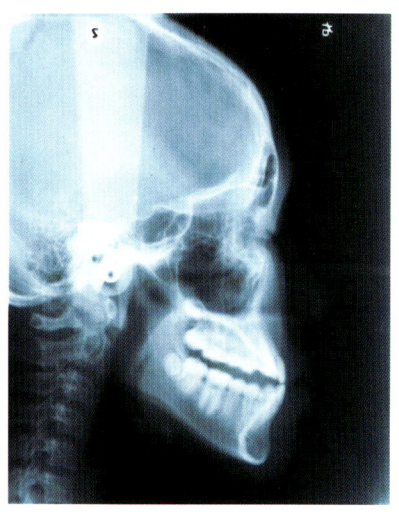

图 2-3-5　治疗前头颅侧位片(下颌后退位)

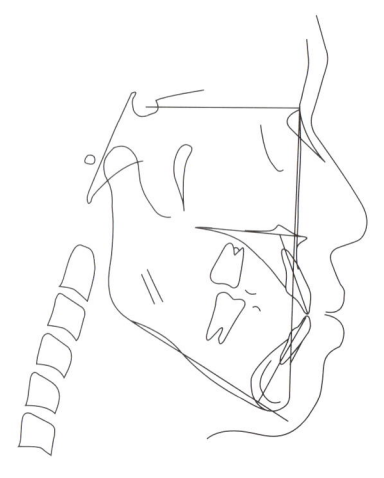

图 2-3-6　治疗前头颅侧位片(下颌后退位)描记图

表 2-3-1 治疗前头影测量数据表

| 测量项目 | 治疗前（正中𬌗位） | 治疗前（下颌后退位） | 正常值 |
| --- | --- | --- | --- |
| SNA | 89.3 | 89.3 | 82.8 ± 4.0 |
| SNB | 91.8 | 88.7 | 80.1 ± 3.9 |
| ANB | −2.5 | 0.6 | 2.7 ± 2.0 |
| WITS (mm) | −13.2 | −11.1 | −1.5 ± 2.1 |
| U1-PP | 115.1 | 115.1 | 115.8 ± 5.7 |
| L1-MP | 85.8 | 85.8 | 96.5 ± 7.1 |
| U1-L1 | 135.5 | 129.0 | 125.4 ± 7.9 |
| PP-MP | 23.6 | 26.9 | 27.6 ± 4.6 |
| N-ANS (mm) | 52.8 | 52.8 | 53.8 ± 2.8 |
| ANS-Me (mm) | 66.4 | 71.5 | 65.8 ± 4.1 |
| ANS-Me / N-Me (%) | 55.7 | 57.5 | 55.0 ± 2.5 |
| L1-APo (mm) | 8.0 | 6.5 | 4.9 ± 2.1 |
| Li-E (mm) | 2.6 | 2.3 | 0.6 ± 1.9 |

头影测量分析：

SNA值大，但SNB相对SNA增大更多，因此ANB小；且WITS值也明显小于正常值；提示为Ⅲ类骨型；下颌可以后退至上下切牙对刃位，下颌后退位SNB比正中𬌗位SNB减小3.1°，WITS值也有改善；但是，下颌后退位ANB值和WITS值仍小于正常，提示骨性Ⅲ类；上下颌平面角正常；面高比正常；上切牙轴倾度正常；下切牙-下颌平面角85.8°，表明下切牙代偿性舌倾。正中𬌗位下切牙-APo距8mm，大于正常值，提示下切牙位置前突；下唇位于Ricketts审美平面前2.6mm，提示下唇位置也前突；但是，在下颌后退位，下切牙-APo距和下唇到Ricketts审美平面的距离都正常。

### 诊断概要

13岁女性患者，侧貌凹；Ⅲ类骨型，下颌平面角均角；双侧磨牙近中关系，反覆盖3mm，反覆𬌗深；下颌可后退至前牙切对切位置；上切牙轴倾度正常，下切牙代偿性舌倾；2|2畸形过小牙；上下牙弓轻度拥挤；已过生长发育高峰期。

### 问题列表

患者主诉前牙兜齿；
侧貌凹；
Ⅲ类骨型；
反覆盖3mm，反覆𬌗深；
磨牙近中关系；
下切牙位置前突，代偿性舌倾；
上下牙弓轻度拥挤；
2|2畸形过小牙，Bolton指数大；
上下磨牙龋坏；
轻度牙龈炎；

患者已过生长发育高峰期。

### 治疗目标

牙周健康和牙齿健康；
改善侧貌；
双侧中性磨牙关系；
正常覆𬌗覆盖；
上下牙列排齐；
上下牙弓匹配；
治疗结果稳定。

### 治疗设计

治疗前准备：牙周洁治，口腔卫生宣教，龋齿充填。

方案1：正颌手术

如果患者及家长的治疗要求很高，要求很大程度地改善侧貌，首选18岁之后正颌手术——患者及家长不考虑手术方案。

方案2：拔除8|8，正畸掩饰性治疗——患者及家长认为创伤太大，拒绝拔除8|8牙胚。

方案3：不拔牙矫治，正畸掩饰性治疗——患者及家长接受。

固定矫治器：利用下颌功能性后退，以及牙齿代偿来矫正Ⅲ类关系；

Ⅲ类牵引调整颌间关系；

唇倾上切牙，舌倾下切牙，代偿Ⅲ类骨骼关系；2|2做冠，一方面解决上下牙量不调问题；另一方面解决美观问题。但是患者及家长拒绝做冠；如果不做冠，Bolton指数不调会影响切牙关系，治疗后覆𬌗覆盖偏小。

关注第三磨牙发育，必要时拔除；

保持。

### 治疗设计合理性

这是一个合并有功能性、骨性和牙性等混合因素的Ⅲ类错𬌗病例。如果患者及家长的治疗要求很高，要求很大程度地改善侧貌，首选18岁之后正颌手术。患者及家长拒绝手术方案。如果采用单纯正畸掩饰性治疗，要利用下颌功能性后退，以及牙齿代偿来矫正Ⅲ类关系。患者为12岁11个月的女性，1年半前月经初潮，说明其已过生长发育高峰期，生长潜力比较有限。

治疗前设计拔除 8|8 牙胚。拔除 8|8 牙胚，一方面可以为下牙列远中移动提供间隙；另一方面，有助于治疗后疗效的稳定。但是，患者及家长担心创伤太大，拒绝拔除第三磨牙牙胚。

最终，患者及家长接受不拔牙的正畸掩饰性治疗。一方面，利用下颌的功能性后退，患者上下颌平面角于正常范围的下限，属正常偏低角的病例，允许下颌顺时针旋转，这对Ⅲ类的矫正有利。另一方面，在下颌后退位时上下颌骨仍然表现Ⅲ类关系，说明患者除去功能因素外，也有比较明显的骨性问题。因为患者已经过了生长发育高峰期，所以生长改良效果不佳。移动牙齿代偿异常的骨骼关系，即唇倾上切牙、舌倾下切牙。回收下切牙的间隙靠远中直立下磨牙来提供。

患者 2|2 为畸形过小牙，致前牙和全牙Bolton指数失调。建议患者正畸后 2|2 冠修复以协调上下牙弓的牙量，并解决美观问题。但是患者及家长不喜欢口内有修复体，拒绝冠修复。另一方面，患者的下切牙不大，且患儿口腔卫生维护不佳，不宜邻面去釉。因此，治疗后会因Bolton指数不调而一定程度地影响切牙关系，治疗后覆𬌗覆盖会偏小。

## 第二部分　治　疗

### 主要治疗过程

2000.10　牙周洁治，口腔卫生宣教，龋齿充填。
2000.11　粘接直丝弓矫治器。上下应用镍钛圆丝排齐牙列。
2001.5　上下0.019×0.025英寸镍钛方丝进一步排齐。
2001.7　上下0.019×0.025英寸不锈钢方丝上摇椅曲整平，Ⅲ类牵引调整颌间关系；患者配合不佳，托槽及带环治疗过程中反复脱落，影响疗程，有时不能配合挂牵引皮圈。
2002.6　前牙反𬌗解除；第二磨牙位置不佳，进行调整。
2002.12　精细调整。
2003.4　拆除固定矫治器；上下活动保持器；牙周洁治。

### 固定矫治器治疗中𬌗相（图2-3-7）

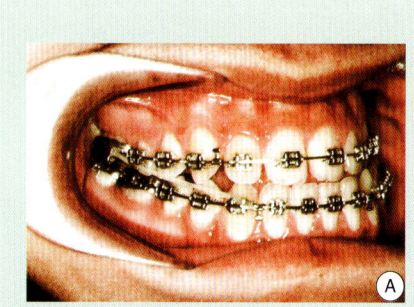
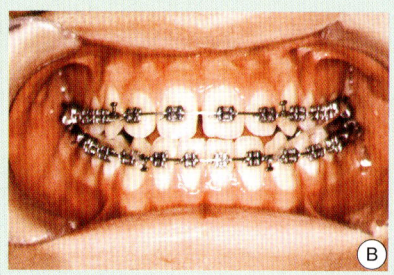
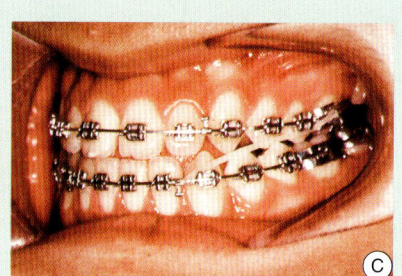

图2-3-7　治疗中𬌗相

## 对治疗过程及预后的评价

患者在治疗过程中合作欠佳。托槽及带环时常松动脱落，影响疗程。有时不能合作戴牵引皮圈。治疗使上切牙唇倾。下颌应用摇椅弓同时配合Ⅲ类牵引，远中直立下后牙。同时，摇椅弓整平Spee曲线。Ⅲ类牵引使上磨牙近中移动，同时内收下切牙。最关键的一个方面是下颌顺时针旋转，有助于前突下颌的矫治。

患者和家长拒绝 2|2 做冠修复，Bolton指数不调影响咬合关系的调整。上牙量小不利于前牙反𬌗的矫正。因此治疗后前牙覆𬌗覆盖偏小。

患者拆除固定矫治器时15岁4个月。推测其生长潜力有限。拆除固定矫治器后1年半，患者16岁10个月，咬合稳定，前牙覆𬌗覆盖基本维持在拆除固定矫治器时的关系，侧切牙区覆𬌗稍变浅。曲面断层片示第三磨牙发育中，8|8 有近中阻生趋势。建议患者拔除 8|8，将有利于长期疗效的稳定。

整个治疗过程中强化口腔卫生宣教。发现上颌侧切牙舌面龋，嘱治疗。

## 第三部分 治 疗 后

### 治疗后面𬌗相（图 2-3-8）

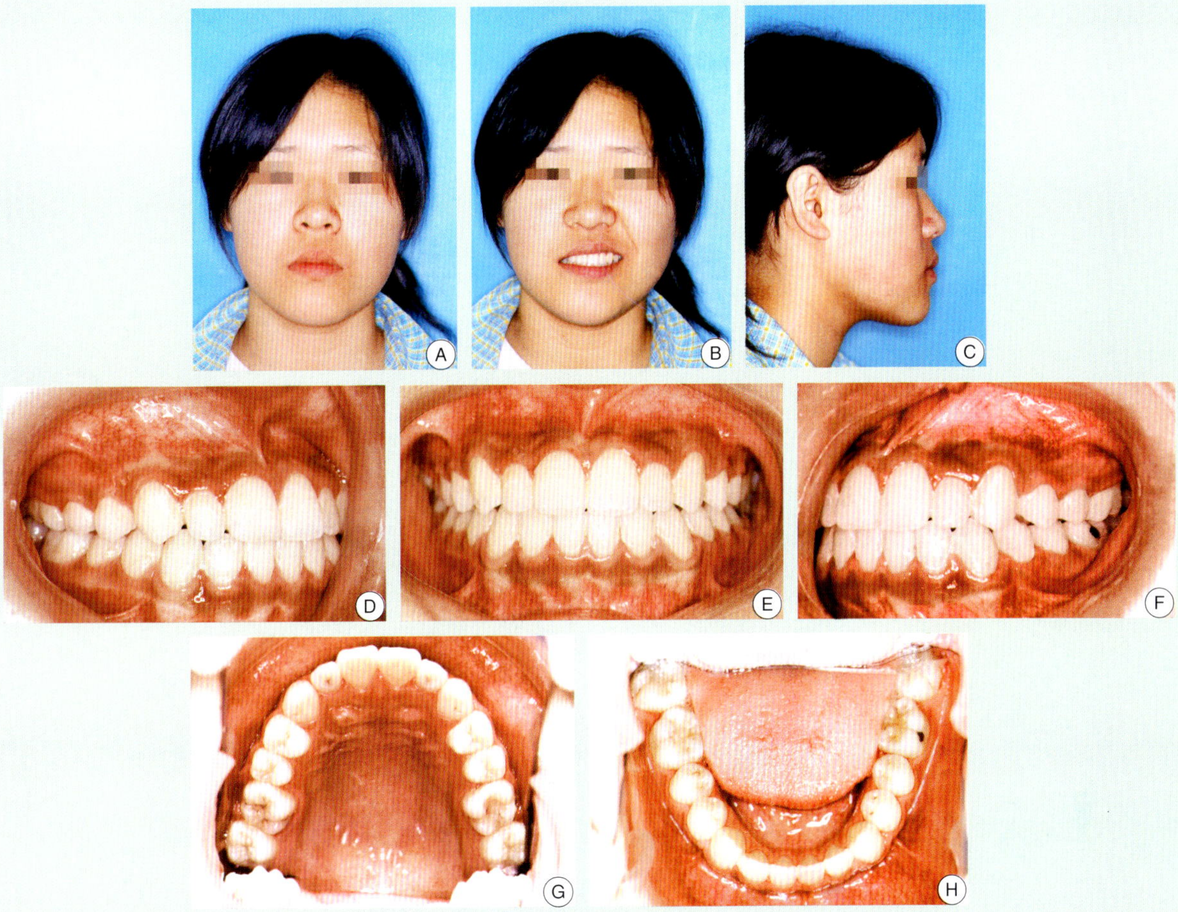

图 2-3-8　治疗后面𬌗相

### 保持 1.5 年后面𬌗相（图 2-3-9）

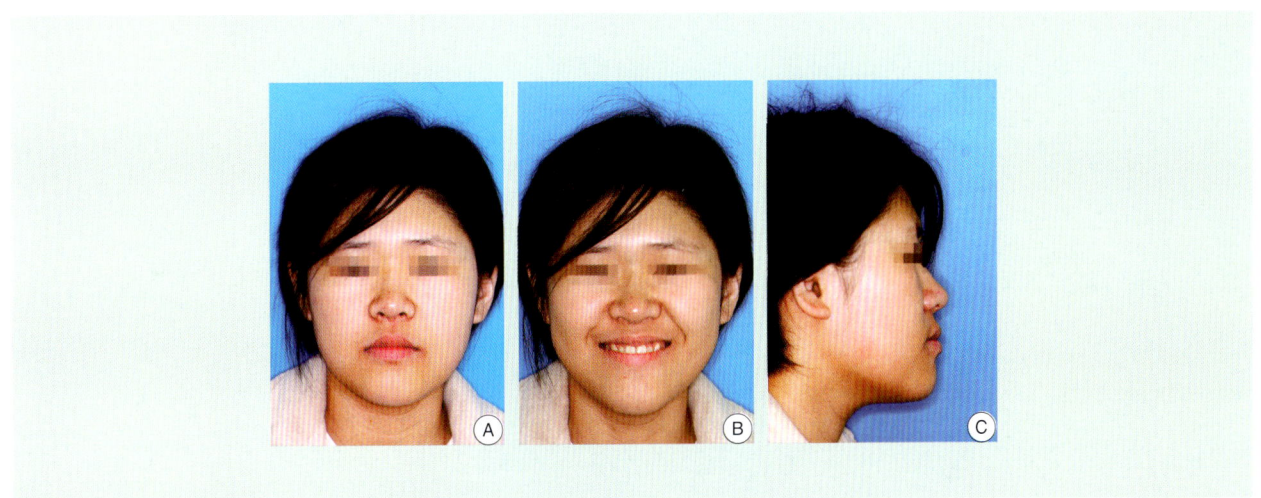

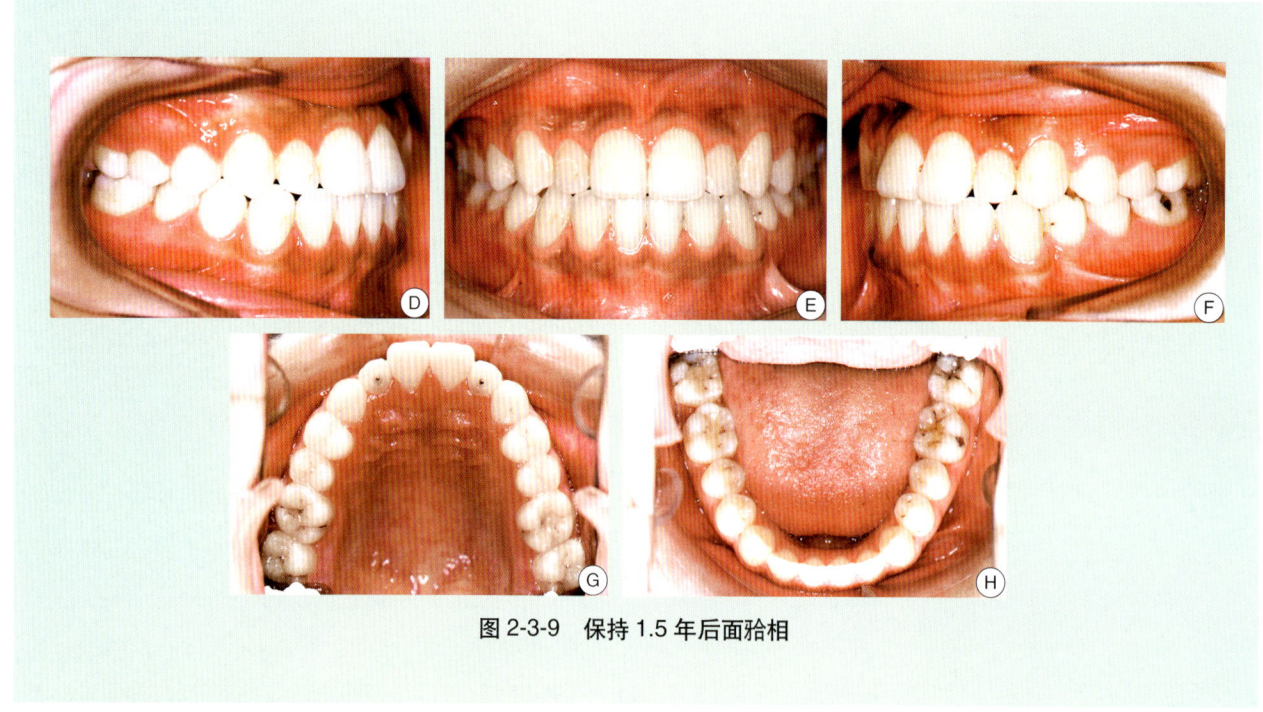

图 2-3-9　保持 1.5 年后面殆相

### 治疗后及保持后 X 线片及分析

治疗后全口曲面断层片（图 2-3-10）：$\frac{8|8}{8|8}$ 牙胚发育中。

保持 1.5 年后全口曲面断层片（图 2-3-11）：$\overline{8|8}$ 近中阻生趋势。

治疗后头颅侧位片（图 2-3-12）和描记图（图 2-3-13）。

保持 1.5 年后头颅侧位片（图 2-3-14）、描记图（图 2-3-15）及数据表格（表 2-3-2）

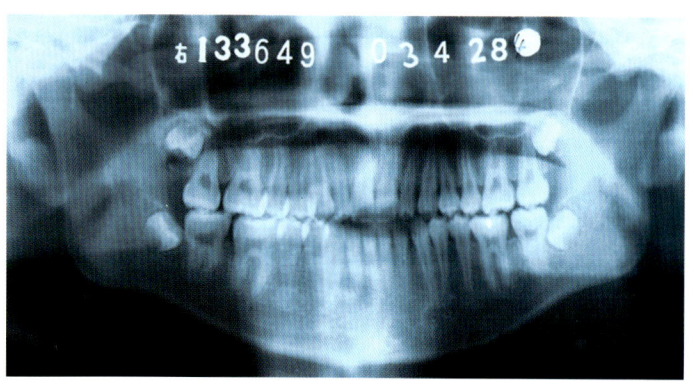

图 2-3-10　治疗后全口曲面断层片

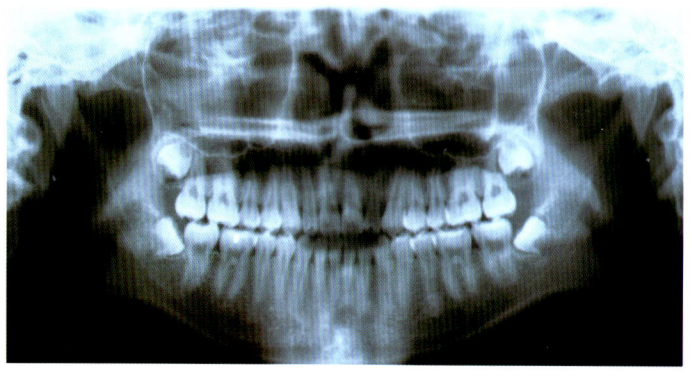

图 2-3-11　保持 1.5 年后全口曲面断层片

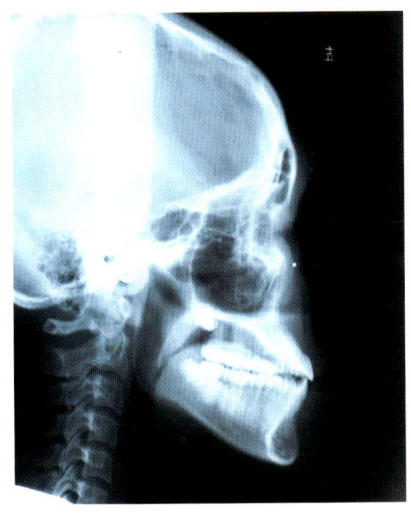

图 2-3-12　治疗后头颅侧位片

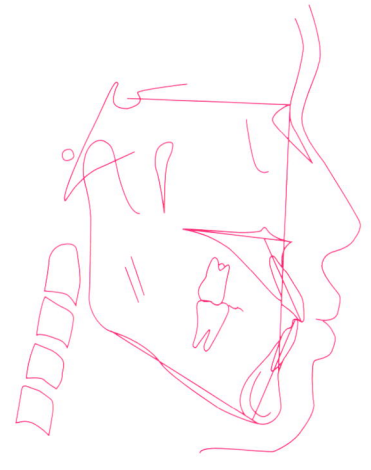

图 2-3-13　治疗后头颅侧位片描记图

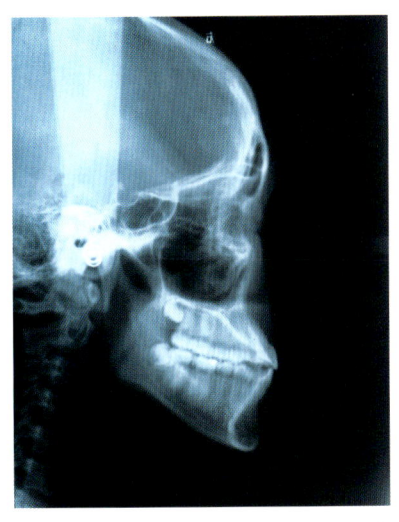

图 2-3-14　保持 1.5 年后头颅侧位片

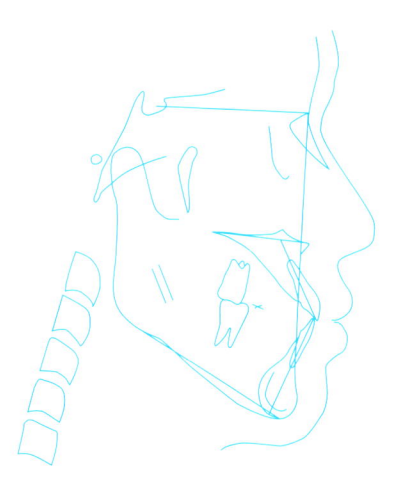

图 2-3-15　保持 1.5 年后头颅侧位片描记图

表 2-3-2　治疗后及保持 1.5 年后头影测量数据表

| 测量项目 | 治疗后 | 治疗过程中变化 | 治疗后 1.5 年 | 保持阶段变化 |
| --- | --- | --- | --- | --- |
| SNA | 89.9 | +0.6 | 89.9 | 0 |
| SNB | 89.9 | −1.9 | 89.9 | 0 |
| ANB | 0.0 | +2.5 | 0.0 | 0 |
| WITS (mm) | −7.8 | +5.4 | −7.8 | 0 |
| U1-PP | 122.8 | +7.7 | 122.6 | −0.2 |
| L1-MP | 84.1 | −1.7 | 84.0 | −0.1 |
| U1-L1 | 128.1 | −7.4 | 128.3 | +0.2 |
| PP-MP | 25.5 | +1.9 | 25.8 | +0.3 |
| N-ANS (mm) | 52.9 | +0.1 | 52.8 | −0.1 |
| ANS-Me (mm) | 72.1 | +5.7 | 72.4 | +0.3 |
| ANS-Me / N-Me (%) | 57.7 | +2.0 | 57.8 | +0.1 |
| L1-APo (mm) | 6.4 | −1.6 | 6.4 | 0 |
| Li-E (mm) | −0.5 | −3.1 | −0.7 | −0.2 |

头影测量分析：

治疗过程中 SNA 增大 0.6°，可能是测量误差或上切牙向前移动的结果。SNB 减小 1.9°，是下颌顺时针旋转的结果。下颌顺时针旋转也引起上下颌平面夹角及面高比增大。ANB 和 WITS 值增大，表明治疗前的 III 类骨型得到改善。

但是，治疗后 ANB 值和 WITS 值仍然低于正常范围，表明患者仍表现为 III 类骨型。因此需要牙齿代偿掩饰骨骼关系的异常。上切牙得到唇倾，上切牙－上颌平面角由治疗前 115.1°增加到治疗后的 122.8°。下切牙舌倾，下切牙－下颌平面角由治疗前 85.8°减小到治疗后 84.1°。内收下切牙所需的间隙由远中直立下磨牙提供。这可以从头颅侧位片描记重叠图上看到。

治疗后下切牙的位置和下唇的位置都正常，较治疗前被回收。

在主动治疗后 1.5 年的保持过程中，矢状向和垂直向骨骼关系基本未变，表明患者生长潜力有限。牙齿角度也基本未变，表示牙齿位置稳定。

治疗前后及保持 1.5 年后头颅侧位片描记 SN 重叠图（图 2-3-16）、上颌重叠图（图 2-3-17）和下颌重叠图（图 2-3-18）

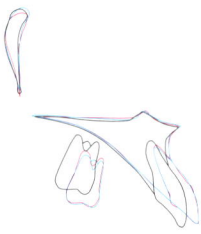

图 2-3-17 上颌重叠图（以腭平面和硬腭前部重叠）

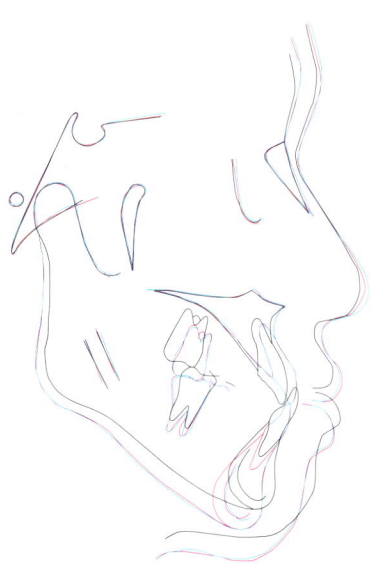

图 2-3-16 SN 重叠图

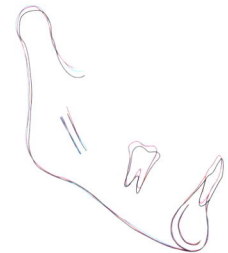

图 2-3-18 下颌重叠图（以 Björk 下颌稳定标志结构重叠）

—— 治疗前  —— 治疗后  —— 保持 1.5 年后

（病例完成人：杨雁琪）

# 病例 ④ 上颌前方牵引后减数上颌第二双尖牙和下颌第一双尖牙矫治骨性Ⅲ类

## 病例概况

某女，12岁9个月女性，主诉矫正前牙"兜齿"。面中部凹陷，Ⅲ类颌骨畸形，上颌后缩；安氏Ⅲ类磨牙、尖牙关系；正常下颌平面角；中度拥挤，上牙弓拥挤5mm，下牙弓拥挤6mm；上下中线均右偏，患者月经初潮未到，生长发育刚过高峰处于过渡期，还有中等程度生长；双期矫治：第一期快速扩弓及前方牵引促进上颌生长发育；第二期拔除 $\frac{5|5}{4|4}$ 固定矫治器矫治。

## 第一部分 治疗前

**病例基本情况**

某女，12岁9个月，1983年2月15日出生

主诉：要求矫治前牙"兜齿"

临床检查：面中部凹陷，上颌后缩；磨牙和尖牙关系完全近中；前牙反𬌗，中度拥挤，上牙弓拥挤5mm，下牙弓拥挤6mm；上牙弓中线右偏2.0mm，下牙弓中线右偏1.0mm，7|7未萌出；下颌不能后退，开闭口运动无异常，双侧耳屏前无压痛，无弹响；父亲前牙覆𬌗覆盖浅。

**治疗前面𬌗相**（图2-4-1）

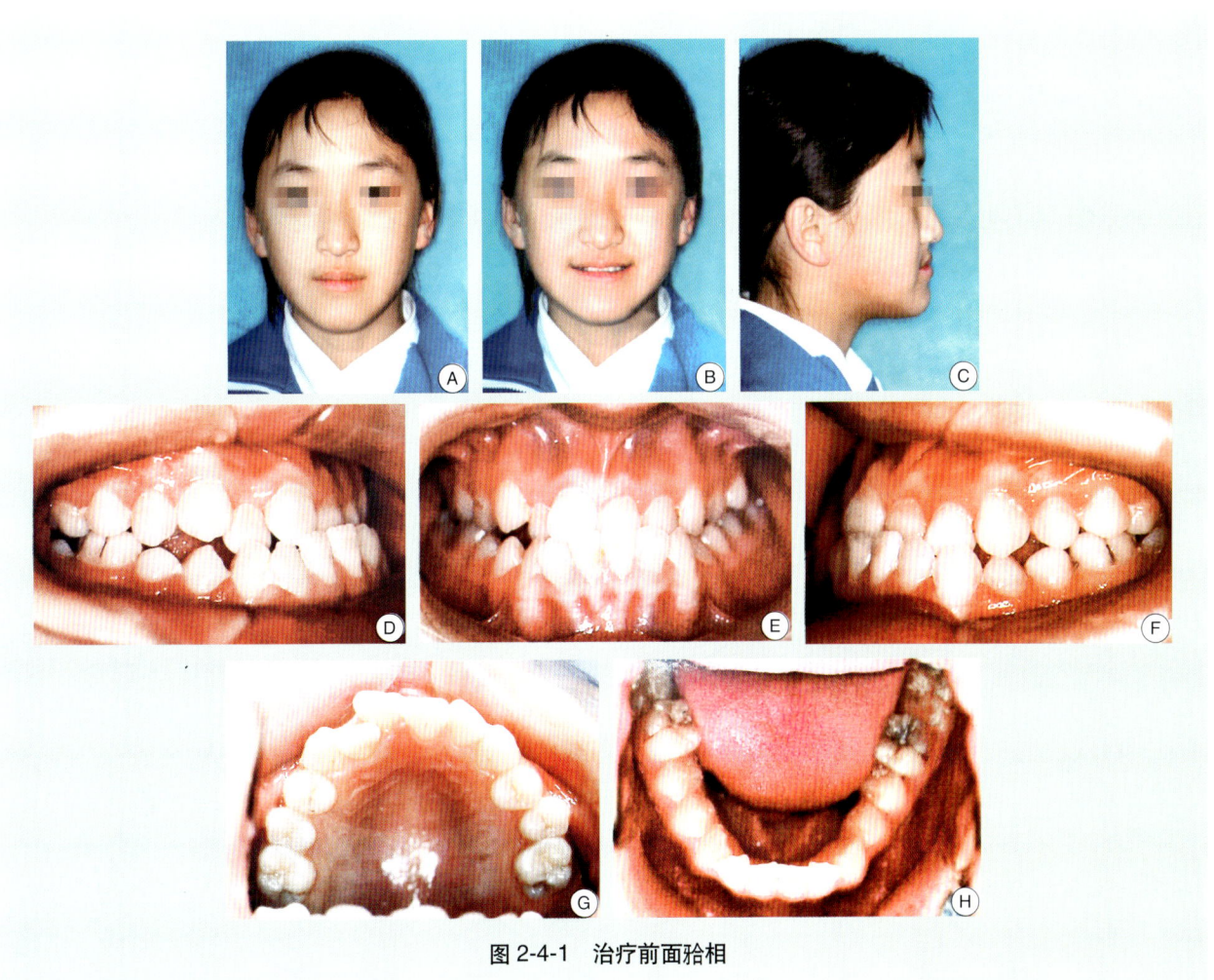

图2-4-1 治疗前面𬌗相

### 治疗前 X 线片及分析

全口曲面断层片（图2-4-2）：$\frac{7|7}{\ }$ 牙根形成 1/2，可见 $\frac{8|8}{8|8}$。左手腕骨片（图2-4-3）：籽骨钙化，中指第三指节骨骺帽状（MP3），中指远中指节骨骺和骨干融合（DP3u）提示生长发育高峰期刚过，处于过渡期。头颅侧位片（图2-4-4）、描记图（图2-4-5）及数据表格（表2-4-1）

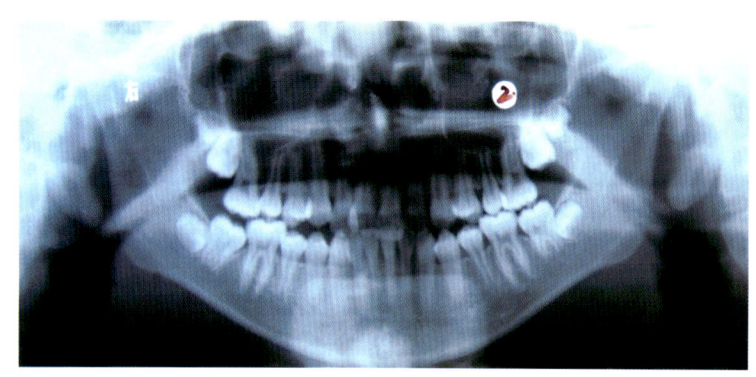

图 2-4-2　治疗前曲面断层片

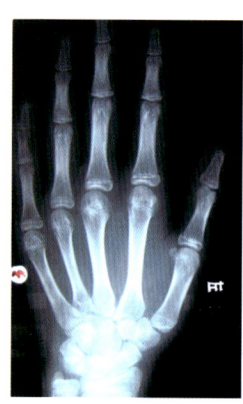

图 2-4-3　左手腕骨片

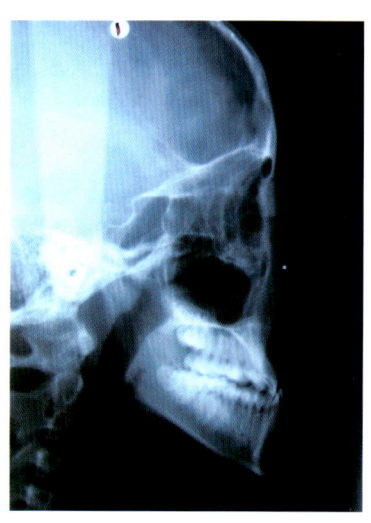

图 2-4-4　治疗前头颅侧位片

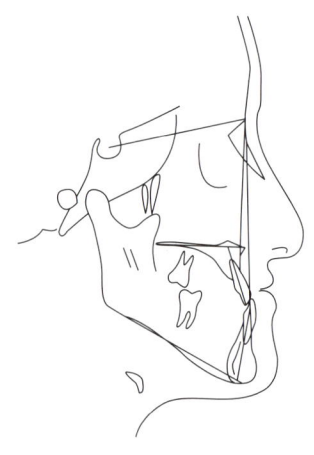

图 2-4-5　治疗前头颅侧位片描记图

表 2-4-1　治疗前头影测量数据

| 测量值 | 治疗前 | 正常值 |
|---|---|---|
| SNA | 74.7 | 82.8 ± 4.0 |
| SNB | 79.0 | 80.1 ± 3.9 |
| ANB | −4.3 | 2.7 ± 2.0 |
| WITS (mm) | −11.0 | −1.5 ± 2.1 |
| U1-PP | 110.0 | 115.8 ± 5.7 |
| L1-MP | 70.0 | 96.5 ± 7.1 |
| U1-L1 | 153.0 | 125.4 ± 7.9 |
| PP-MP | 27.0 | 27.6 ± 4.6 |
| N-ANS (mm) | 63.0 | 53.8 ± 2.8 |
| ANS-Me (mm) | 64.7 | 65.8 ± 4.1 |
| ANS-Me / N-Me (%) | 51.0 | 55.0 ± 2.5 |
| L1-APo (mm) | 2.5 | 4.9 ± 2.1 |
| Li-E (mm) | −6.0 | 0.6 ± 1.9 |

头影测量分析：

SNA、ANB 和 WITS 值明显小于正常，SNB 值正常，说明是Ⅲ类骨性畸形上颌发育不足。下颌平面角在正常范围；前上面高比正常值大，但是面高比例小于正常；说明面下部高度不足；上切牙倾斜度稍小，下切牙舌倾明显，代偿Ⅲ类骨骼畸形。下切牙到 APo 和下唇到 E 平面距离小于正常。

### 诊断概要

Ⅲ类颌骨畸形，上颌后缩；面中部轻度凹陷；安氏Ⅲ类磨牙和尖牙关系；正常下颌平面角；中度拥挤，上牙弓拥挤5mm，下牙弓拥挤6mm；上下牙弓均右偏，患者生长发育刚过高峰期处于过渡期，还有中等程度生长。

### 问题列表

患者主诉前牙"兜齿"；

面中部凹陷；
前牙反𬌗；
Ⅲ类颌骨畸形，上颌后缩；
安氏Ⅲ类磨牙、尖牙关系；
中度拥挤，上下牙弓中线偏；
上下切牙舌倾；
刚过生长高峰，但预测有中等程度的生长；
轻度牙龈炎。

### 治疗目标
牙周健康；
促进上颌骨生长；
改善较凹陷的面中部；
建立安氏Ⅰ类尖牙关系，尽可能建立磨牙Ⅰ类关系；
排齐牙齿，前牙覆𬌗覆盖正常；
排齐牙齿，矫正中线；
保持。

### 治疗设计：双期矫治
**治疗前准备**：口腔卫生宣教，全口洁治，消除龈炎。
**设计一**：正颌手术——因为患者是中度Ⅲ类颌骨畸形，生长发育未完成，随着生长发育，可能畸形会加重，单纯正畸彻底矫正颌骨畸形，使侧貌改善至正常比较困难，因此建议患者待生长发育完成后进行正颌手术治疗——患者及家长拒绝手术。
**设计二**：双期治疗
**第一期**：颌骨生长改良——上颌快速扩弓+前方牵引；促进上颌生长；抑制下颌生长；改善Ⅲ类骨骼畸形，改善凹陷的侧貌及Ⅲ类咬合关系，矫正前牙反𬌗（如果第一期矫治结果满意，患者下颌没有出现不期望的过度生长，则进行第二期固定矫治器矫治；如果第一期矫治结果不满意，患者下颌出现不期望的过度生长，则等患者生长发育结束后进行手术）。
**第二期**：固定矫治器，0.022英寸方丝弓技术；拔除 $\frac{5|5}{4|4}$，排齐整平上下牙弓，矫正中线；建立前牙正常覆𬌗覆盖，建立尖牙Ⅰ类关系；适当唇倾上切牙，保持下切牙舌倾，代偿Ⅲ类骨骼畸形；关闭间隙，尽可能建立磨牙Ⅰ类关系；侧貌协调美观；关注第三磨牙发育萌出情况；保持。
**保持设计**：第二期治疗结束后，可摘式Hawley保持器全天戴用12个月；之后每天晚上戴。
**对稳定性的预测**：患者处于生长高峰期刚过，仍有中等程度的生长潜力，在治疗中及各阶段治疗后要密切关注其颌骨生长的变化，定期拍头颅侧位片测量；要求治疗后患者定期复诊，观察第三磨牙的发育并及时拔除；治疗后前牙覆𬌗覆盖及磨牙尖窝关系的建立、咬合的稳定是日后稳定的保障。为防止下颌生长使前牙反𬌗复发，拔除 $\overline{4|4}$，并保持下切牙舌倾代偿Ⅲ类颌骨畸形。

## 第二部分　治　疗

### 主要治疗过程
1996.2　戴上颌扩弓装置，每天转1/4～1/2圈。
1996.3　2周后上中切牙出现间隙，拍片观察到上颌腭中缝打开；戴前方牵引装置，每侧力开始400g，每天12个小时；1个月后每侧力500～600g，每天14个小时。
1997.2　前牙反𬌗解除，前牙覆𬌗覆盖浅，面中部较以前丰满。拍摄头颅侧位片，上前牙唇倾，上下前牙仍拥挤，拔除 $\frac{5|5}{4|4}$，安置方丝弓矫治器，上下0.014英寸镍钛丝排齐。
1997.5　0.016英寸不锈钢圆丝，之后0.018×0.025英寸镍钛方丝排齐。
1997.8　0.018×0.025英寸不锈钢方丝，"T"形曲关闭间隙。
1998.2　间隙完全关闭，精细调整，上下牙列0.019×0.025英寸不锈钢标准弓形。
1998.5　去除固定矫治器，牙齿及牙周清洁。戴Hawley保持器。

### 上颌前方牵引治疗中面𬌗相（图2-4-6）

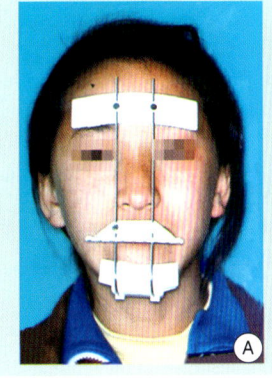
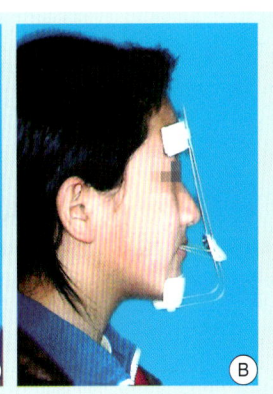

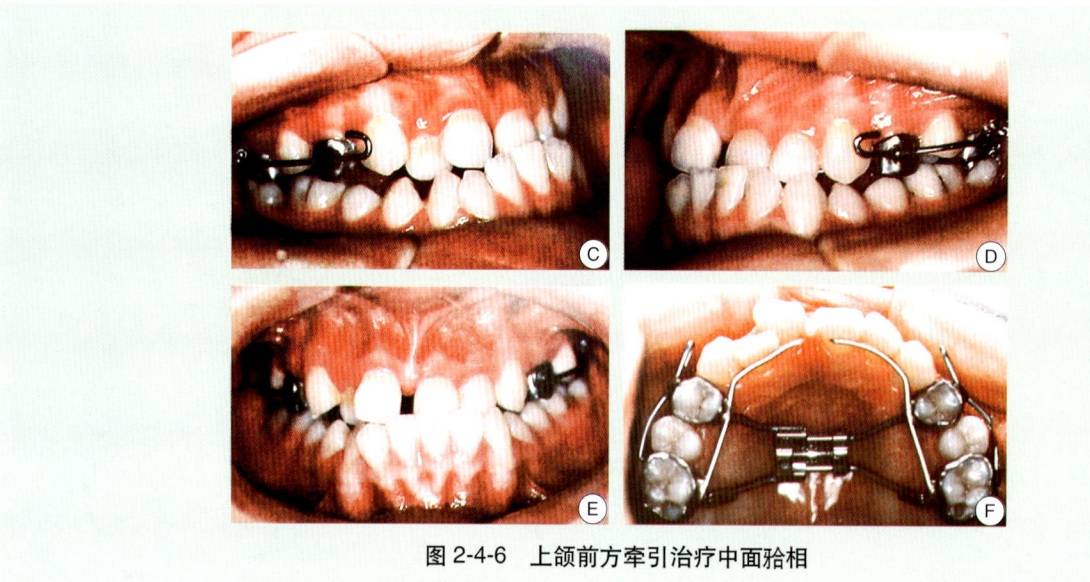

图 2-4-6　上颌前方牵引治疗中面貌相

## 上颌前方牵引治疗结束后面相（图 2-4-7）

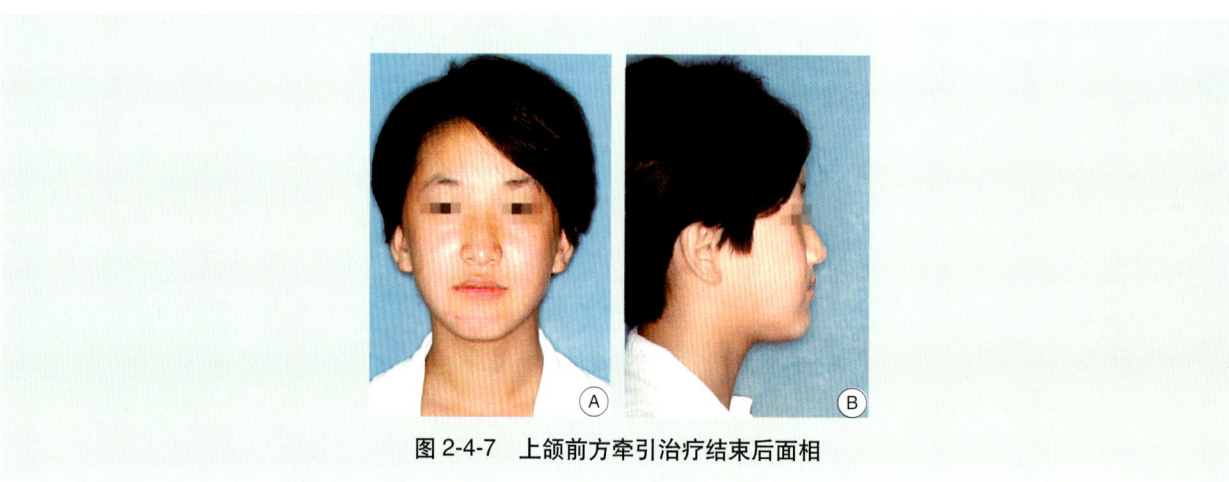

图 2-4-7　上颌前方牵引治疗结束后面相

## 上颌前方牵引治疗后 X 线片及分析

上颌前部殆片（图2-4-8）：观察到上颌腭中缝骨缝打开（与腭中缝打开前对比）。
头颅侧位片（图2-4-9），描记图（图2-4-10）、重叠图及数据表格（表2-4-2）

头影测量分析：

SNA 增大、SNB 减小、ANB 增大 3.7°，WITS 也增大，这是前方牵引的结果；虽然 SNA、ANB、

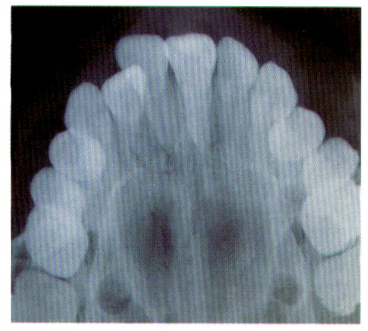 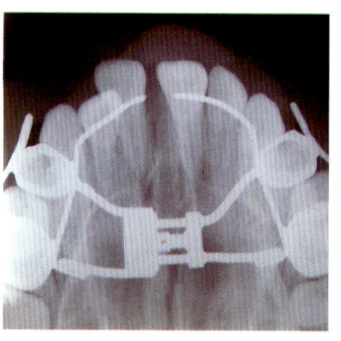

图 2-4-8　上颌快速扩弓前后上颌前部殆片

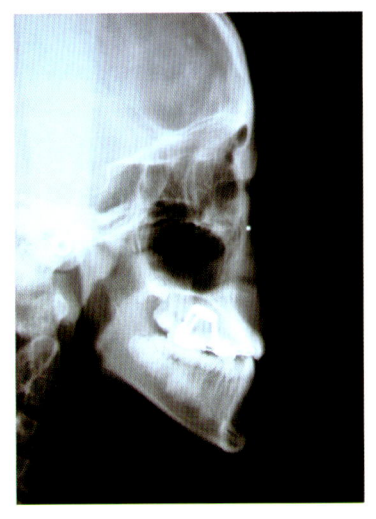

图 2-4-9 上颌前方牵引后头颅侧位片

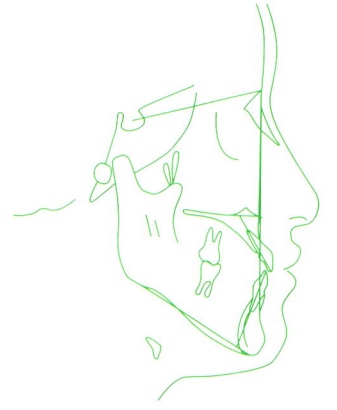

图 2-4-10 上颌前方牵引后头颅侧位片描记图

表 2-4-2 上颌前方牵引治疗后头影测量数据及变化

| 测量值 | 第 I 期结束 | 变化 | 正常值 |
| --- | --- | --- | --- |
| SNA | 76.4 | +1.7 | 82.8 ± 4.0 |
| SNB | 77.0 | −2.0 | 80.1 ± 3.9 |
| ANB | −0.6 | +3.7 | 2.7 ± 2.0 |
| WITS (mm) | −7.0 | +4.0 | −1.5 ± 2.1 |
| U1-PP | 122.5 | +12.5 | 115.8 ± 5.7 |
| L1-MP | 74.0 | +4.0 | 96.5 ± 7.1 |
| U1-L1 | 135.8 | −17.2 | 125.4 ± 7.9 |
| PP-MP | 28.0 | +1.0 | 27.6 ± 4.6 |
| N-ANS (mm) | 63.8 | +0.8 | 53.8 ± 2.8 |
| ANS-Me (mm) | 69.0 | +4.3 | 65.8 ± 4.1 |
| ANS-Me / N-Me (%) | 52.0 | +1.0 | 55.0 ± 2.5 |
| L1-APo (mm) | 1.8 | −0.7 | 4.9 ± 2.1 |
| Li-E (mm) | −1.2 | +4.8 | 0.6 ± 1.9 |

WITS值仍比正常值小，但Ⅲ类颌骨关系及侧貌得到很大改善。上下颌平面角轻度增加，是前方牵引使颌骨顺时针方向的结果，上前面高增加，说明促进上颌骨垂直向发育，因此面高比例趋近正常；上切牙下切牙倾斜度均增大，上切牙唇倾是因为前方牵引所致，下切牙唇倾可能是因为前牙反𬌗解除，下唇代偿性舌向肌力放松所致，下唇相对于E平面距离都增加。

**固定矫治器治疗中𬌗相**（图 2-4-11）

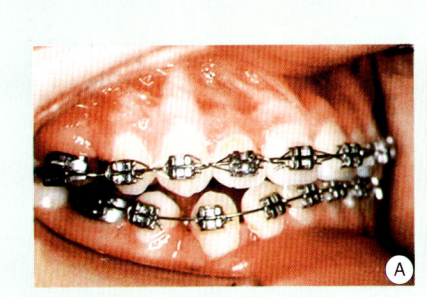
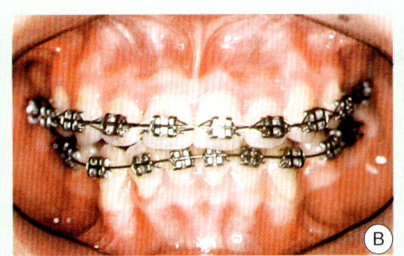

图 2-4-11 固定矫治器治疗中𬌗相

### 治疗中遇到的复杂问题

患者口腔卫生保持不够好，治疗期间龈炎，需经常提醒。治疗结束后大大改善。

生长是个难以预测的问题，一般前牵引的最佳时期是 8~10 岁，患者 12 岁 9 个月，生长高峰期刚过，预测前牵引的结果可能不太乐观，但是患者及家长惧怕手术，强烈要求试行，患者配合非常好，每日佩戴时间长，下颌没有过度生长，所以结果比较令人满意，但是从头颅侧位片可以看到，前方牵引的结果，一些是颌骨的变化，一些是牙齿的变化：上颌骨前移生长，下颌骨向下向后旋转，共同作用使 ANB 增大；上前牙唇倾，也使上唇丰满。如果早期矫治（生长发育高峰前），颌骨变化为主，稳定性更好。

第二期拔牙矫治，因为当时用的方丝弓矫治技术，所以根据情况需要控制好转矩。上颌拔牙间隙尽量排齐后让磨牙前移，调整磨牙关系，上前牙区加冠唇向转矩，防止前牙过度直立，影响上唇形态。下颌排齐时尽量防止后牙前移，排齐后密切观察和控制好下前牙内收的量和倾斜度，必要时方丝加冠唇向转矩。

## 第三部分 治 疗 后

### 治疗后面貌相（图 2-4-12）

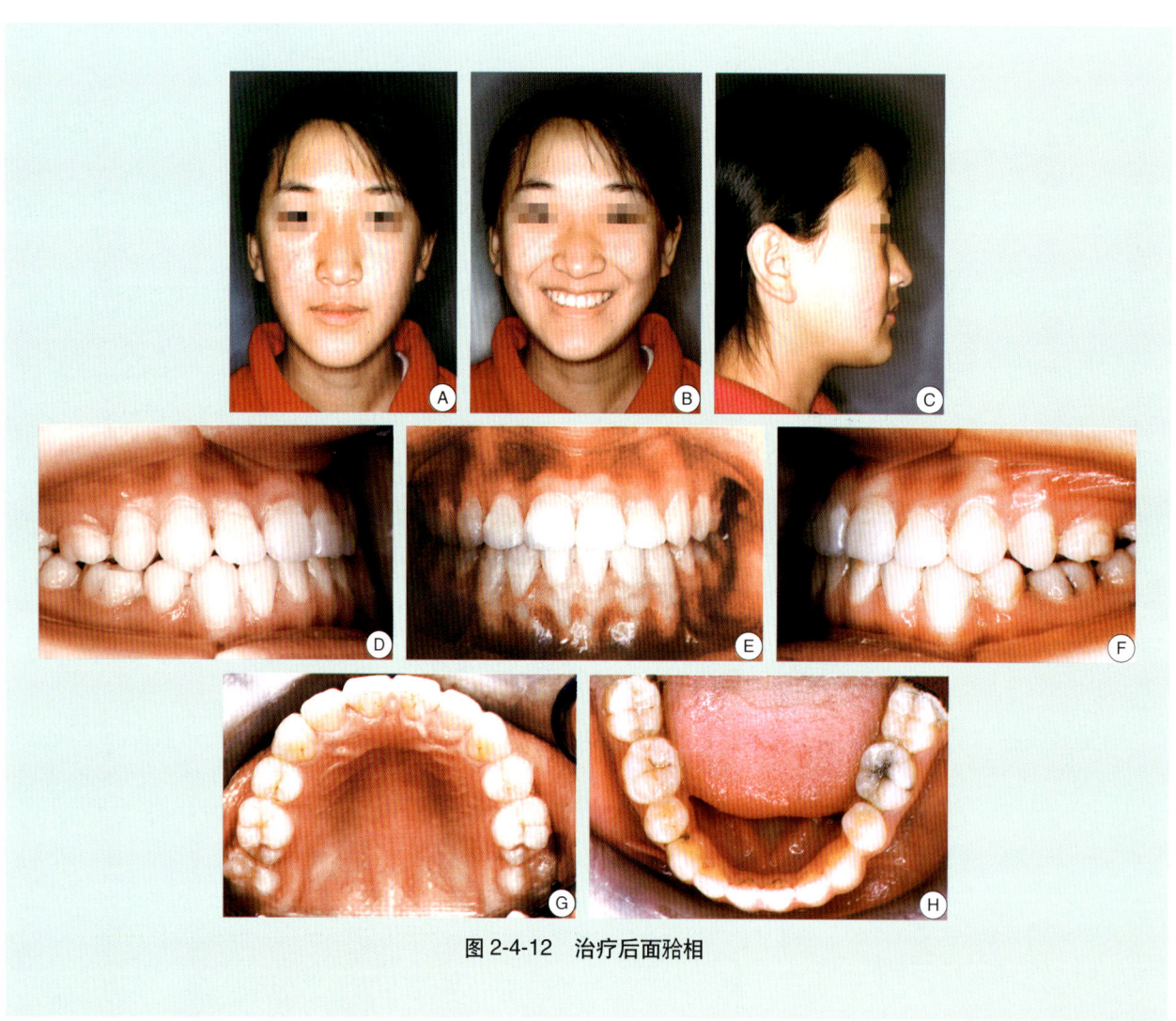

图 2-4-12 治疗后面貌相

### 治疗后 X 线片及分析

全口曲面断层片（图 2-4-13）：拔牙间隙两侧牙根基本平行；8|8 近中阻生。

头颅侧位片（图 2-4-14）、描记图（图 2-4-15）及数据表格（表 2-4-3）

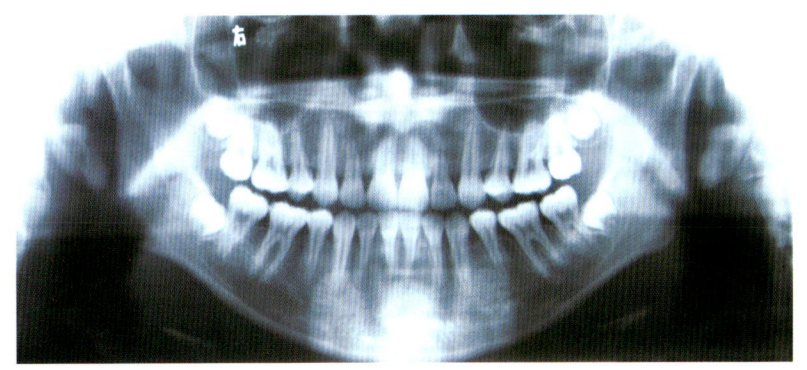

图 2-4-13 治疗后曲面断层片

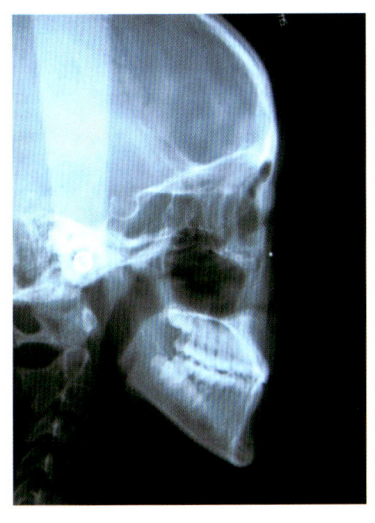

图 2-4-14 治疗后头颅侧位片

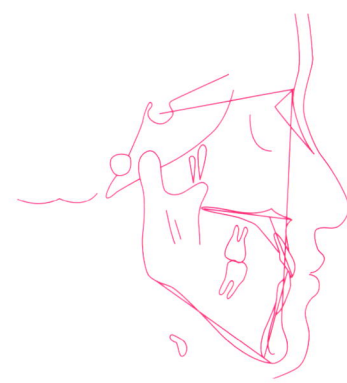

图 2-4-15 治疗后头颅侧位片描记图

表 2-4-3 治疗后头影测量数据及各阶段变化比较

| 测量项目 | 固定矫治结束 | 变化（与Ⅰ期结束比较） | 总体变化（与矫治前比较） | 正常值 |
| --- | --- | --- | --- | --- |
| SNA | 76.7 | +0.3 | +2.0 | 82.8 ± 4.0 |
| SNB | 77.0 | 0 | −2.0 | 80.1 ± 3.9 |
| ANB | −0.3 | +0.3 | +4.0 | 2.7 ± 2.0 |
| WITS (mm) | −5.6 | +1.4 | +5.4 | −1.5 ± 2.1 |
| U1-PP | 119.3 | −3.2 | +9.3 | 115.8 ± 5.7 |
| L1-MP | 72.6 | −1.4 | +2.6 | 96.5 ± 7.1 |
| U1-L1 | 140.0 | +4.2 | +13.0 | 125.4 ± 7.9 |
| PP-MP | 29.0 | +1.0 | +2.0 | 27.6 ± 4.6 |
| N-ANS (mm) | 63.8 | 0 | +0.8 | 53.8 ± 2.8 |
| ANS-Me (mm) | 69.0 | 0 | +4.3 | 65.8 ± 4.1 |
| ANS-Me / N-Me (%) | 52.0 | 0 | +1.0 | 55.0 ± 2.5 |
| L1-APo (mm) | 1.0 | −0.8 | −1.5 | 4.9 ± 2.1 |
| Li-E (mm) | −2.0 | −0.8 | +0.4 | 0.6 ± 1.9 |

头影测量分析：

与Ⅰ期结束比较，SNA、ANB 及 WITS 值稍增加，但仍在正常范围外，SNB 没改变，显示为轻度Ⅲ类骨骼畸形；下颌平面角增加少许，在正常范围；上下面高及比例没变化；上切牙唇倾度减小但仍比正常范围大，下切牙舌倾，是对Ⅲ类骨骼畸形的代偿。下唇相对 E 平面的突度减小，达到正常，侧貌改善。治疗前、上颌前方牵引治疗后和固定矫治器治疗后重叠图（图2-4-16）、上颌骨重叠图（图2-4-17）、下颌骨重叠图（图2-4-18）。

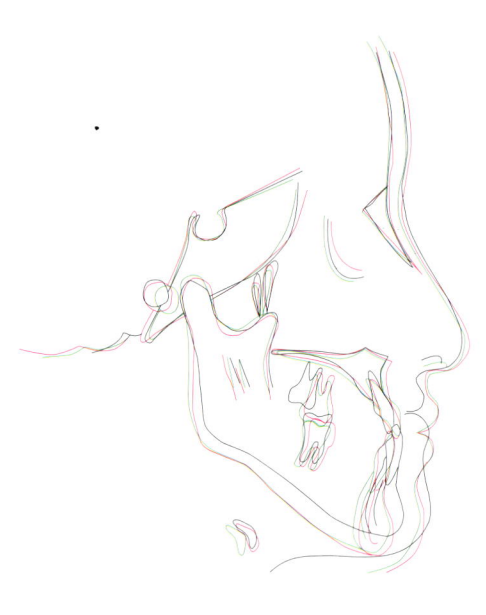

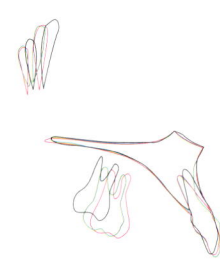

图2-4-17 治疗前、上颌前方牵引后及固定矫治器治疗后上颌骨重叠图（以腭平面和上腭前部重叠）

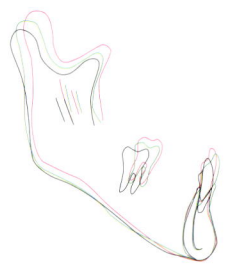

图2-4-16 治疗前、上颌前方牵引后及固定矫治器治疗后SN重叠图（以SN平面和S点重叠）

图2-4-18 治疗前、上颌前方牵引后及固定矫治器治疗后下颌骨重叠图（以Björk下颌稳定标志结构重叠）

— 治疗前　— 扩弓＋前方牵引治疗后　— 治疗后

### 矫治结束后面殆相（图2-4-19）

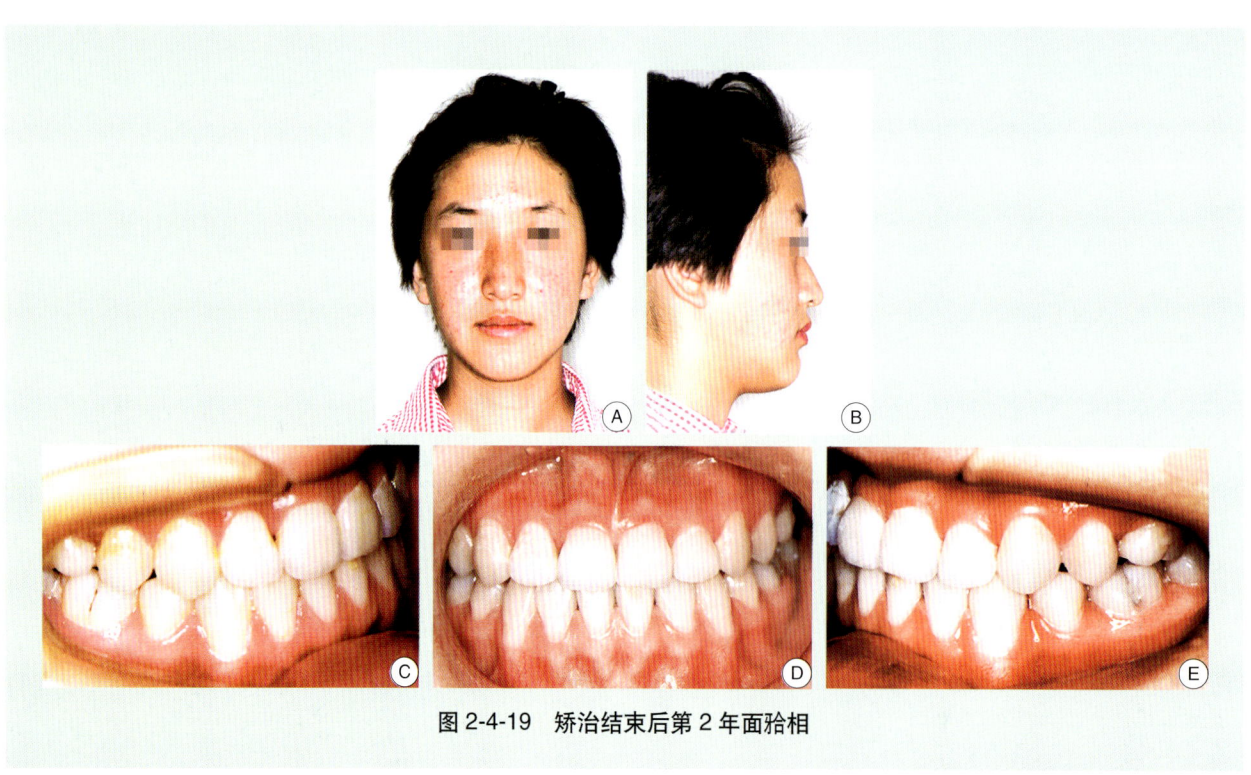

图2-4-19 矫治结束后第2年面殆相

## 治疗前、中、后、结束1年后侧貌比较（图2-4-20）

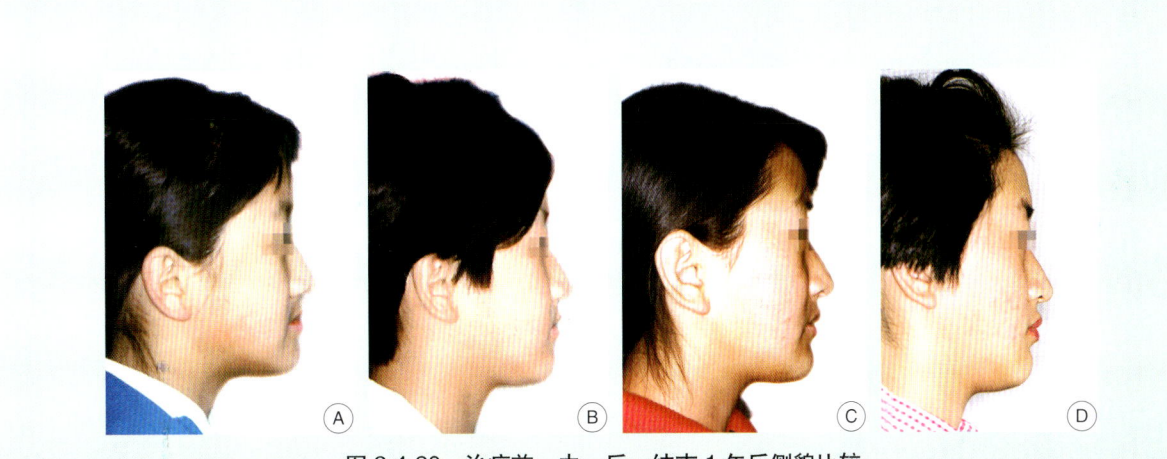

图2-4-20 治疗前、中、后、结束1年后侧貌比较

### 对治疗的评价

尽管患者是较严重的Ⅲ类骨性畸形（ANB为-4.3°）——上颌发育不足，下颌不能后退移位，但刚过生长发育高峰，月经初潮未到，还有一定生长潜力，治疗中配合非常好，特别是严格戴前方牵引器，同时下颌没有出现不期望的过度生长，因此第一期SNA、ANB、WITS值明显增加，Ⅲ类骨骼畸形明显改善，矫正后结果比较令人满意，前牙反𬌗及侧貌都得到较大改善。

第二期矫治拔除 $\frac{4|4}{5|5}$，是比较传统的设计模式，由于上下牙弓仍拥挤，上切牙唇倾，而且研究生学习期间，设计思路矫治水平有限，为达到磨牙关系中性，采取此方案；目前看来，一些上颌发育不足的病例上颌不拔牙，下颌拔除第二或者第一双尖牙，磨牙治疗后成为完全近中关系，也是可行的设计，以保持上颌饱满（前提是 $\overline{8|8}$ 萌出正常）。一般上颌发育不足，上颌拔牙须慎重。值得庆幸的是，该病例矫治后及保持2年后的面形比较满意，上唇比较丰满。

治疗后患者17岁，治疗期间身高有2～3cm生长，下颌骨没有出现过度生长，头颅侧位片上颈椎显示第3、4颈椎下缘出现凹陷，第三颈椎呈正方形，说明生长从减速期至成熟期过渡。治疗结束后第2年，建议患者拍X片，家长拒绝，从面貌相上看，咬合比以前更紧密，面形也良好，未见复发迹象。此时患者18岁，第三磨牙未萌出，2年间身高未增加，仅体重增加，可以认为生长基本停止，预后良好，建议患者定期复诊，关注第三磨牙，适时拔除。

（病例完成人：罗卫红）

## 病例 ⑤  减数上颌第二双尖牙和下颌第一双尖牙矫治成人Ⅲ类拥挤

> **病例概况**
>
> 某女，21岁，前牙关系及骨骼关系均为Ⅲ类，上下颌平面角及面高比正常；上牙列拥挤8mm，上前牙及 $\frac{6}{6}$ 反𬌗。患者主诉为面部凹陷，且上前牙拥挤。治疗措施为：拔除 $\frac{5|5}{4|4}$，以序列弓丝配合固定矫治器排齐牙齿并矫正反𬌗；最终获得了理想的咬合关系与直面型。

### 第一部分  治疗前

**病例基本情况**

某女，21岁，1982年9月13日出生

主诉：面型凹陷，上前牙拥挤

临床检查：面中部凹陷，下颌前突，颏部略向左侧偏斜；恒牙𬌗，下前牙区轻度到中度龈炎，$\frac{|6}{|6}$ 中性关系，$\frac{6|}{6|}$ 近中关系；上牙列拥挤8mm，下牙列拥挤5mm，$7|$ 和 $5|$ 萌出间隙不足；$\frac{2-|-2}{3-|-3}$ 及 $\frac{6}{6}$ 反𬌗；下颌中线左偏2mm；$3|$ 近中颊向错位；开闭口运动无异常，关节区无压痛、无弹响；母亲及表姐有类似面𬌗畸形。

**治疗前面𬌗相**（图2-5-1）

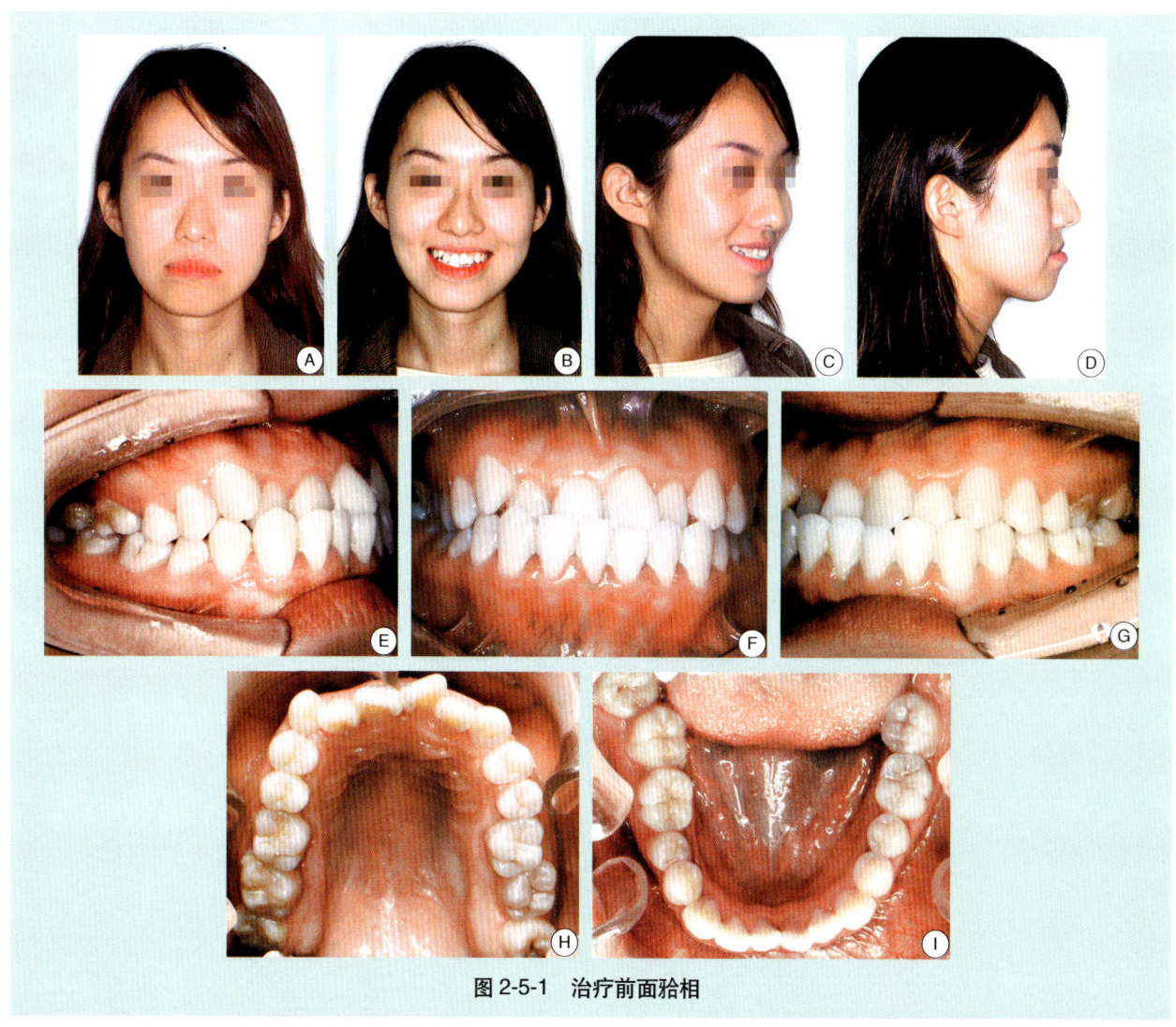

图 2-5-1  治疗前面𬌗相

### 治疗前 X 线片及分析

全口曲面断层片（图 2-5-2）：未见 8̄，下前牙区牙槽骨水平轻度降低。

头颅侧位片（图 2-5-3）、描记图（图 2-5-4）及数据表格（表 2-5-1）

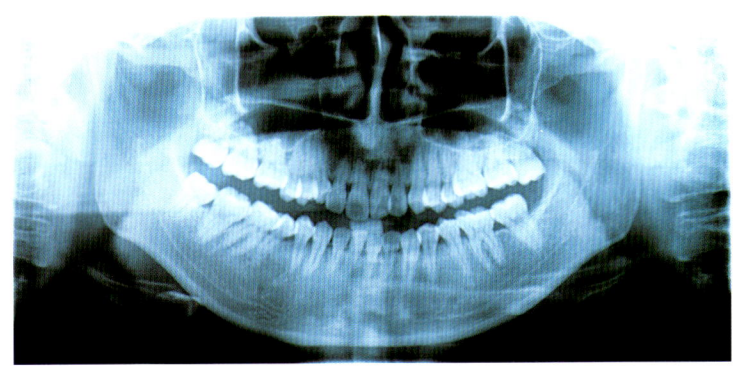

图 2-5-2　治疗前曲面断层片

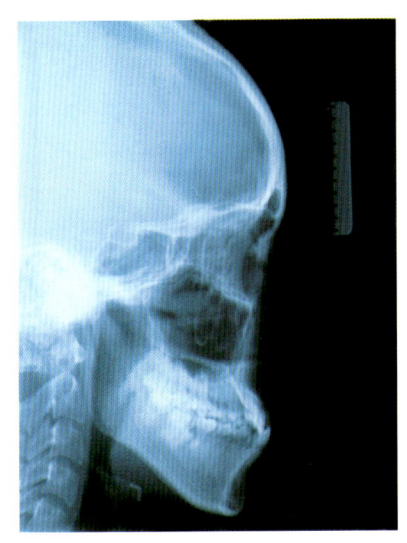

图 2-5-3　治疗前头颅侧位片

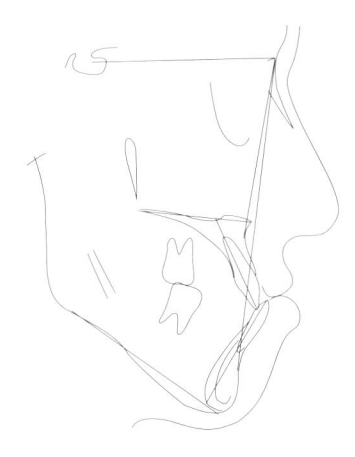

图 2-5-4　治疗前头颅侧位片描记图

表 2-5-1　治疗前头影测量数据

| 测量值 | 治疗前 | 正常值 |
| --- | --- | --- |
| SNA | 80 | 82.8 ± 4.0 |
| SNB | 83 | 80.1 ± 3.9 |
| ANB | −3 | 2.7 ± 2.0 |
| WITS (mm) | −8 | −1.5 ± 2.1 |
| U1-PP | 115 | 115.8 ± 5.7 |
| L1-MP | 90 | 96.5 ± 7.1 |
| U1-L1 | 125 | 125.4 ± 7.9 |
| PP-MP | 29 | 27.6 ± 4.6 |
| N-ANS (mm) | 53 | 53.8 ± 2.8 |
| ANS-Me (mm) | 64 | 65.8 ± 4.1 |
| ANS-Me / N-Me (%) | 55 | 55.0 ± 2.5 |
| L1-APo (mm) | 9 | 4.9 ± 2.1 |
| Li-E (mm) | 2 | 0.6 ± 1.9 |

头影测量分析：

尽管SNB略偏大，但是SNA、SNB都在正常范围内。而ANB与WITS值显示了明显的Ⅲ类骨骼关系。上下切牙与其基骨之间的角度关系都在正常范围之内，但是下切牙超出APo平面9mm。这些都显示此Ⅲ类骨性患者并未发生牙齿的代偿，下前牙的内收与上前牙的唇倾将有助于改善前牙的Ⅲ类关系。而且一旦获得正常的覆𬌗覆盖，其结果将是稳定的。

### 诊断概要

21岁女性，凹面型，下颌前突；6̄|6̄ 中性关系，6̱|6̱ 近中关系；上牙列拥挤8mm，下牙列拥挤5mm，主要在后牙区；$\frac{2}{3}\overline{|}\frac{2}{3}$ 及 $\frac{6}{6}$ 反𬌗；下中线左偏2mm；上下前牙唇倾度正常；面高比正常。

## 治疗设计

**方案一：** 正颌手术——患者拒绝

**方案二：** 固定矫治器正畸治疗，拔除 $\frac{5|5}{4|4}$，配合一定的Ⅲ类牵引。患者愿意接受此方案。以常规保持器保持，并预期有较好的稳定性。

## 治疗设计合理性

患者为骨性Ⅲ类，且下颌较为前突，应采取外科手术以获得最佳效果，然而患者拒绝手术。考虑到上下前牙唇倾度均在正常范围内，因此尚有通过其代偿性唇舌向倾斜获得前牙正常覆𬌗覆盖关系的潜力。

为了解除上牙列的明显拥挤，以及实现下前牙舌向移动的目标，必须进行拔牙矫正。

上颌拔除 $5|5$，一方面可以解除前牙的拥挤，另一方面便于消耗支抗，使前牙不致过多内收，甚至产生一定的唇倾，以支持略显凹陷的上唇。

下颌拔除 $\overline{4|4}$，可以较为容易地实现下前牙内收，以达到正常的前牙覆𬌗覆盖关系。考虑到右下后牙区的拥挤，建议拔除 $\overline{8|}$。

## 第二部分 治 疗

### 主要治疗过程

2004.10　全口牙周洁治，按治疗方案拔除 $\frac{5|5}{4|4}$。

2004.11　除第三磨牙和上颌切牙外，安装固定矫治器；下颌初始排齐弓丝，上颌片段弓远中移动第一双尖牙。

2005.3　片段弓远中移动上颌尖牙，下颌0.018×0.025英寸镍钛丝。

2005.5　下颌0.019×0.025英寸钢丝。

2005.7　下颌第一磨牙𬌗面放置树脂垫以解除前牙锁结，同时上前牙粘接托槽，用0.014英寸镍钛丝进行排齐；下颌在0.019×0.025英寸钢丝上使用橡皮牵引链关闭间隙。

2005.10　上颌更换0.018×0.025英寸镍钛丝。下颌继续关闭间隙。

2005.11　上颌0.019×0.025英寸钢丝，扩大弓形宽度；前牙反𬌗解除，并去除后牙树脂垫。

2006.1　选择性应用Ⅲ类牵引与橡皮牵引链，以改善磨牙关系和中线。

2006.5　间隙关闭，磨牙关系中性；上下颌0.018英寸镍钛丝，阶段性后牙区垂直牵引精细调整。

2006.8　去除固定矫治器，戴入活动保持器。

### 固定矫治器治疗中𬌗相（图2-5-5）

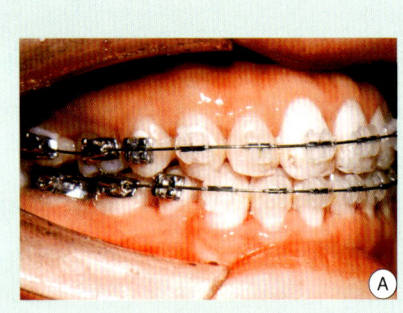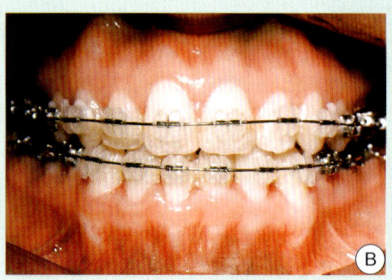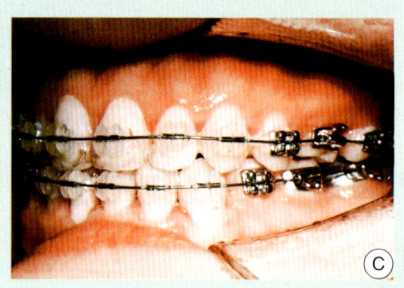

图2-5-5　固定矫治器治疗中𬌗相

## 对治疗过程及预后的评价

整个治疗过程患者配合良好，治疗进展顺利。

治疗初期使用上颌片段弓，而不粘接前牙托槽，可以使反𬌗的矫正过程缩短，而磨牙树脂垫的使用对压低后牙和解除前牙锁结效果良好，使反𬌗解除过程中避免了可能的𬌗创伤。最终患者获得了非常好的前牙覆𬌗覆盖与后牙尖窝关系，面型得到明显改善。由于其治疗前就存在下切牙区的牙龈炎及牙槽骨吸收，治疗后出现了牙龈萎缩（其母亲与表姐下前牙均有重度牙周炎）。但是，正常的咬合关系应该可以有利于避免牙周炎的进一步发展，而且有助于长期的稳定。治疗前患者拒绝拔除 $\overline{8|}$，医师再次建议其拔除，以利于长期的咬合稳定。

## 第三部分 治 疗 后

### 治疗后面𬌗相（图2-5-6）

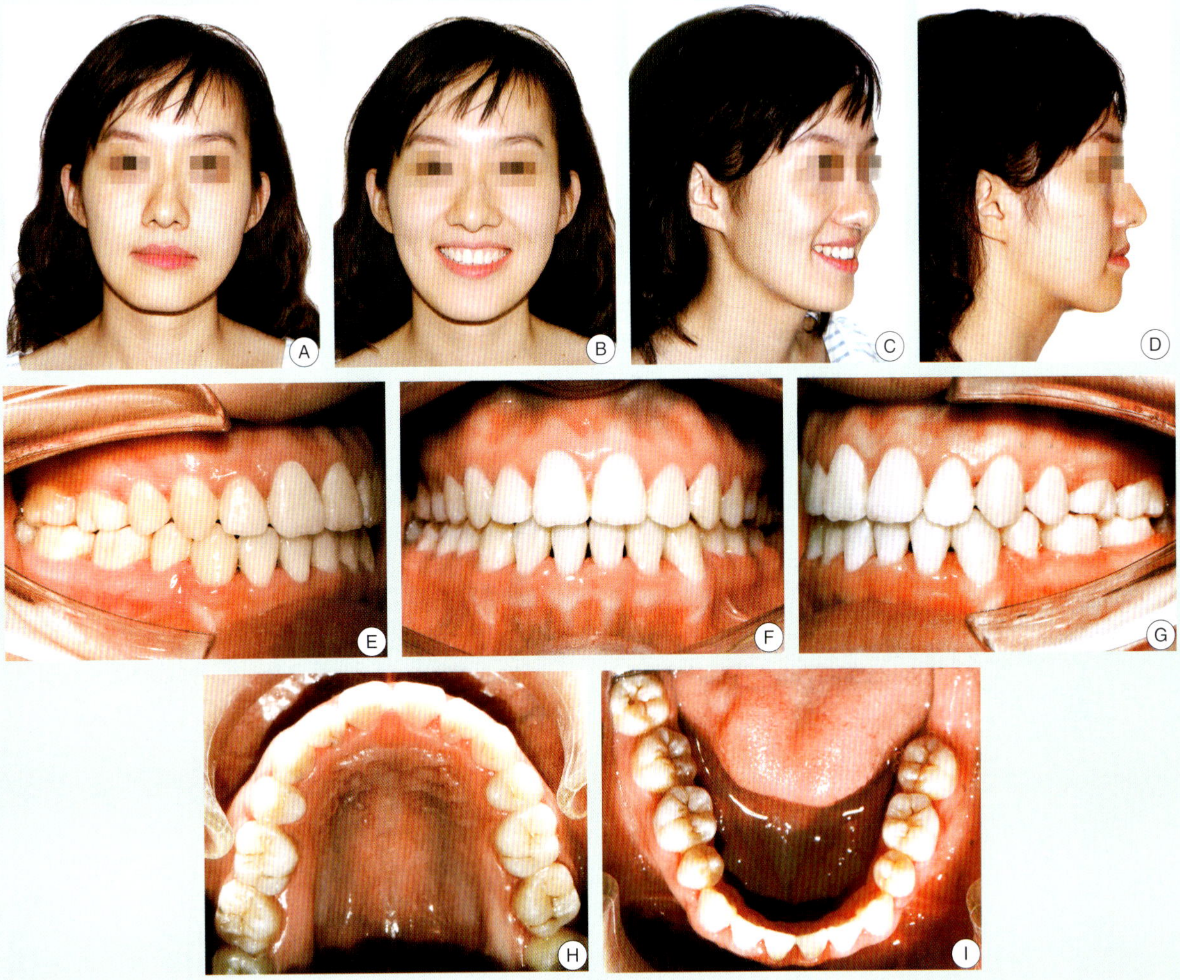

图 2-5-6　治疗后面貌相

### 治疗后 X 线片及分析

全口曲面断层片（图2-5-7）：拔牙间隙两侧牙根基本平行；前牙区牙槽骨水平基本保持。

头颅侧位片（图2-5-8）、描记图（图2-5-9）及数据表格（表2-5-2）

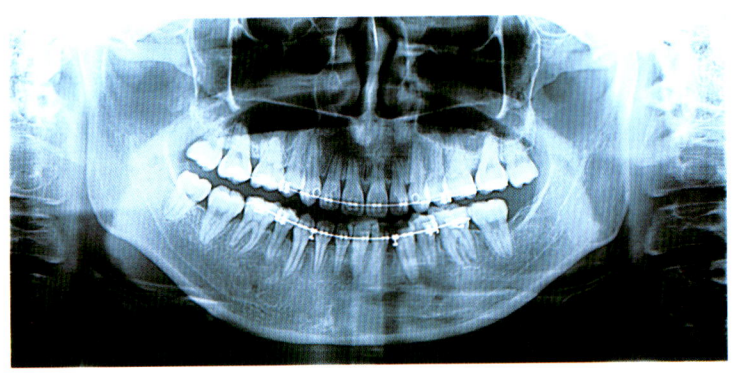

图 2-5-7　治疗后曲面断层片

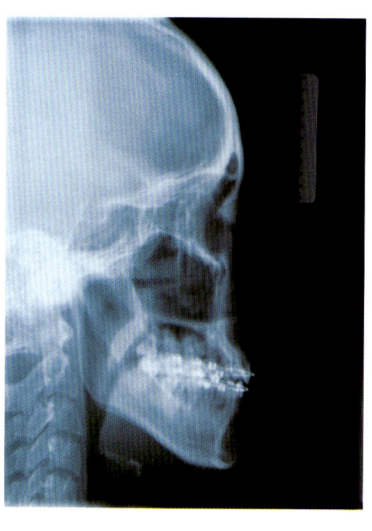

图 2-5-8　治疗后头颅侧位片

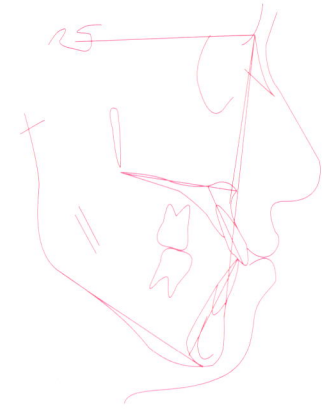

图 2-5-9　治疗后头颅侧位片描记图

表 2-5-2　治疗后头影测量数据

| 测量值 | 治疗后 | 变化 | 正常值 |
| --- | --- | --- | --- |
| SNA | 80 | 0 | 82.8 ± 4.0 |
| SNB | 82 | −1 | 80.1 ± 3.9 |
| ANB | −2 | 1 | 2.7 ± 2.0 |
| WITS (mm) | −7 | 1 | −1.5 ± 2.1 |
| U1-PP | 120 | 5 | 115.8 ± 5.7 |
| L1-MP | 85 | −5 | 96.5 ± 7.1 |
| U1-L1 | 128 | 3 | 125.4 ± 7.9 |
| PP-MP | 26 | −3 | 27.6 ± 4.6 |
| N-ANS (mm) | 53 | 0 | 53.8 ± 2.8 |
| ANS-Me (mm) | 64 | 0 | 65.8 ± 4.1 |
| ANS-Me / N-Me (%) | 55 | 0 | 55.0 ± 2.5 |
| L1-APo (mm) | 4 | −5 | 4.9 ± 2.1 |
| Li-E (mm) | 0 | −2 | 0.6 ± 1.9 |

头影测量分析：

与治疗前相比，ANB 与 WITS 值的变化显示其骨骼关系轻度改善。面高比没有变化，但是上下颌平面角 PP-MP 有轻微的减小。下切牙相对于下颌平面的角度减小了 5°，上切牙与上颌平面的角度增加了 5°，分别达到 85°和 120°，均在可以接受的范围内，从而也较好地达到了牙齿角度变化对骨骼关系异常的代偿。下切牙相对于 APo 平面内收了 5mm，下唇相对于 Ricketts 审美平面内收了 2mm，从而使面型变得更加协调。

治疗前后重叠图（图2-5-10）上颌骨重叠图（图2-5-11）和下颌骨重叠图（图2-5-12）

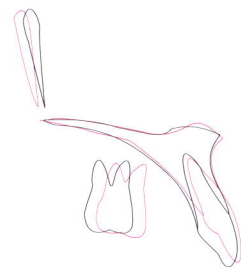

图2-5-11　治疗前后上颌骨重叠图（以腭平面和上腭前部重叠）

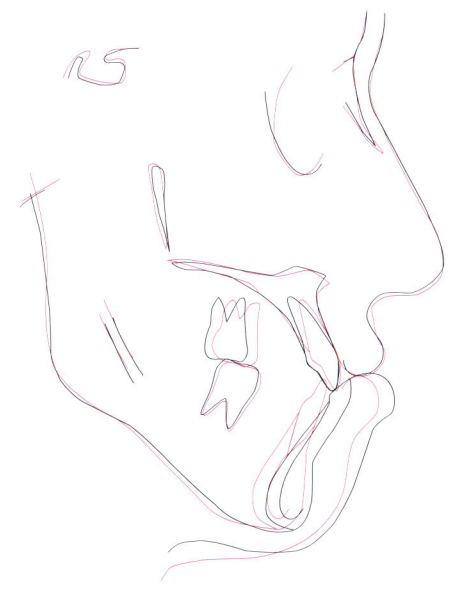

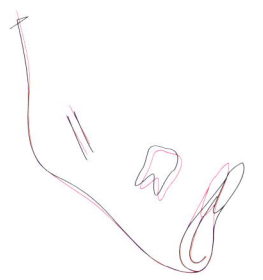

图 2-5-10　治疗前后 SN 重叠图（以 SN 平面和 S 点重叠）

图 2-5-12　治疗前后下颌骨重叠图（以 Björk 下颌稳定标志结构重叠）

—— 治疗前　　—— 治疗后

（病例完成人：马宗霆）

## 病例 ❻ 减数上颌第二磨牙和下颌第三磨牙矫治Ⅲ类伴双尖牙区开𬌗

> **病例概况**
>
> 某女，14岁5月，主诉上前牙不齐。Ⅲ类颌骨畸形，面中1/3凹；安氏Ⅰ类磨牙关系；正常下颌平面角；前牙反𬌗，上牙弓前段拥挤8mm，双侧牙弓中段开𬌗；左手中指关节片显示患者处于生长发育高峰后期。拔除 $\frac{7|7}{8|8}$，方丝弓矫治器矫治。

### 第一部分 治疗前

**病例基本情况**

某女，14岁5个月，1985年2月2日出生

主诉：上前牙不齐

临床检查：面部对称，面中部略凹，下唇略突；除第三磨牙外，其余恒牙均萌出；上中线左偏1mm，$\frac{1}{1}$ 旋转，$\underline{2|2}$ 腭向错位，$\underline{3}$ 近中倾斜旋转伴颊向错位，$7|7$ 颊向倾斜；上牙弓前牙段拥挤8mm；$\frac{2|\phantom{0}|2}{2|\phantom{0}|3}$ 反𬌗；$\frac{543|34}{543|45}$ 开𬌗；$\frac{6|6}{6|6}$ 中性关系；父母无类似面型；月经初潮在1年半前出现。

治疗前面𬌗相（图2-6-1）

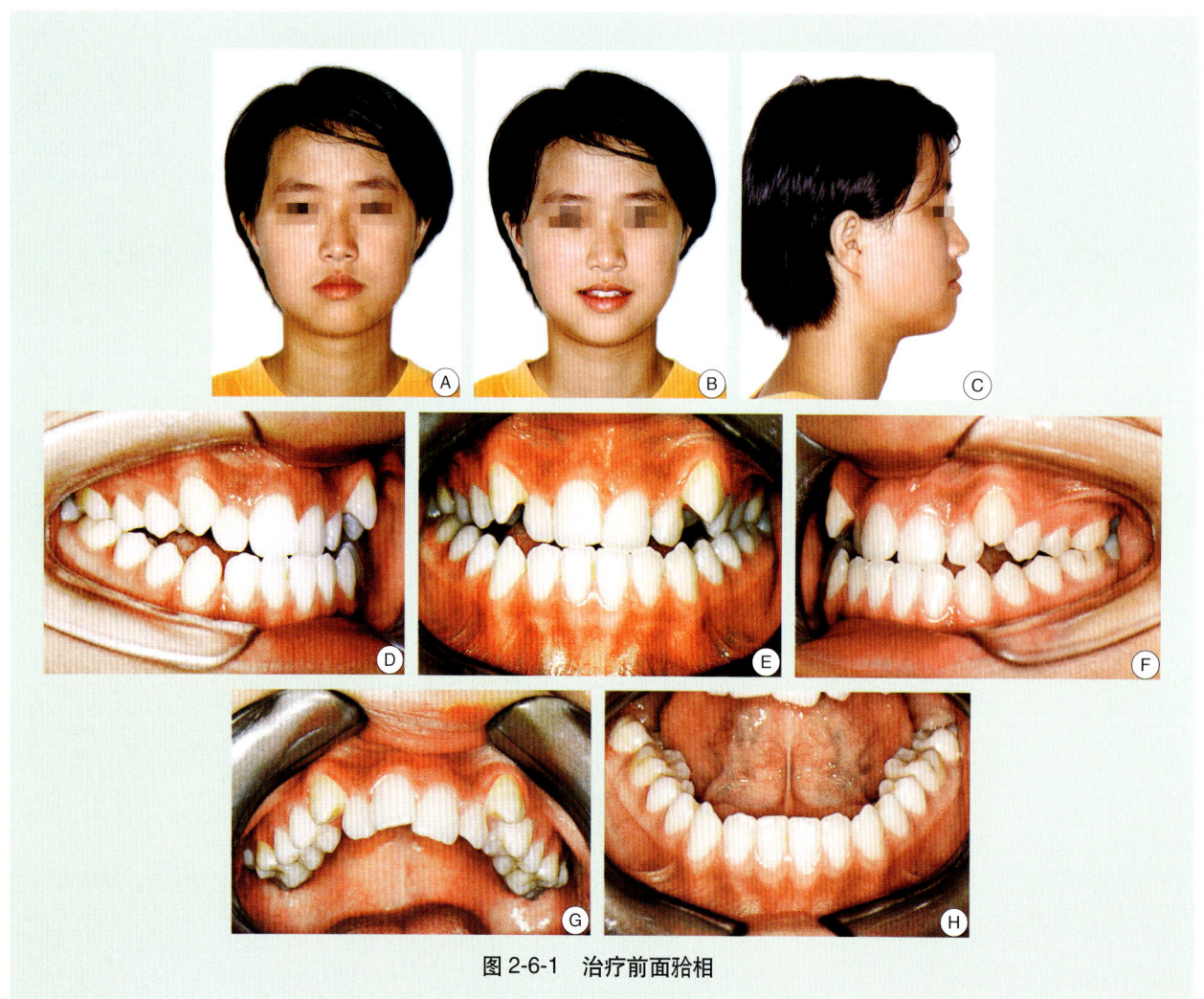

图2-6-1 治疗前面𬌗相

## 治疗前 X 线片及分析

全口曲面断层片（图 2-6-2）：$\frac{8|8}{8|8}$ 牙胚存在。

左手中指关节片（图 2-6-3）：第3指节指骨骺板与骨骺端开始融合，提示处于生长发育高峰后期。

头颅侧位片（图 2-6-4）、描记图（图 2-6-5）及数据表格（表 2-6-1）

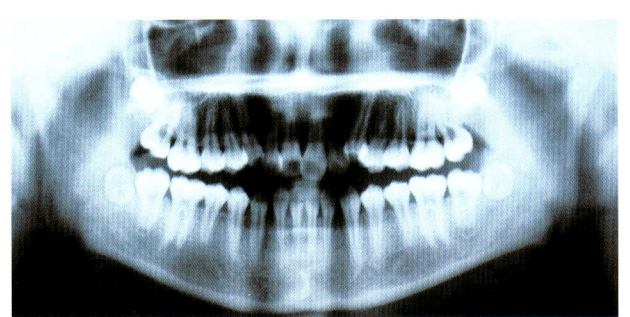

图 2-6-2　治疗前曲面断层片

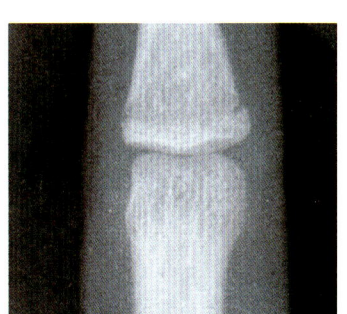

图 2-6-3　左手中指关节片

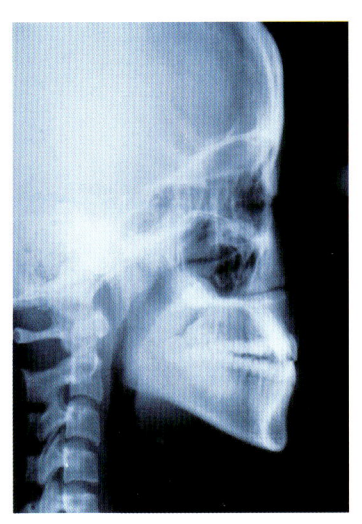

图 2-6-4　治疗前头颅侧位片

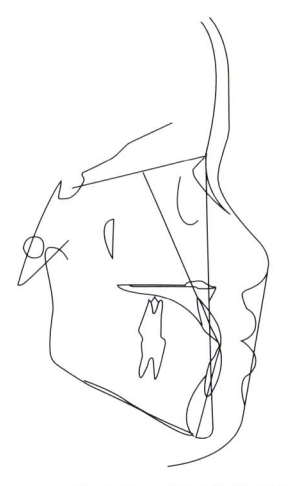

图 2-6-5　治疗前头颅侧位片描记图

表 2-6-1　治疗前头影测量数据表

| 测量值 | 治疗前 | 正常值 |
| --- | --- | --- |
| SNA | 77.5 | 82 ± 3 |
| SNB | 79.5 | 79 ± 3 |
| ANB | −2 | 3 ± 1 |
| WITS (mm) | −10 | 0 |
| U1-PP | 115 | 108 ± 5 |
| L1-MP | 80 | 92 ± 5 |
| U1-L1 | 134 | 133 ± 10 |
| PP-MP | 26.5 | 27 ± 5 |
| N-ANS (mm) | 56 | 54 ± 3 |
| ANS-Me (mm) | 65.5 | 66 ± 4 |
| ANS-Me / N-Me (%) | 54 | 55 |
| L1-APo (mm) | 4 | 0-2 |
| Li-E (mm) | 1 | −2 |

头影测量分析：

SNA 值减小，ANB 值增大，WITS 值减小，说明上颌发育不足，为骨型Ⅲ类错𬌗；面高比正常，上前牙轻微唇倾，下前牙明显舌倾，下唇略前突。APDI 值为 93.5，ODI 值为 61，提示有开𬌗倾向。

### 诊断概要

Ⅲ类颌骨畸形，上颌发育不足，安氏Ⅰ类磨牙关系，上前牙拥挤（拥挤量8mm）；反𬌗、双侧牙弓中段开𬌗；生长发育已到高峰后期。

### 问题列表

患者主诉上前牙不齐；

侧貌面中 1/3 凹，下唇略前突；

Ⅲ类颌骨畸形，上颌发育不足；

开𬌗畸形倾向；
前牙反𬌗、浅覆𬌗，下前牙舌倾，上前牙唇倾；
上前牙拥挤；
双侧牙弓中段开𬌗；
上颌牙弓中线左偏。

### 治疗目标
通过牙齿移动代偿骨骼关系不调；
纠正前牙反𬌗以及双侧牙弓中段开𬌗；
排齐牙齿并协调上、下牙弓；
纠正上颌牙弓中线左偏；
改善侧貌；
维护牙周健康。

### 治疗设计
治疗前准备：口腔卫生宣教；
矫治设计：拔除 7|7 / 8|8；
方丝弓矫治器矫治。
保持设计：固定矫治结束后，可摘活动保持器保持。
对稳定性的预测：患者处于生长高峰后期，颌骨生长潜力较小，主要是通过牙齿代偿来掩盖颌骨畸形问题；当牙齿在颌骨上排列在适当位置、上下牙弓协调后，牙齿以及颌骨位置关系的稳定性应该较好；但上颌第三磨牙的萌出需要长期观察。

## 第二部分 治 疗

### 主要治疗过程
口腔外科拔除 7|7 / 8|8；
放置全口方丝弓矫治器（3|3 除外）；
0.014 英寸和 0.016 英寸镍钛丝、0.016 英寸和 0.018 英寸澳丝顺序应用；
当换至 0.018 英寸澳丝时，4-2|2-4 间置镍钛螺旋开大簧以开展间隙；间隙足够后 3|3 粘结托槽，排齐上牙弓；上牙弓排齐后，前牙反𬌗也得到纠正；
应用 0.016 英寸澳丝，配合双侧三角形和垂直牵引以矫正开𬌗、改善牙弓关系；
应用 0.014 英寸不锈钢丝，配合双尖牙区垂直牵引作精细调整；结扎固定；
拆除固定矫正器，上下颌 Hawley 保持器，其中下颌为改良式，7|7 上放置𬌗支托防止其伸长；
治疗时间 21 个月，复诊 24 次。

### 治疗中𬌗相（图 2-6-6、7）

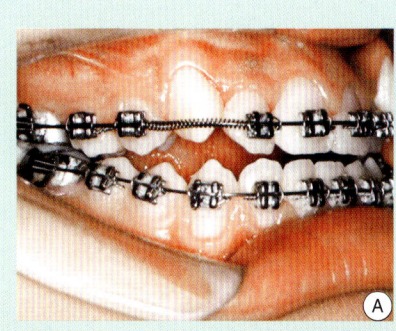
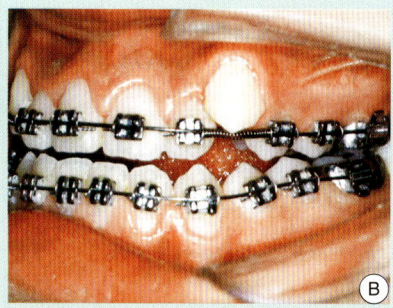

图 2-6-6 治疗中𬌗相

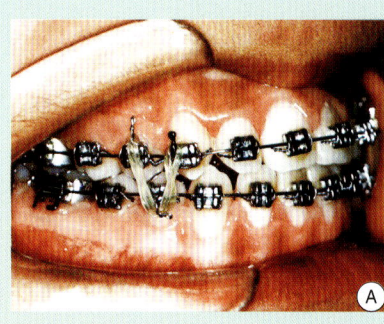
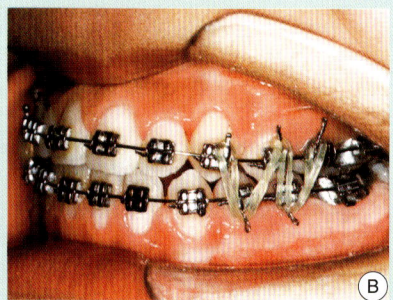

图 2-6-7 治疗中𬌗相

## 第三部分 治 疗 后

### 治疗后面𬌗相（图2-6-8）

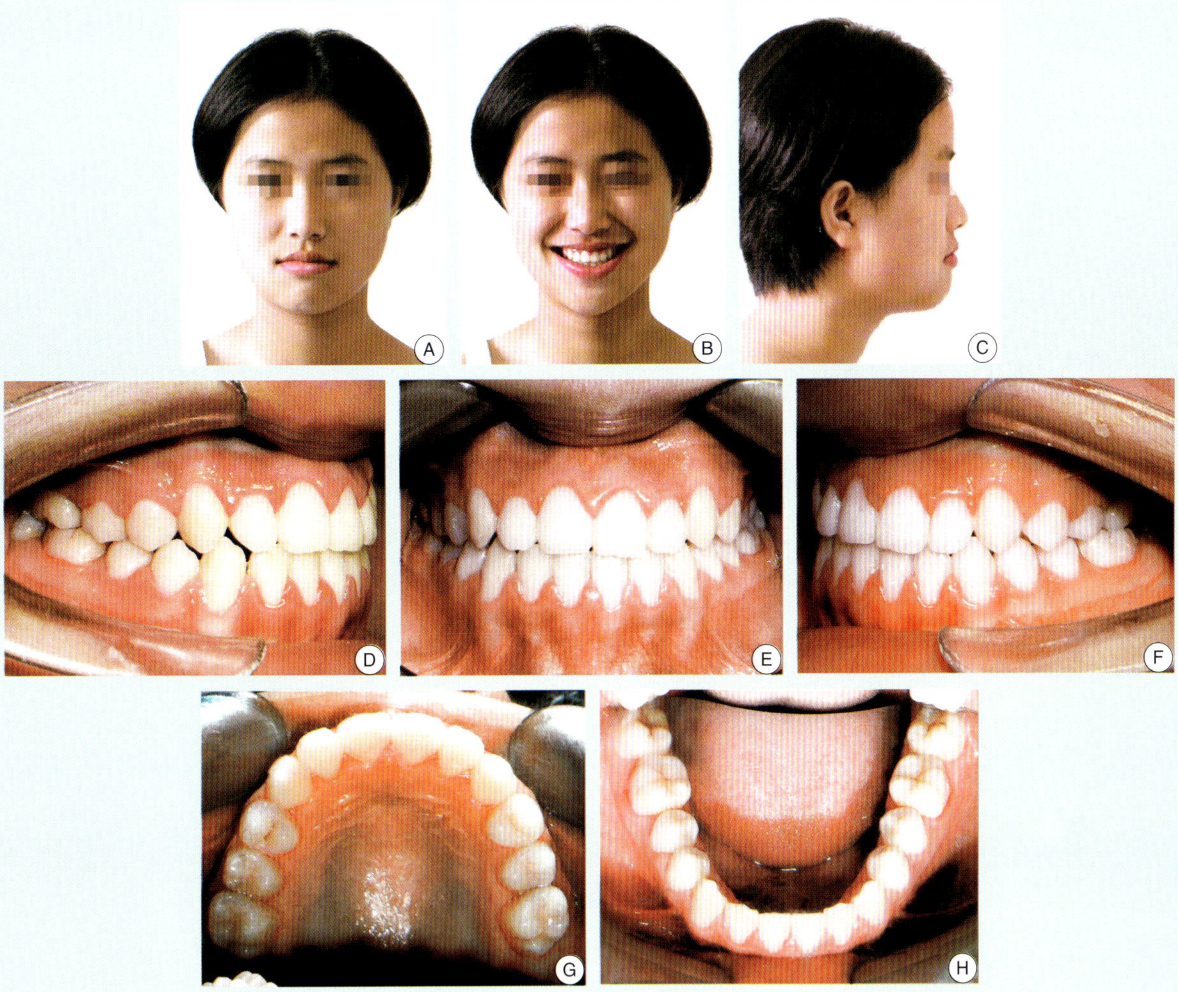

图 2-6-8 治疗后面𬌗相

### 治疗后X线片及分析

全口曲面断层片（图2-6-9）：治疗后牙根排列平行，8|8牙胚方向正常。头颅侧位片（图2-6-10）、描记图（图2-6-11）及数据表格（表2-6-2）

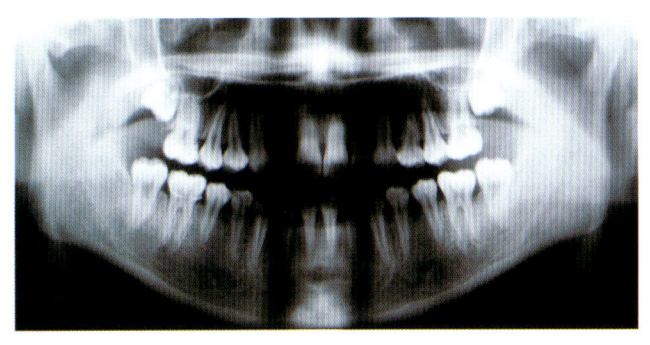

图 2-6-9 治疗后曲面断层片

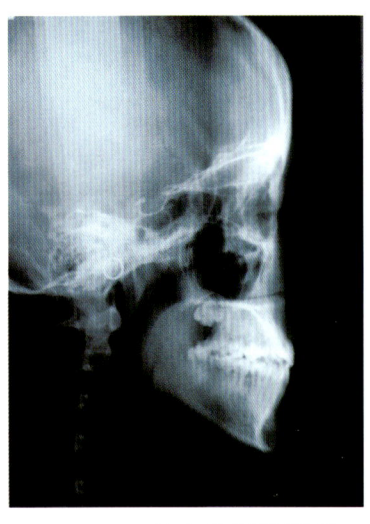

图 2-6-10　治疗后头颅侧位片

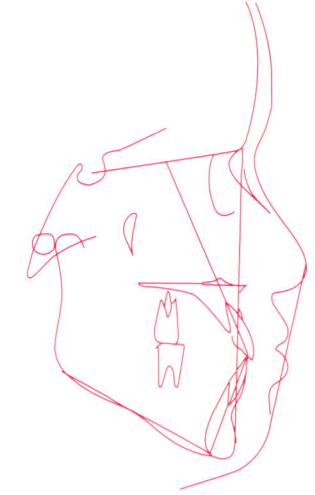

图 2-6-11　治疗后头颅侧位片描记图

表 2-6-2　治疗后头影测量数据表

| 测量值 | 治疗后 | 变化 |
| --- | --- | --- |
| SNA | 79 | 1.5 |
| SNB | 80 | 0.5 |
| ANB | −1 | 1 |
| WITS (mm) | −8 | 2 |
| U1-PP | 119 | 4 |
| L1-MP | 81.5 | 1.5 |
| U1-L1 | 132 | −2 |
| PP-MP | 27.5 | +1 |
| N-ANS (mm) | 56.5 | 0.5 |
| ANS-Me (mm) | 69.5 | 4 |
| ANS-Me / N-Me (%) | 55.2 | 1.2 |
| L1-APo (mm) | 4.5 | 0.5 |
| Li-E (mm) | 0 | −1 |

头影测量分析：

治疗后SNA增大1.5°，ANB增大1°，WITS值增加2mm，上切牙唇倾增加4°，下切牙唇倾增加1.5°；下颌平面基本未变。

治疗前后重叠图（图2-6-12），上颌骨重叠图（图2-6-13）和下颌骨重叠图图（图2-6-14）

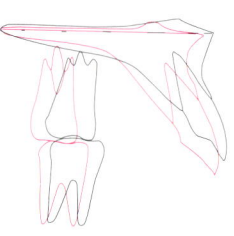

图2-6-13　治疗前后上颌骨重叠图（以腭平面和PNS点重叠）

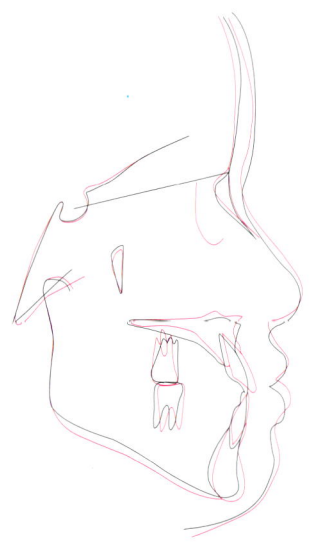

图 2-6-12　治疗前后 SN 重叠图（以 SN 平面和 S 点重叠）

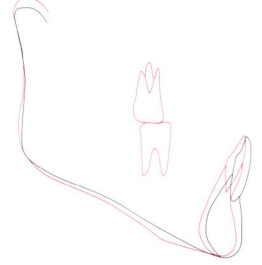

图2-6-14　治疗前后下颌骨重叠图（以下颌平面和Me点重叠）

━━ 治疗前　━━ 治疗后

第二章 安氏Ⅲ类错𬌗畸形的矫治

### 矫治结束后1年面𬌗相（图2-6-15）

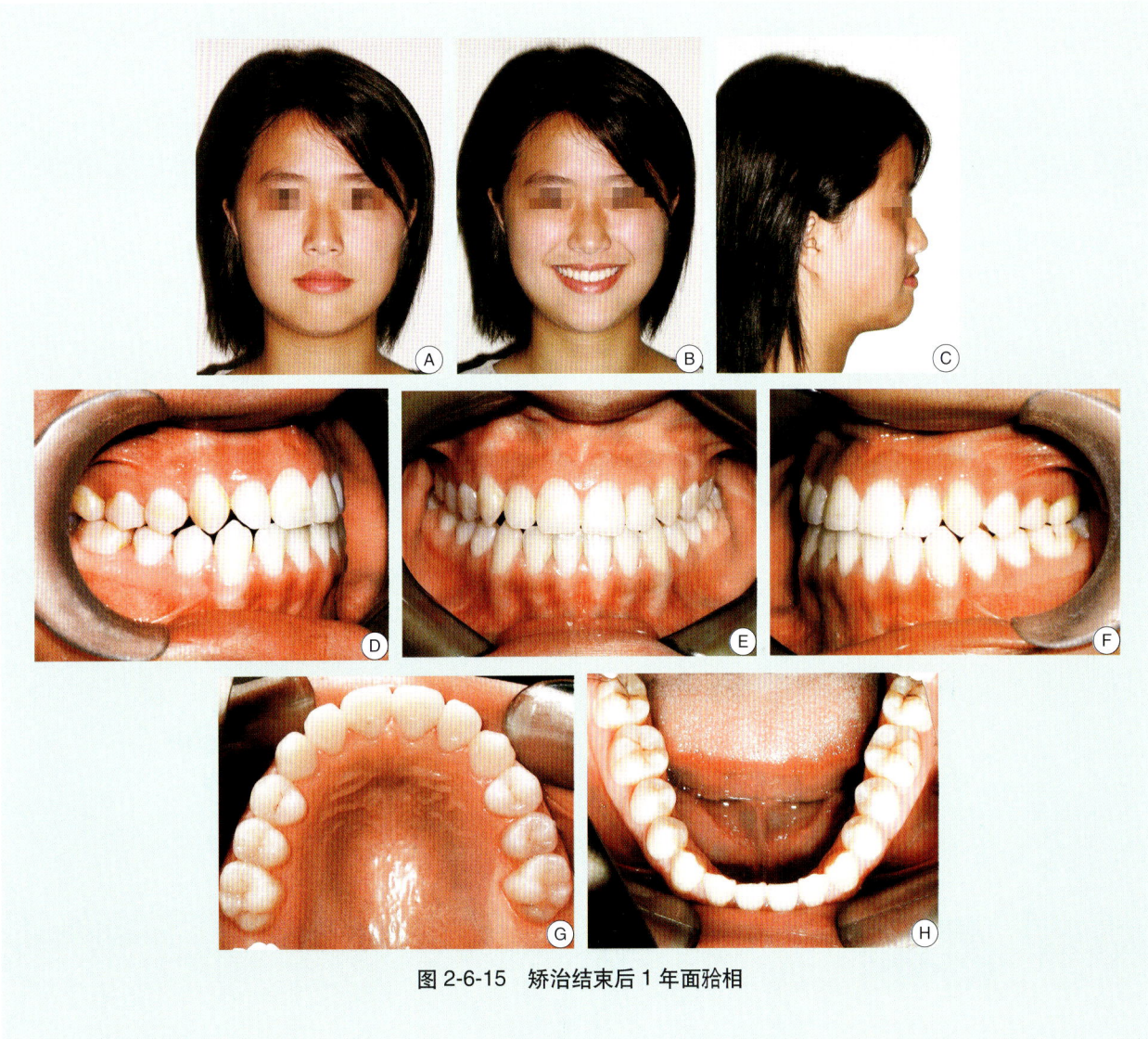

图2-6-15 矫治结束后1年面𬌗相

### 对治疗的评价

患者的主诉为上前牙拥挤，为解除上颌牙弓8mm的拥挤以及双侧牙弓中段的开𬌗问题，需要减数以获得间隙。考虑到患者为轻度Ⅲ类颌骨畸形，上颌发育不足，并伴有开𬌗倾向，上切牙有轻度唇倾，下切牙有明显舌倾，生长发育处于生长高峰后期，生长潜力已经不大，因此治疗设计拔除双侧上颌第二磨牙和下颌第三磨牙，通过代偿治疗来掩饰骨骼问题。

在排齐整平阶段，由于双侧上颌尖牙唇向低位错位严重，一开始并没有在上颌尖牙上粘接托槽，而是在上牙弓其他牙齿基本排齐、换用较硬的弓丝后，用螺旋弹簧扩展双侧上颌尖牙的间隙，双尖牙和第一磨牙向远中移动，同时切牙向唇侧移动，所以在获得上颌尖牙间隙使其纳入上牙弓时，前牙反𬌗也基本得到纠正。通过双侧牙弓中段的垂直牵引纠正该部位的开𬌗。因此，该病例并没有采用多曲方丝弓矫治技术。

拔除上颌第二磨牙后，其位置除了为牙弓向远中提供间隙外，剩余的间隙还要等待第三磨牙的萌出来占据，需要观察的时间较长。同时也要注意对下颌第二磨牙的控制。

（病例完成人：陈丹鹏）

## 病例 ⑦ 正畸－正颌手术联合矫治成人骨性Ⅲ类

> **病例概况**
>
> 某女，18岁2个月，主诉下颌前突、面部不对称。侧貌凹，颏部明显前突；Ⅲ类颌骨畸形，下颌发育过度；双侧安氏Ⅲ类磨牙/切牙关系；正常下颌平面角；前牙覆盖－1mm，覆𬌗－1mm，上下牙弓无明显拥挤，上切牙唇倾下切牙舌倾代偿骨骼畸形；患者生长发育已经结束。正畸－正颌手术联合治疗。

### 第一部分 治疗前

**病例基本情况**

某女，18岁2个月，1983年8月1日出生
主诉：要求矫治下颌前突、面部不对称

临床检查：面部不对称，侧貌凹，下颌前突；恒牙𬌗，双侧安氏Ⅲ类磨牙/切牙关系，上牙列间隙2mm，下牙列无明显拥挤，前牙覆盖-1mm，覆𬌗-1mm，下中线偏右3mm，开闭口运动无异常；双侧耳屏前无压痛，无弹响。

治疗前面𬌗相（图2-7-1）

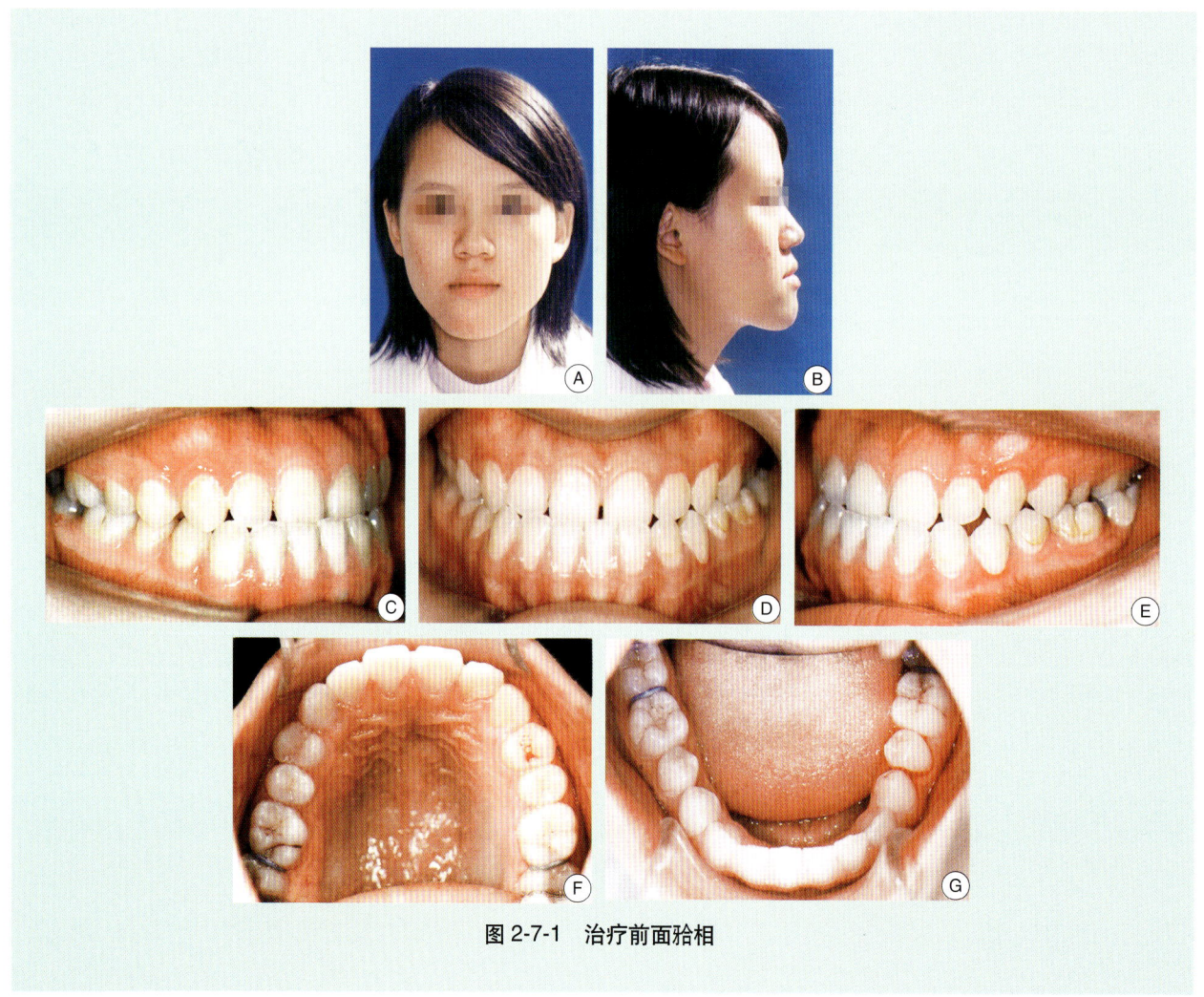

图 2-7-1　治疗前面𬌗相

## 治疗前 X 线片及分析

全口曲面断层片（图2-7-2）：左右髁状突及下颌边缘不对称，未见其他软硬组织病理表现；8|8 和 8|牙胚发育至牙冠基本完成；|8 和 8|有阻生倾向。

头颅侧位片（图2-7-3）、描记图（图2-7-4）及数据表格（表2-7-1）

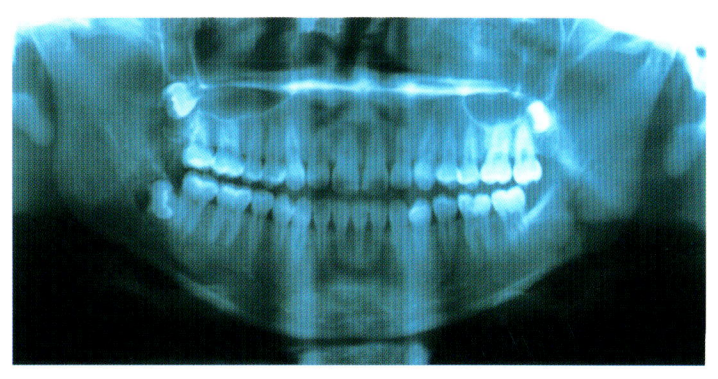

图 2-7-2　治疗前曲面断层片

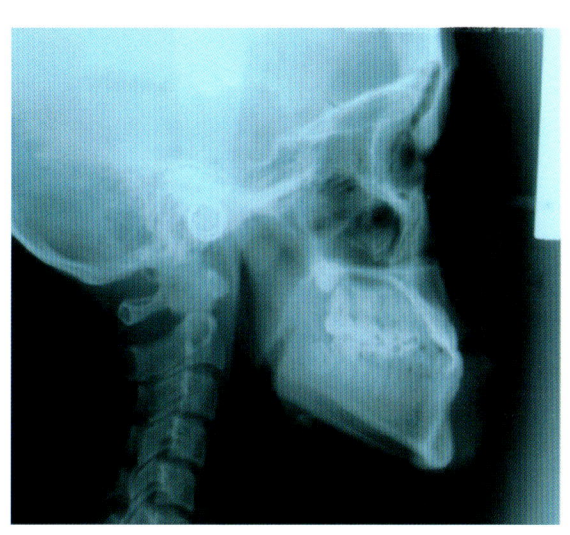

图 2-7-3　治疗前头颅侧位片

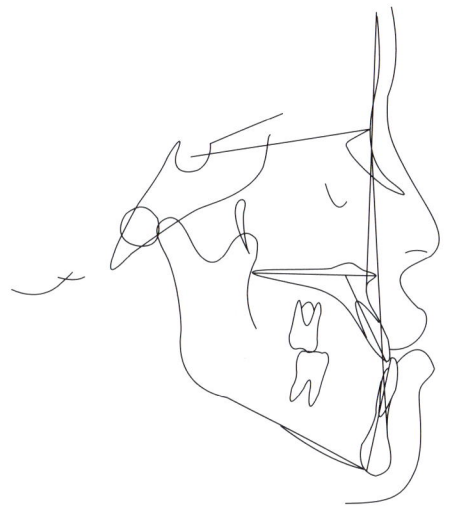

图 2-7-4　治疗前头颅侧位片描记图

头影测量分析：

SNA正常，SNB偏大，导致ANB为-4.0°，WITS为-15mm 表明重度Ⅲ类骨性畸形，提示下颌发育过度；下颌平面角在正常范围，下面高增加；下唇距E平面2mm；上切牙倾斜度较正常范围偏大，下切牙倾斜度较正常范围偏小，切牙间角正常，提示牙性代偿的存在；下切牙距APo线6.5mm大于正常。

### 诊断概要

Ⅲ类颌骨畸形，下颌前突、偏斜；安氏Ⅲ类磨牙关系；侧貌凹；前牙覆盖-1mm，牙性代偿存在，生长发育已基本停止。

### 问题列表

患者主诉下颌前突，面部不对称；

侧貌凹，面下1/3长；

Ⅲ类颌骨畸形，下颌前突，下颌右偏；

前牙反覆盖反覆𬌗，上切牙唇倾，下切牙舌倾；

表 2-7-1　治疗前头影测量数据表

| 测量值 | 治疗前 | 正常值 |
|---|---|---|
| SNA | 80.0 | 82 ± 3 |
| SNB | 84.0 | 79 ± 3 |
| ANB | -4.0 | 3 ± 1 |
| WITS (mm) | -15.0 | 0 |
| U1-PP | 118.5 | 108 ± 5 |
| L1-MP | 76.0 | 92 ± 5 |
| U1-L1 | 139.5 | 133 ± 10 |
| PP-MP | 26.0 | 27 ± 5 |
| N-ANS (mm) | 52.0 | 54 ± 3 |
| ANS-Me (mm) | 70.0 | 66 ± 4 |
| ANS-Me / N-Me (%) | 57.4 | 55 |
| L1-APo (mm) | 6.5 | 0-2 |
| Li-E (mm) | 2.0 | -2 |

安氏Ⅲ类磨牙、切牙关系；
上下牙弓无明显拥挤。

### 治疗目标
矫正矢状方向、垂直方向的不利骨型；
矫正Ⅲ类磨牙关系；
矫正反𬌗；
直立上下前牙；
协调上下弓形；
改善口腔、口周功能。

### 治疗设计：正畸－正颌联合矫治
治疗前准备：口腔卫生宣教，治疗龋齿；拔除 $\overline{8}$。
术前正畸：固定矫治器，非拔牙矫治，0.022英寸直丝弓矫治器。
正颌手术：双侧下颌升支矢状劈开，后退下颌并轻度旋转。
术后正畸：定位、调整咬合。
保持设计：上下牙弓 Hawley 保持器。

## 第二部分 治 疗

### 主要治疗过程
2001.11　戴直丝弓矫治器：$\frac{76|67}{76|67}$ 均纳入矫治,第二磨牙与尖牙间进行向后结扎。

2001.11~　0.014 英寸、0.016 英寸、0.018 英寸、
2002.2　　0.018×0.025英寸镍钛丝排齐整平上下牙弓。

2002.2　上下 0.019×0.025 英寸不锈钢方丝，去代偿。

2002.3　术前检查，正颌手术。

2002.6~　术后正畸，调整个别牙齿位置。
2003.1

2003.1　去除固定矫治器，牙齿牙周清洁，戴 Hawley 保持器。

### 术前正畸结束面𬌗相（图 2-7-5）

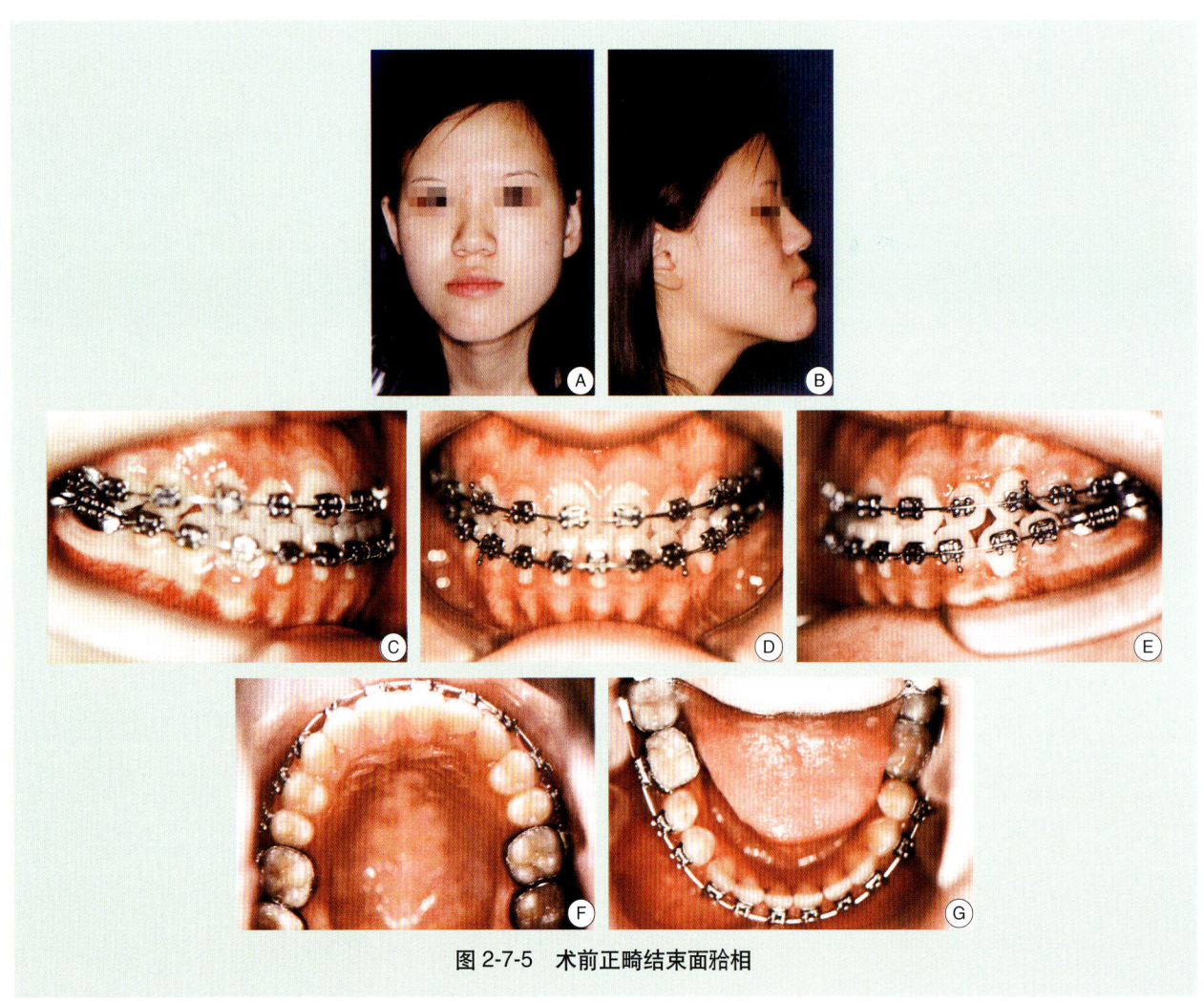

图 2-7-5　术前正畸结束面𬌗相

## 正颌术后面貌相（图 2-7-6）

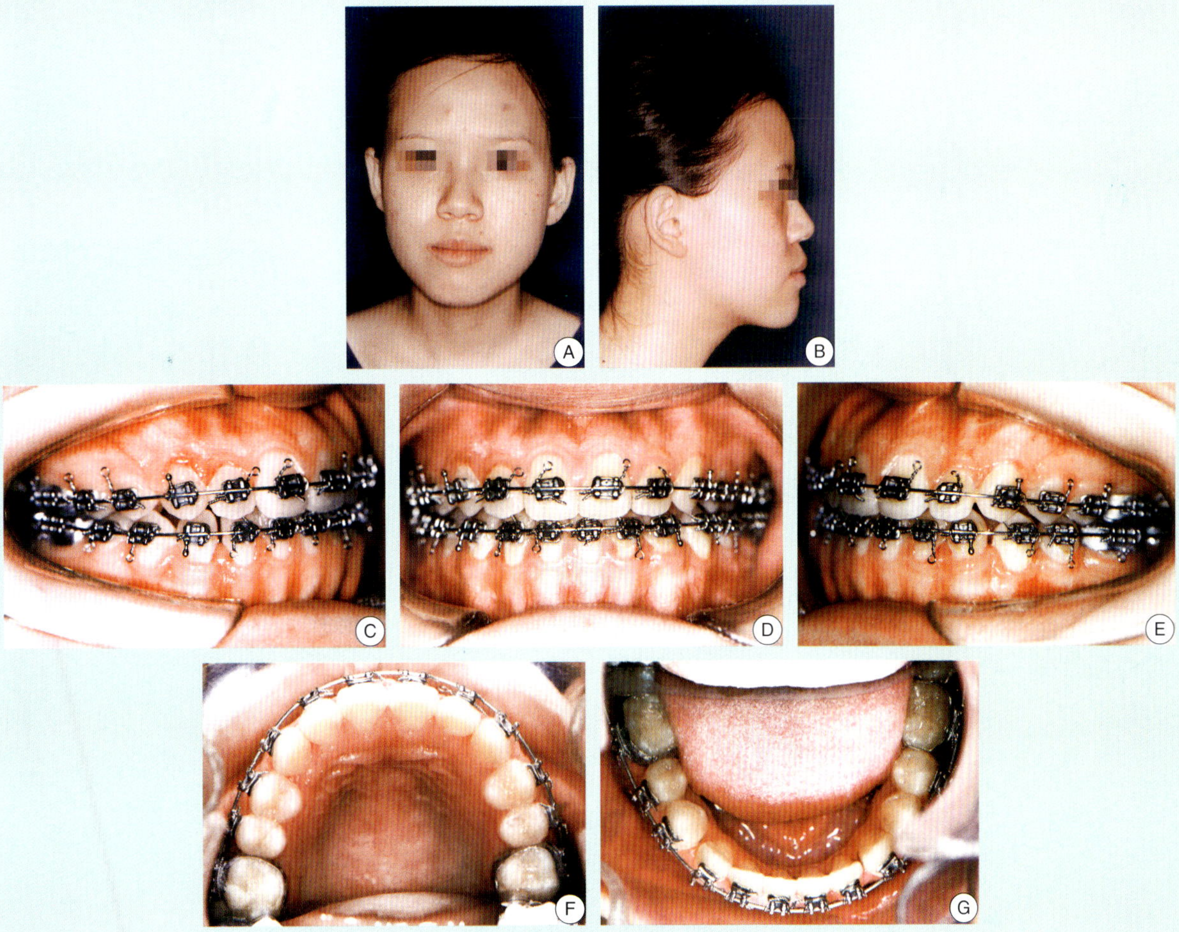

图 2-7-6 正颌术后面貌相

### 治疗中遇到的复杂问题

术前正畸不得不在 2002 年 2 月结束，因为患者希望在 3 月寒假中进行正颌手术，术前正畸的时间只有 4 个月，因此下前牙区在术前存在间隙，而且第一磨牙的外展有待调整。

术后出现 1mm 的中线不调，在术后正畸过程中，患者拒绝在白天戴用斜行牵引皮圈。

术后左侧后牙区存在轻度反𬌗，采用了弓丝扩弓和交互牵引解决这个问题。

## 第三部分 治 疗 后

### 治疗后面貌相（图 2-7-7）

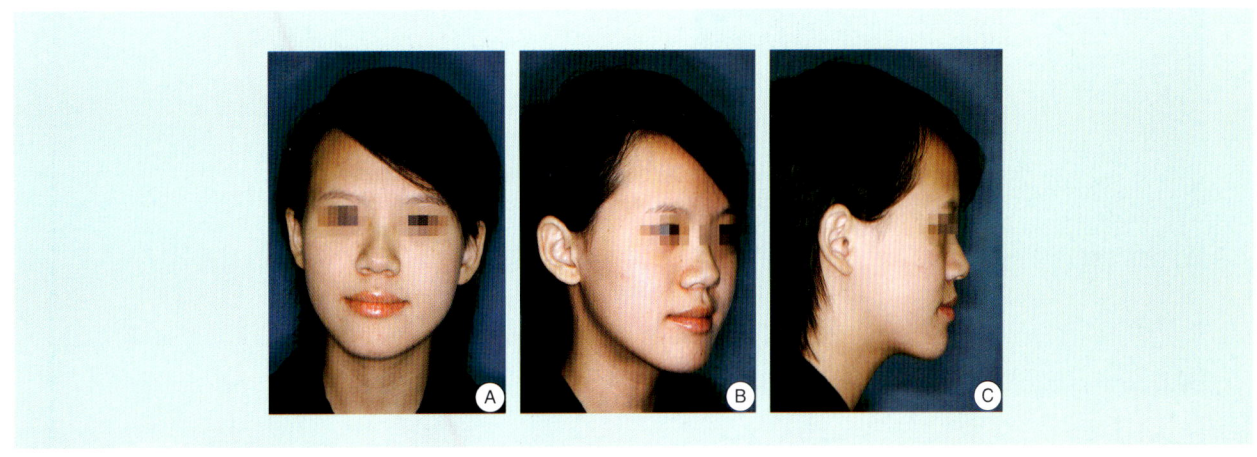

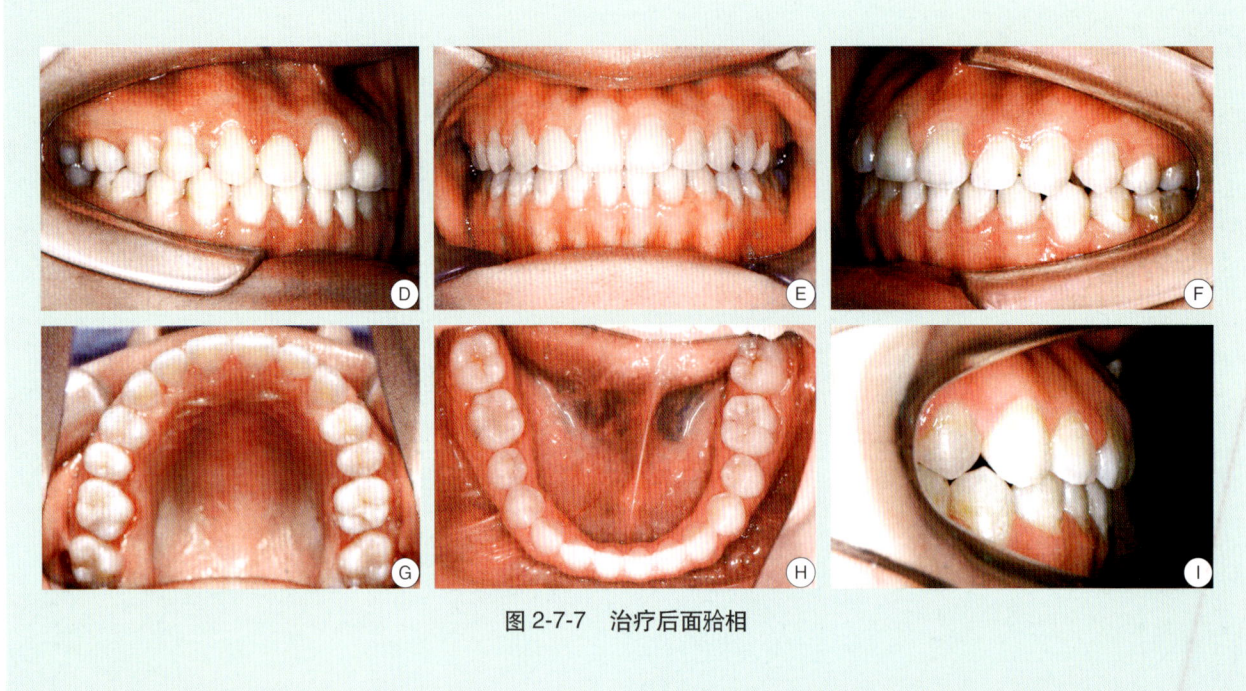

图 2-7-7 治疗后面貌相

## 治疗后 X 线片及分析

全口曲面断层片（图2-7-8）：未见明显牙根吸收；8|8 仍未萌。

头颅侧位片（图2-7-9）、描记图（图2-7-10）及数据表格（表2-7-2）

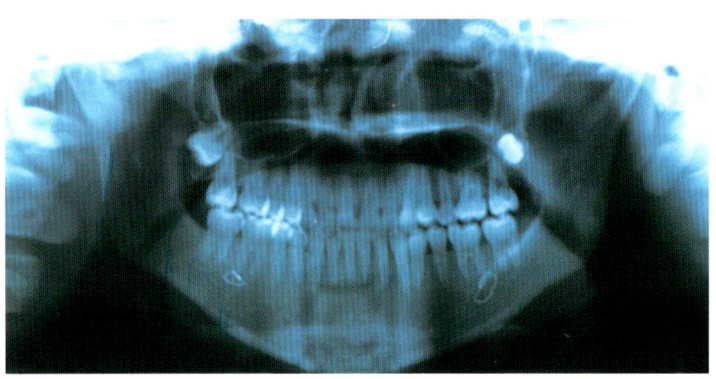

图 2-7-8 治疗后曲面断层片

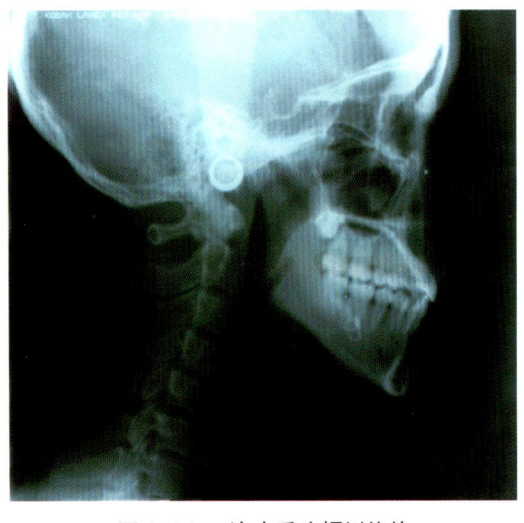

图 2-7-9 治疗后头颅侧位片

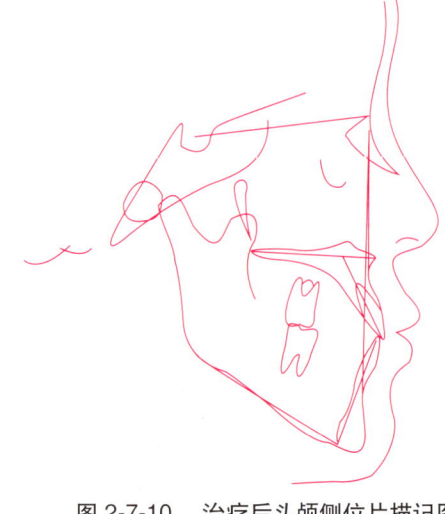

图 2-7-10 治疗后头颅侧位片描记图

表 2-7-2　治疗前后头影测量数据对比表

| 测量值 | 治疗前 | 治疗后 | 变化 | 正常值 |
|---|---|---|---|---|
| SNA | 80.0 | 80.5 | 0.5 | 82 ± 3 |
| SNB | 84.0 | 80.0 | −4.0 | 79 ± 3 |
| ANB | −4.0 | 0.5 | 4.5 | 3 ± 1 |
| WITS (mm) | −15.0 | 4.5 | 19.5 | 0 |
| U1-PP | 118.5 | 114.0 | −4.5 | 108 ± 5 |
| L1-MP | 76.0 | 80.5 | 4.5 | 92 ± 5 |
| U1-L1 | 139.5 | 134.5 | −5.0 | 133 ± 10 |
| PP-MP | 26.0 | 31.0 | 5.0 | 27 ± 5 |
| N-ANS (mm) | 52.0 | 52.0 | 0 | 54 ± 3 |
| ANS-Me (mm) | 70.0 | 72.0 | 2.0 | 66 ± 4 |
| ANS-Me / N-Me (%) | 57.4 | 58.1 | 0.7 | 55 |
| L1-APo (mm) | 6.5 | 4.0 | −2.5 | 0-2 |
| Li-E (mm) | 2.0 | 1.5 | −0.5 | −2 |

头影测量分析：

SNA 治疗后基本没变，SNB 由于正颌手术减小 4°；尽管上下颌平面角轻度增加，但仍在正常范围内，并且上前面高维持了不变；下颌的后退导致了面高比例的增加；治疗前后 SN 重叠图表明腭平面轻微降低，这些变化都导致了下颌侧貌的明显改善；上前牙舌倾、下前牙唇倾去代偿是最明显的牙性改变；下切牙到 APo 线的距离以及下唇到 E 平面的距离均正常；软组织面角减小，H 角以及下唇到 H 线的距离增加，使得凹面形改善。

治疗前后重叠图（图 2-7-11），上颌骨重叠图（图 2-7-12）和下颌骨重叠图（图 2-7-13）

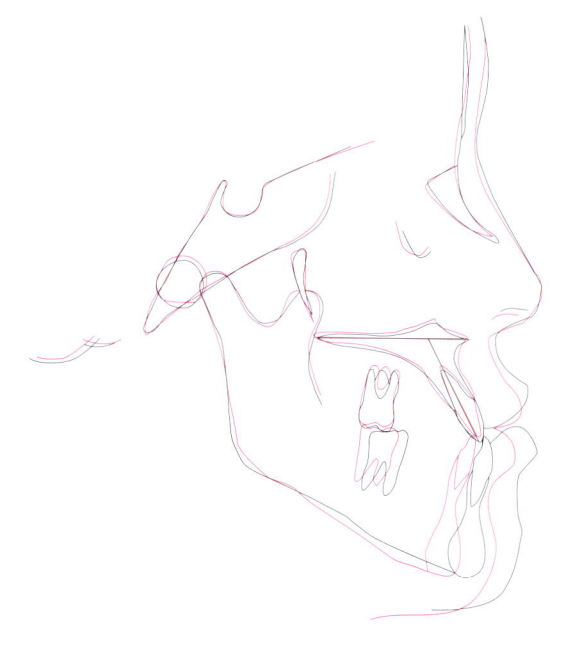

图 2-7-11　治疗前后 SN 重叠图（以 SN 平面和 S 点重叠）

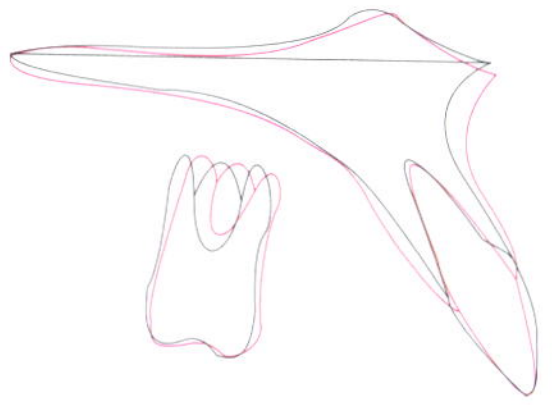

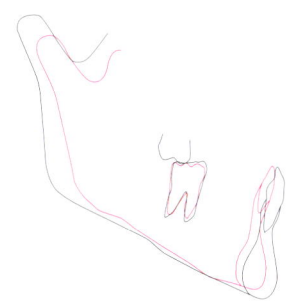

图 2-7-12　治疗前后上颌骨重叠图（以腭平面和 ANS 点重叠）

图 2-7-13　治疗前后下颌骨重叠图（以下颌平面和 Me 点重叠）

—— 治疗前　　—— 治疗后

## 对治疗的评价

患者的口腔卫生状况不佳，经常需要会诊全科医师进行牙周洁治。通过卫生宣教，情况有所改善。尽管坚持使用含氟牙膏刷牙，但是个别牙面在治疗中还是出现了脱矿。

正畸－正颌手术联合治疗的方案，是基于患者本人对下颌前突的主诉以及患者家长的意愿。

术前正畸主要是排齐上下牙列，协调上下弓形，建立切牙前后向、垂直向的良好位置。较短的术前正畸时间使得下前牙区域在手术前残留间隙。

双侧下颌升支矢状劈开术既可以前移也可以后移下颌，其优点在于可以很好地控制髁突位置，而且可以使用骨结合螺钉固定。

术后正畸只进行了7个月，一方面是由于直丝弓矫治器大大提高了矫治效率，另一方面是由于患者本人希望尽快结束治疗，治疗后左侧后牙关系轻微偏Ⅲ类。

尽管左侧后牙残留了轻微Ⅲ类关系，部分牙面出现脱矿，但是患者本人以及家长都对治疗结果，包括牙齿排列以及侧貌改善表示满意。

（病例完成人：贺红）

## 病例 ⑧ 正畸-正颌手术联合矫治成人骨性Ⅲ类伴偏颌畸形

### 病例概况

某男，23岁，要求矫正前牙反殆及面下1/3不对称。面下1/3偏斜,下颌骨左偏；凹面型；上前牙反殆、前倾；下牙弓左右不对称，Spee曲线较深；前牙及后牙舌侧倾斜；$\frac{6|}{|6}$完全近中，$\frac{|6}{6|}$中性。采用正畸-正颌联合治疗矫正骨性反殆及偏颌：术前正畸拔除$\frac{8|8}{8|8}$，排齐整平去代偿；正颌矫正骨性前牙反殆及偏斜；术后正畸治疗精细调整上下殆关系。

### 第一部分 治疗前

#### 病例基本情况

某男，23岁7个月

主诉：要求矫治前牙反殆及下颌偏斜

临床检查：面下1/3不对称，下颌前突并左偏7mm；凹面型；下唇突，鼻唇角正常；上牙弓左右对称，前牙前倾；下牙弓左右不对称，Spee曲线较深；前牙及后牙舌侧倾斜；上下尖牙直立；$\frac{6|}{|6}$完全近中，$\frac{|6}{6|}$中性；反覆盖3 mm；反覆殆3 mm；$\underline{7|}$殆向过度萌出，$\overline{8|}$阻生，$\frac{8|8}{}$萌出不全、腭侧错位；间隙分析：上下牙弓无拥挤；功能检查无特殊；颞下颌关节无异常；无家族史。

治疗前面殆相（图2-8-1）

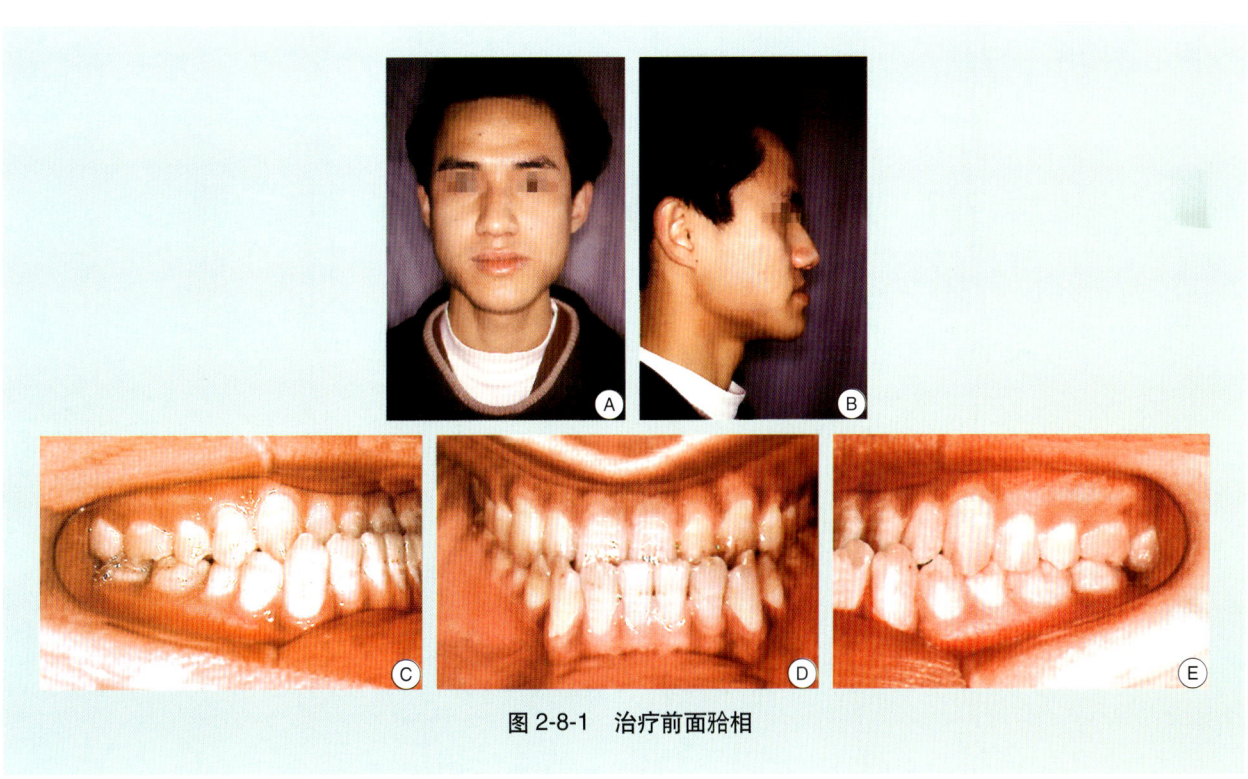

图2-8-1 治疗前面殆相

#### 治疗前X线片及分析

全口曲面断层片（图2-8-2）：$\overline{8|}$阻生；$\frac{8|8}{}$腭侧错位。头颅侧位片（图2-8-3）、描记图（图2-8-4）及数据表格（表2-8-1）

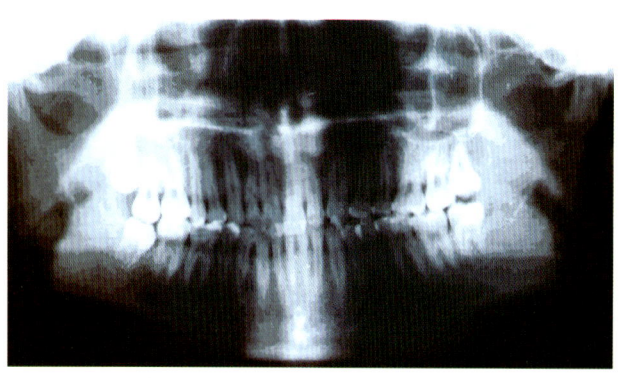

图 2-8-2　治疗前曲面断层片

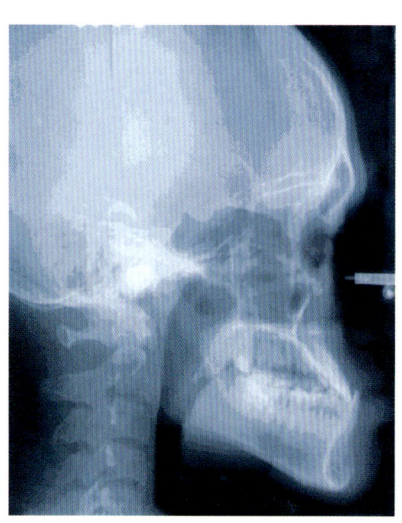

图 2-8-3　治疗前头颅侧位片

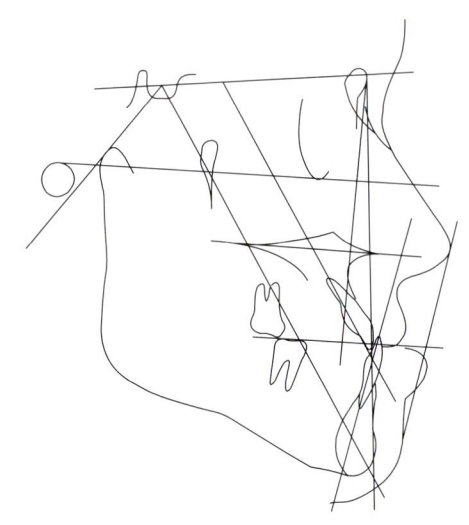

图 2-8-4　治疗前头颅侧位片描记图

表 2-8-1　治疗前头影测量数据表

| 测量值 | 治疗前 | 正常值 |
| --- | --- | --- |
| NSBa | 132 | 130.0 |
| SNA | 82 | 82.0 |
| SNB | 89 | 79.0 |
| SNPg | 90 | 81.0 |
| ANB | −7 | 3.0 |
| SN/MnPl | 29 | 34.0 |
| SN/MxPl | 7 | 8.0 |
| MxPl/MnPl | 26 | 26.0 |
| N-MxPl (mm) | 55 | 54.0 |
| Me-MxPl (mm) | 70 | 64.0 |
| U1/MxPl | 125 | 118.0 |
| L1/MnPl | 85 | 97.0 |
| Interincisal | 135 | 125.0 |
| L1-APo (mm) | 7 | 5.5 |
| WITS (mm) | −9 | −4.5 |
| Ui-E (mm) | −6 | 3.0 |
| Li-E (mm) | 0 | 4.0 |

头影测量分析：

颅底角正常；下颌骨前突；水平生长型趋势；上前牙前倾，下前牙舌倾；WITS值示骨性Ⅲ类；上唇位于 E-line 后。

**诊断概要**

Ⅲ类颌骨畸形，下颌左偏，下颌发育过度，上颌基本正常；安氏Ⅲ类磨牙关系；凹面型；前牙反覆𬌗、反覆盖；上前牙前倾，下前牙舌倾；生长发育停滞期。

**问题列表**

患者主诉前牙反𬌗，下颌左偏；

侧貌凹，面下 1/3 左偏，下颌发育过度，鼻唇角正常；Ⅲ类颌骨畸形，下颌左偏，下颌平面角偏低，水平生长型趋势；

前牙反覆盖反覆𬌗，上前牙唇倾，下切牙舌倾；7|𬌗向过度萌出；

上下尖牙直立，磨牙舌倾；

安氏Ⅲ类磨牙、切牙关系；

Spee 曲线较深。

## 治疗目标

正面：矫正面下偏斜；
侧面：矫正骨性Ⅲ类凹面型；
上下颌骨：矫正异常颌骨关系；
基骨：矫正Ⅲ类关系；
牙-牙槽：去代偿，排齐整平牙列，协调上下牙弓。

**治疗设计**：正畸正颌联合矫治

治疗前准备：口腔卫生宣教，全口洁治，消除龈炎。
术前正畸：固定矫治器去代偿，排齐整平牙列，协调上下牙弓；
正颌手术：正颌前固位𬌗板的准备；正颌手术矫正下颌偏斜及反𬌗；
术后正畸：牙位的精细调整；
保持：上下颌Hawley活动保持器；
对稳定性的预测：正畸术前矫治去除患者前后牙代偿，协调上下颌形态，整平上下颌牙弓，使下颌在手术中能达到最大量的后退并在术后有很好的咬合稳定；正颌手术矫正过大的下颌，并改正下颌骨升支及下颌骨体左右的不对称；手术后𬌗板固定，正颌手术后4～8周开始术后正畸治疗，并做上下颌的咬合精细调节。通过正畸术前及术后的矫正，能使正颌手术后的颌骨达到美观和功能的改善，并通过治疗后的活动保持器保持，使治疗效果稳定。

## 第二部分 治 疗

### 主要治疗过程

术前正畸：固定矫治器去代偿，排齐整平牙列，协调上下牙弓（24个月）；
拔除 $\frac{8|8}{8|8}$，0.022×0.025英寸方丝弓矫治器；
排齐整平，上颌右侧单侧𬌗板压低 $\overline{7}$，0.014英寸/0.016英寸镍钛弓丝及0.016英寸/0.018英寸不锈钢丝平整牙弓，排齐牙列；
去代偿，后牙垂直弹性交互牵引。
正颌手术：正颌用固位𬌗板制作。
术后正畸：6个月，牙弓重排齐：上下颌0.016英寸镍钛/0.016英寸不锈钢丝及0.017×0.025英寸不锈钢方丝。
术后精细调节及完成：上下颌0.018×0.025英寸多曲不锈钢方丝，Ⅲ类牵引；
治疗结束后上下颌戴Hawley保持器，半年全天戴，半年晚上戴。

### 治疗中𬌗相（图2-8-5～9）

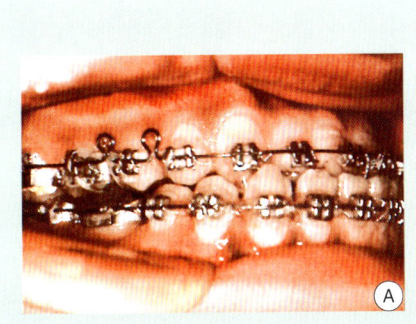
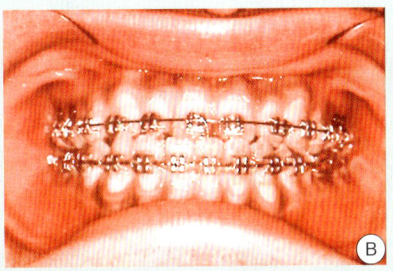
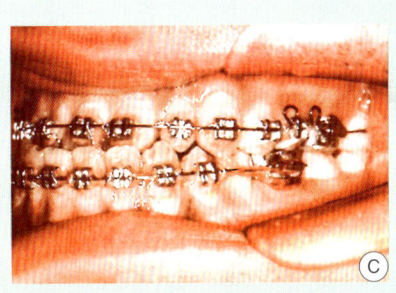

图2-8-5 术前正畸治疗𬌗相

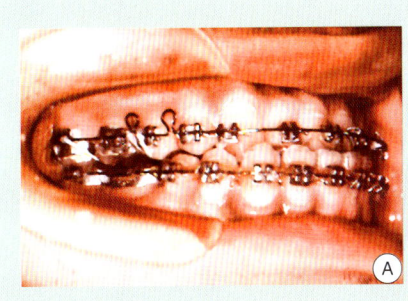
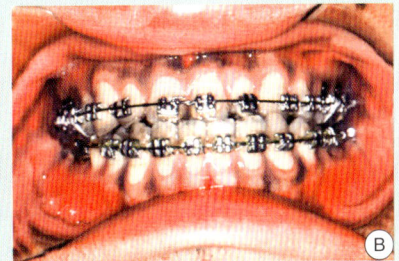
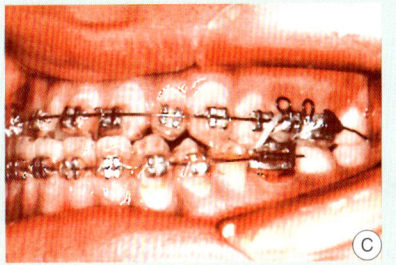

图2-8-6 术前正畸治疗𬌗相

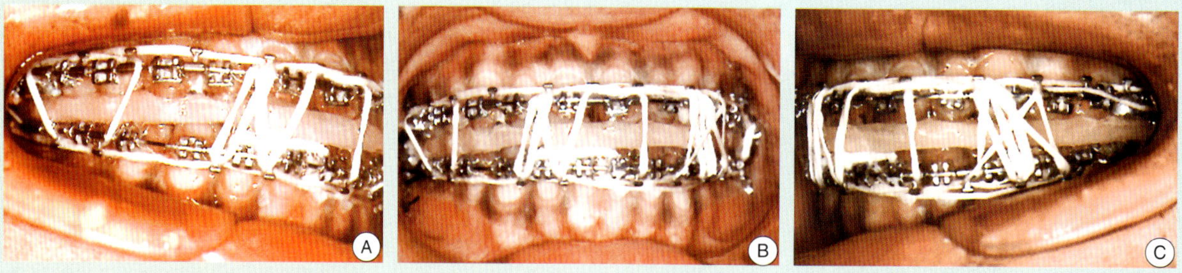

图 2-8-7　正颌术后𬌗相

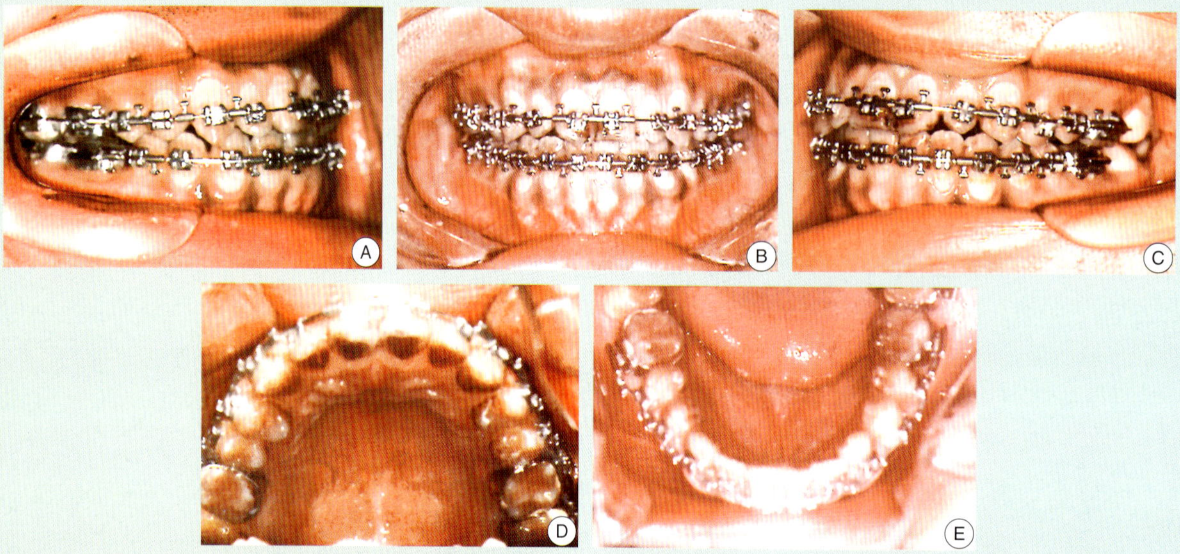

图 2-8-8　术后正畸治疗中𬌗相

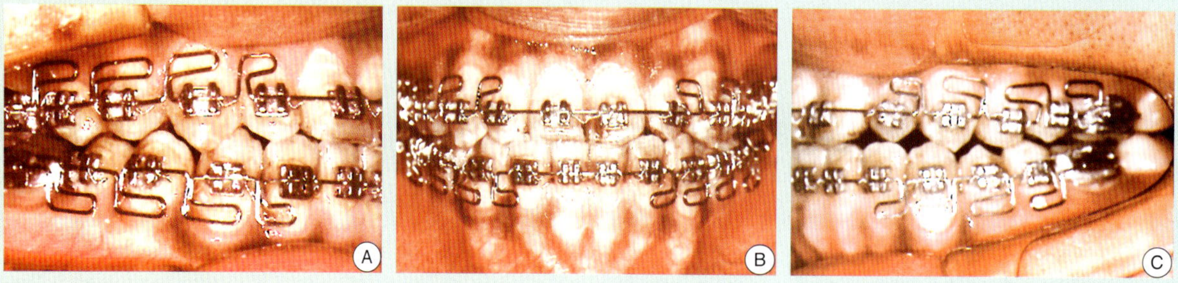

图 2-8-9　术后正畸治疗中𬌗相

## 第三部分　治 疗 后

治疗后面𬌗相（图 2-8-10）

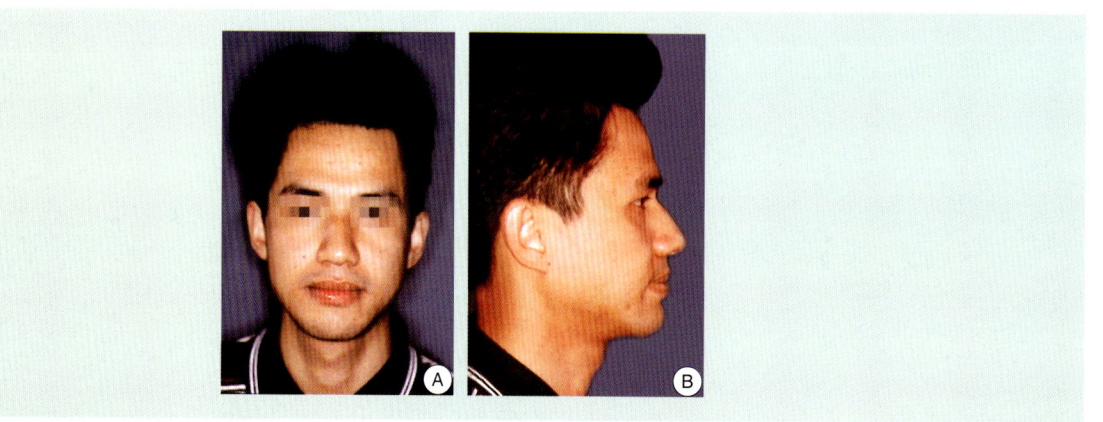

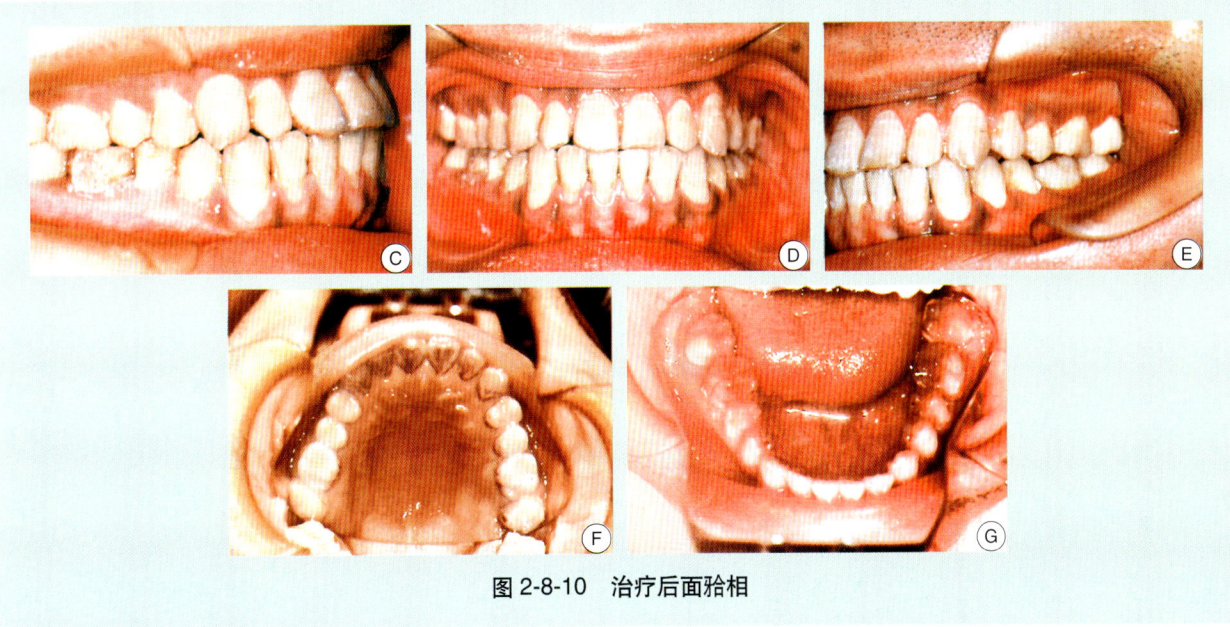

图 2-8-10　治疗后面貌相

### 治疗后 X 线片及分析

全口曲面断层片（图2-8-11）：下颌骨体及升支长短对称。

头颅侧位片描记图（图2-8-12）及数据表格（表2-8-2）

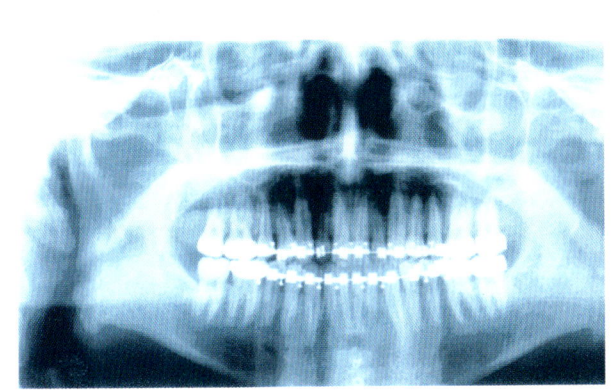

图 2-8-11　治疗后曲面断层片

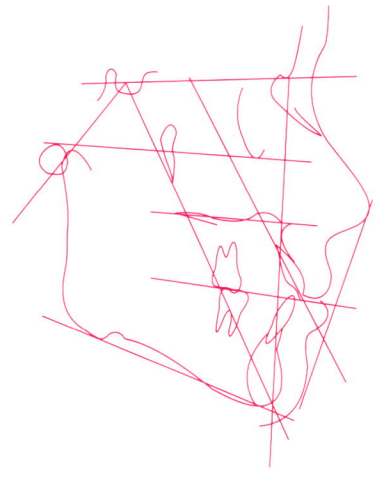

图 2-8-12　治疗后头颅侧位片描记图

表 2-8-2　治疗前后头影测量数据对比表

| 测量值 | 治疗前 | 治疗后 | 正常值 |
| --- | --- | --- | --- |
| NSBa | 132 | 132 | 130.0 |
| SNA | 82 | 82 | 82.0 |
| SNB | 89 | 82 | 79.0 |
| SNPg | 90 | 82 | 81.0 |
| ANB | −7 | 0 | 3.0 |
| SN/MnPl | 29 | 25 | 34.0 |
| SN/MxPl | 7 | 7 | 8.0 |
| MxPl/MnPl | 26 | 26 | 26.0 |
| N-MxPl (mm) | 55 | 55 | 54.0 |
| Me-MxPl (mm) | 70 | 69 | 64.0 |
| U1/MxPl | 125 | 120 | 125 |
| L1/MnPl | 85 | 98 | 97.0 |
| Interincisal | 135 | 126 | 125 |
| L1- APo (mm) | 7 | 5 | 5.5 |
| WITS (mm) | −9 | −6 | −4.5 |
| Ui-E (mm) | −6 | −3 | 3.0 |
| Li-E (mm) | 0 | −2 | 4.0 |

头影测量分析：

颅底角正常；上下颌关系正常；水平生长型趋势；上前牙前倾改善，下前牙正常；WITS值骨性Ⅰ类；正畸正颌联合治疗后，骨性前突的下颌骨被矫治；上前牙前倾改善，下前牙前倾；软、硬组织侧貌改善，但患者的生长型未变。

治疗前后重叠图（图2-8-13），上颌骨重叠图（图2-8-14）和下颌骨重叠图（图2-8-15）

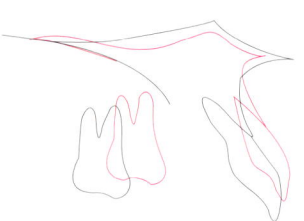

图2-8-14 治疗前后上颌骨重叠图（以腭平面和腭部硬组织重叠）

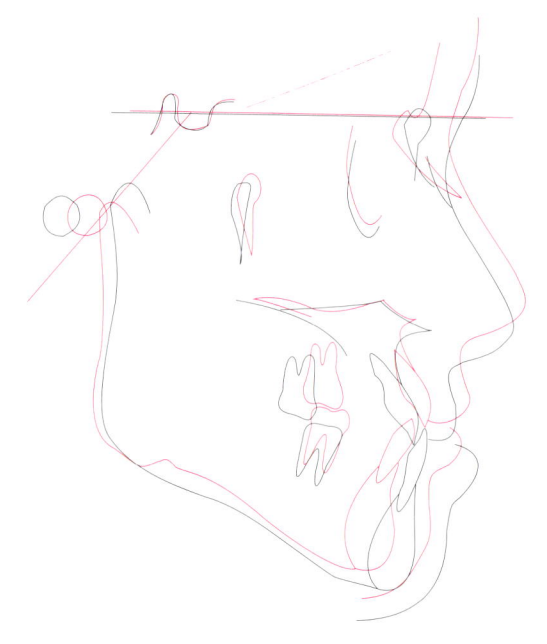

图2-8-13 治疗前后SN重叠图（以SN平面和S点重叠）

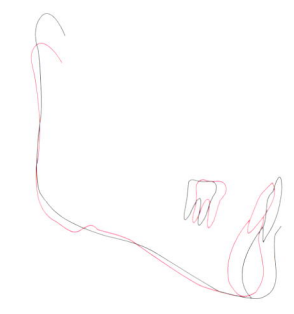

图2-8-15 治疗前后下颌骨重叠图（以下颌升支Xi点重叠）

### 治疗后疗效评价

**面部分析**：患者恢复面部对称和协调；其骨性Ⅲ类面型矫正。

**咬合分析**：矫治后尖牙及磨牙Ⅰ类关系；上下颌中线对齐；前牙反𬌗矫正。

**模型分析**：上下牙排列整齐。

**X线片检查分析**：上下牙牙根平行。

### 矫治总结、评价和预后分析

治疗方案是选择正畸正颌联合治疗的方法，因为只有正颌手术才能矫正患者的骨性Ⅲ类错𬌗畸形，特别是合并有冠状向畸形的错𬌗，正颌手术是最佳的选择。

正颌手术前的正畸治疗主要包括：牙的去代偿、排平排齐上下牙。此患者由于下颌左偏，7̲无对颌牙而伸长。治疗开始时，选用活动及固定矫治器压低7̲并排齐上牙弓。同时，在术前的正畸准备中，应取阶段模做模型外科。第一阶段治疗用24个月。第二阶段是正颌手术。正畸治疗包括正颌手术中𬌗诱导板及固位𬌗板制作。手术后2个月重新开始术后治疗。第三阶段是牙列精细调整及完成阶段，治疗用6个月。治疗后患者获得颜面协调及牙𬌗的正常功能。

（病例完成人：李小兵）

# 安氏Ⅲ类错𬌗的诊断与治疗原则

安氏Ⅲ类错𬌗指磨牙关系近中、前牙反𬌗或对𬌗的一类错𬌗畸形。安氏Ⅲ类错𬌗是我国儿童中常见的一种错𬌗畸形，根据中华口腔医学会正畸专业委员会2001年的调查资料，乳牙期、替牙期和恒牙早期的患病率分别为 8.10%、4.90% 和 4.90%。

## 一、安氏Ⅲ类错𬌗的诊断

### （一）区分功能性Ⅲ类和骨性Ⅲ类

1. 功能性Ⅲ类　功能性Ⅲ类错𬌗是指下颌在由息止位到正中位的关闭过程中，因𬌗干扰或早接触而发生向前移位，致使前牙出现反覆盖关系。口腔不良习惯、不正确哺乳、扁桃腺肥大等引起的下颌位置前伸也可以形成功能性Ⅲ类错𬌗。功能性Ⅲ类错𬌗磨牙关系多为轻度近中，一般反覆盖较小，反覆𬌗较深，下颌骨大小、形态基本正常，但位置前移，显示出轻度的下颌前突和Ⅲ类骨面型。下颌可有不同程度后退，甚至达到上下前牙对刃关系；下颌后退或处于姿势位时，侧面形较正中𬌗时改善。功能性Ⅲ类错𬌗的治疗反应较好，预后较佳。

功能性Ⅲ类错𬌗的临床诊断主要通过下颌关闭道检查，检查下颌是否可后退。必要时用咬合蜡记录正中𬌗位，拍摄正中𬌗和息止𬌗位2张X线片进行测量分析。

2. 骨性Ⅲ类　由于上、下颌骨生长不均衡造成的颌间关系异常。表现为下颌发育过度、上颌发育不足，近中磨牙关系、前牙反𬌗、Ⅲ类骨面型显著、下颌前突且不能后退。骨性Ⅲ类错𬌗矫治难度较大，有的需要配合外科手术。

骨性Ⅲ类错𬌗的临床诊断标准包括：①近中磨牙关系；②下颌不能后退至前牙对刃；③ANB角小于0°，Ⅲ类骨面型；④即使下颌能够后退，但下颌后退之后ANB角仍为负值；⑤伴有不同程度的颌骨大小、形态和位置异常，前牙代偿较明显。

然而，临床病例中功能因素、骨骼因素常常同时存在。功能性Ⅲ类错𬌗患者常常可以伴有不同程度的骨骼异常，骨骼性Ⅲ类错𬌗病例也可以表现出一些功能因素。严格地区别诊断功能性和骨性Ⅲ类错𬌗往往并不容易，特别是在替牙期，所谓"功能性"或"骨骼性"Ⅲ类往往是指患者以某种因素为主要特征。

下颌是否可后退到上下前牙对刃关系对功能性Ⅲ类错𬌗的诊断和预后判断有重要意义。据北京医科大学口腔医院正畸科对一组替牙期功能性Ⅲ类错𬌗病例的研究结果，对刃𬌗时SNB角比正中𬌗时平均减小3.0°，ANB平均增大3.0°，这种变化无疑对治疗十分有利。本章病例3虽处恒牙早期，但仍然混有功能因素，患者下颌仍可后退，后退位时 SNB 角减小约3°，ANB 角增大约2°，这无疑是采用不拔牙矫治成功的原因之一。

### （二）区分Ⅲ类错𬌗的不同骨骼类型

1. 矢状骨骼类型　根据北京医科大学口腔医院正畸科的研究结果，Ⅲ类错𬌗矢状方向上有6种类型。其中最常见的为上颌正常下颌前突型，其次为上下颌均正常型、上颌后缩下颌正常型；上颌后缩合并下颌前突型这一极端类型随牙龄增加占到一定比例（表2-1）。

表2-1 骨性Ⅲ类错殆各种矢状类型所占的比例及ANB角平均值（°）

| 类型 | 替牙期 | 恒牙早期 | 恒牙期 |
| --- | --- | --- | --- |
| 上颌正常下颌前突型 | 47 (−2.3) | 46 (−3.7) | 46 (−4.4) |
| 上颌后缩下颌正常型 | 11 (−2.7) | 18 (−3.3) | 21 (−3.6) |
| 上下颌正常型 | 22 (0.1) | 20 (−0.5) | 15 (−1.5) |
| 上颌后缩下颌前突型 | 2 (−4.1) | 6 (−5.0) | 13 (−7.8) |
| 上下颌前突型 | 16 (0.9) | 6 (−1.5) | 3 (−6.2) |
| 上下颌后缩型 | 2 (−0.2) | 4 (−1.2) | 2 (−3.0) |
| 合　计 | 100 | 100 | 100 |

从ANB的平均值看，上下颌正常型矢状不调的治疗相对容易；而上颌后缩下颌正常型、上颌正常下颌前突型、上颌后缩下颌前突型的治疗难度依次增加。

本章病例1、4、6为上颌后缩下颌正常型；病例7、8为上颌正常下颌前突型；病例2、5的上下颌位置都在正常范围内，但上颌偏后、下颌偏前，特别是病例2达到临界值；病例3为上下颌前突型。

2. 垂直骨骼类型　Ⅲ类错殆根据面部垂直发育可以分为三种类型（表2-2）。高角型：下颌平面陡、下颌角开大、前牙反覆盖较小、开殆或开殆倾向；低角型：下颌平面平、下颌角较正常小、前牙反覆盖较大、反覆殆较深；平均型：下颌平面角适中，下颌角正常，前牙反覆殆反覆盖适中。

表2-2　骨性Ⅲ类错殆的颅面垂直类型（例）

| 类型 | 替牙期（例） | 恒牙早期（例） | 恒牙期（例） | 合计（例） |
| --- | --- | --- | --- | --- |
| 高角 | 24 | 32 | 40 | 92 |
| 低角 | 32 | 14 | 8 | 54 |
| 均角 | 44 | 58 | 52 | 154 |
| 合计 | 100 | 100 | 100 | 300 |

一般来说，垂直骨面型为平均型的Ⅲ类患者治疗难度相对小，高角型的Ⅲ类患者治疗难度较大。本章8例患者大部分为Ⅲ类高角病例。

（三）区分骨性Ⅲ类错殆正畸与正颌外科病例

选择正畸或正颌外科要根据患者骨骼不调的严重程度、软组织外貌、殆与咬合功能；要尊重患者本人的意愿；医师的能力与经验、医疗条件等也应当考虑。在考虑采用何种治疗手段时，要仔细对患者的资料进行分析，反复与患者家长或患者本人沟通，谨慎作出决定。

根据北京医科大学口腔医学院正畸科资料，在恒牙早期Ⅲ类错殆病例中，需要外科正畸的病例至少占14%。这些病例与可以用正畸手段单纯完成的病例相比，近中磨牙关系、下颌过大、颏部前突、面中部矢状发育不足、Ⅲ类骨面型、下切牙代偿性舌倾等特征更显著，同时伴有面高失调、前牙反殆或开殆倾向。在决定治疗手段时，ANB角小于-4°、L1-MP角小于82°、SNP角大于83°、颏角IDP-MP小于69°、联合变量CV小于201°是外科治疗的参考指征；指征出现得越多、偏离得越明显，正颌外科的可能性越大。本章病例8的ANB角为-7°，病例7的ANB角-4°，均超出正畸治疗的限度。

Kerr研究提出的界限值为ANB角小于-4°，L1-MP角小于83°。日本学者的研究表明，大约有12%的Ⅲ类错殆患者需要外科正畸治疗。非手术治疗适用于下颌没有严重的矢状或垂直异常的病例。对于轻、中度的骨性Ⅲ类病例可以采用多曲方丝弓技术，或者以种植体作为支抗后移并压低下磨牙；对于上颌轻度后缩、下颌位置正常的患者通过牙齿槽代偿可以获得明显的改善。而对于严重的骨性Ⅲ类错殆，即使早期使用头帽颏兜，也只能取得暂时性的改善而无法维持到成年，采用外科正畸可以得到良好稳定的结果。

#### (四）生长与预后估计

颅面生长发育对安氏Ⅲ类错𬌗的诊断与治疗有重要影响，然而，生长预测是正畸领域最不确定的问题，Ⅲ类错𬌗颅面生长发育仍是一个研究中的问题。对于一个年龄较小的Ⅲ类患者，迄今尚无法准确预测其牙颌面畸形的发展、最终的严重程度以及可能采取的对策。这就要求正畸医师在治疗开始之前，根据自己的知识与经验对患者治疗的难易程度和预后进行初步估计（表2-3），并在治疗期间对患者的治疗反应和生长变化不断进行评价。

表2-3  Ⅲ类错𬌗治疗难易程度和预后评估

| | | 易、预后较好 | 难、预后较差 |
|---|---|---|---|
| 病史 | 年龄 | 小 | 大 |
| | 发病 | 替牙期 | 乳牙期 |
| | 乳牙龋坏 | 有 | 无 |
| | 乳牙早失 | 有 | 无 |
| | 乳牙滞留 | 有 | 无 |
| | 家族史 | 无 | 有 |
| 临床检查 | 磨牙关系 | 中性、轻度近中 | 完全近中 |
| | 上前牙 | 舌倾或较直立 | 唇倾 |
| | 下前牙 | 唇倾、有散隙 | 舌倾 |
| | 反覆盖 | 较小 | 较大 |
| | 反覆𬌗 | 较深 | 开𬌗或开𬌗倾向 |
| | 牙齿拥挤 | 无，或以下牙弓为主 | 无，或上牙弓严重拥挤 |
| | 后牙反𬌗 | 无 | 有 |
| | 下颌后退 | 可以退至前牙对刃 | 不能 |
| | 下颌偏斜 | 无 | 有 |
| 头影测量 | ANB角 | ≥0° | <0° |
| | 下颌角 | 正常 | 开大 |
| | 颌骨长度 | 正常 | 下颌过大，上颌过小 |
| | 颌关节位置 | 正常 | 靠前 |
| | 颏部前后径 | 正常 | 较小 |
| | 颏角 | 正常 | 较小 |

## 二、安氏Ⅲ类错𬌗的矫治

安氏Ⅲ类错𬌗是一种复杂的错𬌗，除牙弓（颌骨）关系的长度不调外，不少病例伴有宽度和高度不调、牙列拥挤以及颜面不对称等，矫治难度较大；安氏Ⅲ类错𬌗有随生长逐渐加重的趋势，这也增加了矫治和矫治后保持的难度。对于此类错𬌗，大多数学者主张尽早矫治、分阶段治疗。早期矫治方法相对简单，对于非骨骼原因的Ⅲ类患者有利于颌面部向正常方向发育；对于骨性Ⅲ类倾向的患者，利用生长时期促进上颌骨向前生长、抑制下颌骨向前发育可以减小后续治疗的难度。另一些学者考虑到Ⅲ类错𬌗的复发趋势和Ⅲ类生长的不可预测性，主张先观察、直到生长高峰稍过时才开始治疗。后一种观点虽较稳妥，但对于大多数Ⅲ类患者来说却可能会错过治疗的最佳时机。

#### （一）早期矫治

本书中没有乳牙期和替牙期治疗的Ⅲ类病例，但这并不意味对Ⅲ类错𬌗早期矫治的轻视。实际上，Ⅲ类错𬌗的早期矫治比Ⅱ类错𬌗更迫切，在我国开展得也更普遍。只是由于分阶段治疗的疗程长，很难积累到一个完整的、符合考试要求的病例资料。

1. 乳牙期Ⅲ类错𬌗的治疗　乳牙期改变牙位和移动下颌的可能性都很大。以牙齿因素为主的患者，表现为前牙反覆盖偏大、反覆𬌗不深，前牙可能存在少量拥挤，适用简单的活动矫正器如上颌𬌗垫矫治器。而功能因素较明显时，反覆盖较小、反覆𬌗较深，功能性矫正器如下颌联冠式斜面导板矫治器、功能调节器FRⅢ能收到很好的效果。最佳矫治时间在3～5岁，疗程一般为3～5个月。少数骨骼畸形比较明显的病例治疗比较复杂，需要配合使用口外力如前方牵引、头帽颏兜，疗程也长一些。

2. 替牙期Ⅲ类错𬌗的治疗　此期Ⅲ类错𬌗从整体上看是功能性与骨骼性的混合。要区别患者现有错𬌗类型并预估错𬌗的发展趋势；通过上、下前牙的移动解除前牙反𬌗关系以利于上、下颌骨的生长趋向正常，防止骨性Ⅲ类的发生或发展；前牙反𬌗矫正之后要观察替牙过程，定期对患者的颅面生长进行评价，防止Ⅲ类复发和拥挤的发生。替牙期Ⅲ类错𬌗的治疗复杂多变，是Ⅲ类错𬌗治疗的关键期。

(1) 对于功能性Ⅲ类错𬌗患者，矫治目的与乳牙期相同。通过下颌向后下旋转和调整上、下切牙倾斜度使前牙得到正常覆盖，一般不需要拔牙。但有时为了舌向移动下前牙以解除反𬌗，需要对下颌乳尖牙减径。应当注意的是过度舌向倾斜下切牙可能造成下牙弓拥挤。

(2) 对于骨性Ⅲ类错𬌗趋势的患者，要区分问题是在上颌或者下颌。

1) 上颌发育不足，骨性Ⅲ类病例常伴有上牙弓拥挤、甚至严重拥挤，在情况允许的前提下，要尽可能向前、向两侧、向后扩大上颌牙弓。可以先快速扩开腭中缝，紧接前方牵引前移上颌，前牙反𬌗解除后上颌生长有可能使拥挤进一步缓解。二期治疗再以固定矫治器进一步开展并排齐上牙列。前方牵引牵引力每侧300～500g，每日14小时；牵引钩位置高角病例置于双尖牙、尖牙间，低角病例置于支抗磨牙处，牵引方向与𬌗平面平行。疗程在6～12个月之间，过矫正至覆盖3～4mm。研究证明，前方牵引可以使上颌A点前移1～3mm；治疗后前牙覆盖增加，其中骨骼效应和牙齿效应各占50%，远期疗效相对稳定。

若患者存在上磨牙前移，可以使用摆式矫治器（pendulum）后移上磨牙，提供间隙排齐拥挤的牙列。

高角病例扩展上牙弓有可能造成前牙开𬌗，遇到此种情况需要考虑二期治疗时拔除磨牙，直立后牙矫治开𬌗。

前牙反𬌗解除后要定期观察，观察期可使用功能性调节器保持。

2) 下颌生长超过上颌时治疗难度较大，因为很难抑制下颌向前生长。此类患者反𬌗的解除尽可能通过上、下前牙的代偿，必要时可以稍向前牵引上颌以与下颌协调。观察期中使用颏兜抑制下颌过度向前生长。

(3) 替牙期伴牙列拥挤的Ⅲ类错𬌗矫治遵从以下原则：只要拥挤不影响前牙反𬌗的矫正，不要急于减数，特别是上颌减数。临床经验证明，Ⅱ°甚至Ⅱ°以上的上牙列拥挤，在反𬌗矫正的同时或稍后，拥挤很可能得以解决。

前方牵引被公认是骨性Ⅲ类错𬌗早期矫治的行之有效的方法。最近Dr. McNamara提出，对于替牙期Ⅲ类错𬌗，无论何种类型，都要进行前方牵引；恒牙早期若复发，可以再次前方牵引，然后再进行掩饰性矫治。

### (二) 恒牙早期Ⅲ类错𬌗的治疗

即使起初是功能性反𬌗，此期或多或少伴有骨骼畸形。恒牙早期颌骨和牙𬌗的发育大部分已完成，很难通过改变生长来调整颌骨关系，移动颌骨的可能性也不大，正畸治疗的目的是通过牙齿位置的改变建立适当的覆𬌗覆盖关系，掩饰已存在的骨骼畸形。正畸治疗要注意区分畸形是以上颌为主还是以下颌为主，采用不同的对策。畸形严重者要等待成年后采用正颌外科手术。

1. 对于上颌发育不足、伴有上牙弓拥挤的Ⅲ类错𬌗患者，拔牙矫治虽有利于排齐牙列，但却会加重上颌后缩，并增加前牙反𬌗的矫治难度，应当谨慎。

(1) 若患者年龄不超过14岁、仍有一定生长潜力，尽管拥挤明显，也宜考虑不拔牙矫治。可以先采用快速腭中缝开展和（或）前方牵引、扩宽、前移上颌和（或）上牙弓，再以固定矫治器排齐。

高角病例扩展上牙弓有可能造成前牙开𬌗，需要考虑拔除第三或第二恒磨牙、以MEAW技术或直丝弓技术直立后牙矫治开𬌗。本章病例1、2都存在上颌后缩，并有高角倾向。两位主治医师的设计思路正确：首先应用快速开展或前方牵引，最后以 MEAW 技术解决治疗中出现的前牙开𬌗，都取得良好的矫治结果。注意为了保持咬合稳定，除采用过矫正外，应适时拔除阻生的第三磨牙。

（2）有的病例经前牵引后ANB角增大、面形改善，但上牙弓仍存在拥挤或前突，为排齐上前牙或减小其突度、建立中性磨牙关系，可以拔除4颗双尖牙。本章病例4就是这种治疗设计。

（3）若患者上牙弓严重拥挤又无生长潜力，正畸治疗需拔除4个第一或第二双尖牙，即使下牙弓并不拥挤。

（4）如果前牙开𬌗或开𬌗倾向，拥挤并不特别重，生长潜力不大，则宜拔除磨牙。这种设计既可为拥挤的前牙提供间隙，又有利于前牙开𬌗的矫治，同时对面形影响较小。本章病例6为一例以上颌后缩为主的Ⅲ类病例，同时上牙弓8mm拥挤，前牙开𬌗倾向，生长高峰已过。主治医师设计拔除上颌第二恒磨牙和下颌第三恒磨牙，即使并未采用特殊矫治技术，所有的问题包括前牙开𬌗都得以矫正。

总之，对于恒牙早期上颌发育不足、伴有上牙弓拥挤的Ⅲ类错𬌗患者，若有生长潜力，仍然应当首选前方牵引并尽可能以扩大牙弓的方法完成治疗。然而，扩弓时应当避免过度唇倾上切牙。

2. 恒牙早期Ⅲ类错𬌗将近50%的患者以下颌前突为主要特征，这些患者的治疗难度一般要比上颌发育不足的Ⅲ类错𬌗患者大，治疗常常需要减数拔牙。与其他类型的错𬌗相反，Ⅲ类错𬌗病例的拔牙与否不决定于下颌而决定于上颌。

（1）如果上牙弓基本正常，可以减数下颌2个双尖牙或者1颗下切牙，矫治前牙反𬌗而不考虑磨牙关系调整。

（2）如果上前牙存在一定程度的唇倾或者拥挤，宜拔除上颌第二双尖牙、下颌第一双尖牙，在矫正前牙反𬌗的同时，排齐或减少上前牙突度、调整磨牙关系。如上牙弓拥挤严重，则要拔除4颗第一双尖牙。本章病例5就采用前一种拔牙模式。

（3）下颌前突伴有前牙开𬌗或开𬌗倾向的Ⅲ类高角病例是Ⅲ类错𬌗中治疗难度很大的一类。对这一类患者，可以拔除下颌第三或第二磨牙、采用MEAW技术或直丝弓技术配合摇椅形镍钛方丝直立并远中移动后牙，同时解决矢状不调和垂直不调。

需要注意的是，以下颌前突为主要特征的Ⅲ类错𬌗患者，其牙列拥挤往往并不严重，但前牙代偿却很明显，拔牙矫治中要避免已经舌倾的下切牙过度舌倾。

恒牙早期Ⅲ类错𬌗正畸矫治设计有多种选择，以尽可能保留牙齿的观点，可以包括：不拔牙；拔除第三磨牙；拔除下颌第二磨牙、以第三磨牙替代；拔除下切牙；拔除下颌第一双尖牙；拔除上颌第二双尖牙和下颌第一双尖牙；拔除上颌和下颌第一双尖牙。

在确定是否拔牙和以何种模式拔牙时，要对患者骨骼与牙𬌗的长、宽、高不调、牙量-骨量不调以及生长发育进行仔细分析。在确定矫治设计时还要注意正畸的限度，防止超限矫治造成的上前牙过度唇倾或下前牙过度舌倾。过度倾斜的切牙对牙周健康、𬌗功能、面形美观和治疗稳定性都不利。切牙的代偿限度要参考正常𬌗标准，正常𬌗U1-PP角均值为114°±4°，L1-MP角均值为95°±5°。两者都应根据下颌平面角的大小作少量调整代偿：低角患者可小量增大、高角病例可小量减小。Ⅲ类错𬌗治疗中若需要唇倾上切牙，治疗结束时U1-PP角一般不宜超过125°。若治疗中需要舌倾下切牙，治疗结束时L1-MP角一般不宜小于80°，或维持治疗前的位置。本章病例2、4治疗前下前牙已经舌倾明显，L1-MP角分别为67°和70°。这两例病例都采用拔牙矫治，治疗过程中如何防止下切牙的进一步舌倾是一个挑战。两位主治医师都做的很好，治疗后患者的L1-MP角基本保持不变。要注意对下切牙的稳定性和牙周组织健康进行追踪。

恒牙早期拔牙或不拔牙矫治的Ⅲ类病例，都需要选择固定矫治器矫治。在排齐牙列的同时，建立适当的前牙覆𬌗、覆盖关系，并尽可能调整后牙关系。整个治疗期中要使用Ⅲ类颌间牵引。由于Ⅲ类牵引有使上磨牙伸长的作用，易使咬合打开，因此对高角病例的使用应慎重，必要时可用短Ⅲ类牵引。近年发展的种植支抗技术扩大了骨性Ⅲ类正畸治疗的适应范围，微钛板用于前方牵引收到明显的骨骼效应；自攻微螺钉种植体，植入部位灵活、使用方便，用于骨性Ⅲ类高角病例压低、向前或向后移动磨牙收到很好的效果。

### （三）复发与保持

简单前牙反𬌗矫正后不需要保持。Ⅲ类错𬌗特别是骨性Ⅲ类错𬌗虽经矫正，在生长发育完成之前反𬌗仍有复发的可能。北京大学口腔医院正畸科对替牙期前牙反𬌗矫治后5~10年的追踪研究发现10.7%的患者有明显的复发，表现为多数前牙反𬌗重新出现，下颌前突加重。Ⅲ类错𬌗矫治后是否复发主要与患者下颌的生长有关，与保持与否关系不大。尽管如此，一般主张替牙期有骨性Ⅲ类倾向的患者矫正后要定期复查，观察颌骨生长与𬌗的发育，处理出现的牙弓拥挤，并在进入生长快速期前使用一段时间的矫形力控制生长。对于恒牙期病例，口外力对颌骨的作用有限已不再使用，口内常规保持器用于稳定牙弓中已关闭的拔牙间隙。

### （四）正颌外科正畸联合治疗

Ⅲ类错𬌗中，大约15%的患者因骨骼畸形严重需要成年后接受正颌外科手术治疗。本章病例7、8均为骨性下颌前突，ANB角分别为−7°和−4°；上下前牙极度代偿，UI-PP角分别为118°和125°，LI-MP角分别为76°和85°，明显超出正畸治疗限度，是正颌外科的适应证。注意这两例患者均存在不同程度的下颌偏斜，这种不对称在骨性下颌前突患者中出现率较高。

（曾祥龙）

# 第三章
## 安氏Ⅰ类错𬌗畸形的矫治

本章介绍7例安氏Ⅰ类病例,其中2例为双牙弓前突减数矫治,4例为拥挤减数矫治,1例为舌侧矫治器配合邻面去釉矫治。

# Case 1. Class I Bi-Maxillary Protrusion Treated with Extraction of Upper Central Incisors and Lower First Bicuspids

## 病例 ① 减数上颌中切牙和下颌第一双尖牙矫治 I 类双牙弓前突

### CASE SUMMARY

ZZ, a 16-year-old female, presented with protruding upper anterior teeth and convex profile on a Class I skeletal base with an average maxillary-mandibular planes angle and face height ratio. There was about 1mm of incisors crowding in upper arch and 3mm in lower arch. The upper central incisors' roots were short because of trauma at the age of seven. Treatment involved removal of the upper central incisors and the two lower first premolars followed by placement of fixed appliances. The active treatment lasted for 24 months.

### 病例概况

ZZ，女，16 岁，上前牙前突、凸面型、I 类骨型、上下颌平面角和前面高比值正常。上颌切牙区存在1mm的拥挤，下颌切牙区拥挤3mm。双侧上颌中切牙因 7 岁时的牙外伤导致牙根外吸收变短。治疗时拔除上颌两颗中切牙和下颌双侧第一前磨牙，采用直丝弓矫治技术。主动治疗时间共 24 个月。

## SECTION 1. PRE-TREATMENT ASSESSMENT

### 第一部分　治疗前

### Patient Details
Initials: ZZ
Sex: Female
Date of birth: 3rd March 1988
Age at start of treatment: 16 years 5 months

### Patient's Complaints
Dislike of the appearance of her protruding upper anterior teeth and the convex profile

### Relevant Medical History
The upper incisors trauma at the age of seven

### Clinical Examination: Extra-Oral Features
Class I skeletal pattern
Average Frankfort-mandibular planes angle
Competent lips

### Clinical Examination: Intra-Oral Features
Soft tissues: No abnormality detected
Oral hygiene: Good
Erupted teeth present:

```
7654321 | 1234567
7654321 | 1234567
```

General dental condition:
Good tooth quality
Caries free dentition

### 病例基本情况
姓名缩写：ZZ
性别：女
出生日期：1988 年 3 月 3 日
初诊时年龄：16 岁 5 个月

### 主诉
上前牙前突，面型突

### 相关病史
7 岁时上颌切牙外伤

### 临床检查：口外特征
I 类骨面型
下颌平面角正常
无开唇露齿

### 临床检查：口内特征
软组织：正常
口腔卫生：良好
牙列：

```
7654321 | 1234567
7654321 | 1234567
```

口内一般情况：
牙体健康
无龋齿

## Pre-treatment Photographs (Fig. 3-1-1)

## 治疗前面𬌗相（图 3-1-1）

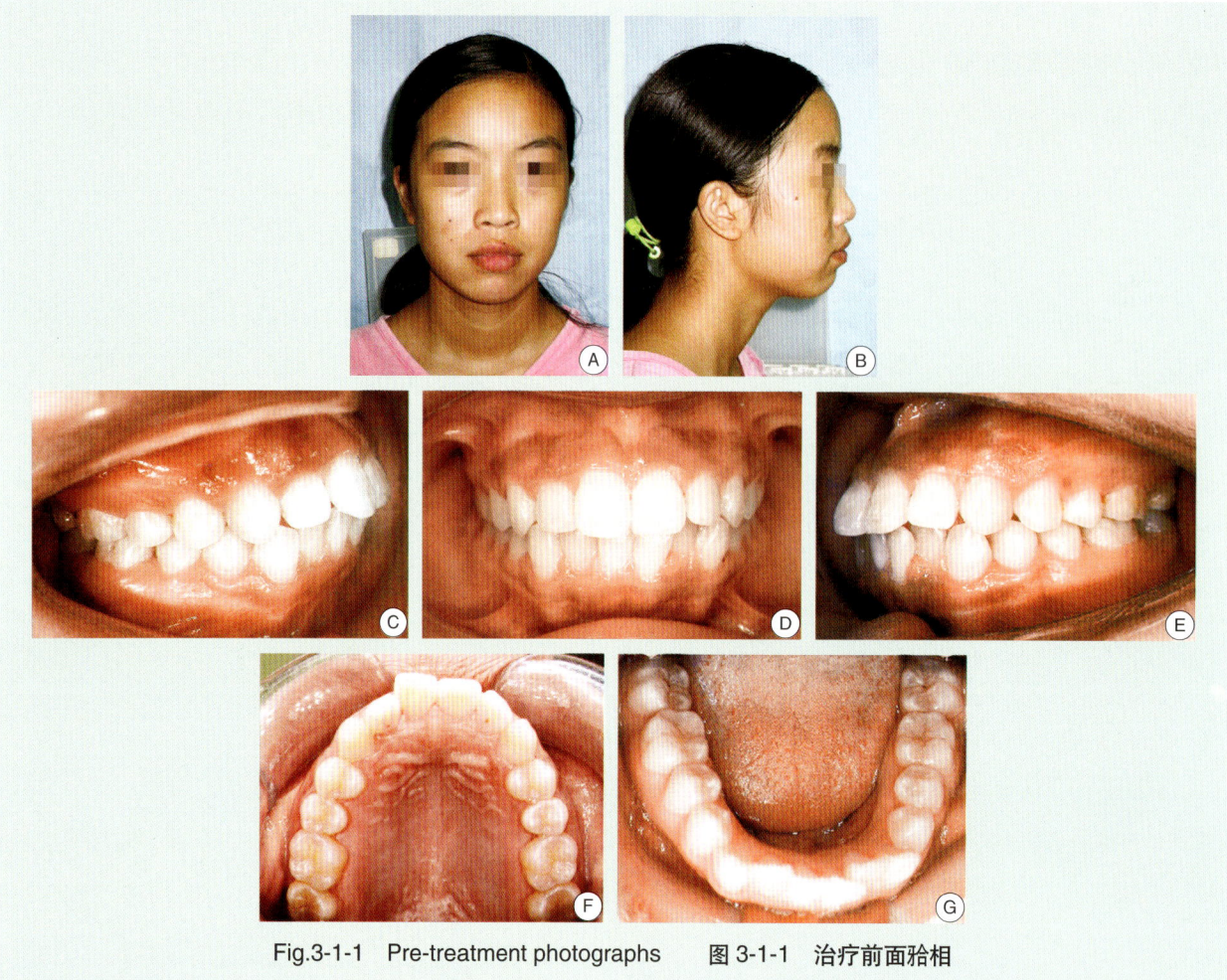

Fig.3-1-1　Pre-treatment photographs　　图 3-1-1　治疗前面𬌗相

### Crowding/Spacing

Maxillary arch: There was about 1mm of incisors crowding.

Mandibular arch: There was about 3mm of incisors crowding.

### Occlusal Features

Incisor relationship: Class Ⅱ

Overjet: 4.2mm

Overbite: 1.4mm

Centrelines: Coincident

Left buccal segment relationship: Class Ⅰ

Right buccal segment relationship: Class Ⅰ

Crossbites: None

Displacements: None

Other occlusal features: None

### General Radiographic Examination

Pre-treatment radiographs taken:

Dental panoramic radiograph (Fig.3-1-2)

Lateral cephalometric film (Fig.3-1-3) and tracing (Fig.3-1-4)

### 拥挤度 / 间隙

上颌：切牙区拥挤 1mm

下颌：切牙区拥挤 3mm

### 咬合情况

切牙关系：Ⅱ类

覆盖：4.2mm

覆𬌗：1.4mm

中线：上下一致

左侧后牙关系：Ⅰ类

右侧后牙关系：Ⅰ类

反𬌗：无

下颌移位：无

其他：无

### 影像学检查

治疗前拍摄的 X 线片：

全口曲面断层片（图 3-1-2）

头颅侧位片（图 3-1-3）和描记图（图 3-1-4）

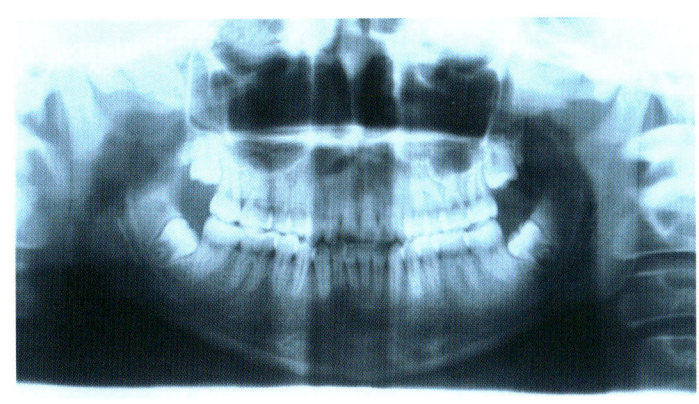

Fig.3-1-2　Pre-treatment panoramic radiograph　图 3-1-2　治疗前曲面断层片

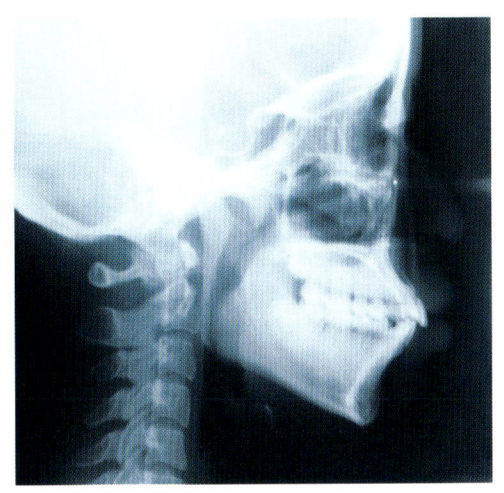

Fig.3-1-3　Pre-treatment cephalometric film
图 3-1-3　治疗前头颅侧位片

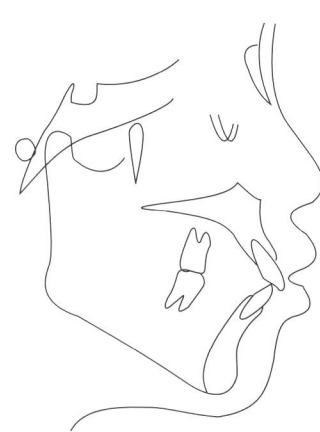

Fig.3-1-4　Pre-treatment cephalometric tracing
图 3-1-4　治疗前头颅侧位片描记图

## Cephalometric Analysis (Table 3-1-1)　　　头影测量分析（表 3-1-1）

Table 3-1-1　Pre-treatment cepholametric analysis　表 3-1-1　治疗前头影测量数据表

| Variable | 测量项目 | Pre-treatment 治疗前 | Normal (Mixed Dentition) 正常值（替牙𬌗） |
|---|---|---|---|
| SNA | SNA 角 | 76.5 | 82.8 ± 4.0 |
| SNB | SNB 角 | 72.3 | 80.1 ± 3.9 |
| ANB | ANB 角 | 4.2 | 2.7 ± 2.0 |
| WITS (mm) | WITS 值 (mm) | 1.4 | −1.5 ± 2.1 |
| U1-PP | 上切牙－上颌平面角 | 119.4 | 108 ± 5 |
| L1-MP | 下切牙－下颌平面角 | 102.5 | 96.5 ± 7.1 |
| U1-L1 | 上下中切牙角 | 108.8 | 125.4 ± 7.9 |
| PP-MP | 上下颌平面角 | 29.2 | 27.0 ± 5.0 |
| N-ANS (mm) | 前上面高 (mm) | 53.3 | 48.1 ± 3.3 |
| ANS-Me (mm) | 前下面高 (mm) | 72.2 | 58.8 ± 4.1 |
| ANS-Me/N-Me (%) | 面高比 (%) | 57.5 | 55.0 ± 2.5 |
| L1-Apo (mm) | 下切牙-APo 距 (mm) | 8.4 | 4.9 ± 2.1 |
| Li-E (mm) | 下唇－审美平面距离 (mm) | 6.1 | 0.5 ± 1.8 |

Source of normal values:
1. Fu Minkui. A textbook of orthodontics. 4th Edition. Beijing: People's Medical Publishing House, 2003
2. Zeng Xianglong. Contemporary orthodontic handbook. Beijing: Peking University Medical Press, 2005

Red means measurement beyond 2 times of standard means; blue means measurement between 1 time and 2 times standard means

正常值参照：
1. 傅民魁主编. 口腔正畸学. 第 4 版. 北京：人民卫生出版社，2003
2. 曾祥龙主编. 现代口腔正畸学诊疗手册. 北京：北京大学医学出版社，2005

红色数值：表示超出正常值2倍标准差；蓝色数值：表示在1倍标准差与2倍标准差之间

Teeth unerupted:

$$\frac{8|8}{8|8}$$

Other relevant radiographic findings: No missing teeth Both upper central incisors' roots became shorter because of traumatic root resorption.

### Interpretation

The SNA and SNB values were both decreased compared with the normal limits. The ANB value of 4.2° was within normal limit, which suggested a Class I skeletal base. This was slightly at odds with the Wits analysis which suggested the tendency of a Class II skeletal base. The MxMn angle and face height ratio were both within normal ranges.

The lower incisors to mandibular angle was normal. However, the lower incisors were 8.4mm in advance of the A-pogonion line and the distance of lower lip to Ricketts E plane was obviously increased. The upper incisors were proclined at 119.4° in relation to the maxillary plane. The interincisal angle was reduced.

### Diagnostic Summary

A 16-year-old female presented with protruding upper anterior teeth and convex profile on a Class I skeletal base with an average maxillary-mandibular planes angle and face height ratio. There was about 1mm of incisors crowding in upper arch and 3mm in lower arch. The upper central incisors' roots were shorter because of trauma at the age of seven.

### Problem List

Bi-maxillary protrusion
Protruded upper incisors
Slightly increased overjet
Shorter roots of upper central incisors
Mild crowding in both arches

### Aims and Objectives of Treatment

Levelling and alignment of dental arches
Relief of crowding
Improvement of incisal relationship and the appearance of anterior protrusion
Closing superfluous space
Co-ordinate arches
Retention
Review of third molars' eruption

### Treatment Plan

Extractions: removal of the two upper central incisors and the lower first premolars on both sides

未萌出的牙齿：

$$\frac{8|8}{8|8}$$

其他影像学检查结果：无牙齿缺失；
双侧上颌中切牙因外伤性牙根吸收致牙根变短。

### 结果分析

SNA和SNB角均低于正常值。ANB角为4.2°，在正常范围内，提示为Ⅰ类骨性关系。WITS值显示Ⅱ类趋势。上下颌平面角及前面高比值均正常。

下中切牙－下颌平面角正常。但是下中切牙至APo线的距离为8.4mm，且下唇至审美平面的距离也明显增大。上切牙唇倾，上切牙－上颌平面角为119.4°。上下中切牙角小于正常值。

### 诊断概要

患者为16岁女性，上前牙前突和侧貌突，Ⅰ类骨面型；下颌平面角和上下前面高比值正常。上颌切牙区存在1mm的拥挤，下颌切牙区拥挤3mm。双侧上颌中切牙因7岁时的牙外伤导致牙根外吸收变短。

### 问题列表

双牙弓前突
上前牙前突
Ⅰ度深覆盖
上中切牙牙根短小
上下颌轻度拥挤

### 治疗目标

排齐整平牙列
解除拥挤
改善切牙关系，解除双牙弓前突
关闭剩余间隙
协调上下牙弓
保持
观察第3磨牙的萌出

### 治疗计划

拔牙：拔除 $\frac{1|1}{4|4}$；

Appliances: The pre-adjusted appliance
Additional dental treatment: Full crown restoration of upper lateral incisors to mimic the appearance of upper central incisors. Restorative treatment of upper canines to mimic the appearance of upper lateral incisors.
Proposed retention strategy: removable retainers to be worn full time for 6 months followed by night-time wear on completion of treatment.

矫治器：直丝弓矫治器
其他的牙齿治疗：烤瓷全冠修复上颌侧切牙成中切牙的形态，上颌尖牙外形修整以尽量模拟侧切牙外观。

保持：活动保持器全天戴用6个月，之后6个月夜间戴用。

## SECTION 2. TREATMENT

### Key Stages in Treatment Progress

| Date | Stage |
|---|---|
| 8/2004 | Initial visit: examination, history and full records collection. Removal of upper central incisors and the two lower first premolars. Placement of fixed appliances in upper and lower arches. Initial levelling and alignment with 0.012″ nickel titanium archwires. |
| 9/2004 | Use of 0.014″, 0.016″, 0.018″ and 0.019×0.025″ nickel titanium archwires to level and align arches. |
| 2/2005 | Space closure in both arches on 0.019×0.025″ rectangular stainless steel archwires with elastic chain in upper arch and nickel titanium coilsprings in the lower. Class Ⅲ elastics on both sides. |
| 12/2005 | All space closed in lower arch. The surplus space in upper arch was just enough for central incisors' restorations which have been consulted with the specialist in prosthetics. Orthodontical adjustment of the position of the upper first premolars to mimic the appearance of upper canines. |
| 2/2006 | Adjust the upper lateral incisors to decrease their tipping and increase their torque. |
| 5/2006 | Adjustment of intercuspation on 0.016″ nickel titanium archwires. |
| 8/2006 | Debonding and full crown restoration of upper lateral incisors to mimic the appearance of central incisors. Delivery of removable retainers. |

## 第二部分 治 疗

### 治疗主要阶段

| 时间 | 阶段 |
|---|---|
| 2004.8 | 初诊：病史采集、临床检查。拔除两颗上颌中切牙和双侧下颌第一前磨牙。全口粘接固定矫治器，0.012英寸镍钛丝排齐和整平上下牙列。 |
| 2004.9 | 依次使用0.014英寸、0.016英寸、0.018英寸和0.019×0.025英寸的镍钛丝继续排齐整平上下牙列。 |
| 2005.2 | 上下颌0.019×0.025英寸不锈钢方丝关闭间隙，上颌使用橡皮链，下颌使用镍钛螺簧。同时配合使用Ⅲ类颌间牵引。 |
| 2005.12 | 下颌间隙全部关闭，上颌预留修复中切牙需要的间隙（经修复科医生会诊）。调整上颌双侧第一前磨牙的位置以模拟尖牙外观。 |
| 2006.2 | 减小上颌侧切牙的轴倾角并增大其冠唇向转矩。 |
| 2006.5 | 上下颌0.016英寸镍钛丝，进行颌间牵引调整咬合关系。 |
| 2006.8 | 拆除矫治器，上颌侧切牙全冠修复模拟中切牙外形。戴用活动保持器。 |

Mid-treatment Photographs (Fig. 3-1-5)　　　　治疗中面𬌗相（图 3-1-5）

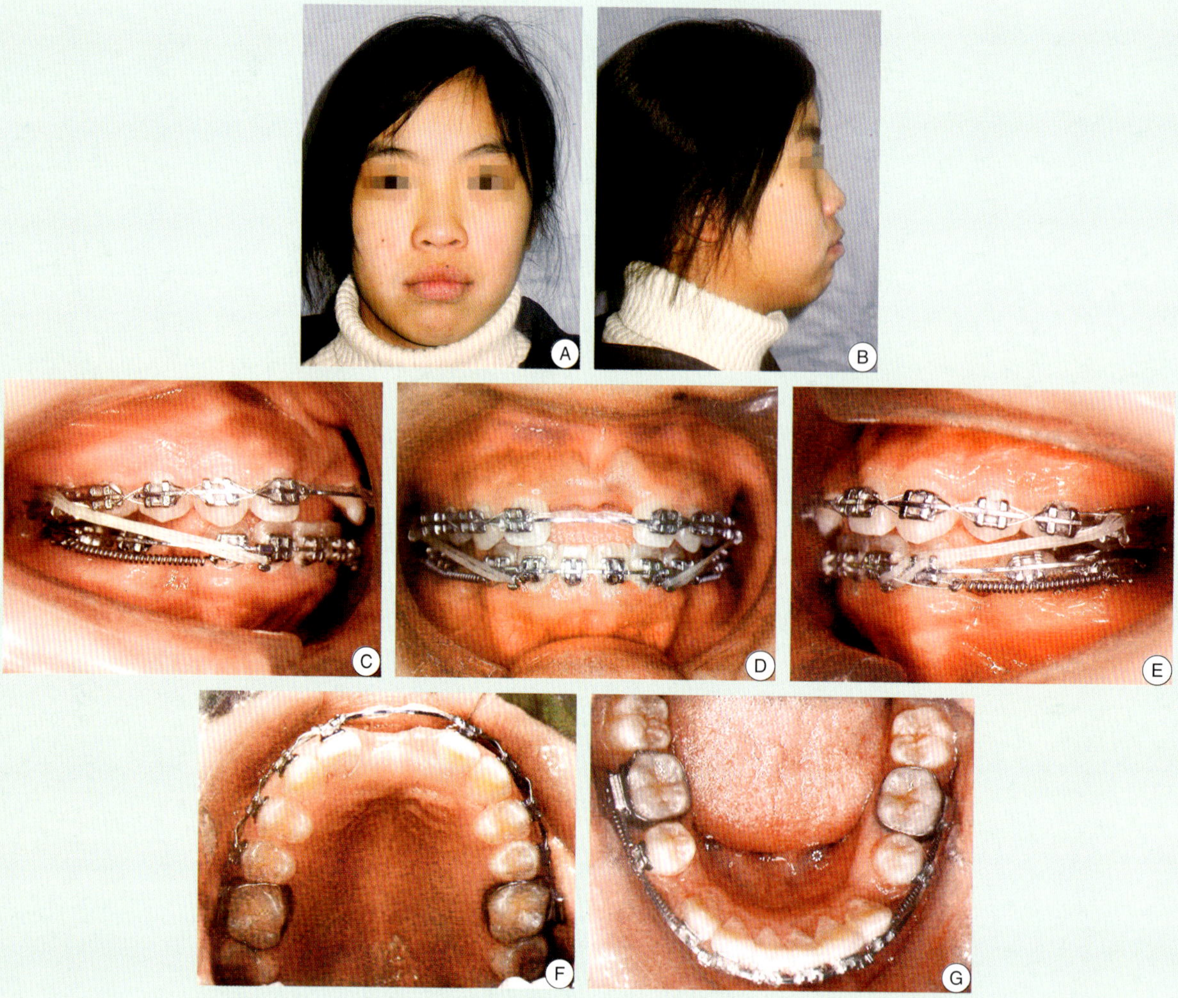

Fig.3-1-5　Mid-treatment photographs　　图 3-1-5　治疗中面𬌗相

## SECTION 3. POST-TREATMENT　　　　第三部分　治 疗 后

Post-treatment Photographs (Fig. 3-1-6)　　　治疗后面𬌗相（图 3-1-6）

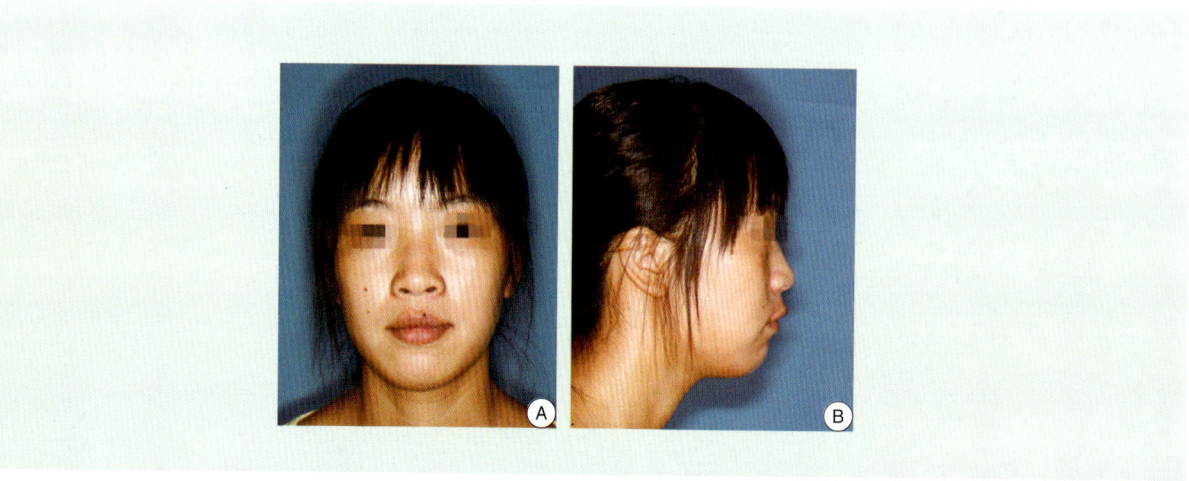

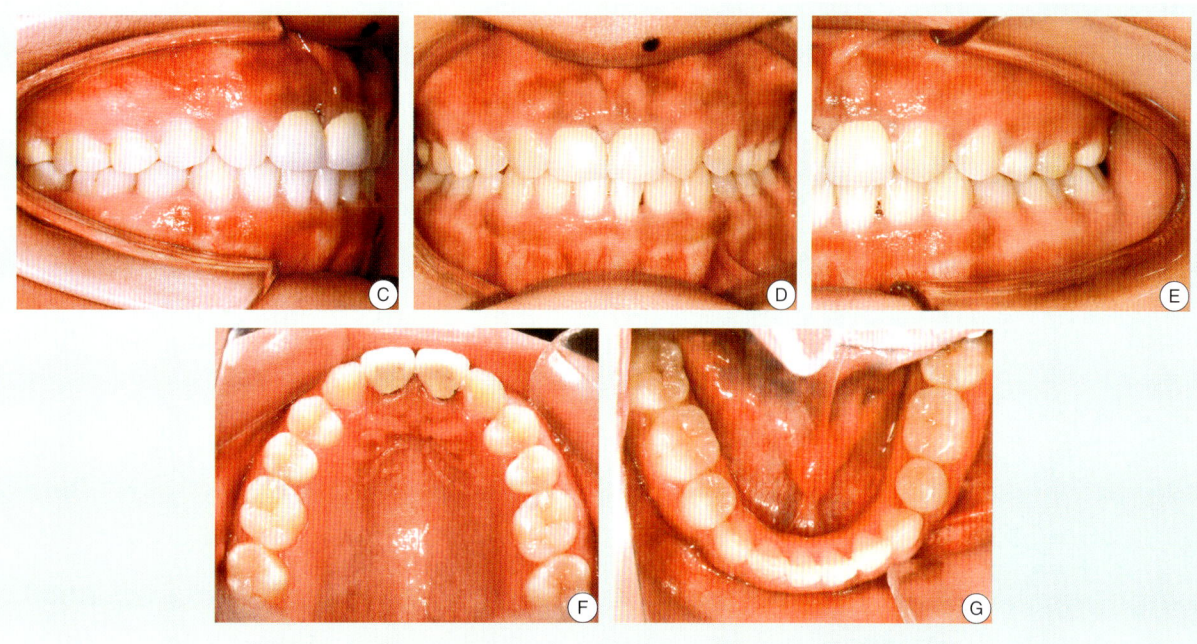

Fig. 3-1-6　Post-treatment photographs　　图 3-1-6　治疗后面貌相

**Radiographs Taken towards/at End of Treatment**

Radiographs taken:
Panoramic radiographs (Fig.3-1-7)
Lateral cephalometric film (Fig.3-1-8) and tracing (Fig.3-1-9)

治疗结束时拍摄的 X 线片

拍摄的 X 线片：
全口曲面断层（图 3-1-7）
头颅侧位片（图 3-1-8）和描记图（图 3-1-9）

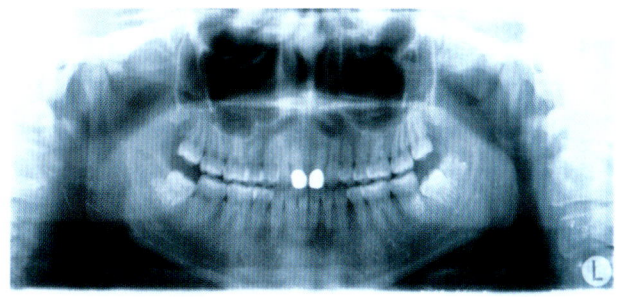

Fig.3-1-7　Post-treatment panoramic radiograph　　图 3-1-7　治疗后曲面断层片

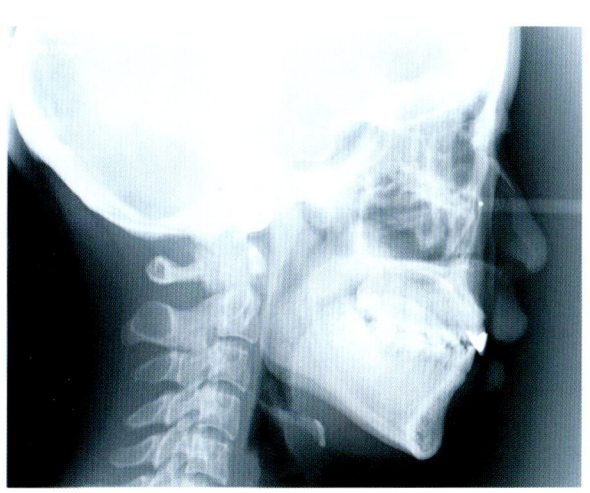 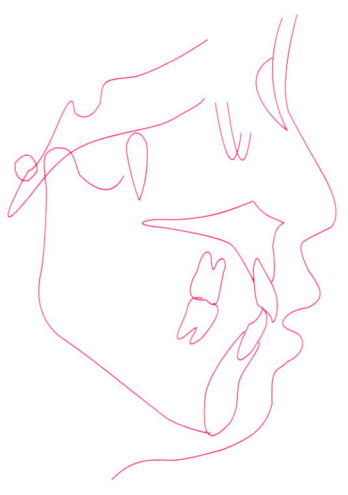

Fig.3-1-8　Post-treatment cephalometric radiograph　　　Fig.3-1-9　Post-treatment cephalometric tracing
图 3-1-8　治疗后头颅侧位片　　　　　　　　　　　　图 3-1-9　治疗后头颅侧位片描记图

## Cephalometric Assessment (Table 3-1-2)  　　头影测量分析（表3-1-2）

Table 3-1-2　Post-treatment cephalometric analysis　　表 3-1-2　治疗后头影测量数据表

| Variable | 测量项目 | Post treatment 治疗后 | Change during treatment 治疗前后发生的变化 |
| --- | --- | --- | --- |
| SNA | SNA 角 | 76.3 | −0.2 |
| SNB | SNB 角 | 72.2 | −0.1 |
| ANB | ANB 角 | 4.1 | −0.1 |
| WITS (mm) | WITS 值（mm） | 0.8 | −0.6 |
| U1-PP | 上切牙－上颌平面角 | 108.1 | −11.3 |
| L1-MP | 下切牙－下颌平面角 | 89.9 | −12.6 |
| U1-L1 | 上下中切牙角 | 133.9 | +25.1 |
| PP-MP | 上下颌平面角 | 28.2 | −1.0 |
| N-ANS (mm) | 前上面高（mm） | 53.3 | 0 |
| ANS-Me (mm) | 前下面高（mm） | 72.7 | +0.5 |
| ANS-Me/N-Me (%) | 面高比（%） | 57.7 | +0.2 |
| L1-APo (mm) | 下切牙-APo 距（mm） | 3.7 | −4.7 |
| Li-E (mm) | 下唇－审美平面距离（mm） | 2.9 | −3.2 |

Red means measurement beyond 2 times of standard means; blue means measurement between 1 time and 2 times standard means

红色数值：表示超出正常值2倍标准差；蓝色数值：表示在1倍标准差与2倍标准差之间

### Interpretation

On the whole, the SNA, SNB, ANB and the Wits appraisal values have remained almost unchanged over the course of treatment. At the same time, there was no significant change in the face height ratio or the PP-MP angle.

The lower incisors were retroclined by 12.6° in relation to the mandible plane compared to the pre-treatment cephalometric analysis. In addition, there was a 4.7mm linear reduction in the relationship of the lower incisors to the A-Po line. The relationship of the lower lip to Ricketts E plane was obviously improved. The protruding upper incisors have been retroclined by 11.3° to the maxillary plane. The interincisal angle was 133.9° after treatment, which was increased by 25.1°.

### 结果分析

SNA，SNB，ANB 及 WITS 值在治疗过程中基本没有改变。上下颌平面角和前面高比也无明显变化。

下颌切牙相对于下颌平面内收了12.6°。此外，下中切牙到APo线的距离减少了4.7mm。下唇与审美平面的关系也有明显的改善。前突的上颌切牙相对于上颌平面内收了11.3°。上下切牙角在治疗后增加了25.1°，术后上下中切牙角为133.9°。

## Cephalometric Superimposition (Fig. 3-1-10 ~ 12)

## 头颅侧位片描记图重叠 (图 3-1-10 ~ 12)

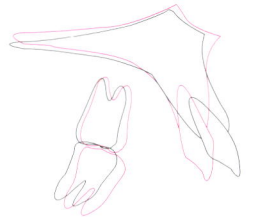

Fig.3-1-11　Maxillary superimposition, registered on palatal plane at anterior palatal contour

图 3-1-11　治疗前后上颌重叠（以腭平面和上腭前部重叠）

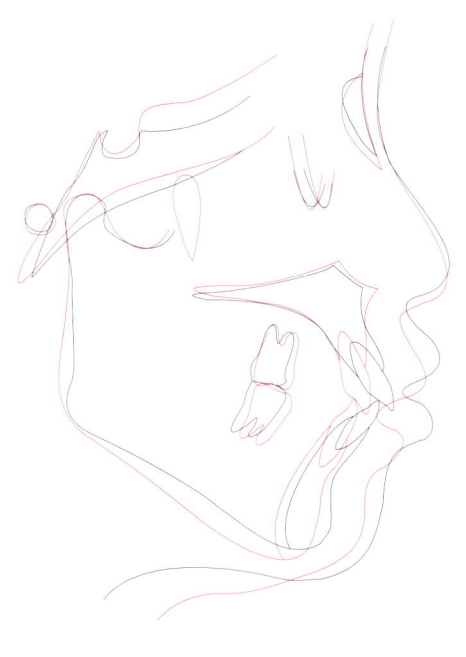

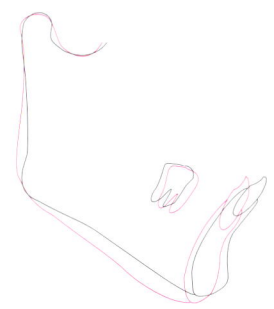

Fig.3-1-10　Overall superimposition, registered on Sella-Nasion line at Sella

图 3-1-10　治疗前后 SN 重叠（以 SN 平面和 S 点重叠）

Fig.3-1-12　Mandibular superimposition, registered on Björk's stable mandibular structures

图 3-1-12　治疗前后下颌重叠（以 Björk 下颌稳定标志结构重叠）

— Pre-treatment
— Post-treatment

— 治疗前
— 治疗后

## SECTION 4. CRITICAL APPRAISAL

## 第四部分　评　　价

The patient proved to be co-operative and treatment progressed well. The active treatment lasted for 24 months. Overall a satisfactory occlusal result and appearance have been achieved. The contour of upper canines have not been reshaped because the patient and her parents were satisfied with the appearance, although it had been decided to recontour upper canines in order to mimic the appearance of upper lateral incisors. Over the course of treatment the upper incisors were retroclined by 11.9° and the lower incisors were retroclined by 12.6°. To prevent relapse, the patient was instructed to wear removable vacuum-formed retainers full time except for meals for 6 months followed by night-time wear for a further 6 months. Moreover, all third molars were developing, which should be reviewed.

(Accomplished by Dr. Ye Weng San Jie)

整个治疗过程中患者配合良好，治疗顺利，主动治疗共持续 24 个月。治疗结束时患者面形以及咬合关系良好。曾考虑修整上颌尖牙外形以期尽量模拟侧切牙外观，但患者及其家属对治疗效果满意不愿意调磨尖牙。治疗后上颌切牙内收了 11.9°，下颌切牙内收了 12.6°，上下中切牙角正常，覆𬌗、覆盖关系正常。为防止术后的复发，要求患者全天戴用活动压膜保持器 6 个月，之后 6 个月改为仅夜间戴用。因患者 4 颗第 3 磨牙均在发育萌出中，需定期观察根据具体情况作出相应的处理。

(病例完成人：叶翁三杰)

## 病例 ❷ 减数 4 个第一双尖牙矫治成人 I 类双牙弓前突

> **病例概况**
>
> 某女，23岁，主诉为上下前牙前突，嘴唇突出；临床表现为牙性 I 类，骨性 II 类，上下颌平面角与面高比正常；患者下前牙轻度拥挤，放松时开唇露齿；其治疗方案为拔除 $\frac{4|4}{4|4}$，口外弓最大支抗，固定矫治器治治疗。

### 第一部分　治疗前

**病例基本情况**

某女，23岁，1980年2月12日出生
主诉：要求矫正牙齿及嘴唇前突
临床检查：面部基本对称，面下1/3侧貌前突，颏部软组织轻度紧张；恒牙𬌗，下前牙区轻度龈炎，两侧磨牙关系中性；上牙列整齐，下前牙拥挤5mm，覆𬌗覆盖基本正常。上下前牙中线一致，且与面部中线协调；下颌无移位，开闭口运动无异常，双侧耳屏前无压痛，无弹响。

**治疗前面𬌗相**（图 3-2-1）

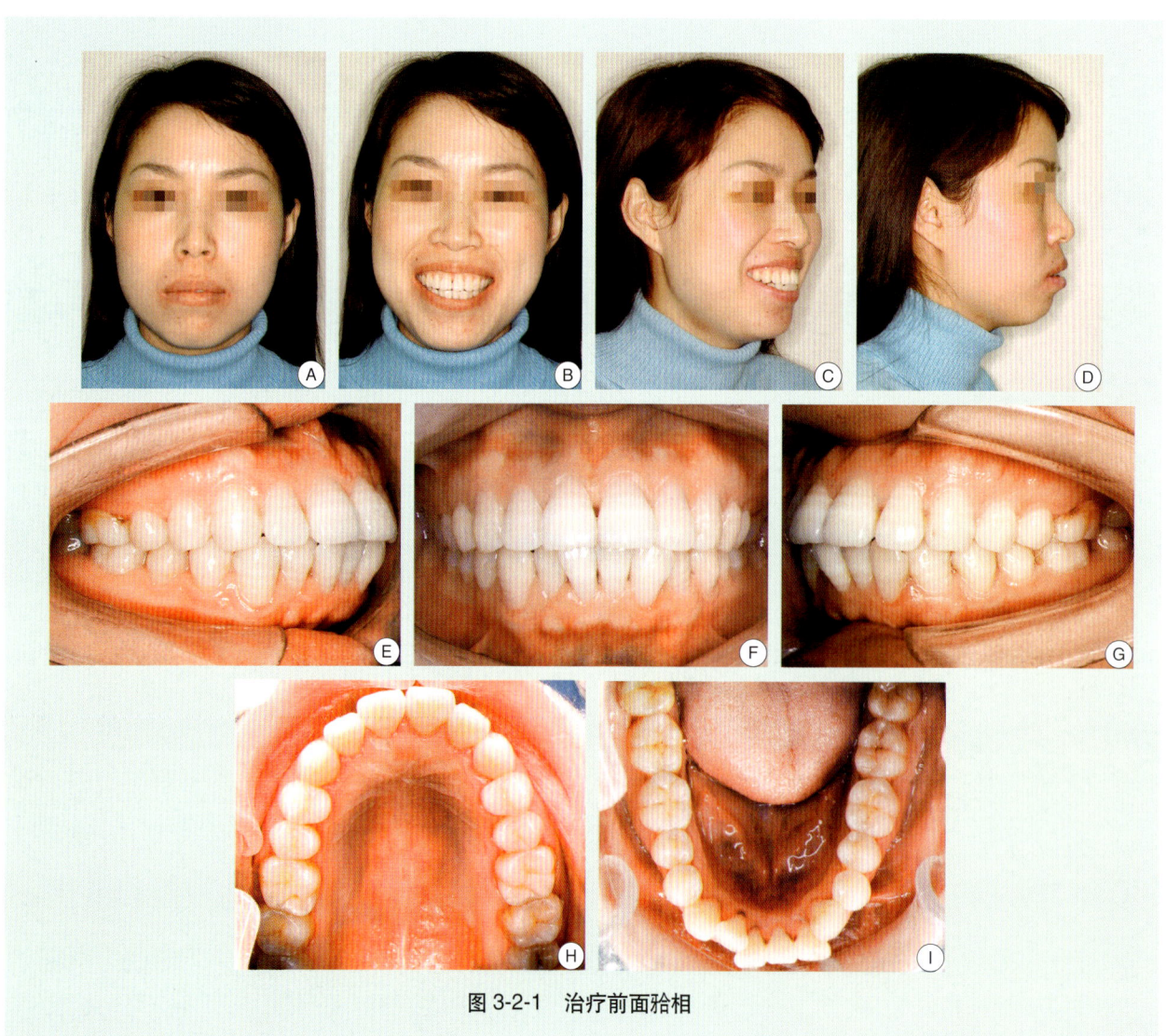

图 3-2-1　治疗前面𬌗相

### 治疗前 X 线片及分析

全口曲面断层片（图3-2-2）：全部牙齿萌出，无多生牙及牙根异常。

头颅侧位片（图3-2-3）、描记图（图3-2-4）及数据表格（表3-2-1）

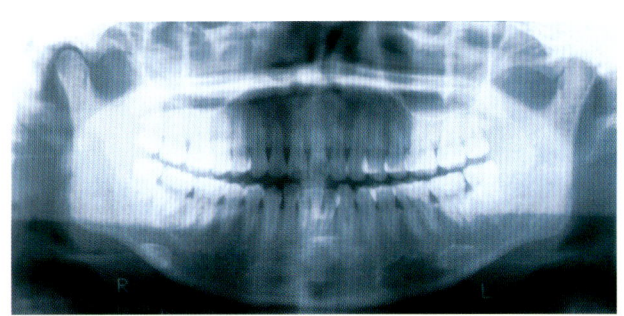

图 3-2-2　治疗前曲面断层片

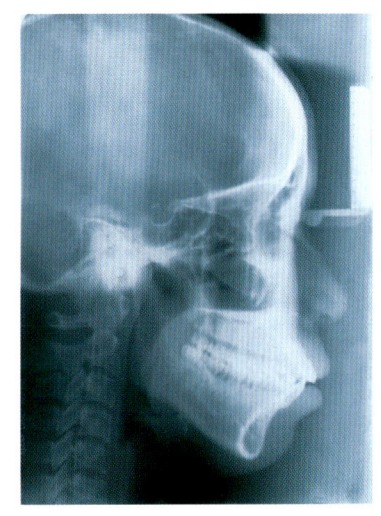

图 3-2-3　治疗前头颅侧位片

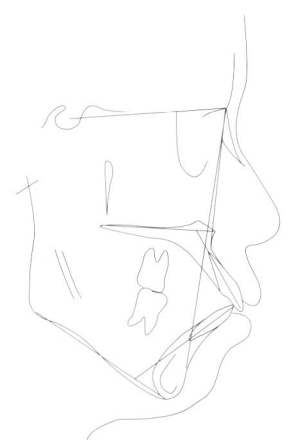

图 3-2-4　治疗前头颅侧位片描记图

表 3-2-1　治疗前头影测量数据

| 测量值 | 治疗前 | 正常值 |
| --- | --- | --- |
| SNA | 82 | 82.8 ± 4.0 |
| SNB | 77 | 80.1 ± 3.9 |
| ANB | 5 | 2.7 ± 2.0 |
| WITS (mm) | 2 | -1.5 ± 2.1 |
| U1-PP | 134 | 115.8 ± 5.7 |
| L1-MP | 103 | 96.5 ± 7.1 |
| U1-L1 | 94 | 125.4 ± 7.9 |
| PP-MP | 29 | 27.6 ± 4.6 |
| N-ANS (mm) | 51 | 53.8 ± 2.8 |
| ANS-Me (mm) | 67 | 65.8 ± 4.1 |
| ANS-Me / N-Me (%) | 57 | 55.0 ± 2.5 |
| L1-APo (mm) | 11 | 4.9 ± 2.1 |
| Li-E (mm) | 6 | 0.6 ± 1.9 |

头影测量分析：

对于此病例，尽管 SNB 接近正常值的下限，但是 SNA 与 SNB 均在正常范围内。而 ANB 与 WITS 值均表明其骨骼关系属于Ⅱ类关系。面高比略大，但属于正常；上颌切牙极度唇倾，其与上颌平面所成的角度比正常值大18°；下颌切牙中度唇倾，与下颌平面成 103°，切缘超出 APo 平面 11mm；以上均显示此病例是Ⅱ类骨骼关系及明显的牙齿前突。

### 诊断概要

23 岁女性，牙性Ⅰ类关系，骨性轻度Ⅱ类，前面高比正常；下前牙5mm拥挤；磨牙中性，上下前牙明显唇倾，开唇露齿。

### 治疗设计

治疗前准备：口腔卫生宣教，全口洁治，消除龈炎。

治疗方案：拔除 $\frac{4|4}{4|4}$，固定矫治器，口外弓加强支抗，常规保持。

### 治疗设计合理性

患者为骨性轻度不调的成人病例，可以通过牙齿的代偿来改善；拔除 $\frac{4|4}{4|4}$，口外弓最大支抗，有利于最大程度内收前牙，改善面型；常规Hawley保持器，重点在于防止拔牙间隙的重现。

## 第二部分 治 疗

### 主要治疗过程

2003.4 拔除 $\frac{4|4}{4|4}$。

2003.5 戴入上下颌固定矫治器，口外弓加横腭杆增强支抗；初始排齐弓丝。

2003.9 上下颌 0.018 英寸镍钛丝。

2003.11 上下颌 0.018 × 0.025 英寸镍钛丝。

2003.12 上下颌 0.019 × 0.025 英寸不锈钢方丝。

2004.1 口外弓加强支抗，橡皮链关闭间隙。

2004.7 继续关闭间隙，并 II 类牵引，调整磨牙关系

2004.11 去除矫治器，戴入活动保持器。

### 对治疗过程及预后的评价

患者配合较好，治疗进展顺利，牙齿排列整齐，尖窝关系良好。

上切牙内收20°，下切牙内收4°，侧貌脸型通过牙齿代偿而得到了改善（下唇与 E 线的关系得到了 5mm 的改善）。

治疗后以 Hawley 保持器巩固牙齿的排列和位置，嘱其常规戴用。复发的可能性存在于拔牙间隙及下切牙排列等方面，而良好的尖窝关系对于防止复发是有利的。

## 第三部分 治 疗 后

### 治疗后面殆相（图 3-2-5）

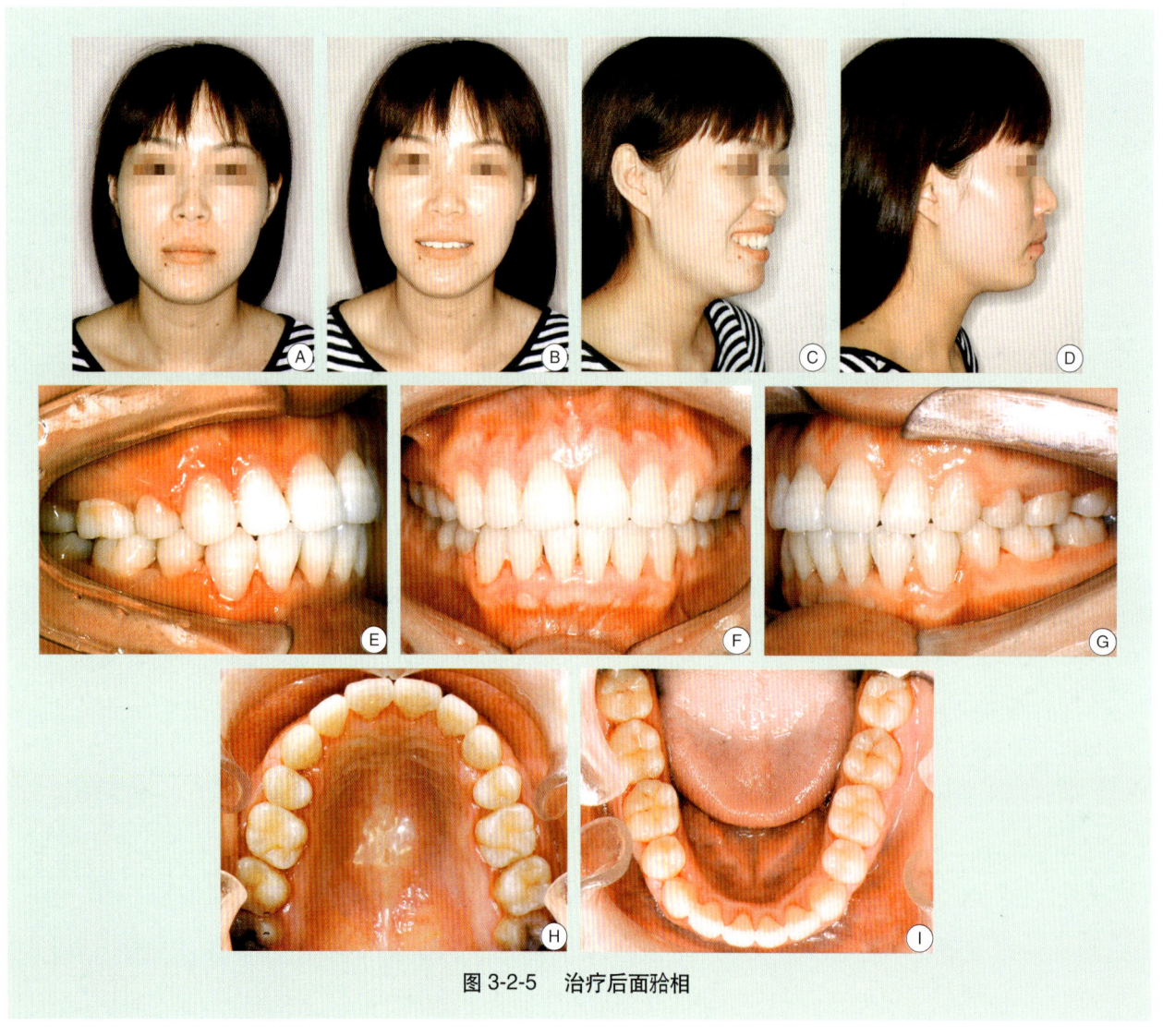

图 3-2-5 治疗后面殆相

### 治疗后 X 线片及分析

全口曲面断层片（图3-2-6）：由于使用传统直丝弓技术，尖牙牙根略向远中倾斜。

头颅侧位片（图3-2-7）描记图（图3-2-8）及数据表格（表3-2-2）

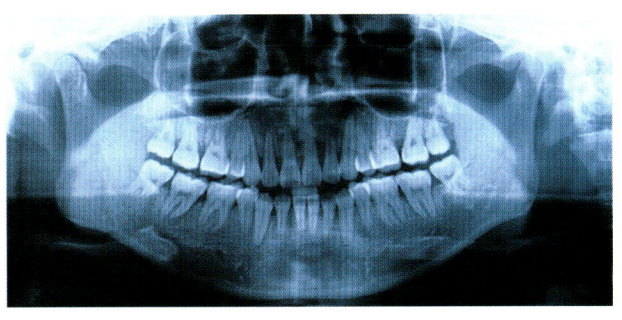

图 3-2-6　治疗后曲面断层片

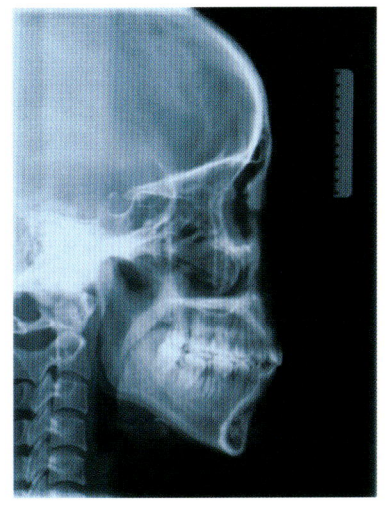

图 3-2-7　治疗后头颅侧位片

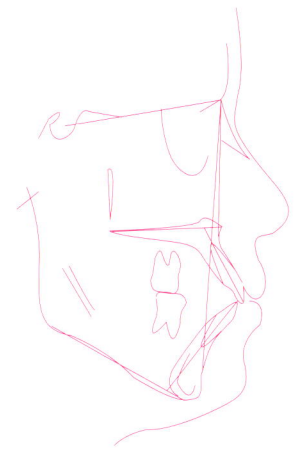

图 3-2-8　治疗后头颅侧位片描记图

表 3-2-2　治疗后头影测量数据

| 测量值 | 治疗后 | 变化 | 正常值 |
| --- | --- | --- | --- |
| SNA | 82 | 0 | 82.8 ± 4.0 |
| SNB | 78 | 1 | 80.1 ± 3.9 |
| ANB | 4 | −1 | 2.7 ± 2.0 |
| WITS (mm) | 2 | 0 | −1.5 ± 2.1 |
| U1-PP | 114 | −20 | 115.8 ± 5.7 |
| L1-MP | 99 | −4 | 96.5 ± 7.1 |
| U1-L1 | 113 | 19 | 125.4 ± 7.9 |
| PP-MP | 30 | 1 | 27.6 ± 4.6 |
| N-ANS (mm) | 51 | 0 | 53.8 ± 2.8 |
| ANS-Me (mm) | 68 | 1 | 65.8 ± 4.1 |
| ANS-Me / N-Me (%) | 57 | 0 | 55.0 ± 2.5 |
| L1-APo (mm) | 8 | −3 | 4.9 ± 2.1 |
| Li-E (mm) | 1 | −5 | 0.6 ± 1.9 |

头影测量分析：

治疗后测量显示 SNB 增加 1°，这不排除测量误差；ANB 减小 1°；面高比与上下颌平面角均未发生明显变化；上颌切牙与上颌平面所成的角度在治疗过程中减小了 20°，而下颌切牙与下颌平面的角度达到 99°，比治疗前减小了 4°；上下切牙角增加了 19°，但是仍然小于正常值范围；而下颌切牙到 APo 平面的距离减小了 3mm，同时下唇到 Ricketts 审美平面的距离减小了 5mm，这使患者侧貌得到了明显改善。

治疗前后重叠图（图3-2-9）、上颌骨重叠图（图3-2-10）和下颌骨重叠图（图3-2-11）

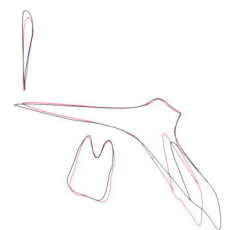

图 3-2-10　治疗前后上颌骨重叠图（以腭平面和 PNS 点重叠）

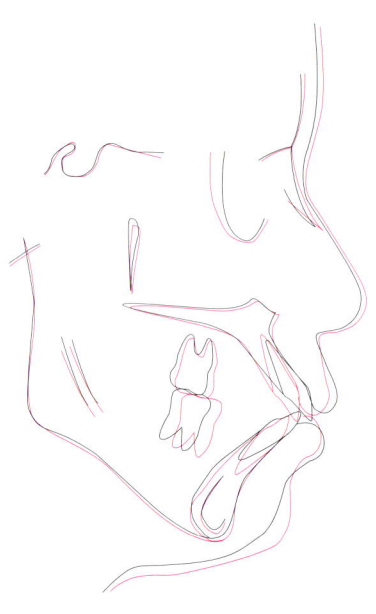

图 3-2-9　治疗前后 SN 重叠图（以 SN 平面和 S 点重叠）

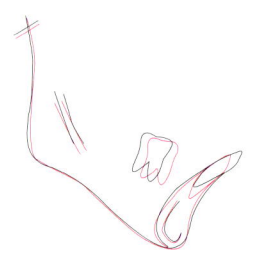

图 3-2-11　治疗前后下颌骨重叠图（以下颌平面和 Me 点重叠）

━━ 治疗前　━━ 治疗后

（病例完成人：马宗霆）

# 病例 ③ 减数 4 个第二双尖牙矫治 Ⅰ 类高角拥挤

> **病例概况**
>
> 某男，15岁，主诉上前牙拥挤。侧貌轻度前突；Ⅲ类骨型倾向；安氏 Ⅰ 类磨牙关系，高角；前牙对刃，上牙弓拥挤 4.2mm，上下牙弓中线偏；治疗为拔除 $\frac{5|5}{5|5}$，直丝弓矫治器矫治。

## 第一部分 治疗前

### 病例基本情况

某男，15 岁，1985 年 7 月 24 日出生

主诉：要求矫治上前牙拥挤

临床检查：面部对称，侧貌轻度前突，颏部软组织紧张；恒牙𬌗，轻度龈炎，$\frac{6|6}{6|6}$ 中性偏近中，中性关系；$\frac{6|6}{6|6}$ 上牙列拥挤 4.2mm，下牙列拥挤 0.8mm，前牙对刃，上中线右偏 1.7mm，下中线左偏 0.7mm，Spee 曲线 1.8mm；下颌无移位，开闭口运动无异常，双侧耳屏前无压痛，无弹响；母亲有类似面颌形。

### 治疗前面𬌗相（图 3-3-1）

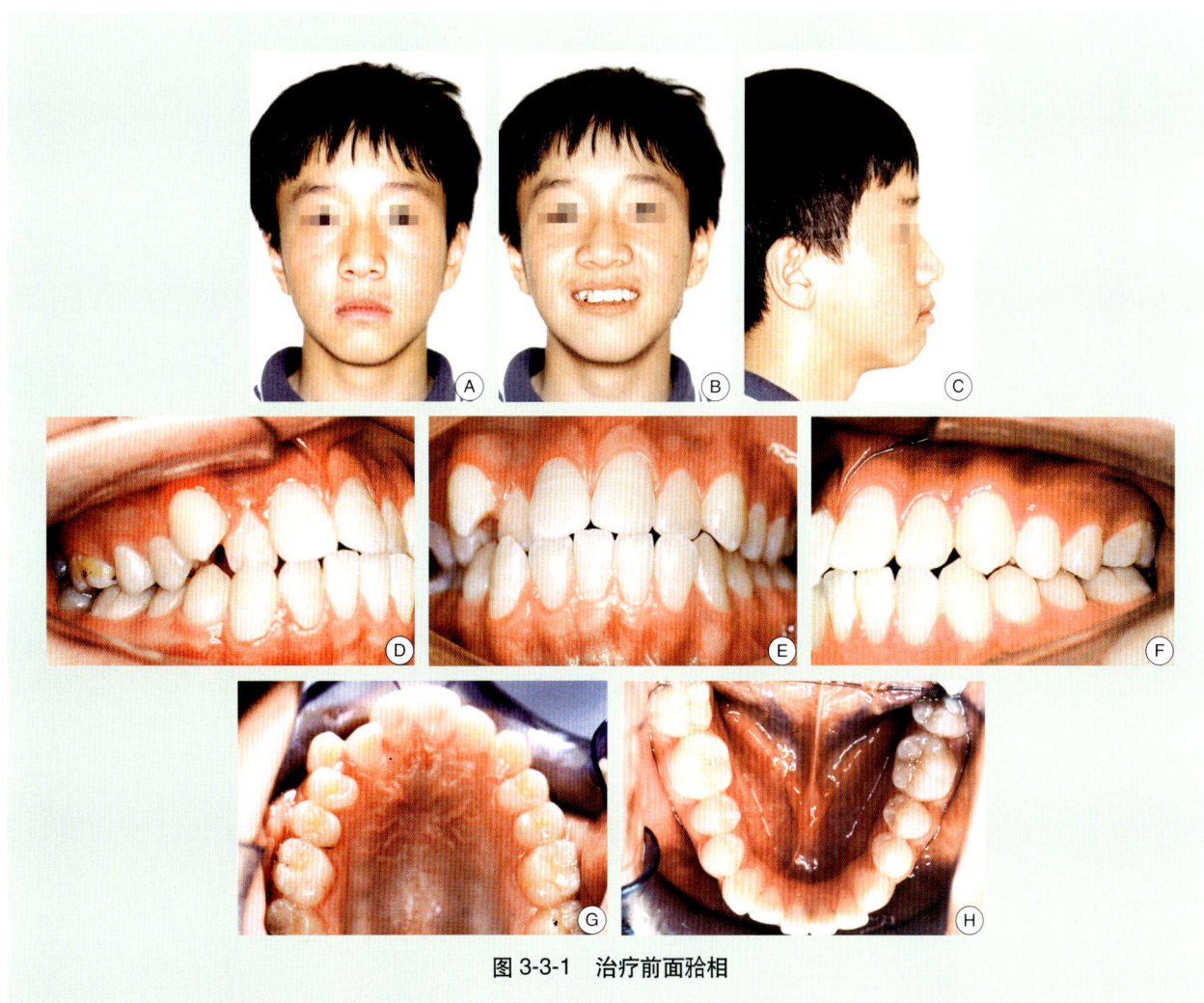

图 3-3-1　治疗前面𬌗相

### 治疗前 X 线片及分析

全口曲面断层片（图3-3-2）：可见 $\overline{8|8}$ 牙胚，未见 $\dfrac{8|8}{}$ 牙胚。

头颅侧位片（图 3-3-3）、描记图（图 3-3-4）及数据表格（表 3-3-1）

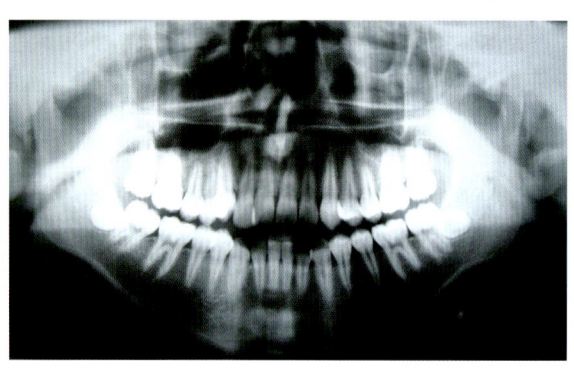

图 3-3-2 治疗前曲面断层片

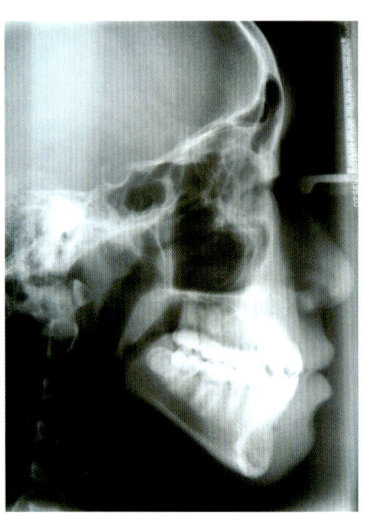

图 3-3-3 治疗前头颅侧位片

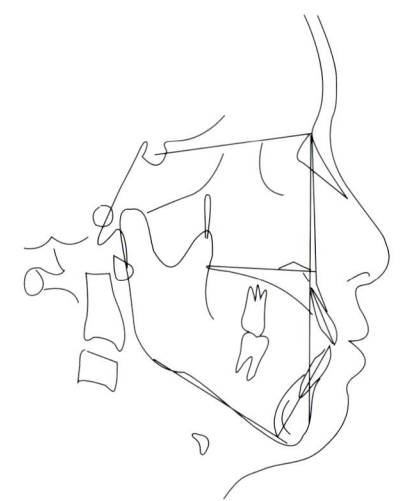

图 3-3-4 治疗前头颅侧位片描记图

表 3-3-1 治疗前头影测量数据

| 测量值 | 治疗前 | 正常值 |
| --- | --- | --- |
| SNA | 84.5 | 82.8 ± 4.0 |
| SNB | 82.5 | 80.1 ± 3.9 |
| ANB | 2.0 | 2.7 ± 2.0 |
| WITS (mm) | −4.2 | −1.5 ± 2.1 |
| U1-PP | 116.5 | 115.8 ± 5.7 |
| L1-MP | 88.0 | 96.5 ± 7.1 |
| U1-L1 | 126.5 | 125.4 ± 7.9 |
| PP-MP | 29.0 | 27.6 ± 4.6 |
| N-ANS (mm) | 59.0 | 53.8 ± 2.8 |
| ANS-Me (mm) | 72.5 | 65.8 ± 4.1 |
| ANS-Me / N-Me (%) | 55.0 | 55.0 ± 2.5 |
| L1-APo (mm) | 7.6 | 4.9 ± 2.1 |
| Li-E (mm) | 2.6 | 0.6 ± 1.9 |

头影测量分析：

SNA、SNB、ANB 在正常范围，但 WITS 值小于正常，显示为Ⅲ类倾向，上下颌平面角PP-MP大，说明是高角病例，上下前面高比正常值大，但是面高比例正常；下切牙稍舌倾，对于高角病例这是接近正常的倾斜度；下切牙到APo和下唇到E平面距离稍大。

### 诊断概要

Ⅲ类颌骨畸形，侧貌稍突；磨牙中性关系；上牙列拥挤4.2mm，下牙列拥挤0.8mm，前牙对刃，上中线右偏1.7mm，下中线左偏0.7mm，高角病例（补充测量 SN-MP 39°），头颅侧位片上的颈椎显示其生长发育处于过渡期（生长高峰期已过，还有些生长余量）。

### 问题列表

患者主诉上前牙拥挤；

上牙列拥挤 4.2mm，下牙列拥挤 0.8mm；

上中线右偏 1.7mm，下中线左偏 0.7mm；

前牙对刃（覆𬌗覆盖小）；

唇轻度前突，软组织颏部紧张；

轻度Ⅲ类颌骨畸形；

生长发育未完成；

轻度牙龈炎。
### 治疗设计
正畸固定矫治器拔牙矫治 0.022 英寸直丝弓技术；

口腔卫生宣教，全口洁治，消除龈炎；

拔除 $\frac{5|5}{5|5}$；

排齐上下牙弓，矫正上下中线；

将前牙覆𬌗覆盖矫治正常；

内收前牙，下颌第二磨牙粘带环；

关闭间隙，同时调整两侧磨牙尖牙关系为中性；

改善软组织颏部及稍突的唇部形态；

保持。

### 治疗设计合理性

患者ANB为3°，与WITS值（-4.2mm）不一致，主要是因为N点的位置靠后及𬌗平面陡所致；患者WITS值-4.2mm，前牙对刃，下切牙轻度舌倾，下唇和颏部软组织紧张，这些都是Ⅲ类骨骼畸形的特征；此外拥挤的牙弓，上下中线偏，高角病例（补充测量SN-MP 39°），前牙对刃，唇部较突下唇颏部软组织紧张等，都显示该病例应该减数而不是扩弓矫治。

由于患者及家长不愿意拔牙，认为目前的面形良好，担心拔牙后侧貌会"瘪"，也不愿意矫治后比现在更突；所以结合其对侧貌的要求，设计拔除 $\frac{5|5}{5|5}$。

对于上颌拔除第二双尖牙是因为患者显示Ⅲ类倾向，上颌拔牙后仅排齐调整中线，不过多内收前牙。

对于下颌，患者WITS值-4.2mm，显示Ⅲ类骨型倾向，如果拥挤前突较重，常规应该拔除第一双尖牙；但是由于：①该患者下牙弓比较整齐；②下前牙本身不但不明显唇倾，还稍舌倾，前牙未发生反𬌗，仅对刃，下唇前突不明显；③生长高峰期虽过，生长有垂直型趋势，但鼻、颏部仍有少量生长；④两侧磨牙关系中性；⑤磨牙向前少量移动对高角前牙覆𬌗建立有益；所以设计拔除 $\frac{5|5}{5|5}$ 更合适。

## 第二部分 治 疗

### 主要治疗过程

2000.8 　全口洁治，拔除 $\frac{5|5}{5|5}$。

2000.9 　安装0.022英寸直丝弓器，右上侧切牙暂时不粘接托槽，0.016英寸热激活镍钛丝排齐上下牙弓，上颌第1双尖牙向后结扎。

2000.11　上下颌换0.016英寸不锈钢圆丝，镍钛推簧为右上侧切牙开展间隙并矫正上颌中线。

2001.2 　右上侧切牙粘接托槽，上颌换0.016英寸热激活镍钛丝排齐上牙弓。

2001.4 　上下换0.018英寸不锈钢圆丝侧切牙远中牵引圈关闭间隙内收下前牙。

2001.8 　下颌第一磨牙舌倾，第二磨牙粘带环，0.018×0.025英寸镍钛方丝排齐，之后上下换0.019×0.028英寸不锈钢丝侧切牙远中安装牵引钩关闭剩余间隙，后期根据情况适当做Ⅲ类牵引，特别是右侧，矫正磨牙偏近中的关系。

2001.12　间隙全部关闭，磨牙关系中性。上下颌换0.016英寸不锈钢圆丝精细调整。

2002.3 　去除固定矫治器，牙齿牙周清洁，戴Hawley保持器。

### 固定矫治器治疗中𬌗相（图3-3-5）

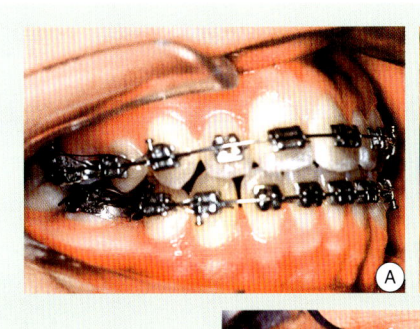
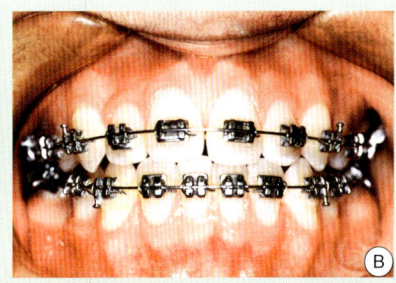
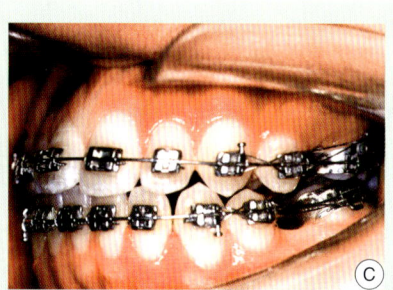
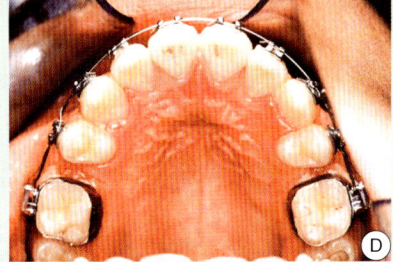
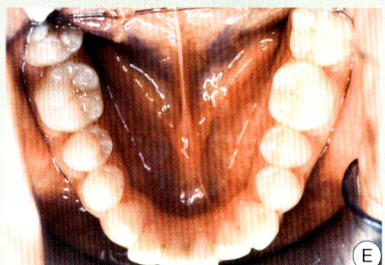

图3-3-5　治疗中𬌗相

### 对治疗过程及预后的评价

整个治疗过程患者配合良好。

对于上颌大部分拔牙间隙用于排齐矫正中线；下颌排齐后间隙部分前牙内收，后牙前移少许，根据情况做Ⅲ类牵引，矫正右侧磨牙偏近中的关系。结果，上下前牙整齐，中线正；磨牙中性；侧貌不突，唇颏部软组织形态良好，美观。

从头影测量重叠图看垂直向有一定生长，但矫治过程中垂直向控制良好，PP-MP没有增大，SN-MP增加1°，不明显；由于患者还有生长余量，所以下面部的前后面高都有所增长，但下面部比例正常。矫治结束时，患者16岁8个月，身高超过其父母，（其父母身高不高），在整个治疗1年多过程中仅生长2～3cm，治疗后头颅侧位片颈椎接近成熟，预测颅面不会再有不良生长，嘱患者定期观察，适时拔除 8|8 。

## 第三部分　治疗后

### 治疗后面𬌗相（图3-3-6）

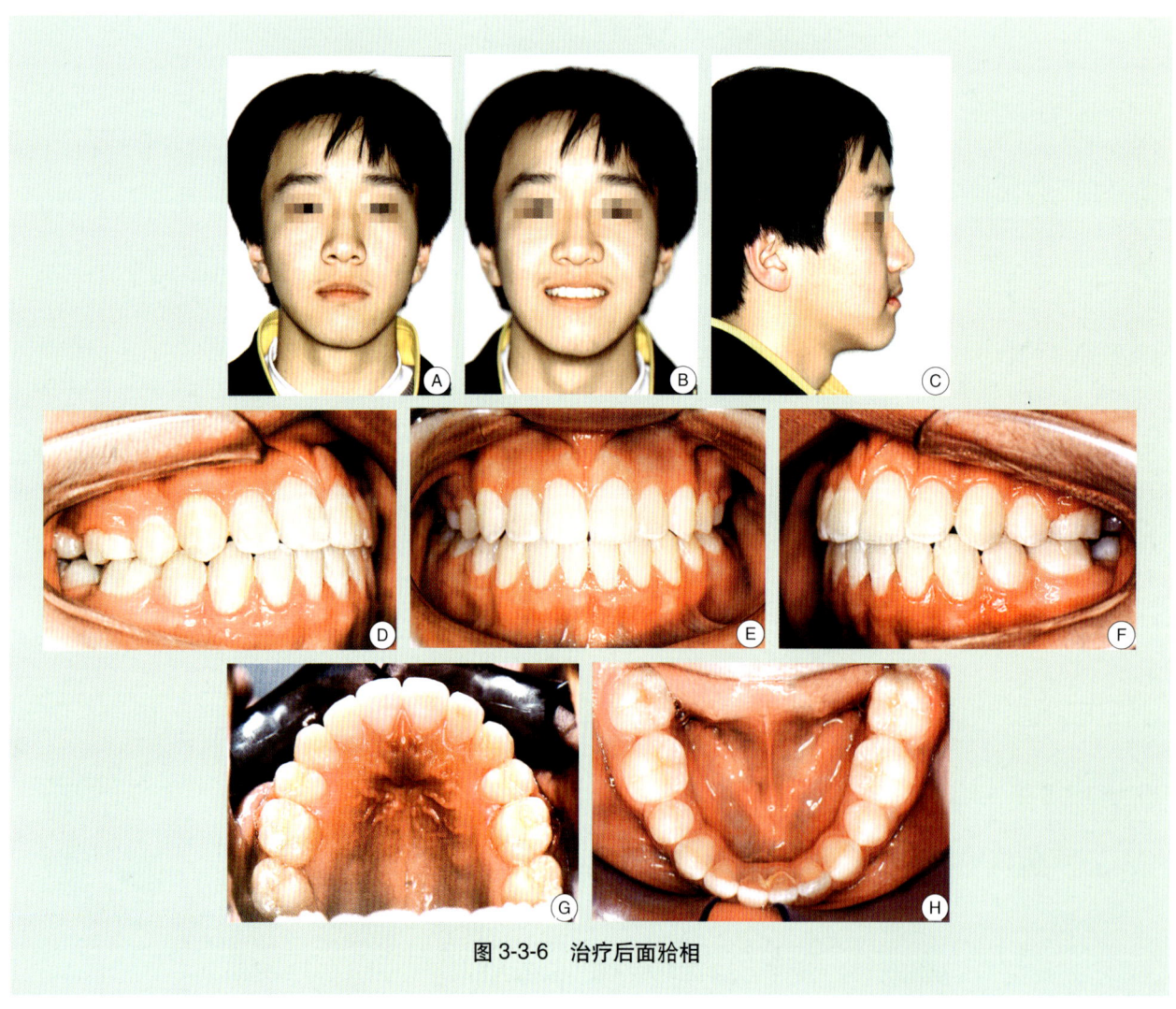

图3-3-6　治疗后面𬌗相

## 治疗后 X 线片及分析

全口曲面断层片（图3-3-7）：拔牙间隙两侧基本根平行；8̄|8 近中阻生。

头颅侧位片（图3-3-8）、描记图（图3-3-9）及数据表格（表3-3-2）

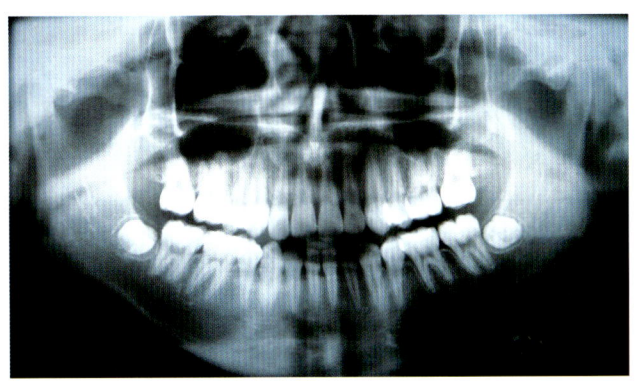

图 3-3-7　治疗后曲面断层片

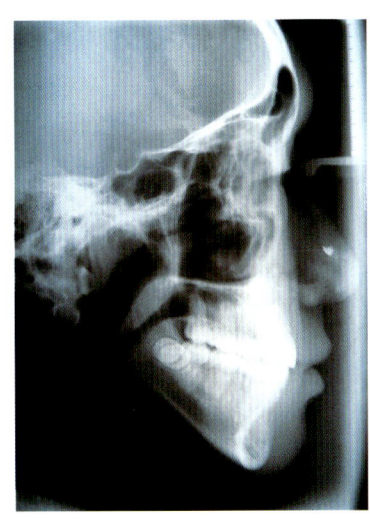

图 3-3-8　治疗后头颅侧位片

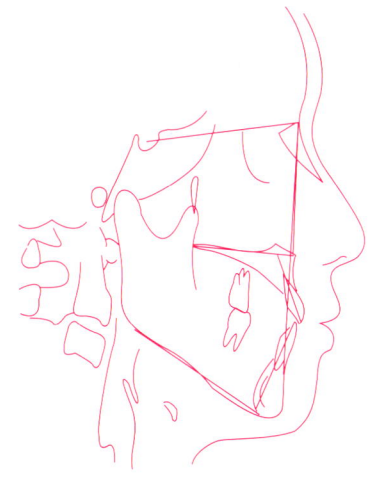

图 3-3-9　治疗后头颅侧位片描记图

表 3-3-2　治疗后头影测量数据

| 测量值 | 治疗后 | 变化 | 正常值 |
| --- | --- | --- | --- |
| SNA | 83.0 | −1.5 | 82.8 ± 4.0 |
| SNB | 81.0 | −1.5 | 80.1 ± 3.9 |
| ANB | 2.0 | 0 | 2.7 ± 2.0 |
| WITS (mm) | −3.3 | +0.9 | −1.5 ± 2.1 |
| U1-PP | 114.0 | −2.5 | 115.8 ± 5.7 |
| L1-MP | 79.5 | −8.5 | 96.5 ± 7.1 |
| U1-L1 | 135.2 | +8.7 | 125.4 ± 7.9 |
| PP-MP | 29.0 | 0 | 27.6 ± 4.6 |
| N-ANS (mm) | 61.0 | +2.0 | 53.8 ± 2.8 |
| ANS-Me (mm) | 74.9 | +2.4 | 65.8 ± 4.1 |
| ANS-Me / N-Me (%) | 55.3 | +0.3 | 55.0 ± 2.5 |
| L1-APo (mm) | 3.0 | −4.6 | 4.9 ± 2.1 |
| Li-E (mm) | 0.6 | −2.0 | 0.6 ± 1.9 |

头影测量分析：

SNA、SNB、ANB在正常范围，WITS值也改善至正常范围，下颌平面角PP-MP基本没变化；上下前面高增大，大于正常值范围，但是面高比例正常；上切牙倾斜度稍减小，在正常范围，下切牙倾斜度舌倾，小于1倍标准差，对于高角病例这是接近正常的倾斜度。下切牙到APo和下唇到E平面距离减小至正常范围。

治疗前后重叠图（图3-3-10）、上颌骨重叠图（图3-3-11）和下颌骨重叠图（3-3-12）

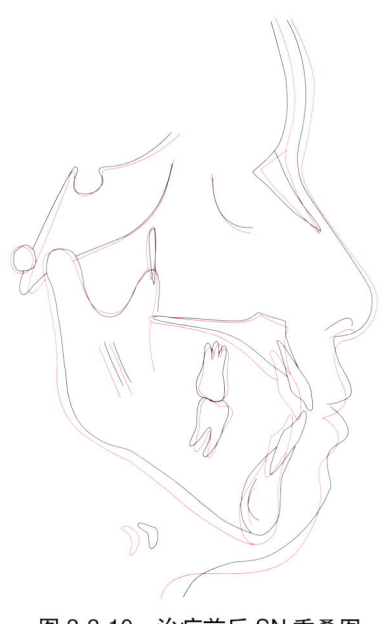

图 3-3-10　治疗前后 SN 重叠图
（以 SN 平面和 S 点重叠）

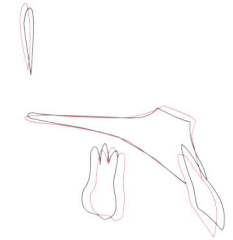

图 3-3-11　治疗前后上颌骨重叠图
（以腭平面和上腭前部重叠）

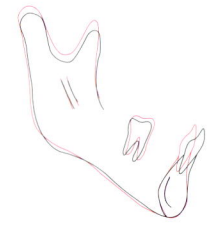

图 3-3-12　治疗前后下颌骨重叠图
（以 Björk 下颌稳定标志结构重叠）

━━ 治疗前　━━ 治疗后

## 治疗前后面𬌗相比较（图 3-3-13）

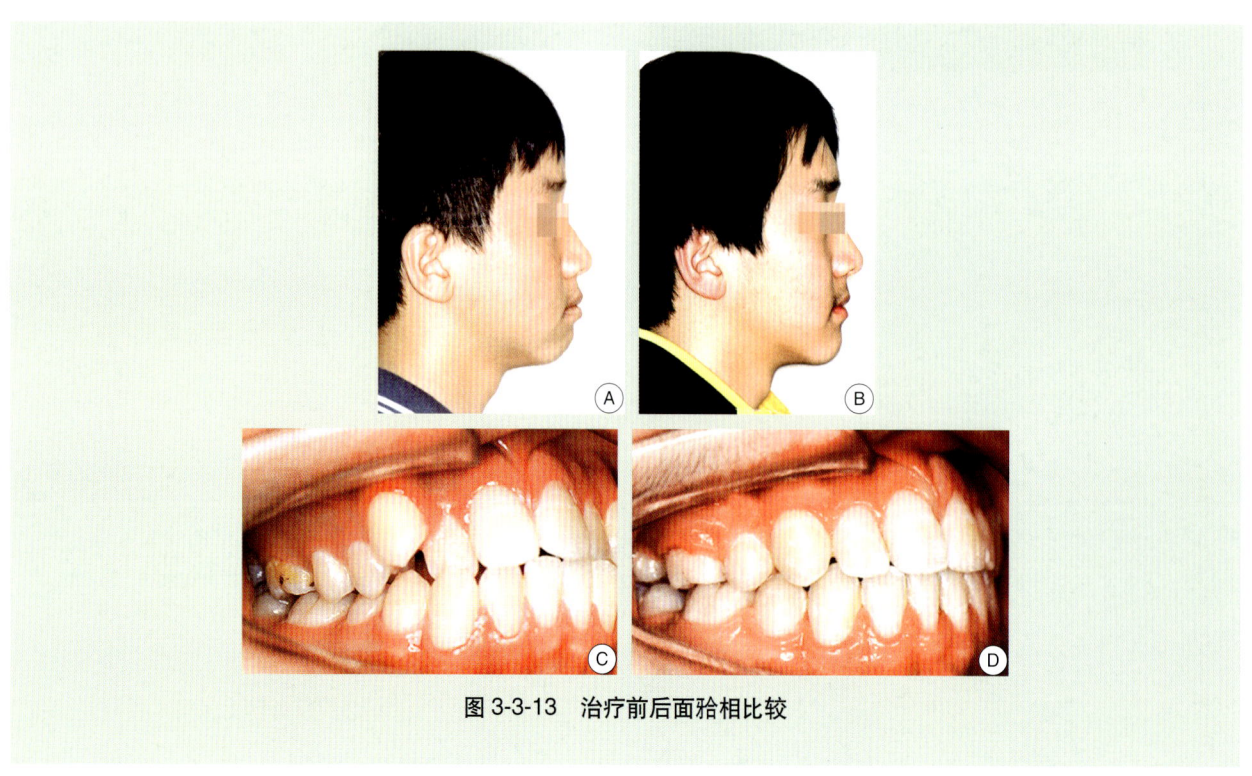

图 3-3-13　治疗前后面𬌗相比较

（病例完成人：罗卫红）

# 病例 ④ 减数下颌第三磨牙矫治骨性 I 类严重拥挤

## 病 例 概 况

某男，13岁，主诉下后牙排列不齐；侧貌直面型，下唇稍突；I 类基骨关系；安氏 III 类磨牙关系；下颌平面角及面高比正常；前牙覆盖、覆殆基本正常；上牙弓由于 2|2 过小畸形导致2mm间隙，下牙弓由于下磨牙前倾并近中移位导致下颌第二双尖牙萌出不足，拥挤量达10mm。治疗方案为拔除 8|8，固定矫治器治疗。

### 第一部分 治 疗

**病例基本情况**

某男，13岁，1990年2月8日出生

主诉：要求矫治下后牙排列不齐

临床检查：面部对称，侧貌直面型，下唇稍突；6|6 / 6|6 近中关系；上牙列间隙2mm，上中切牙外翻，2|2 过小畸形；下牙列拥挤10mm，双侧下颌磨牙近中倾斜，5|5 萌出不足，且 5 颊侧错位；前牙覆盖1mm，覆殆1.5mm，上下中线正，下颌无移位，开闭口运动无异常，双侧耳屏前无压痛，无弹响；双亲无类似畸形。

**治疗前面殆相**（图 3-4-1）

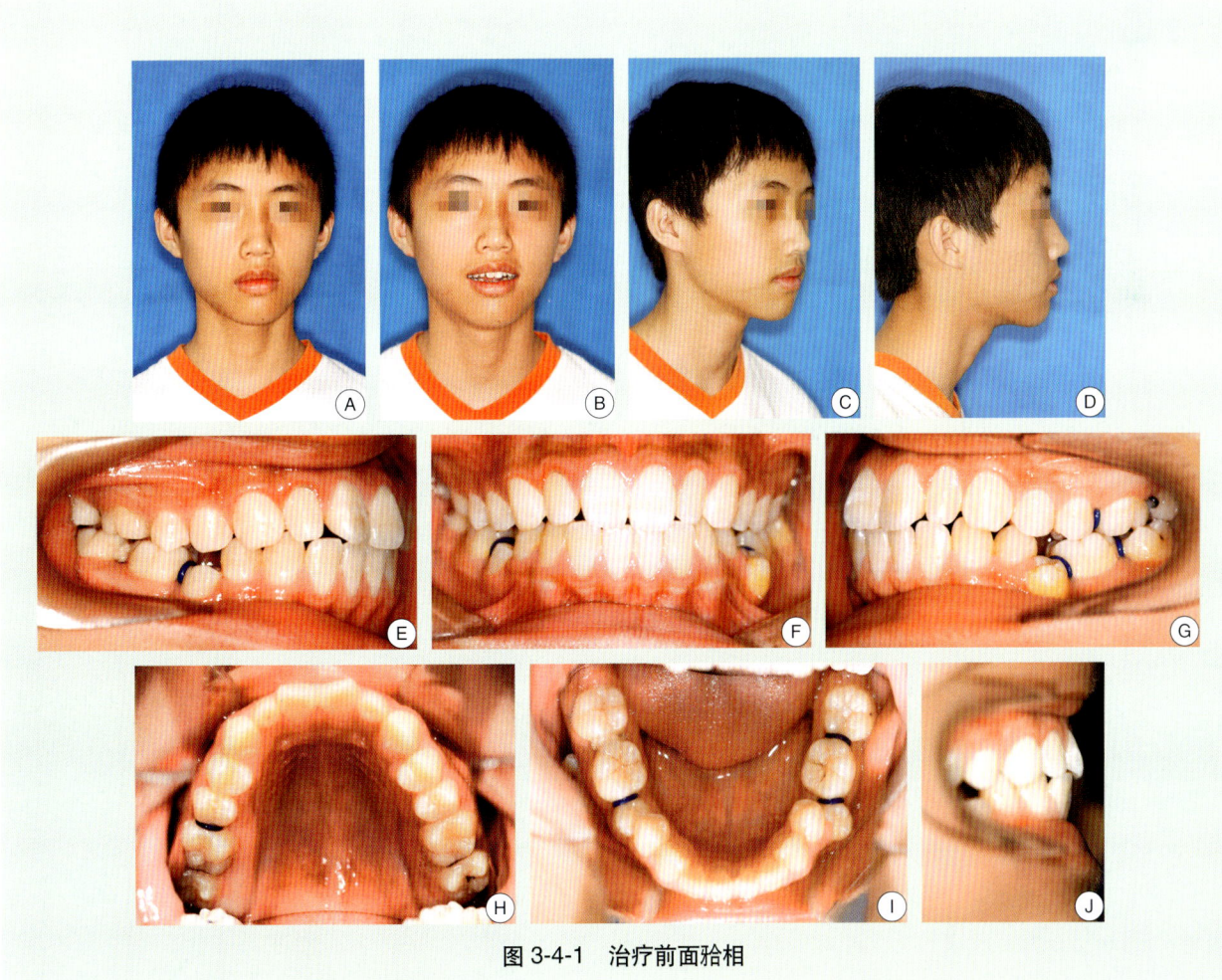

图 3-4-1 治疗前面殆相

### 治疗前 X 线片及分析

全口曲面断层片（图3-4-2）：可见 $\frac{8|8}{8|8}$ 牙胚。

头颅侧位片（图3-4-3）、描记图（图3-4-4）及数据表格（表3-4-1）

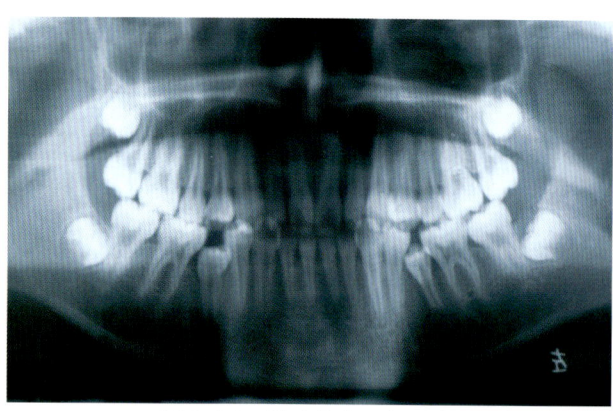

图 3-4-2　治疗前曲面断层片

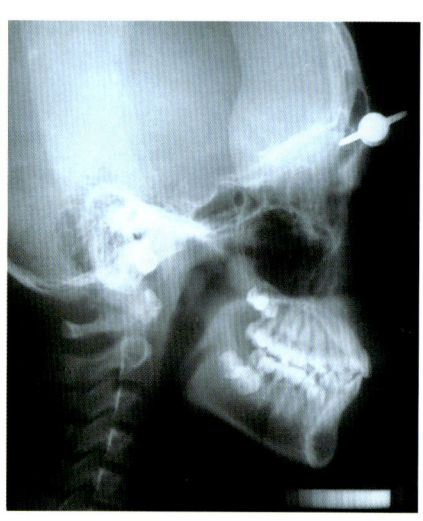

图 3-4-3　治疗前头颅侧位片

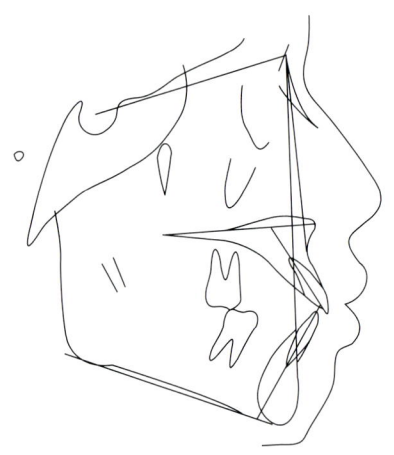

图 3-4-4　治疗前头颅侧位片描记图

表 3-4-1　治疗前头影测量数据表

| 测量值 | 治疗前 | 正常值 |
| --- | --- | --- |
| SNA | 80 | 82 ± 3 |
| SNB | 77 | 79 ± 3 |
| ANB | 3 | 3 ± 1 |
| WITS (mm) | -1 | 0 ± 1 |
| U1-PP | 120 | 108 ± 5 |
| L1-MP | 97 | 92 ± 5 |
| U1-L1 | 118 | 133 ± 10 |
| PP-MP | 23 | 27 ± 5 |
| N-ANS (mm) | 62 | 54 ± 3 |
| ANS-Me (mm) | 73 | 66 ± 4 |
| ANS-Me / N-Me (%) | 54 | 55 ± 1 |
| L1-APo (mm) | 5 | 1-3 |
| Li-E (mm) | 3 | 0 ± 1 |

头影测量分析：

SNA、SNB 值正常，ANB 和 WITS 值正常，表明I类基骨关系；下颌平面角及上下前面高比例均在正常范围；上、下切牙稍唇倾，上下中切牙角偏小，下唇突出 E 平面稍大。

### 诊断概要

I 类基骨关系，下颌平面角及上下前面高比例均在正常范围；侧貌下唇稍突；安氏Ⅲ类磨牙关系；上牙列间隙2mm，下牙列拥挤10mm，双侧下颌磨牙近中倾斜移位，$\overline{5|5}$ 萌出不足，且 $\overline{|5}$ 颊侧错位；上下切牙稍唇倾，覆𬌗覆盖正常。

### 问题列表

患者主诉下后牙排列不齐；

下牙弓严重拥挤，双侧下颌磨牙近中倾斜移位，$\overline{5|5}$ 萌出不足，且 $\overline{|5}$ 颊侧错位；

安氏Ⅲ类磨牙关系；

上牙列间隙2mm，$\overline{2|2}$ 过小畸形，上中切牙外翻；

上下切牙稍唇倾；
下唇稍突。

### 治疗目标
直立及远中移动 7̄6̄|6̄7̄，提供间隙使 5̄|5̄ 顺利萌出，必要时助萌；
建立安氏Ⅰ类磨牙关系；
排齐整平牙列，协调上下牙弓，保持上下前牙的倾斜度，保持前牙覆𬌗覆盖正常；
保持后择期修复 2̄|2̄ 过小畸形牙。

### 治疗设计
治疗前准备：口腔卫生宣教，全口洁治。
固定矫治器治疗：0.022 英寸预成序列矫治器技术；
拔除 8̄|8̄；
排齐整平上下牙弓，镍钛推簧竖直及远中移动 7̄6̄|6̄7̄，提供间隙使 5̄|5̄ 顺利萌出，必要时助萌；
调整磨牙关系为中性，保持前牙覆盖覆𬌗正常；
拆除固定矫治器前对上颌中切牙作牙龈纤维环切术，以减少旋转复发的可能性。
保持。
保持后适时修复 2̄|2̄ 过小畸形。
密切观察 8̄|8̄ 的发育和萌出情况，适时拔除。
保持设计：固定矫治器治疗结束后，制作可摘式 Hawley 保持器，前 12 个月全天戴用，后 6 个月每天晚上戴用，共戴用 18 个月。
对稳定性的预测：患者治疗完成后双尖牙及磨牙可以建立稳定的Ⅰ类尖窝咬合关系及邻接关系，前牙覆𬌗覆盖正常。治疗后患者定期复诊，择期修复过小畸形的 2̄|2̄，观察 8̄|8̄ 的发育并及时拔除。以上措施及结果均有利于远期矫治结果的稳定。

## 第二部分 治 疗

### 主要治疗过程

2003.3　拔除 8̄|8̄。

2003.7　上下颌放置 0.022 英寸预成序列矫治器；0.018 英寸镍钛丝初步排齐上下牙弓。

2003.8　下牙弓 0.018 英寸澳丝初步整平下牙弓。

2003.9　在 6̄4̄|4̄6̄ 之间放置 0.010 英寸镍钛推簧，直立并远中移动 7̄6̄|6̄7̄，为 5̄|5̄ 萌出提供间隙。

2003.11　粘 5̄|5̄ 托槽，下颌 0.012 英寸镍钛丝重新排齐。

2004.1　上下牙弓 0.018 英寸澳丝重新整平并协调上下牙弓形态和咬合关系。

2004.3　上下牙弓 0.019 × 0.025 英寸镍钛方丝，辅以双侧后牙上下垂直或三角形牵引精细调整咬合关系。

2004.5　上下完成弓丝 0.016 英寸澳丝。

2004.6　最后检查功能𬌗平衡，去除固定矫治器，牙齿牙周清洁，戴 Hawley 保持器。

### 固定矫治器治疗中𬌗相（图 3-4-5）

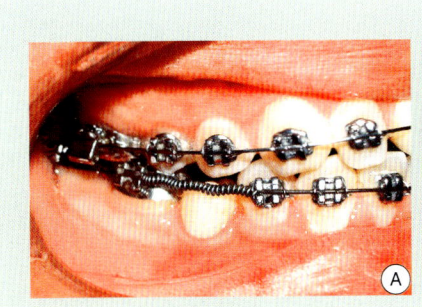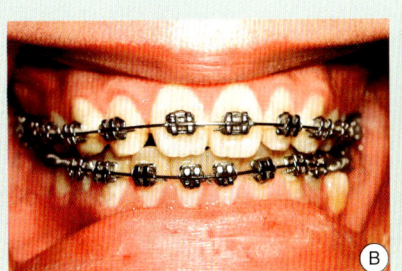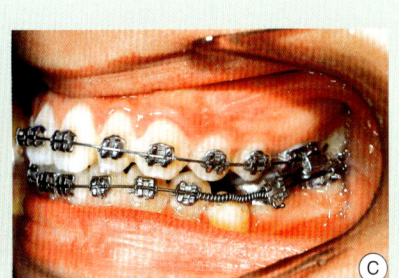

图 3-4-5　固定矫治器治疗中𬌗相

## 第三部分 治 疗 后

### 治疗后面𬌗相（图 3-4-6）
### 治疗后 X 线片及分析
全口曲面断层片（图 3-4-7）：下颌双尖牙及磨牙牙根平行，全口牙列未发现明显根吸收。

头颅侧位片（图 3-4-8）、描记图（图 3-4-9）及数据表格（表 3-4-2）

头影测量分析：
治疗前后大部分测量值保持不变，WITS 值略增大 1mm，属正常范围，上切牙唇倾度减小 6°，下切

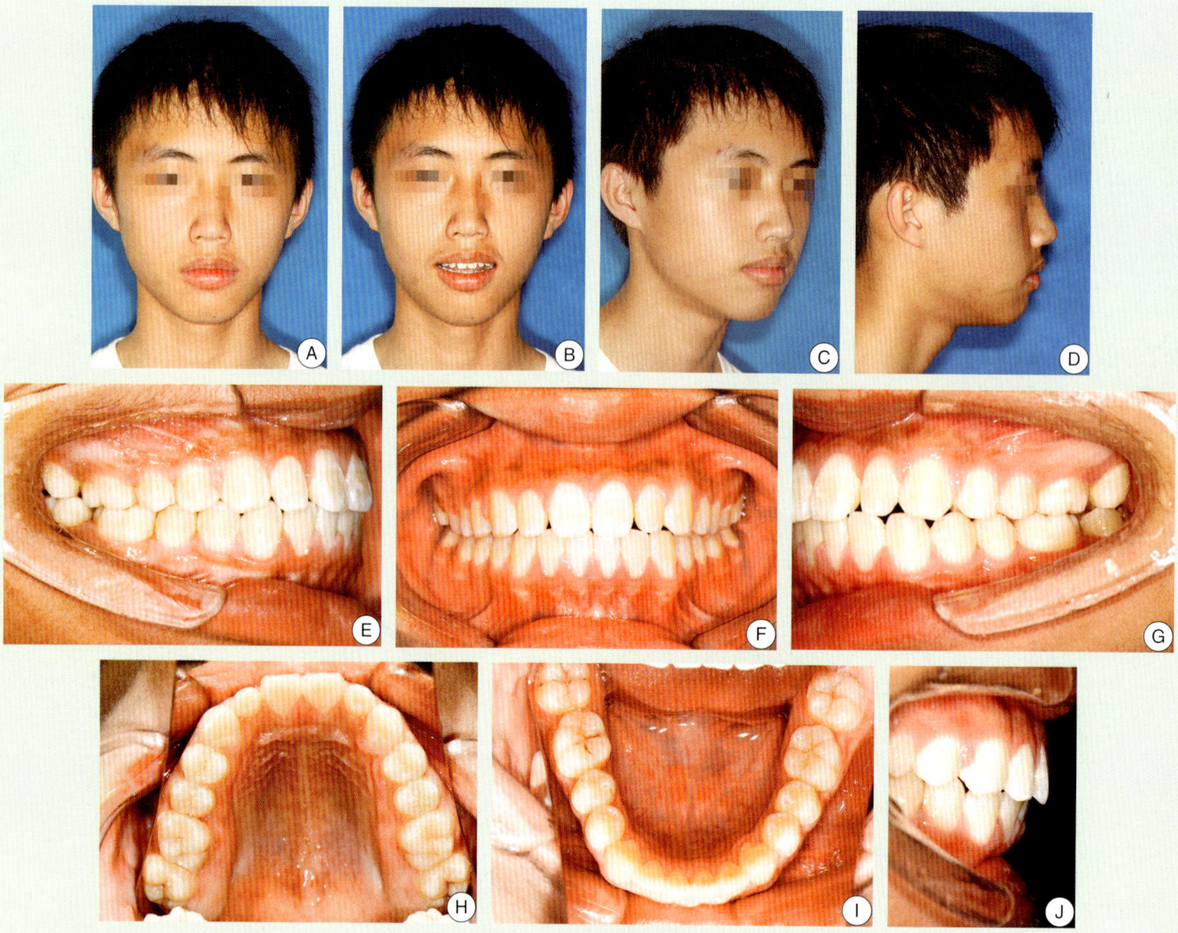

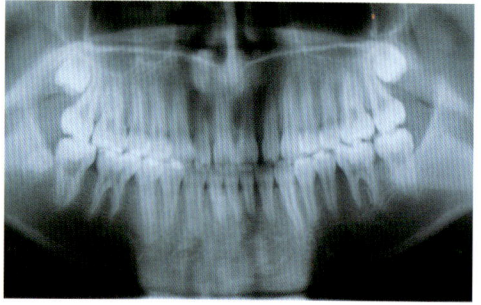

图 3-4-6　治疗后面貌相

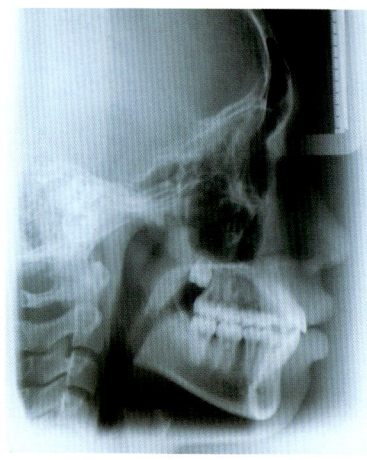

图 3-4-8　治疗后头颅侧位片

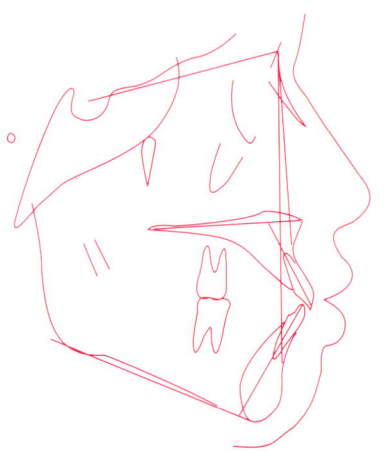

图 3-4-9　治疗后头颅侧位片描记图

表 3-4-2 治疗前后头影测量数据对比表

| 测量值 | 治疗前 | 治疗后 | 变化 | 正常值 |
|---|---|---|---|---|
| SNA | 80 | 80 | 0 | 82 ± 3 |
| SNB | 77 | 77 | 0 | 79 ± 3 |
| ANB | 3 | 3 | 0 | 3 ± 1 |
| WITS (mm) | −1 | 0 | 1 | 0 ± 1 |
| U1-PP | 120 | 114 | −6 | 108 ± 5 |
| L1-MP | 97 | 98 | 1 | 93 ± 5 |
| U1-L1 | 118 | 123 | 5 | 133 ± 10 |
| PP-MP | 23 | 25 | 2 | 27 ± 5 |
| N-ANS (mm) | 62 | 62 | 0 | 54 ± 3 |
| ANS-Me (mm) | 73 | 73 | 0 | 66 ± 4 |
| ANS-Me / N-Me (%) | 54 | 54 | 0 | 55 ± 1 |
| L1-APo (mm) | 5 | 5 |  | 1-3 |
| Li-E (mm) | 3 | 3 | 0 | 0 ± 1 |

牙唇倾度增加1°，总体上下切牙交角减小5°，下唇突度基本保持不变。

治疗前后重叠图（图3-4-10）、上颌骨重叠图（图3-4-11）和下颌骨重叠图（图3-4-12）

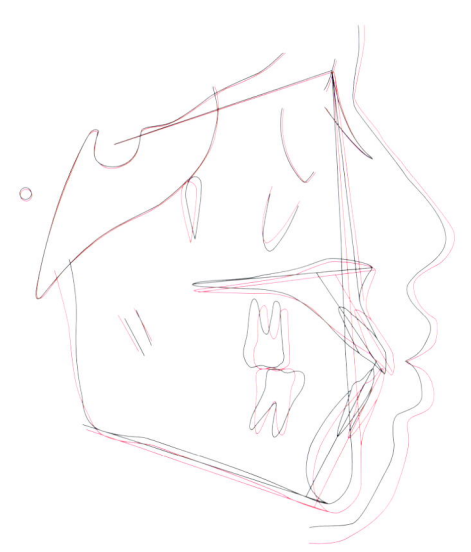

图 3-4-10 治疗前后 SN 重叠图
（以 SN 平面和 S 点重叠）

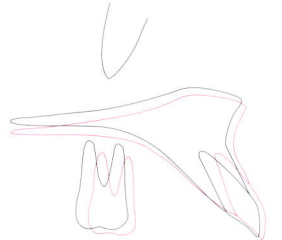

图 3-4-11 治疗前后上颌骨重叠图（以上腭前部重叠）

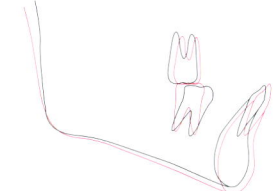

图 3-4-12 治疗前后下颌骨重叠图
（以 Björk 下颌稳定标志结构重叠）

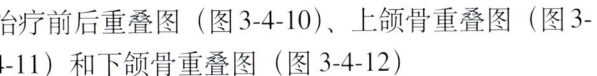
—— 治疗前　—— 治疗后

## 对治疗的评价

准确分析错𬌗畸形的发病机制是正确制订正畸治疗目标及治疗计划的最根本的基础。具体到这个病例来说，造成该患者安氏Ⅲ类磨牙关系，下牙列严重拥挤，$\overline{5|5}$萌出不足，且$\overline{5|}$颊侧错位的根本原因就是双侧下颌磨牙近中倾斜移位，而后者则很有可能是由于第二乳磨牙早失所造成的。因此，最直接的治疗目标和方案就是拔除$\overline{8|8}$，消除牙弓后段阻力，竖直并远中移动$\overline{76|67}$，使磨牙达到安氏Ⅰ类磨牙关系，并且为$\overline{5|5}$的萌出提供间隙。

当然如果这个患者同时还表现有明显的凸面形，上下唇明显前突或双牙弓严重前突，那么拔除$\dfrac{4|4}{4|4}$或$\dfrac{5|5}{5|5}$都是可以选择的方案。这个患者虽然从头影测量的数据分析来看上下前牙稍唇倾，下唇稍突，但是从软组织侧貌来看并不明显，同时考虑到东方人面型的特点，他的面型还是可以接受的。更重要的是，由于准确预测第三磨牙的正常萌出比较困难，所以与其拔除健康的双尖牙而寄希望于第三磨牙能正常萌出且不需要额外的正畸治疗，那还不如直接拔除第三磨牙，保留健康的双尖牙，这样的治疗计划更加简单、直接，治疗结果也更加稳定。

（病例完成人：陈嵩）

# 病例 5　减数上颌右侧第一磨牙和下颌双侧第一双尖牙矫治成人Ⅰ类拥挤

> **病例概况**
>
> 某女，18.2岁，主诉前牙拥挤不齐、上牙前突；面部对称，侧貌稍突；恒牙殆，$\frac{6}{6}$ Ⅰ类关系，左侧双尖牙、双侧尖牙和切牙为Ⅱ类关系；前牙覆盖6mm，覆殆5mm；上牙弓中线正，下牙弓中线右偏1mm；上牙弓拥挤4mm，下牙弓拥挤10mm。$\underline{6|}$缺失，$\underline{6|1}$不完善根管治疗，$\underline{6|}$金属冠修复；拔除$\underline{6|}$和$\underline{4|4}$，标准方丝弓矫治器治疗；治疗完成后牙齿排列整齐，双侧磨牙完全近中关系，但上下牙列尖窝咬合关系好，前牙覆殆覆盖正常；前牙内收也使面型得到改善。

## 第一部分　治疗前

### 病例基本情况

某女，18.2岁，1981年7月22日出生

主诉：前牙拥挤不齐、上牙前突

临床检查：面部对称，侧貌稍突；恒牙殆，右侧磨牙Ⅰ类关系，左侧双尖牙、双侧尖牙和切牙为Ⅱ类关系；前牙覆盖6mm，覆殆5mm；上牙弓中线正，下牙弓中线右偏1mm；上牙弓拥挤4mm，下牙弓拥挤10mm；$\underline{6|}$金属冠修复，$\underline{|6}$缺失。下颌无移位，开闭口运动无异常，双侧耳屏前无压痛，无弹响。

治疗前面殆相（图 3-5-1）

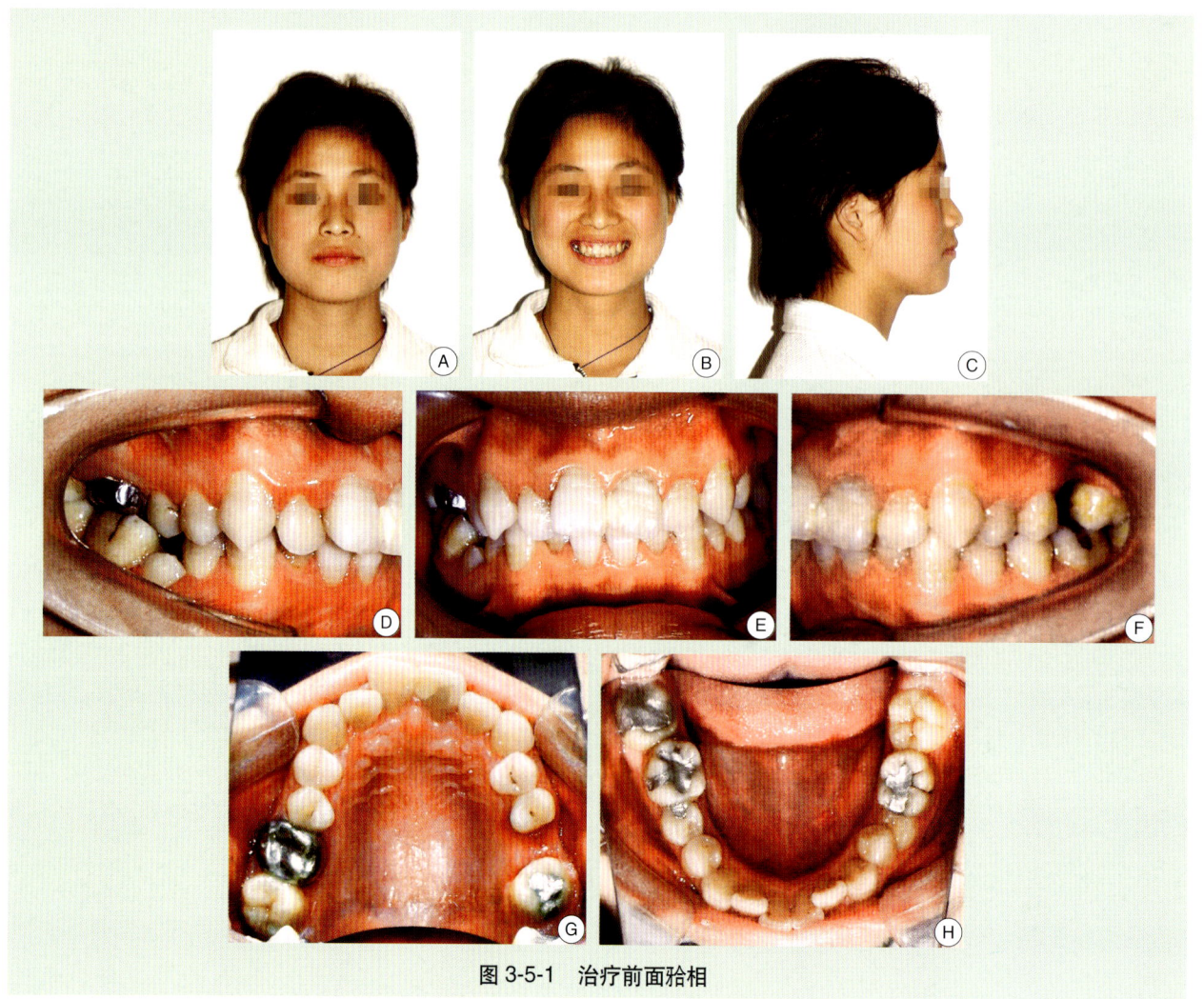

图 3-5-1　治疗前面殆相

### 治疗前 X 线片及分析

全口曲面断层片（图 3-5-2）：$\frac{8|8}{8|8}$ 未萌；$\underline{6|1}$ 根管治疗不彻底。

头颅侧位片（图 3-5-3）、描记图（图 3-5-4）及数据表格（表 3-5-1）

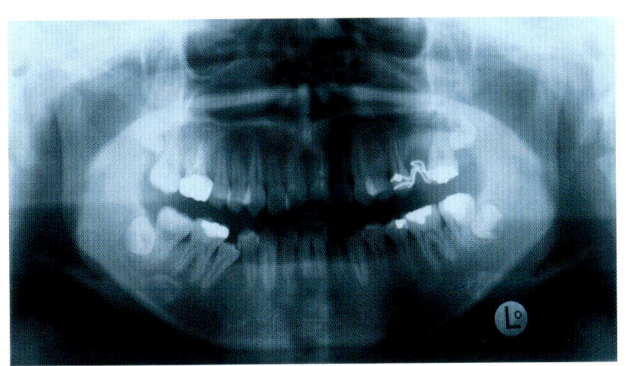

图 3-5-2　治疗前曲面断层片

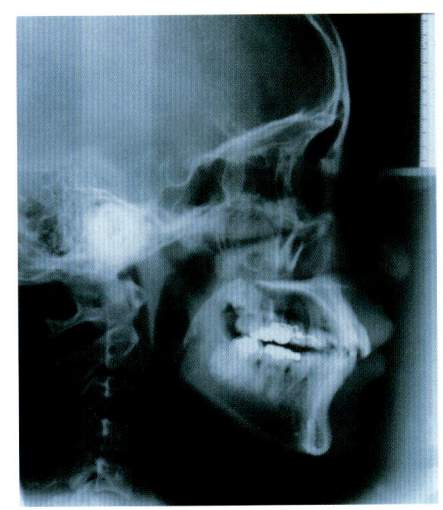

图 3-5-3　治疗前头颅侧位片

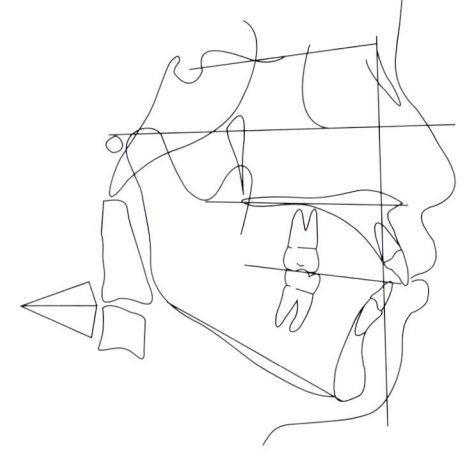

图 3-5-4　治疗前头颅侧位片描记图

表 3-5-1　治疗前头影测量数据表

| 测量值 | 治疗前 | 正常值 |
| --- | --- | --- |
| SNA | 83.5 | 82.8 ± 4.0 |
| SNB | 78.5 | 80.1 ± 3.9 |
| ANB | 5.0 | 2.7 ± 2.0 |
| WITS (mm) | 3.5 | -1.5 ± 2.1 |
| U1-PP | 118.5 | 115.8 ± 5.7 |
| L1-MP | 96.0 | 96.5 ± 7.1 |
| U1-L1 | 119.0 | 125.4 ± 7.9 |
| PP-MP | 27.5 | 27.6 ± 4.6 |
| N-ANS (mm) | 53.0 | 53.8 ± 2.8 |
| ANS-Me (mm) | 67.0 | 65.8 ± 4.1 |
| ANS-Me / N-Me (%) | 56 | 55 ± 2.5 |
| L1-APo (mm) | 3.5 | 4.9 ± 2.1 |
| Li-E (mm) | 2.5 | 0.6 ± 1.9 |

头影测量分析：

患者 ANB 角及 WITS 值较大，下唇与 E 平面突距偏大，上切牙与 PP 角、上下切牙角及下切牙至 APo 线距稍大，表明患者为轻度上颌前突、上前牙稍唇倾。

### 诊断概要

Ⅰ类骨型；轻度上颌前突，侧貌稍突；右侧磨牙Ⅰ类关系，左侧双尖牙、双侧尖牙和切牙为Ⅱ类关系；前牙覆盖6mm，覆𬌗5mm；上牙弓拥挤4mm，下牙弓拥挤10mm；上牙弓中线正，下牙弓中线右偏1mm；$\underline{6|}$ 缺失，$\underline{6|1}$ 不完善根管治疗，$\overline{6|}$ 金属冠修复；$\frac{8|8}{8|8}$ 未萌。

### 治疗设计

洁牙、口腔卫生宣教及 $\underline{1|}$ 根管治疗；

拔除 $\underline{6|}$、$\overline{4|4}$；

0.022 英寸标准方丝弓矫治器；

Nance 弓加强 $\overline{7|7}$ 支抗。

### 治疗设计合理性

下牙列Ⅲ度拥挤，$\overline{4|4}$ 拔牙间隙尽可能为前牙排齐内收所用；上牙列 $\underline{6|}$ 已缺失，$\underline{6|1}$ 根管治疗不完善，

金属冠修复，考虑拔除，治疗以后磨牙为完全近中的尖窝咬合关系，但治疗过程中要特别注意支抗控制。

## 第二部分 治 疗

### 主要治疗过程

上下颌方丝弓矫治器，系列镍钛丝排齐整平，上颌 Nance 弓加强支抗；

上颌 0.018 英寸不锈钢弓丝，第二、第一双尖牙分别后移；下颌 0.018 英寸不锈钢弓丝滑动机制内收下前牙；

细丝滑动机制内收上前牙，配合 5/16 英寸、3.5 盎司牵引橡皮圈 Ⅱ 类牵引；

拆除固定矫治器后上下颌改良 Hawley 保持器。

### 固定矫治器治疗中殆相（图 3-5-5）

### 对治疗过程及预后的评价

治疗后患者磨牙关系完全近中，尖牙中性关系；牙齿排列整齐；前牙覆殆覆盖正常，上下中线对齐；下颌运动正常；上下前牙都得到一定程度内收，侧貌改善。

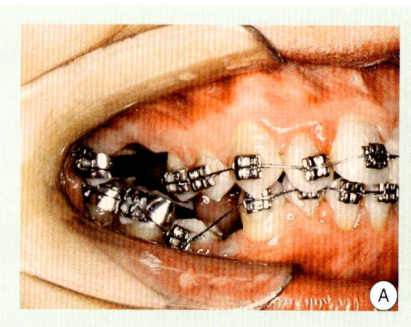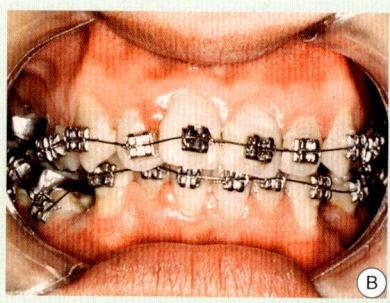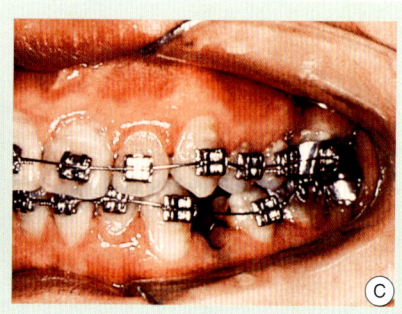

图 3-5-5 治疗中殆相

## 第三部分 治 疗 后

### 治疗后面殆相（图 3-5-6）

### 治疗后 X 线片及分析

全口曲面断层片（图 3-5-7）：上下牙列牙根无明显吸收，除 7̲ 稍近中倾斜外其余牙根基本平行。

头颅侧位片（图 3-5-8）、描记图（图 3-5-9）及数据表格（表 3-5-2）

头影测量分析：

治疗完成后，上下切牙和上下唇得到内收，侧面型得以改善。

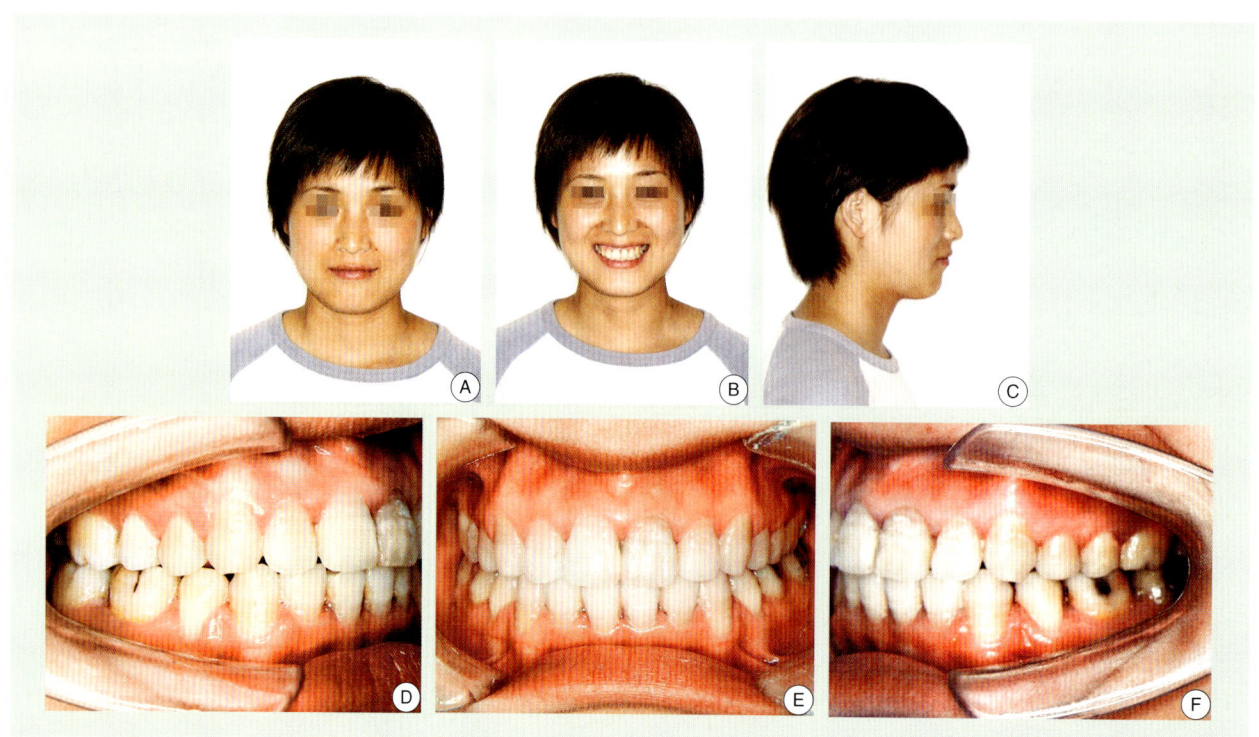

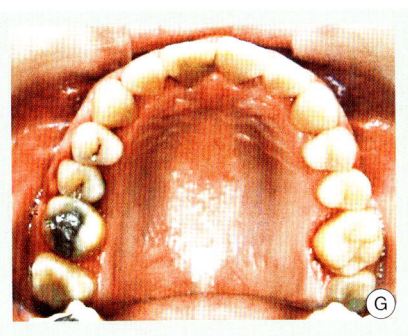
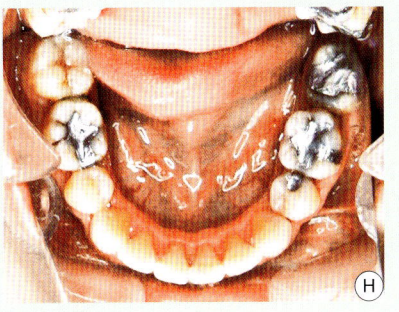

图 3-5-6　治疗后面𬌗相

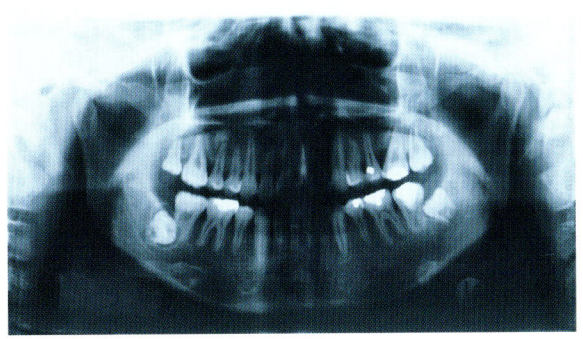

图 3-5-7　治疗后曲面断层片

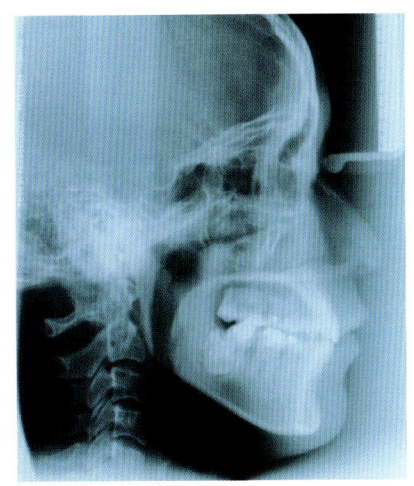
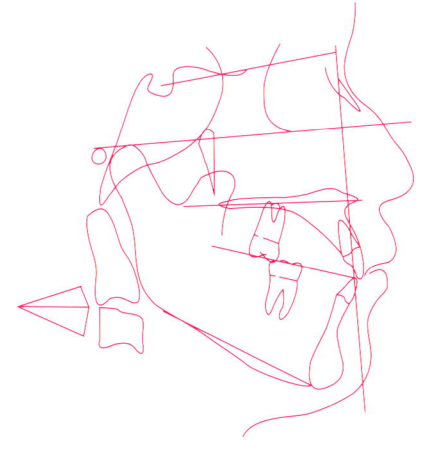

图 3-5-8　治疗后头颅侧位片　　　　　　　图 3-5-9　治疗后头颅侧位片描记图

表 3-5-2　治疗前后头影测量数据对比表

| 测量值 | 治疗前 | 治疗后 | 变化 | 正常值 |
| --- | --- | --- | --- | --- |
| SNA | 83.5 | 84.0 | 0.5 | 82.8 ± 4.0 |
| SNB | 78.5 | 79.0 | 0.5 | 80.1 ± 3.9 |
| ANB | 5.0 | 5.0 | 0 | 2.7 ± 2.0 |
| WITS (mm) | 3.5 | 3.0 | −0.5 | −1.5 ± 2.1 |
| U1-PP | 118.5 | 106.0 | −12.5 | 115.8 ± 5.7 |
| L1-MP | 96.0 | 92.0 | −4.0 | 96.5 ± 7.1 |
| U1-L1 | 119.0 | 135.0 | 16.0 | 125.4 ± 7.9 |
| PP-MP | 27.5 | 26.0 | −1.5 | 27.6 ± 4.6 |
| N-ANS (mm) | 53.0 | 53.0 | 0 | 53.8 ± 2.8 |
| ANS-Me (mm) | 67.0 | 66.5 | −0.5 | 65.8 ± 4.1 |
| ANS-Me / N-Me (%) | 56 | 55.6 | −0.4 | 55 ± 2.5 |
| L1-APo (mm) | 3.5 | 2.5 | 1.0 | 4.9 ± 2.1 |
| Li-E (mm) | 2.5 | 0 | 2.5 | 0.6 ± 1.9 |

治疗前后重叠图（图 3-5-10）

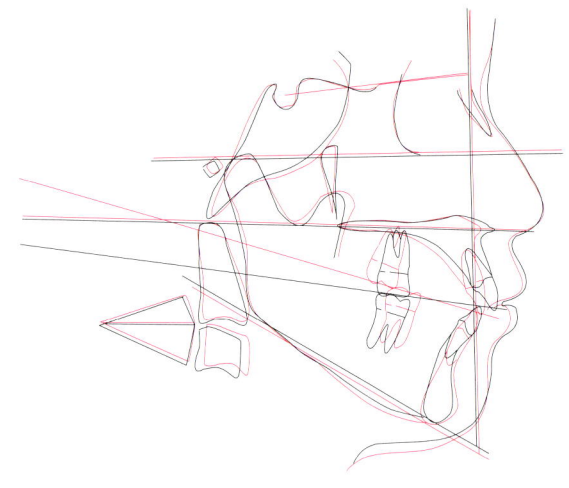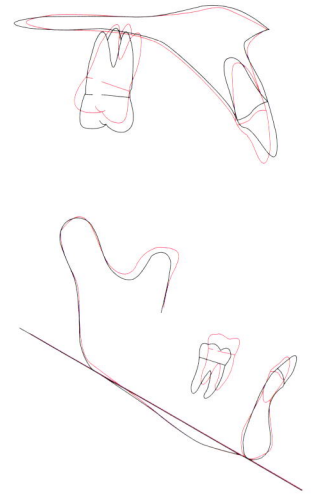

图 3-5-10 治疗前后重叠图：分别以 SN 重叠（以 SN 平面和 S 点重叠）、上颌重叠（以腭平面和上腭前部重叠）和下颌重叠（以下颌平面和 Me 点重叠）。

━━ 治疗前　　━━ 治疗后

（病例完成人：卢海平）

# 病例 ❻ 减数上颌右侧第一双尖牙和左侧上下颌侧切牙矫治 I 类拥挤

## 病例概况

某男，13岁7个月，主诉牙列不齐；上下唇不能自然闭合；I 类骨面型；安氏 I 类磨牙关系；下颌平面角为高角；覆盖4mm，覆𬌗3mm；上牙弓拥挤11mm，下牙弓拥挤6mm；下颌右侧中切牙和侧切牙为融合牙，2︱腭侧埋伏阻生且为锥形过小牙；方丝弓矫治器矫治；拔除 4︱2 和 2︱，磨改 3︱、下颌融合牙和 3︱3 外形以分别代替 2︱、1︱ 和 2︱2。

## 第一部分 治疗前

### 病例基本情况

某男，13岁7个月，1987年2月1日出生
主诉：牙列不齐要求矫治
临床检查：面部左右对称，上下唇不能自然闭合；恒牙𬌗，6︱6 / 6︱6 为中性关系。覆盖4mm，覆𬌗3mm，上中线居中，下中线右偏2mm，上牙弓拥挤11mm，下牙弓拥挤6mm；下颌右侧中切牙和侧切牙为融合牙；左上侧切牙未见；下颌无移位，开闭口运动无异常；双侧耳屏前无弹响，无压痛。

治疗前面𬌗相（图3-6-1）

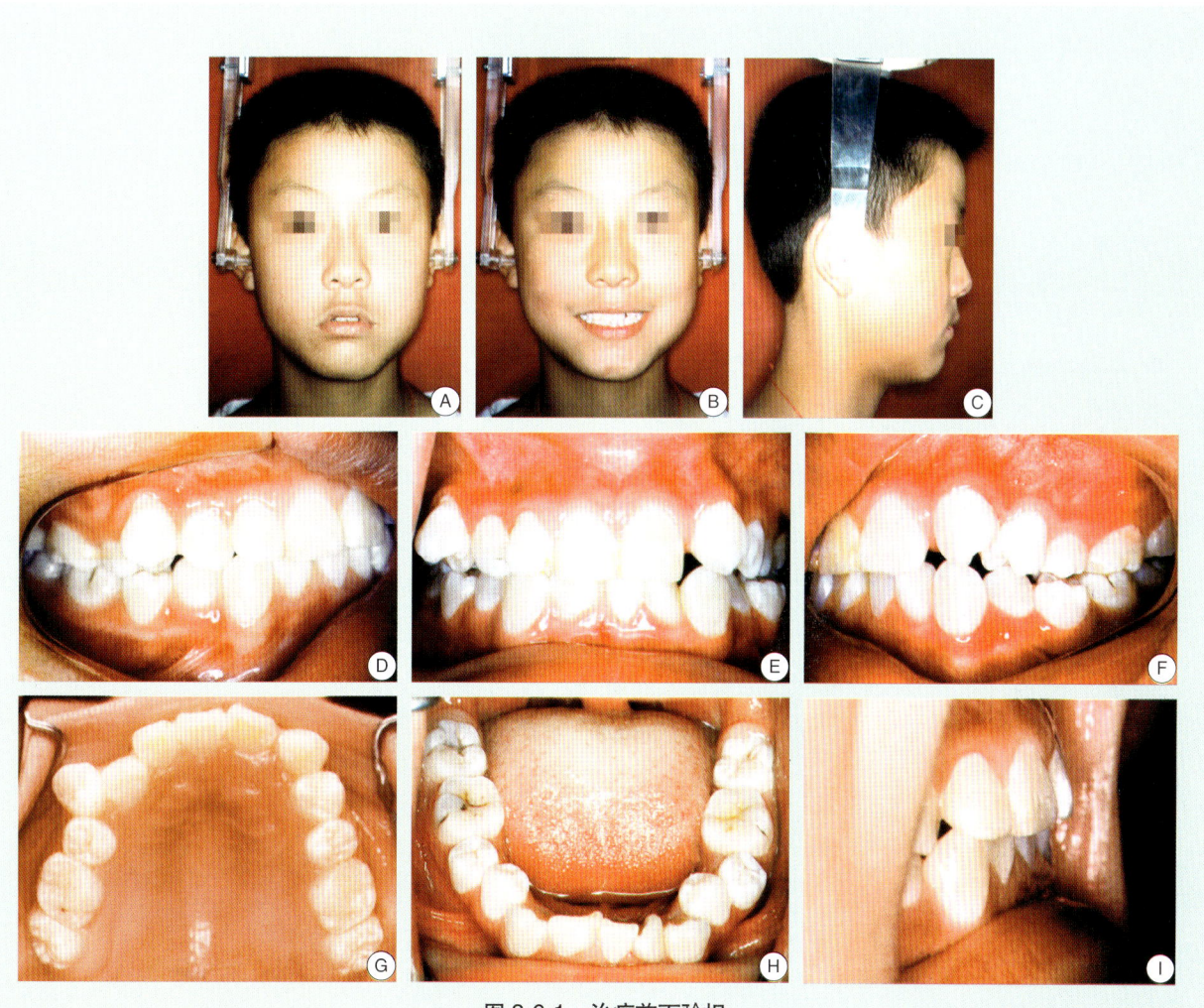

图3-6-1 治疗前面𬌗相

### 治疗前 X 线片及分析

全口曲面断层片(图3-6-2)：可见 8̄|8̄ ，|2̄ 埋伏阻生。
|2̄ 牙片及定位片(图3-6-3)：|2̄ 腭侧埋伏阻生且为锥形过小牙。

头颅侧位片（图 3-6-4）、描记图（图 3-6-5）及数据表格（表 3-6-1）

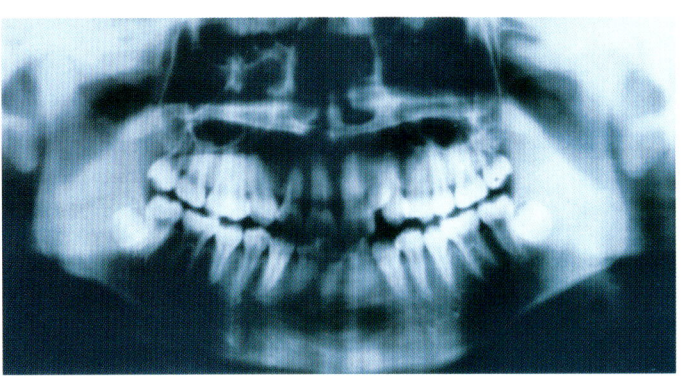

图 3-6-2　治疗前曲面断层片

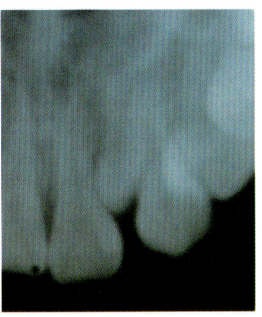 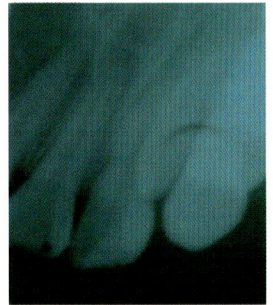

A 牙片　　　　　　B 定位片

图 3-6-3　|2̄ 牙片及定位片

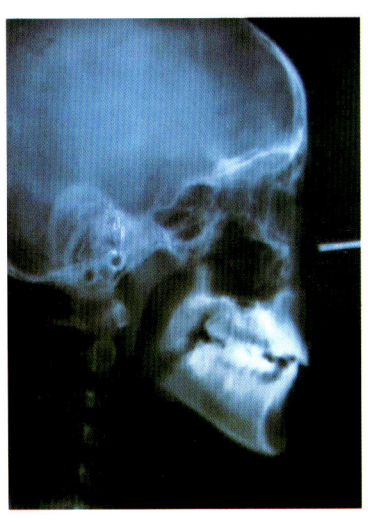

图 3-6-4　治疗前头颅侧位片

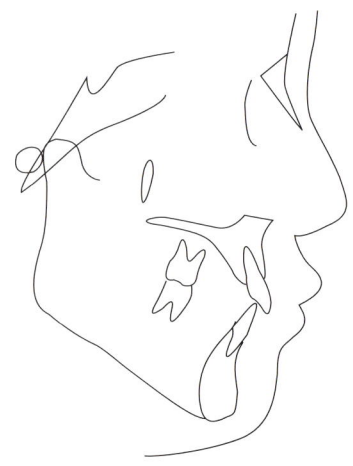

图 3-6-5　治疗前头颅侧位片描记图

表 3-6-1　治疗前头影测量数据表

| 测量值 | 治疗前 | 正常值 |
| --- | --- | --- |
| SNA | 81.9 | 82.8 ± 4.0 |
| SNB | 79.6 | 80.1 ± 3.9 |
| ANB | 2.3 | 2.7 ± 2.0 |
| WITS (mm) | −3.4 | -0.8 ± 2.8 |
| U1-PP | 114.0 | 118.0 ± 6.0 |
| L1-MP | 89.2 | 93.9 ± 6.2 |
| U1-L1 | 129.0 | 124.2 ± 8.2 |
| PP-MP | 31.8 | 26.0 ± 5.0 |
| N-ANS (mm) | 55.8 | 57.9 ± 2.6 |
| ANS-Me (mm) | 67.5 | 72.1 ± 5.0 |
| ANS-Me / N-Me (%) | 54.7 | 55.4 ± 2.3 |
| L1-APo (mm) | 3.2 | 5.5 ± 2.5 |
| Li-E (mm) | 1.5 | 4.0 ± 2.5 |

头影测量分析：

SNA、SNB、ANB、WITS 值均正常，说明患者为I类骨面型；PP-MP偏大，说明下颌平面角为高角；上下前面高正常，比例也正常；上下切牙倾斜度在正常值范围内偏小；下唇基本在 E 线上。

### 诊断概要

I类骨面型，高角；安氏I类错𬌗；深覆盖I度；上牙弓重度拥挤，下牙弓中度拥挤；|2腭侧埋伏阻生且为锥形过小牙；下颌右侧中切牙和侧切牙为融合牙。

### 治疗设计

拔除4|2和|2；
磨改3|、下颌融合牙和3|3外形；
方丝弓矫治器矫治；
使用上颌横腭杆加强支抗；
治疗完成后上下颌 Hawley 保持器保持。

### 治疗设计合理性

拔除上颌4|2和|2可以解除上下牙弓拥挤。4|严重错位，所以在上颌右侧选择拔除该牙。|2腭侧埋伏阻生且为锥形过小牙，所以在左侧选择拔除该牙。|2扭转较严重，且为纠正下中线右偏而拔除该牙。

磨改3|外形以代替|2，磨改下颌融合牙和3|3外形以分别代替1|和2|2，这样不仅使牙齿形态美观而且使上下颌牙量协调。

使用 0.022 英寸方丝弓矫治器排齐整平上下牙列，关闭间隙和精细调整咬合关系。

使用横腭杆加强上颌支抗，使上下颌磨牙保持中性关系，同时防止上颌磨牙伸长，以控制面部垂直高度。

## 第二部分　治　疗

### 主要治疗过程

2000.8　拔除4|2和|2；磨改3|、下颌融合牙和3|3外形；安装方丝弓矫治器；0.014 英寸，0.016 英寸，0.018 英寸镍钛圆丝排齐整平。

2000.12　上颌 0.018 英寸不锈钢圆丝向远中牵引3|与5|接触，近中移动|3与|1接触；下颌 0.018 英寸不锈钢圆丝弹力链关闭两侧尖牙间间隙。

2001.5　上下颌 0.018 × 0.025 英寸镍钛方丝排齐。然后 0.019 × 0.025 英寸不锈钢方丝关闭曲关闭间隙，上下颌切牙施以冠唇向转矩。

2001.12　上下颌 0.019 × 0.025 英寸不锈钢方丝理想弓；上下颌 0.016 英寸不锈钢圆丝精细调整咬合关系。

2002.4　去除固定矫治器，牙齿牙周清洁；上下颌 Hawley 保持器保持。

### 对治疗过程及预后的评价

该患者存在的主要问题是上下颌牙量不调，下颌右中切牙和侧切牙为融合牙，|2腭侧埋伏阻生且为锥形过小牙，同时上牙弓重度拥挤，下牙弓中度拥挤，下中线右偏，所以治疗选择拔除4|2和|2，以解除拥挤和纠正下中线右偏。磨改3|、下颌融合牙和3|3外形之后，上下颌牙量不调得到了进一步纠正。

患者治疗后上下切牙较直立，故治疗中应注意控制切牙冠唇向转矩。患者为高角，治疗中使用横腭杆，并给牙齿施以轻力，防止后牙伸长和下颌平面角增加，以控制面部垂直高度。治疗后下颌平面角增加较少。患者处于生长发育期，上下颌在垂直方向上的生长使面部垂直高度增加。

## 第三部分 治 疗 后

**治疗后面𬌗相（图 3-6-6）**

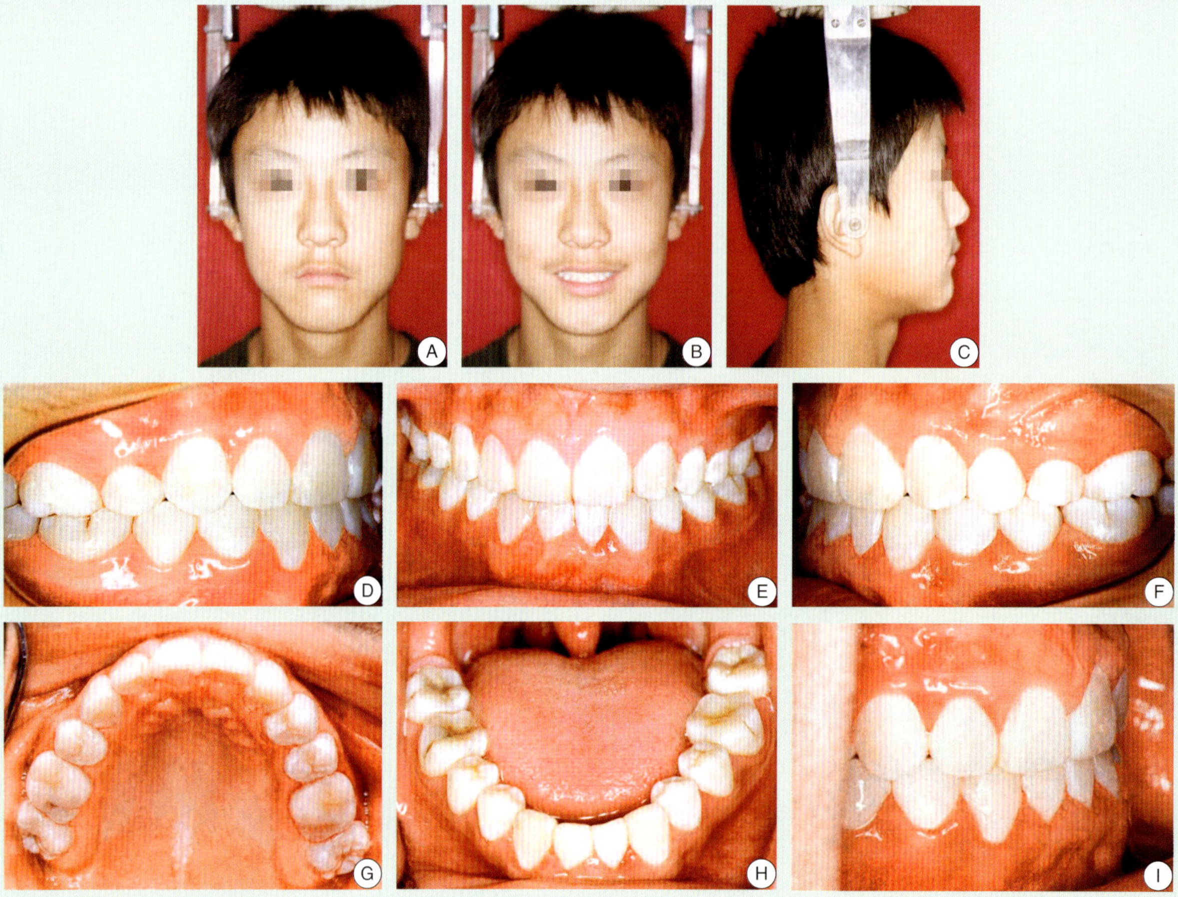

图 3-6-6 治疗后面𬌗相

**治疗后 X 线片及分析**

全口曲面断层片（图3-6-7）：拔牙间隙两侧牙根基本平行。

头颅侧位片（图 3-6-8）、描记图（图 3-6-9）及数据表格（表 3-6-2）

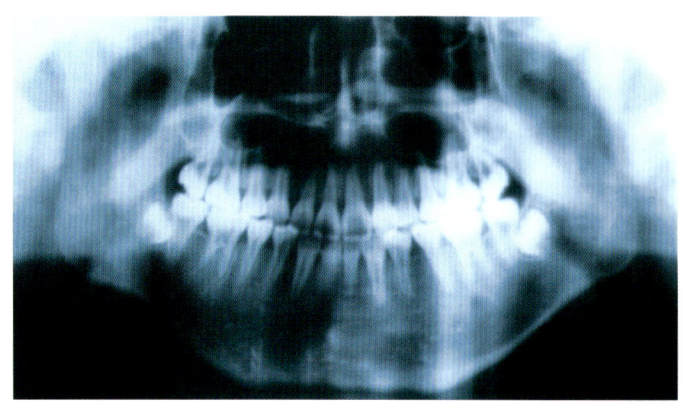

图 3-6-7 治疗后曲面断层片

### 治疗前 X 线片及分析

全口曲面断层片（图3-7-2）：无缺失牙，$\frac{8|8}{8|8}$ 阻生；齿槽骨普遍性的轻度到中度的水平吸收，以上下前牙为重。

头颅侧位片（图3-7-3）、描记图（图3-7-4）及数据表格（表3-7-1）

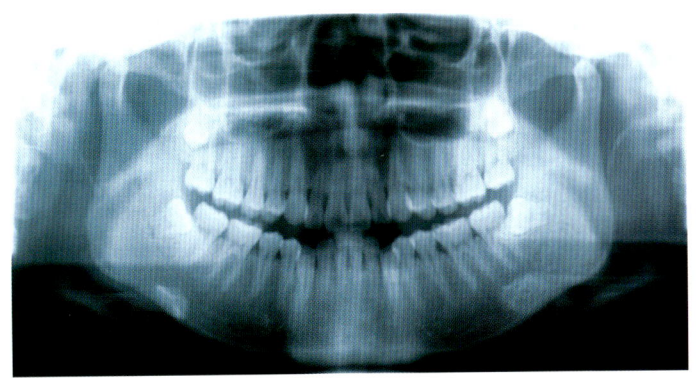

图 3-7-2  治疗前曲面断层片

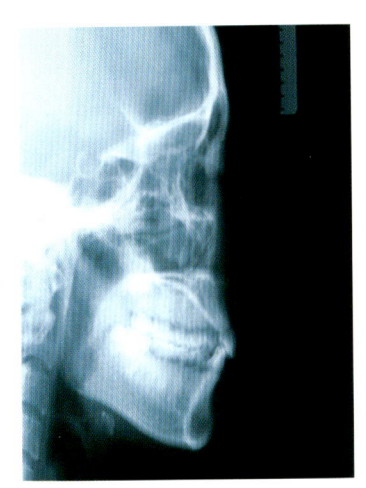

图 3-7-3  治疗前头颅侧位片

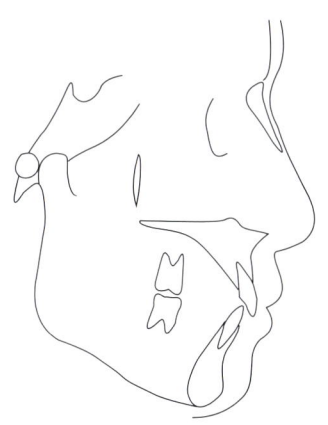

图 3-7-4  治疗前头颅侧位片描记图

表 3-7-1  治疗前头影测量数据

| 测量值 | 治疗前 | 正常值 |
| --- | --- | --- |
| SNA | 83 | 83 ± 4 |
| SNB | 79 | 80 ± 4 |
| ANB | 4 | 3 ± 2 |
| WITS (mm) | 1.5 | -1 ± 3 |
| U1-SN | 105 | 106 ± 6 |
| L1-MP | 93.5 | 93 ± 7 |
| U1-L1 | 133 | 125 ± 8 |
| SN-MP | 29 | 32 ± 5 |
| N-ANS (mm) | 58 | 56 ± 4 |
| ANS-Me (mm) | 72 | 67 ± 5 |
| ANS-Me / N-Me (%) | 55 | 54 ± 2 |
| L1-APo (mm) | 2 | 5 ± 2 |
| Li-E (mm) | 0 | 1 ± 2 |
| NA/PA | 7.5 | 6 ± 4 |
| FH-MP | 23 | 26 ± 4 |
| Ui-E (mm) | -2 | 2 ± 2 |

头影测量分析：

SNA、SNB、ANB 在正常范围，显示为 I 类骨型，下切牙到 APo 距离稍小。

### 诊断概要

安氏 I 类错𬌗；
中度牙列拥挤；
中度牙周炎。

### 治疗设计

完善、系统的牙周治疗；
不拔牙矫治，$\frac{5|5}{5|5}$ 邻面去釉；
舌侧隐形正畸技术，0.018英寸系统Ormco第七代托槽；
压膜式保持器。

### 治疗设计合理性

患者中度牙齿拥挤（下颌为重），牙周状况不佳，若减数矫治则可能在关闭间隙时加重牙周炎的发展。因此设计为不拔牙矫治、邻面去釉技术排齐牙齿。

## 第二部分 治 疗

### 主要治疗过程

第 0~2 个月：临床粘接下颌的舌侧托槽（Ormco 第七代舌侧托槽系统），以 0.012 英寸镍钛丝为初始弓丝；

第 3~6 个月：下颌 0.014 英寸镍钛丝继续排齐牙齿，适当进行双尖牙的邻面去釉；

第 7~10 个月：上颌粘接舌侧托槽，0.012 英寸镍钛丝，下颌 0.014 英寸澳丝；

第 11~13 个月：上下颌 0.016 英寸镍钛丝、澳丝，适当进行前牙的邻面去釉，进一步排齐牙齿；

第 14~16 个月：上下颌 0.016×0.022 英寸 TMA 丝继续排齐牙齿，关闭所有间隙，控制前牙转矩；

第 17 个月：上下颌 0.017×0.025 英寸 TMA 丝进一步精细调整；

第 18~19 个月：上下颌 0.40mm 不锈钢丝，上下颌间牵引完善咬合；

第 20 个月：拆除舌侧矫治器，制作压膜式保持器。

**固定矫治器治疗中面𬌗相（图 3-7-5）**

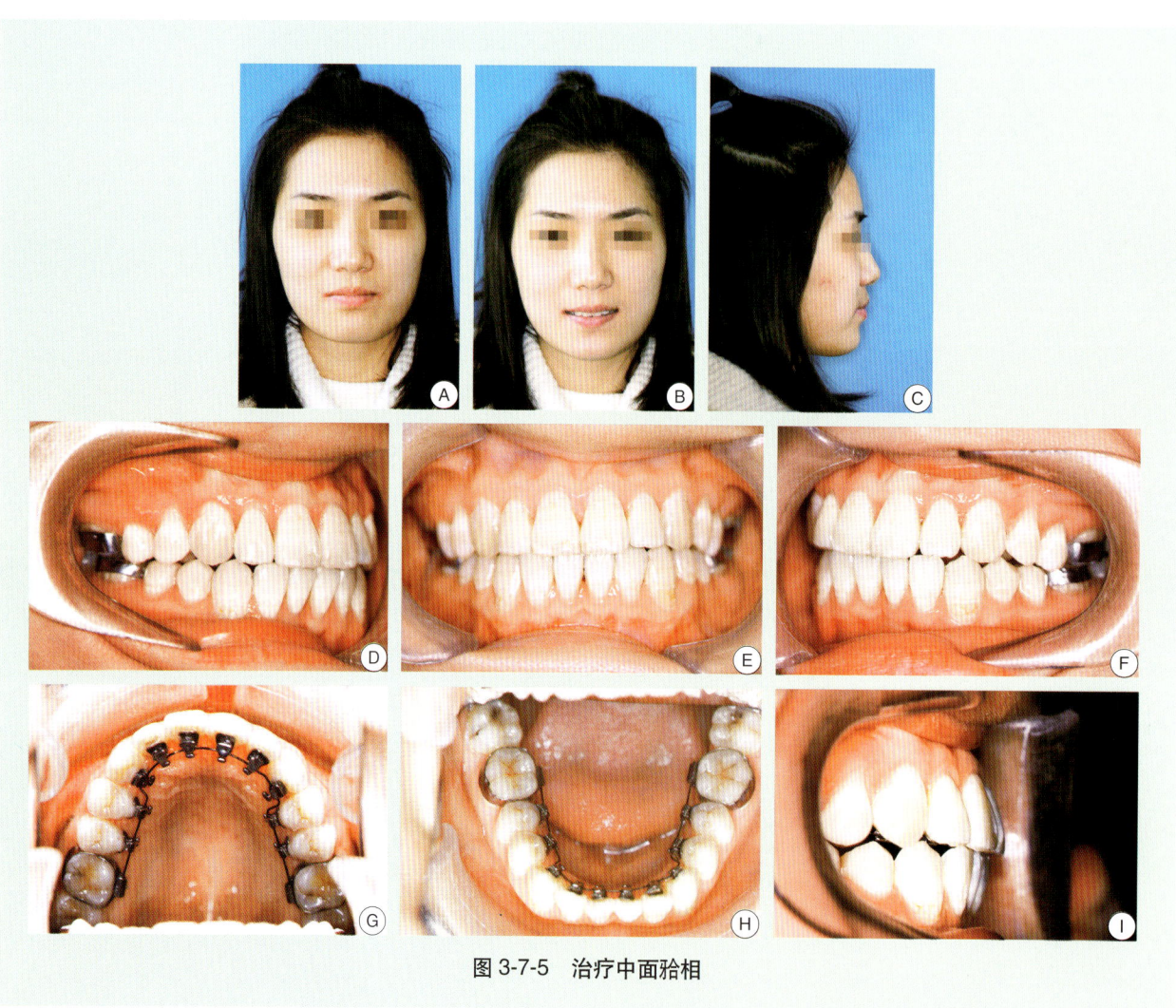

图 3-7-5 治疗中面𬌗相

### 对治疗过程及预后的评价

在排齐过程尽量保持了原有的侧貌突度；后牙段保持 I 类关系；由于患者在精细调整阶段配合不佳，延长了矫治时间；每 4~6 个月嘱患者于牙周科诊治；口腔卫生状况保持良好，牙周炎得到很好的控制。

## 第三部分 治 疗 后

### 治疗后面𬌗相（图 3-7-6）

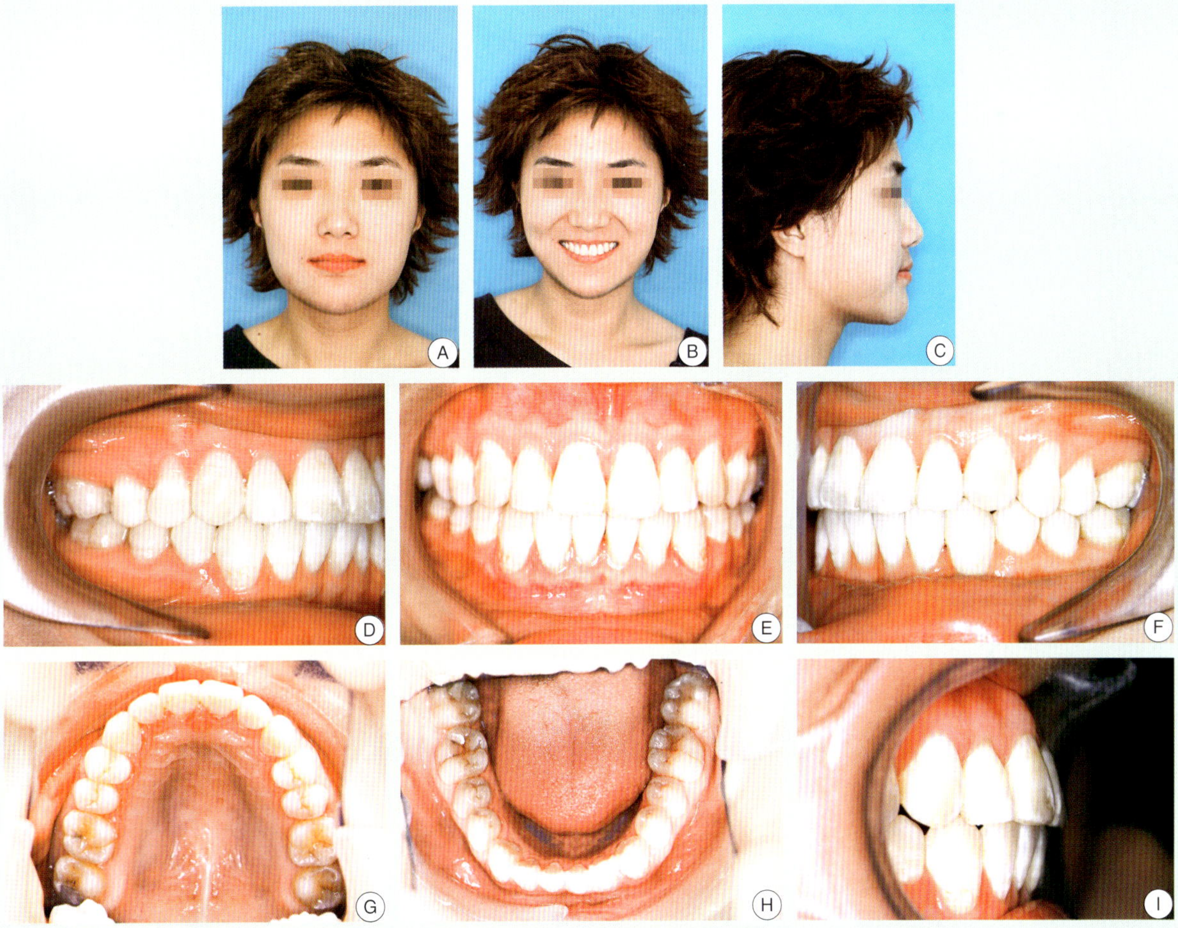

图 3-7-6 治疗后面𬌗相

### 治疗后 X 线片及分析

全口曲面断层片（图3-7-7）：无明显牙根吸收，下颌第三磨牙近中阻生。

头颅侧位片（图 3-7-8）、描记图（图 3-7-9）及数据表格（表 3-7-2）

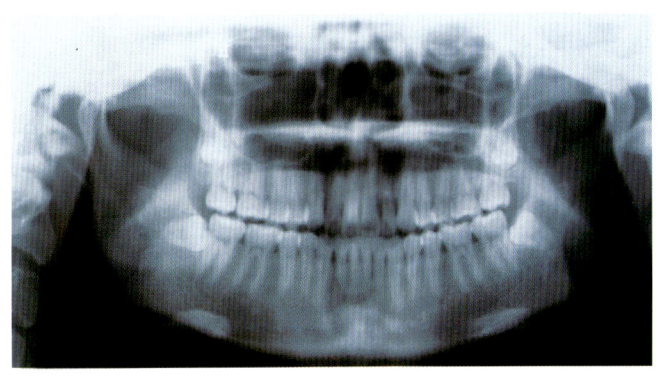

图 3-7-7 治疗后曲面断层片

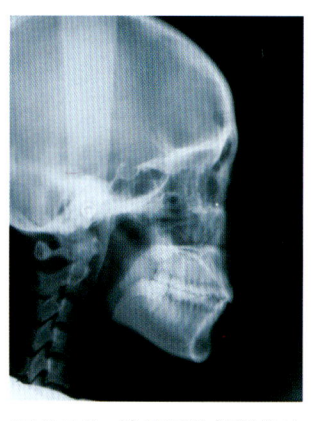

图 3-7-8　治疗后头颅侧位片

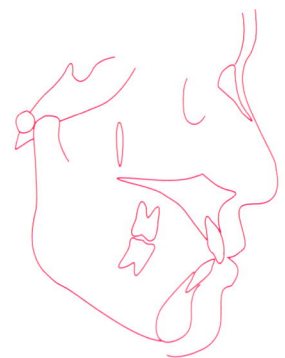

图 3-7-9　治疗后头颅侧位片描记图

表 3-7-2　治疗后头影测量数据

| 测量值 | 治疗后 | 变化 | 正常值 |
| --- | --- | --- | --- |
| SNA | 83 | 0 | 83 ± 4 |
| SNB | 79 | 0 | 80 ± 4 |
| ANB | 4 | 0 | 3 ± 2 |
| WITS (mm) | 1.5 | 0 | −1 ± 3 |
| U1-SN | 107 | +2 | 106 ± 6 |
| L1-MP | 102 | +8.5 | 93 ± 7 |
| U1-L1 | 122 | −11 | 125 ± 8 |
| SN-MP | 29 | 0 | 32 ± 5 |
| N-ANS (mm) | 58 | 0 | 56 ± 4 |
| ANS-Me (mm) | 72.5 | +0.5 | 67 ± 5 |
| ANS-Me / N-Me (%) | 55 | 0 | 54 ± 2 |
| L1-APo (mm) | 3 | +1 | 5 ± 2 |
| Li-E (mm) | −1 | −1 | 1 ± 2 |
| NA/PA | 10 | +2.5 | 6 ± 4 |
| FH-MP | 22.5 | −0.5 | 26 ± 4 |
| Ui-E (mm) | −3 | −1 | 2 ± 2 |

头影测量分析：

SNA、SNB、ANB 在正常范围，下切牙到下颌平面角增大，说明下切牙唇倾。面型保持良好。

治疗前后重叠图（图 3-7-10），上颌骨重叠图（图 3-7-11）和下颌骨重叠图图（图 3-7-12）

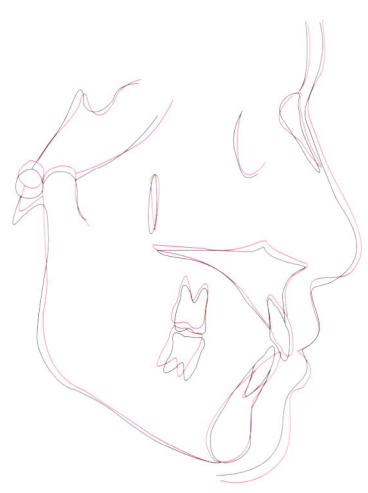

图 3-7-10　治疗前后 SN 重叠图
（以 SN 平面和 S 点重叠）

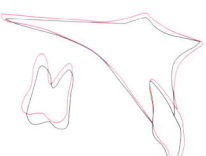

图 3-7-11　治疗前后上颌骨重叠图
（以腭平面和上腭前部重叠）

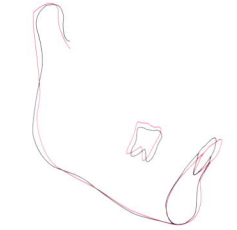

图 3-7-12　治疗前后下颌骨重叠图
（以 Björk 下颌稳定标志结构重叠）

──治疗前　──治疗后

（病例完成人：梁炜）

# 安氏 I 类错𬌗的诊断与治疗原则

安氏 I 类错𬌗是最常见的一类错𬌗畸形，在我国儿童青少年中有较高的患病率，乳牙期为26.8%，替牙期35.78%，恒牙早期38.52%。安氏 I 类错𬌗指磨牙关系中性的所有错𬌗，其中最主要的是牙列拥挤，其次是双牙弓前突。

## 一、安氏 I 类牙列拥挤

本章讨论的牙列拥挤指磨牙关系中性的拥挤，这类单纯拥挤因间隙不足引起牙齿排列、牙弓形态及咬合关系的错乱，一般不伴颌骨及牙弓间关系不调，也少有口颌系统功能异常，患者面形基本正常。复杂拥挤不属于本章内容。复杂拥挤指在颌骨、牙弓间关系不调基础上的牙列拥挤，往往影响面形，并常伴有口颌系统功能异常。

### (一) 诊断

1. 传统观念的牙列拥挤指第一恒磨牙之前牙弓的拥挤，多表现为前牙段的拥挤。

(1) 分度：根据拥挤的严重程度分为三度。

轻度拥挤（I 度拥挤）：牙弓中存在 2~4mm 的拥挤

中度拥挤（II 度拥挤）：牙弓拥挤在 4~8mm 之间

重度拥挤（III 度拥挤）：牙弓拥挤超过 8mm

牙列拥挤程度的确定依赖模型测量，恒牙列直接由牙冠宽度与牙弓弧长之差得出，替牙列使用 Moyers 预测法。

(2) 骨面型：大多数恒牙期安氏 I 类牙列拥挤患者的 ANB 角在 0°~5° 之间，矢状骨面型为 I 类。虽然也可以见到 III 类和 II 类骨面型者，但程度一般都较轻。垂直方向上，下颌平面角正常者约占 1/2，高角和低角病例各约占 1/4。

2. 后段牙弓拥挤与后段牙弓测量　后段牙弓指第一恒磨牙之后的牙段，包括第二磨牙与第三磨牙。当后段牙弓的牙槽骨量不足以容纳这两颗磨牙时拥挤就会出现。后段牙弓因间隙不足发生第三磨牙阻生。最近一些年，第二磨牙阻生、萌出后位置不正甚至完全埋伏不能萌出的情况也屡见不鲜。

(1) 发生率：北京大学口腔医学院正畸科的研究证明，在正畸临床440名4颗第三磨牙都存在的病例中，上颌后段牙弓发生率为49.2%，程度一般较轻，中重度仅为12.5%；但是下颌后段牙弓拥挤的发生率却高达 89.5%。

(2) 后段牙弓拥挤的临床意义：临床观察发现后段牙弓拥挤常常与后牙锁𬌗、前牙开𬌗、III 类错𬌗等并存；一些颞下颌关节病患者也常见到后段牙弓拥挤。后段牙弓拥挤与这些特定问题间是否存在某种内在关系引起学者们的兴趣。某些错𬌗，例如下前牙拥挤、骨性 III 类矫治后复发被认为与后段牙弓拥挤、第三磨牙阻生有一定关系。

一些矫治技术，例如 Tweed-Merrifield 技术、MEAW 技术重视后段牙弓的诊断与矫治；MBT 技术提出：除非高角病例，第二磨牙应尽早加入矫治器，这不仅有利于近远中向支抗控制，而且有助于垂直向整平牙弓。随着种植支抗的问世，最近有学者尝试用拔除第三磨牙代替第一双尖牙矫治牙列拥挤和前突。这种新的实践将牙弓作为一个整体进行分析，用减数牙弓最后一颗退化中的牙齿解决牙弓前段最常见的问题，以保留 28 颗健康牙齿。

(3) 后段牙弓间隙分析：有以下两种方法。

1）在X线头颅定位侧位片上进行（图3-1）：沿𬌗平面测量下颌第一恒磨牙远中至升支前缘的距离，为后段牙弓可用间隙；必需间隙为下颌第二和第三磨牙冠近远中宽度之和。两者之差为后段牙弓拥挤度。应当注意的是后段牙弓可用间隙随年龄增大而增大，女性14岁前、男性16岁前，每年每侧平均增大1.5mm。头颅侧位片放大率稳定，但因双侧结构相互重叠，牙尖部分还有上下牙齿的重叠，结构难以辨认，定点误差很大。

2）采用全口曲面断层X线片（图3-2）：曲断片能够提供所有牙齿和颌骨相对比例关系的清晰、全面的景观，能将左右侧分开，定点清晰且可重复性强。尽管个体之间的放大率差异很大，同一个体内不同区域放大率也不同，但集中在牙弓后段，线距测量的可行性已有共识。据北京大学口腔医学院正畸科的研究，在常规拍摄的曲断片上，无论是在𬌗平面水平还是在颈缘水平，第二磨牙和第三磨牙间的水平放大率差异无显著性，这一结果为在曲断片上进行牙弓后段间隙分析的可靠性提供了保证。

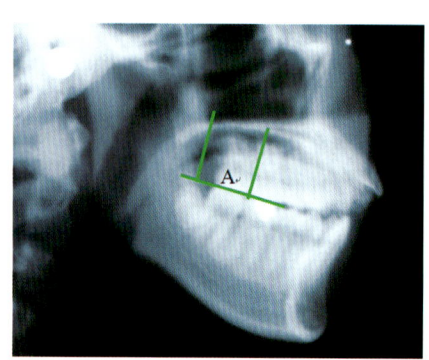

图3-1　后段牙弓间隙分析（头颅侧位片）

测量下颌可用间隙（A）和必需间隙（M2、M3近远中宽度之和）

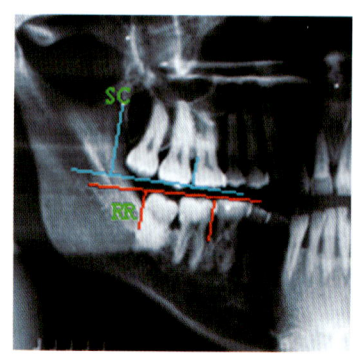

图3-2　后部牙弓间隙分析（曲面断层片）

SC为上牙槽后界，RR为下牙槽后界；过牙槽后界作后部𬌗平面的垂线，交点与第一磨牙远中之距为牙弓后部可用间隙；计算第二、第三磨牙冠宽之和与牙弓后部可用间隙的比值。

用颌骨后界反映牙弓后界误差较大，需要使用牙槽后界。曲断片上上牙槽后界为上颌结节轮廓线与蝶骨翼突的交点。下颌牙槽后界的确定有两种情况：①升支内、外斜嵴的交点；②如此交点被末端磨牙掩盖，则取升支内斜嵴与末端磨牙外轮廓的交点（图3-2）。

北京大学口腔医学院的研究发现：对于成人患者，第二、第三磨牙冠宽之和与可用间隙的比值在上牙弓≤1、在下牙弓≤1.10时将不会出现后段牙弓拥挤，第三磨牙正常萌出；该比值在上牙弓>1.34、在下牙弓>1.50时，后段牙弓拥挤严重，至少缺1/2个第三磨牙宽度的间隙。曲断片上后段牙弓可用间隙的生长变化还有待积累资料。

（4）正畸治疗对后段牙弓拥挤的影响：不拔牙矫治常常要远中倾斜或者移动第一磨牙，这无疑将减小后段牙弓可用间隙、加重后段牙弓拥挤。国外正畸临床资料显示，不拔牙矫治的病例中30%~70%者将发生第三磨牙阻生。

拔除双尖牙矫治时，根据所选支抗的类型，第一磨牙将前移2~5mm，这会增大后段牙弓可用间隙，有利于缓解后段牙弓拥挤。国外有研究发现：拔除双尖牙矫治的病例中80%的下颌第三磨牙能正常萌出，而不拔牙矫治的病例中此数字仅为55%；拔除第二双尖牙比第一双尖牙能为后段牙弓提供多一些的可用间隙。然而，拔除双尖牙矫治所增加的后段牙弓可用间隙并不总能解决原本存在的后段牙弓拥挤，特别是拔牙间隙需要尽可能被前牙段利用时。例如采用种植支抗，第一磨牙将不会前移，后段牙弓可用间隙将不会增加甚至有减小趋势。因此，拔除双尖牙矫治的病例有时仍会存在后段牙弓拥挤、仍需拔除4颗阻生的第三磨牙，总共是8颗牙齿。应当将这种可能性事先向患者和家长解释。

拔除磨牙矫治的病例可以完全消除后段牙弓拥挤。例如，拔除第二磨牙后，几乎所有病例的第三磨牙都可以萌出，只是萌出的时间差别很大（3~10年）。上颌第三磨牙一般可以自然萌出到正常位置，下颌第三磨牙往往需要正畸直立、扶正。然而，拔除双侧第二磨牙仅仅只能为前牙段提供4mm的间隙。

### （二）替牙期牙列拥挤的矫治

安氏Ⅰ类牙列拥挤替牙期的治疗重点在于对乳-恒牙的替换过程进行监控，促进牙列与𬌗的正常发育。主要包括：①乳牙龋病的防治和口腔不良习惯的破除；②乳牙滞留的适时拔除；③乳牙早失的间隙保持；④多生牙、埋伏牙、外伤牙的处置；⑤对恒前牙暂时性拥挤的观察；⑥第一恒磨牙前移时的间隙恢复。

序列拔牙已经极少用于安氏Ⅰ类牙列拥挤的早期矫治。即使对严重拥挤的病例，也应在恒牙替换完成后通过减数双尖牙一次矫正。

### （三）恒牙期牙列拥挤的矫治

安氏Ⅰ类单纯拥挤时错𬌗仅仅涉及牙齿槽，拔牙的目的主要是解决拥挤、排齐牙列，拔牙与否主要根据拥挤的严重程度。一般来说，轻度拥挤采用扩大牙弓的方法；重度拥挤采用拔牙矫治；中度拥挤可拔牙可不拔牙的边缘病例，应结合颅面硬软组织形态，选择合适的手段，能不拔牙时尽可能不拔牙，在严格掌握适应证和规范操作的前提下，也可以选择邻面去釉的方法。

1. 扩大牙弓　参加爱丁堡考试的中国大陆正畸医师没有提交采用扩大牙弓矫治完成的安氏Ⅰ类病例。这并不能说明中国医师不重视不拔牙矫治，也不能说明不拔牙矫治简单，而只能反映我国安氏Ⅰ类错𬌗儿童中，特别是经参加本书编写医师治疗的安氏Ⅰ类错𬌗儿童中，拥挤和（或）前突的程度比较严重。实际上，一些安氏Ⅰ类不拔牙矫治病例比拔牙矫治更复杂、更耗时，其难度在于如何获得间隙。间隙的获得依赖于扩大牙弓。推磨牙向远中、宽度开展和唇向移动切牙均能起到扩大牙弓的作用。但三者都有其适应证与限制。

（1）推磨牙向远中：向远中移动上颌第一恒磨牙，每侧可以得到2~4mm的间隙；使下磨牙直立，每侧可以得到1mm的间隙。

临床常用的是推上颌磨牙向远中。适应于因第一恒磨牙前移造成的轻度牙列拥挤，患者磨牙远中关系，第二恒磨牙未萌或初萌尚未建𬌗，若第三磨牙存在，多需要在后期拔除。有时第一磨牙近中旋转占去较多间隙，此时将其扭正每侧可获得1~2mm的间隙，使拥挤和磨牙关系同时矫正。

口外唇弓是推磨牙向远中的传统方法。除此之外，可采用口内矫治器，其代表为"摆"式矫治器（pendulum）。摆式矫治器用改良的Nance腭托作为支抗，以β钛丝制成的弹簧曲后移磨牙，无需患者合作，24小时起作用，能有效地后移第一甚至包括第二磨牙。磨牙后移到位后，用原矫治器保持3个月后拆除，然后在口外弓辅助下逐一后移双尖牙和尖牙。第一章病例12就使用了改良摆式矫治器推磨牙向远中，收到很好的效果。

直立下磨牙有多种方法，常用的有固定矫治器磨牙后倾曲、螺旋弹簧、MEAW弓等。这些方法常需配合使用Ⅲ类颌间牵引，用以防止可能出现的下切牙唇倾。

种植支抗的问世为后移磨牙甚至整个牙弓提供了有力的手段。

（2）宽度开展：一些研究证明牙列拥挤患者的牙弓宽度比无拥挤者窄，使用扩大基骨和牙弓宽度的方法能获得间隙排齐拥挤的牙齿，并且可以保持稳定的结果。宽度开展有三种类型：矫形开展、正畸开展和被动开展。

1）矫形开展：即上颌腭中缝开展，多使用Hass矫治器和Hyrax矫治器，两者都能扩开腭中缝，前者的作用更强。

矫形开展主要用于严重拥挤合并严重宽度不调、后牙反𬌗的病例；还可以用于鼻气道阻塞的患者。此外，如第二章所述，用于上颌发育不足进行前方牵引的安氏Ⅲ类错𬌗。腭中缝开展可使磨牙区增宽10mm，使上牙弓周长增加4~5mm，8~14岁的替牙晚期和恒牙早期患者都有效果。年龄较小者，宽度开展50%为骨缝效应，50%为牙齿效应；年龄较大者骨缝效应减小，牙齿效应增大，因而易出现上磨牙颊倾、舌尖下垂、下颌平面开大以及牙周并发症等不利倾向。腭中缝开展的速度有快、慢之分。快速开展在2周左右扩开中缝，慢速开展在2~3个月内完成。中缝扩开后至少要保持3个月。快速和慢速开展都可获得相同的作用效果，但慢速更符合骨的生理反应。腭中缝开展的远期效果较稳定，复发量小于30%。

在下尖牙萌出之前扩开中缝，可以观察到下牙列的直立和宽度扩大，但程度较轻。多数情况下，为与上颌牙弓相适应，常常在腭开展之前或同时对下牙弓进行正畸开展。

2）正畸开展：通过后牙向颊侧倾斜移动使牙弓宽度扩大，每侧可得1mm的间隙。对恒牙期患者，上颌四角圈簧矫治器、分裂基托矫治器的作用都是牙齿槽开展。下颌多用金属支架可摘式矫治器Crozet开展牙弓。

3）被动开展：功能调节器（FR）由于颊屏去除了颊肌对牙弓的压力，在舌体的作用下牙弓的宽度得以开展，牙弓宽度增加可达4mm。然而此种治疗往往需要从替牙早期开始并持续到青春生长快速期。

（3）唇向移动切牙：切牙切端唇向移动1mm可以得到2mm间隙。然而唇向移动切牙使得切牙前倾，牙弓突度增加，同时覆𬌗变浅，仅适用于切牙较为舌倾，覆𬌗较深的病例。

自锁托槽矫治器是一类低摩擦矫治器，配合高弹性弓丝，产生弱而持久的矫治力，对于拥挤、甚至严重拥挤的牙列，有迅速排齐的作用。使用Damon矫治器的患者可见到牙弓宽度的扩大，以双尖牙区最明显，包括磨牙和尖牙区；同时可见到前牙的轻度唇倾。发明者Damon医师认为，在该矫治器产生的持续轻力的作用下，齿槽骨可以随牙齿的移动而改建，从而保证了治疗结果的稳定，称为齿槽骨的生理适应，这有别于传统固定矫治器的牙齿移动。

2. 拔牙矫治　恒牙期安氏Ⅰ类前牙拥挤患者拔牙矫治时，最常用的模式是减数4个第一双尖牙和减数4个第二双尖牙，两者的判断要根据前牙拥挤的程度、前牙唇倾程度和软组织侧貌。本章病例3牙弓拥挤和前突程度较轻，下颌平面角偏大，生长基本完成，因而选择减数4颗第二双尖牙。病例5、6根据各自的牙齿状况，以减数问题牙对减数双尖牙的模式进行了变通。

以后段牙弓拥挤为主的Ⅰ类患者，矫治设计多需要减数后牙。本章病例4替牙期可能有下颌第二乳磨牙早失，致使下颌第一恒磨牙近中移动，最终导致磨牙关系变为Ⅲ类，下第二双尖牙因间隙不足颊向萌出。患者就诊时表现出牙型Ⅲ类（局部原因造成）与骨型Ⅰ类的矛盾；双尖牙区拥挤，同时第三磨牙阻生可能性很大。矫治设计若拔除颊向错位的下颌第二双尖牙，治疗过程将很简单，但治疗后磨牙关系将更加近中，而且下颌后段牙弓的拥挤不能完全缓解、第三磨牙仍然可能需要拔除。因此主治医师选择拔除下颌两颗第三磨牙，将第一、第二磨牙向远中移动、使其回复到本来的位置，不仅完全解除后段牙弓拥挤，也为拥挤的双尖牙区提供了间隙。治疗后磨牙关系中性，并会很稳定。尽管治疗过程较复杂、费时，但选择这种矫治设计对患者无疑是最有利的。

需要指出的是，安氏Ⅰ类牙列拥挤的患者一般仅是牙齿槽的异常，考虑到第二磨牙萌出位置不正的情况越来越常见，治疗开始的年龄宜稍偏大，以使矫治器能包括第二磨牙。

3. 邻面去釉（interproximal enamel stripping）　邻面去釉用于轻中度拥挤、拔牙与不拔牙两难时。21世纪推出的隐形矫治器（invisalign），邻面去釉是治疗中获得间隙的一种主要手段。在两个第一恒磨牙之间邻面去釉共可得到5~6mm的间隙。

邻面去釉须严格掌握适应证：①轻中度牙弓间隙不足，特别是低角病例；②上下牙弓牙齿大小比例失调；③成年患者；④口腔健康好，牙齿较大，少有龋坏。要选择去釉的牙齿数，以从后向前的顺序去釉，操作前去釉牙齿的接触点要分开，去除的釉质为0.2~0.3mm，去釉面要涂氟。本章病例7适应证选择恰当，采用舌侧矫治技术，治疗效果满意。

## 二、双牙弓前突

### (一) 诊断

1. 牙型　双牙弓前突的患者磨牙关系为Ⅰ类，尖牙关系也多为Ⅰ类；牙列整齐，一般无明显拥挤；覆𬌗覆盖基本正常；但上、下前牙明显前倾，软组织侧貌唇部前突，伴不同程度的开唇露齿。

2. 骨型　双牙弓前突患者的矢状骨型与其垂直发育有关。

(1) 垂直骨型正常时，矢状骨型多为Ⅰ类。

(2) 垂直骨型高角或高角倾向时，由于下颌向后、向下旋转，致使ANB角增大，矢状骨型表现出Ⅱ类或Ⅱ类倾向。

正畸临床上可以见到牙型、骨型均为Ⅰ类、下颌平面角适中的双牙弓前突患者，但牙型Ⅰ类、骨型Ⅱ类（或Ⅱ类倾向）、高角（或高角倾向）的双牙弓前突似乎更多一些。本章病例1、病例2均表现为双侧磨牙关系、尖牙关系中性；病例1的ANB角为4.2°，矢状骨型为Ⅰ类；病例2的ANB角为5°，为临界Ⅱ类骨型。

3. 鉴别

(1) 双牙弓前突和双颌前突：X线头影测量分析中，牙弓的突度与颌骨的突度采用不同的指标，牙弓突度以U1-SN角（U1-NA角）和L1-MP角（L1-NB角）代表，颌骨突度用SNA角和SNB角反映，两者不能混为一谈。双牙弓前突时，上下颌骨的突度可以正常（当垂直发育正常时）；也可以前突（前颅底平面很平时）；甚至可以后缩（当前颅底平面很陡时）。临床上双牙弓前突远较双颌前突多见。

(2) 安氏Ⅰ类双牙弓前突与安氏Ⅱ类双牙弓前突：双牙弓前突不仅见于本章讨论的安氏Ⅰ类错𬌗，也见于安氏Ⅱ类错𬌗。一些Ⅱ类患者的上下前牙也多前倾，特别是Ⅱ类高角病例，由于颏部发育不足，不仅牙弓突，唇部也突。所谓"双牙弓前突"应当特指本章磨牙关系Ⅰ类的上下牙弓前突（尽管患者的骨型可能为Ⅱ类高角），而不是指磨牙关系Ⅱ类的上下牙弓前突（患者的骨型也多为Ⅱ类高角）。后者应称为安氏Ⅱ类双牙弓前突。

(3) 早期诊断：对于恒牙早期年龄较小的患者，"双牙弓前突"的诊断要慎重，更不宜因此过早的拔除双尖牙。从恒牙早期到恒牙期，下颌仍有一定的生长潜力，随着下颌向前，上下切牙会有一定程度直立；颏部位置的前移和鼻部的生长也使唇的位置相对后移。过早的诊断双牙弓前突和拔牙矫治有可能使患者最终留下一个偏凹的侧貌，临床不乏这样的教训。

### (二) 治疗

诊断一经确立，矫治设计比较简单，大多数患者需要拔除4颗第一双尖牙，上下颌强支抗，尽可能多地内收前牙，同时要防止磨牙的升高，并适当压低切牙以改善露龈笑。本章病例1、病例2都采用这种矫治设计。病例1因上颌中切牙短根必须拔除而有所变通。病例2采用口外弓和横腭杆进行矢状向和垂直向支抗控制。两个病例都取得较好的矫治结果。

目前种植钉支抗在此种病例中应用较多。种植支抗可以达到绝对支抗效果，最大限度内收前牙，有效地进行前后牙段的矢状向和垂直向控制，使一些临界病例免于手术（图3-3）。

轻中度双牙弓前突的患者，可以拔除4颗第二双尖牙。对于此种病例，目前国外有学者采用拔除4颗第三磨牙，以微型钛板远中移动整个上下牙弓，在保留28颗牙齿的前提下矫正了双牙弓前突，不失为一种对患者更有利的矫治设计。

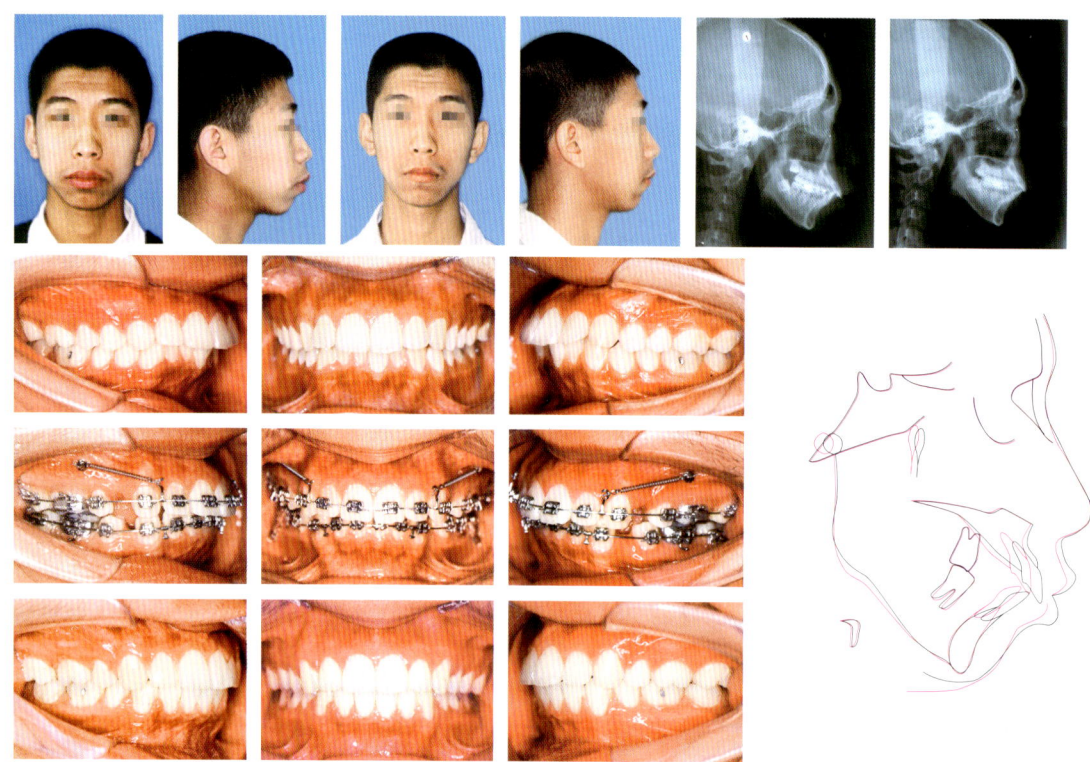

图 3-3 双牙弓前突

男性 16 岁患者，牙型 I 类，骨型 II 类（ANB 9°），上颌前突（SNA 87°），高角（MP-SN 42°），上下前牙唇倾（U1/SN 119°，L1/MP 103°）；减数 4 颗第一双尖牙，直丝弓矫治技术，微螺钉支抗滑动法关闭间隙；疗程 18 个月；上中切牙整体内收、切端后移 7mm。（寻春雷医师经治）

## 三、上颌尖牙埋伏阻生

尖牙埋伏阻生在正畸临床较为常见。上颌尖牙萌出路径较长、萌出时间较晚，更容易出现此种异常。据国外报道，自然人群中上颌尖牙阻生错位的患病率为 1.5%～2.2%，下颌为 0.35%。上颌尖牙埋伏阻生常常出现在安氏 I 类拥挤，成为此类错𬌗的一个症状，并增加了正畸诊断与治疗的难度。虽然参加爱丁堡考试的中国大陆正畸医师提交的病例中尚无典型的尖牙埋伏阻生，但在考试的诊断分析部分所提供的资料中却不乏这类病例。

### （一）上颌尖牙埋伏阻生的发生率

北京大学口腔医学院正畸科对门诊 10 505 名错𬌗患者调查并经 CT 证实，上颌尖牙埋伏阻生发生率为 2.05%，此数字与国外相近（表 3-1）。

表 3-1　正畸门诊患者上颌尖牙埋伏阻生发生率

| 作者（年） | 国家 | 例数 | （%） |
| --- | --- | --- | --- |
| Bass (1967) | 英国 | 9 102 | 1.7 |
| Aitisalo (1972) | 芬兰 | 4 063 | 2.6 |
| Grover (1985) | 美国 | 5 000 | 2.8 |
| Ericson (1986) | 瑞典 | 505 | 1.7 |
| 北大口腔 (2005) | 中国 | 10 505 | 2.05 |

上颌埋伏阻生尖牙患者中，女性明显多于男性，女：男 = 1.8：1，比例与国外类似。

### （二）上颌埋伏阻生尖牙的唇腭侧比例

上颌埋伏阻生尖牙中，唇侧埋伏明显多于腭侧，唇/腭侧埋伏的比例约为 2：1。这一数字与国外差别明显。对白种人的研究结果显示，上颌埋伏阻生尖牙唇/腭侧比例为1∶2至1∶4。白人儿童上尖牙埋伏阻生以腭侧多见，中国儿童上尖牙埋伏阻生以唇侧多见，反映出种族之间的差异。

### （三）上颌尖牙埋伏阻生时邻牙的牙根吸收

国外报道腭侧阻生的上颌尖牙造成相邻侧切牙牙根吸收的发生率为12%。北京大学口腔医学院正畸科的研究结果表明，上颌尖牙埋伏阻生造成相邻切牙牙根吸收的发生率14.2%，两者数字相似。与国外不同的是，国人无论尖牙腭侧埋伏还是唇侧埋伏，造成相邻切牙根吸收的情况基本一致；中切牙和侧切牙发生根吸收的概率也一样。

### （四）病因

1. 缺乏萌出引导　国外研究发现，普通人群中上颌侧切牙形态正常的比率是93%，先天缺失的占1%；而上颌尖牙腭侧阻生患者中，对应的比率是52%和5.5%。研究还发现腭侧阻生的上颌尖牙患者中42%伴有相邻侧切牙减小、锥形牙甚至先天缺失。侧切牙异常使尖牙萌出失去引导，造成腭侧阻生。

我国上颌尖牙腭侧埋伏阻生患者中，上颌侧切牙先天缺失或锥形的比例为24%，比唇侧阻生患者中（7%）明显多见。与正常𬌗相比上颌尖牙腭侧阻生患者的侧切牙宽度减小，唇侧阻生患者的侧切牙宽度增大。部分支持"缺乏萌出引导"论。

2. 遗传因素　国外研究发现85%的上颌腭侧阻生尖牙有足够的萌出空间，不存在牙弓拥挤，因而认为上颌尖牙腭侧异位主要受遗传控制而与局部因素如乳牙滞留、拥挤无关。然而国人上颌尖牙腭侧埋伏阻生基本无拥挤者仅为57.4%。

可见，国人上颌尖牙腭侧阻生的原因较复杂，除遗传因素、缺乏萌出引导、发育阶段受干扰之外，萌出间隙不足也是其可能原因。

3. 国人上颌唇侧尖牙埋伏阻生患者中、重度拥挤占82.5%，基本无拥挤仅为28.1%。这反映上颌尖牙唇侧阻生与牙列拥挤关系更密切。

### （五）上颌埋伏阻生尖牙的诊断

1. 早期诊断　在尖牙正常萌出前1年，即10～11岁时开始注意尖牙的情况以便及早发现尖牙埋伏阻生的可能，特别是对有家族史、上颌侧切牙过小、迟萌的患者。如果在尖牙正常萌出位置上没有尖牙隆起或者两侧尖牙隆起不对称，应当拍摄X线片确定。

2. 分类诊断　根据北京大学口腔医学院正畸科的CT研究结果，上颌埋伏阻生尖牙分为以下4种类型（图3-4）。

（1）水平埋伏阻生型（25%）：由于整个尖牙水平埋伏于牙列根尖或根尖的上方，正畸治疗极困难。水平埋伏的尖牙易造成邻近牙的牙根吸收，若此种可能性大，应及早拔除埋伏尖牙；否则可进行长期、间断的X线观察。牙冠和牙根同位于腭侧的埋伏上颌尖牙多为此型。

（2）易位埋伏阻生型（10%）：多见于切牙区，偶见于双尖牙区；埋伏尖牙多位于唇侧。将完全易位的尖牙排列到正常位置是一个非常复杂的过程。一般多将尖牙在易位的位置上排齐，然后修复改型，治疗较简单。

（3）唇侧埋伏阻生型（42.3%）：又分为三种亚型：尖牙牙冠与牙根同位于唇侧（19.3%）、冠位于唇侧根位于齿槽中央（20%）、冠位于唇侧根位于腭侧（3%）。冠根同位于唇侧时正畸治疗比较容易。随着牙根越向腭侧倾斜，尖牙埋伏位置逐渐加深，垂直方向上尖牙距离咬合平面越来越远，治疗难度也逐渐增大。冠根异侧虽然少见，但正畸治疗难度很大，牙根控制不易。

（4）腭侧埋伏阻生型（22.6%）：虽然牙冠位于腭侧，但是牙根大多位于牙列唇侧（19.2%）或牙槽骨中央（3.4%）。腭侧埋伏尖牙在牙槽骨垂直向各个部位均有分布，近远中向牙齿倾斜度变化较大。腭侧埋伏尖牙正畸治疗难度较大，特别是牙根位于齿槽骨中央时难度很大，但也不要轻易拔除。外科手术从腭侧暴露埋伏尖牙；牵引过程中要注意牵引方向、避开萌出道上邻牙的干扰。

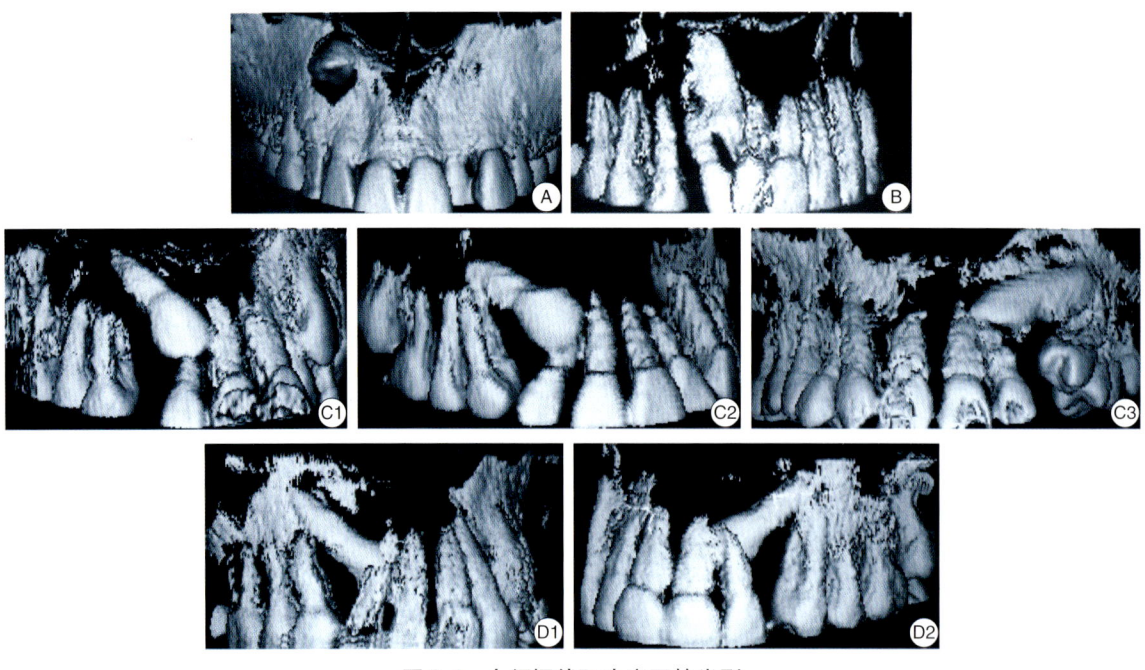

图 3-4 上颌埋伏阻生尖牙的类型

A. 水平埋伏阻生型；B. 易位埋伏阻生型；C. 唇侧埋伏阻生型；(C1 冠根同侧，C2 冠根半交叉，C3 冠根异侧)；D. 腭侧埋伏阻生型 (D1 冠根异侧，D2 冠根半交叉)

### （六）上颌埋伏阻生尖牙的治疗原则

1. 早期发现、早期处理　国外对牙弓无拥挤、年龄 10～13 岁之间的尖牙腭侧阻生患者，拔除乳尖牙后进行观察，发现 78% 的阻生尖牙可以在 1 年之内萌出到正常位置；超过 1 年，则自行萌出的可能性很小。对伴有牙列拥挤的患者，拔除乳尖牙的同时要扩弓治疗，为尖牙萌出提供足够的间隙。超过 14 岁，埋伏、特别是腭侧埋伏的尖牙需要正畸牵引。

2. 恒牙期矫治　① 观察、自然萌出；② 阻生尖牙的外科暴露和正畸排齐；③ 拔除阻生尖牙；④ 阻生尖牙的移植。

北京大学口腔医学院正畸科 2001～2004 年间，对 11～29 岁的尖牙埋伏阻生患者采用外科与正畸牵引治疗的约占 1/2，其中唇侧埋伏为 56.5%，腭侧埋伏为 47.8%，是埋伏阻生尖牙最常用的治疗方法。其次是采用拔除阻生尖牙治疗，腭侧埋伏较多（41.8%），唇侧埋伏较少（20%）。采用观察、最后自然萌出的唇侧埋伏尖牙占 21.5%，腭侧埋伏尖牙仅为 7.4%。自体牙移植的最少，各占 2% 和 3%。以上数字反映目前国内对上颌埋伏阻生尖牙的治疗水平尚待提高，特别是对腭侧埋伏尖牙的矫治把握远不如唇侧埋伏者。考虑到腭侧骨板较厚，尖牙移入牙弓的距离较大，腭侧埋伏阻生尖牙本身可能囊性变、粘连以及牵引助萌过程中死髓和颜色改变，需要正畸医师既积极又不失谨慎的处理。

（曾祥龙）

# 第四章
# 前牙开𬌗的矫治

本章介绍6例前牙开𬌗病例。其中2例为减数磨牙矫治，2例为磨牙和双尖牙配合减数矫治，1例为减数双尖牙矫治，1例为正畸－正颌联合治疗。

# Case 1. Class II Openbite with Enamel Agenesis Treated by Four First Molars Extraction
# 病例 ① 减数 4 个第一磨牙矫治 Ⅱ 类开𬌗伴釉质发育不全

> **CASE SUMMARY**
>
> The 13 years 6 months old girl whose chief complaint was "no touch of her anterior teeth and lip prominent" had a Class II's division 1 subdivision malocclusion on a skeletal Class II base. She showed anterior open bite with a hyper-divergent facial pattern. The profile was convex. Enamel agenesis was present in the full dentition with deficient crown height of the posterior teeth clinically. The maxillary arch was narrow with posterior crossbite. Four first molars were extracted due to poor prognosis. Quad-helix was fitted to expand the maxillary arch followed by fixed orthodontic treatment. Class I occlusion with ideal overjet and overbite was achieved. The profile was apparently improved.

> **病例概况**
>
> 某女，13 岁 6 个月，主诉前牙咬合不上、嘴形突。Ⅱ类骨型，安氏Ⅱ类1分类亚类；长面型、高角伴前牙开𬌗；凸面型；全牙列呈现不同程度的釉质发育不全，后牙临床冠高度不足；上牙弓狭窄伴后牙反𬌗。拔除四个预后欠佳的第一磨牙，四角圈簧扩大上牙弓后使用固定矫治器。治疗后达到Ⅰ类𬌗关系，覆𬌗覆盖正常，侧貌有明显改善。

## SECTION 1. PRE-TREATMENT ASSESSMENT

## 第一部分 治疗前

### Patient Details
Initials: SH.L
Sex: Female
Date of birth: 31st Oct. 1986
Age at start of treatment: 13 years 6 months

### Patient's Complaints
There was no touch of her anterior teeth.
The lips were prominent.

### Medical History And Dental History
There was a rachitis history during the infant stage.
There was a history of digit sucking.
Nobody presented similar malocclusion in her family.

### Clinical Examination: Extra-Oral Features
She has a convex profile without facial asymmetry. The lips were mild incompetent in repose. She had an acceptable "smile line" and a normal naso-labial angle. But the labio-mental fold was flat with a retrusive chin. A moderate Class II skeletal base, increased Frankfort mandibular planes angle and lower anterior face height were presented. The temporomandibular joints were asymptomatic and there was a normal range of mandibular movement.

### 病例基本情况
姓名缩写：SH.L
性别：女
出生日期：1986 年 10 月 31 日
初诊时年龄：13 岁 6 个月

### 主诉
前牙咬合不上
嘴形突

### 相关病史
婴儿期有佝偻病病史
吮指不良习惯
无家族史

### 临床检查：口外特征
面部对称，侧貌突，轻度开唇露齿，"笑线"基本正常，鼻唇角正常，无颏唇角，颏部后缩；Ⅱ类骨骼形，下颌平面角大，面下1/3长，下颌后缩，开唇露齿；颞下颌关节无症状，下颌运动正常。

## Pre-treatment Photographs (Fig. 4-1-1)

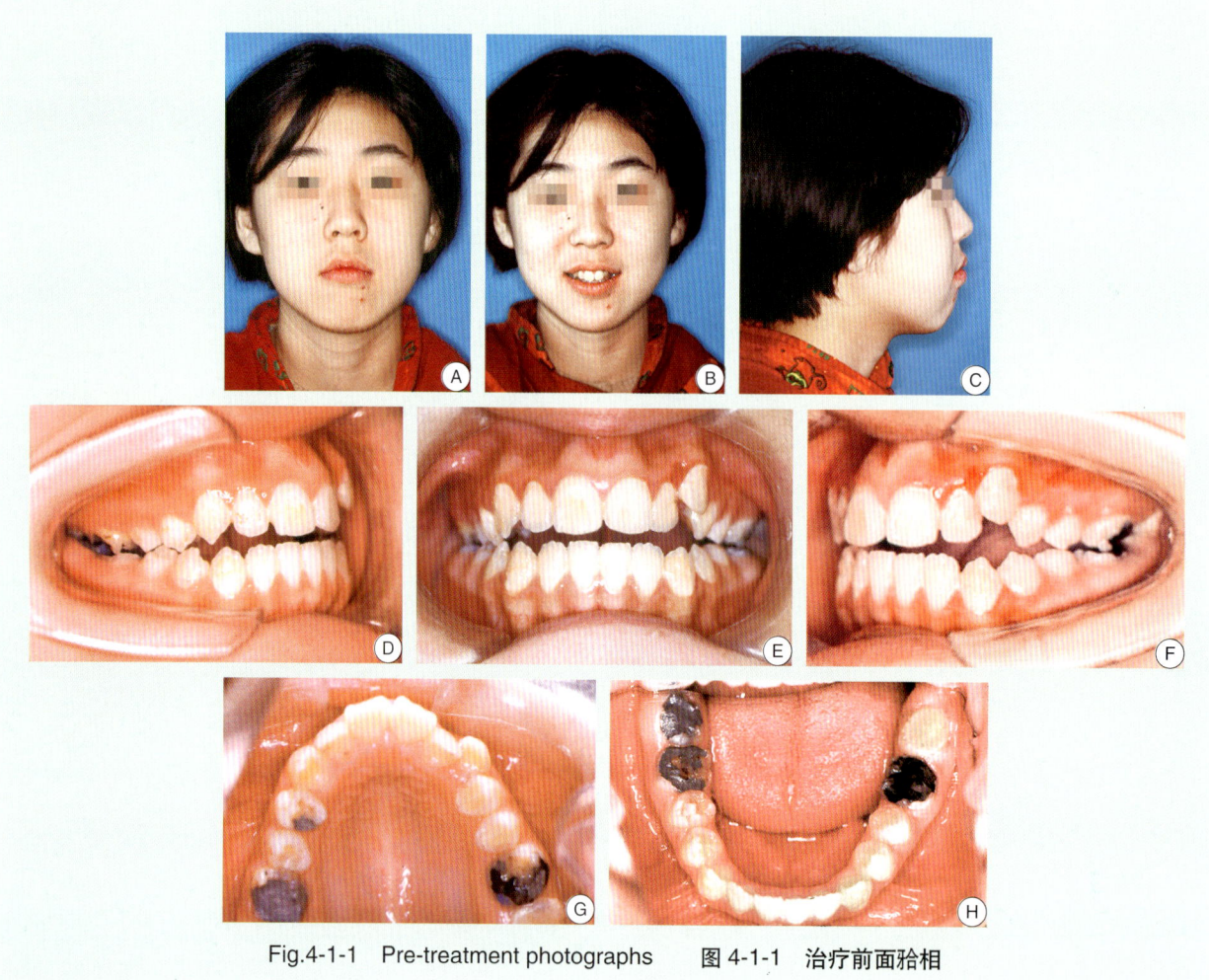

Fig.4-1-1　Pre-treatment photographs　图 4-1-1　治疗前面貌相

## Clinical Examination: Intra-Oral Features

Soft tissues: relatively healthy gingiva
Oral hygiene: fair, but need improvement
Erupted teeth present:

$$\frac{7654321 \mid 1234567}{7654321 \mid 1234567}$$

General dental condition:
The dentition was of poor quality with enamel agenesis. The posterior segments were under-erupted with large fillings.

### Crowding/Spacing

Maxillary arch:
There was a moderate crowding of 4mm.
Mandibular arch:
There was no crowding or spacing.

### Occlusal Features

Incisor relationship: Class Ⅰ
Overjet: 3mm
Overbite: -3.5 mm
Centerlines: Upper was 2mm to the left
　　　　　　Lower was correct
Left buccal segment relationship: Class Ⅱ
Right buccal segment relationship: Class Ⅰ
Crossbites:

$$\frac{7654 \mid 24567}{7654 \mid 234567}$$

Displacements: None
Other occlusal features: Anterior open bite from the right premolars to the left premolars. The upper arch form was asymmetry and tapered.

## General Radiographic Examination

Pre-treatment radiographs taken:
Dental panoramic radiograph (Fig.4-1-2)
Lateral cephalometric film (Fig.4-1-3) and tracing (Fig.4-1-4)
Teeth of poor prognosis:

$$\frac{76 \mid 67}{76 \mid 67}$$

Relevant radiographic findings:
Four wisdom teeth were present. The panoramic radiograph showed a root canal filling in the lower left first molar. The crown/root proportion of the molars appeared normal.

The lateral cephalogram showed a reduced antero-posterior width of the mandibular symphysis. The tongue positioned relatively retrusive and lower in respect to the palatal vault.

切牙：Ⅰ类关系
覆盖：3mm
覆𬌗：开𬌗3.5mm
中线：上中线左偏2mm
　　　下中线正
左侧磨牙关系：远中
右侧磨牙关系：中性
反𬌗牙：

$$\frac{7654 \mid 24567}{7654 \mid 234567}$$

下颌移位：无
其他咇合特征：从左侧双尖牙到右侧双尖牙开𬌗，上牙弓不对称且为尖圆形。

**影像学检查**

治疗前拍摄的X线片：
全口曲面断层片（图4-1-2）
头颅侧位片（图4-1-3）和描记图（图4-1-4）

预后不良的牙齿：

$$\frac{76 \mid 67}{76 \mid 67}$$

影像学检查结果：
可见$\frac{8 \mid 8}{8 \mid 8}$牙胚，$\overline{6}$根管治疗后，后牙冠根比例基本正常。

头颅侧位片显示下颌联合处宽度较窄；舌位后缩，且相对腭穹窿位置较低。

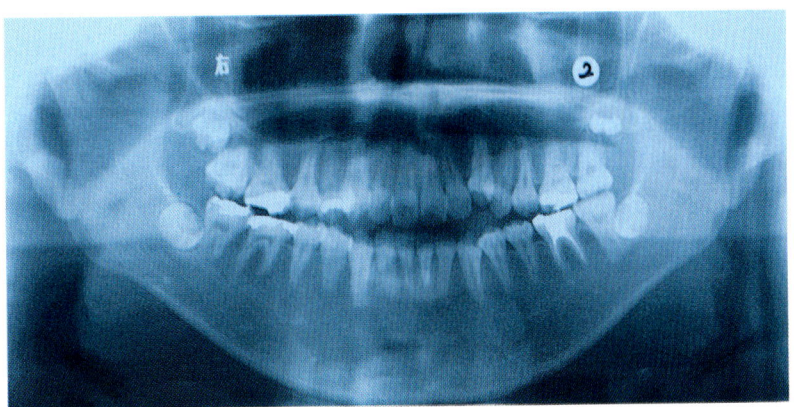

Fig.4-1-2  Pre-treatment panoramic radiograph　　图4-1-2　治疗前曲面断层片

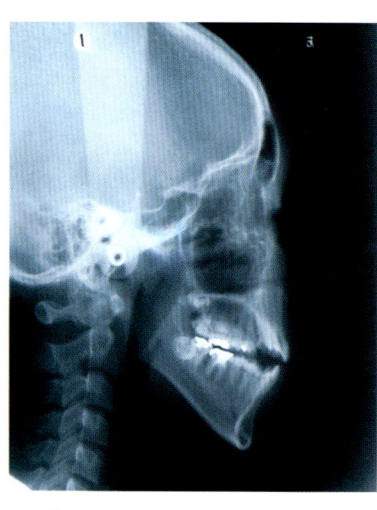

Fig.4-1-3  Pre-treatment cephalometric radiograph
图 4-1-3  治疗前头颅侧位片

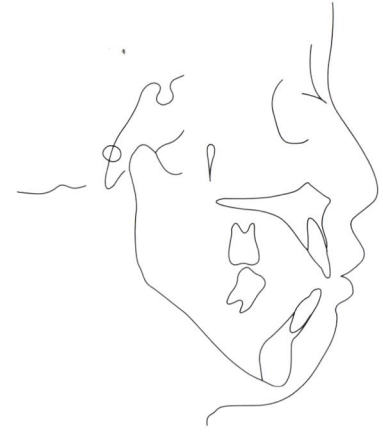

Fig.4-1-4  Pre-treatment cephalometric tracing
图 4-1-4  治疗前头颅侧位片描记图

## Cephalometric Analysis (Table 4-1-1)　　头影测量分析（表 4-1-1）

Table 4-1-1　Pre-treatment cephaolometric analysis　　表 4-1-1　治疗前头影测量数据表

| Variable | 测量项目 | Pre-treatment 治疗前 | Normal 正常值 |
| --- | --- | --- | --- |
| SNA | SNA 角 | 83 | 82.8 ± 4.0 |
| SNB | SNB 角 | 76 | 80.1 ± 3.9 |
| ANB | ANB 角 | 7 | 2.7 ± 2.0 |
| WITS (mm) | WITS 值（mm） | 1 | −1.1 ± 2.9 |
| NA/PA | 颌凸角 | 16 | 6 ± 4 |
| FH-PP | 腭平面角 | −2.5 | 2 ± 2 |
| SN-MP | 前颅底－下颌平面角 | 48 | 32 ± 5 |
| FH-MP | FH－下颌平面角 | 39 | 26 ± 4 |
| U1-PP | 上中切牙－上颌平面角 | 103 | 115.8 ± 5.7 |
| L1-MP | 下中切牙－下颌平面角 | 83 | 92.6 ± 7.0 |
| U1-L1 | 上下中切牙角 | 131 | 125.4 ± 7.9 |
| PP-MP | 上颌平面－下颌平面角 | 44 | 27.6 ± 4.6 |
| N-ANS (mm) | 前上面高（mm） | 54 | 52.4 ± 3.6 |
| ANS-Me (mm) | 前下面高（mm） | 84 | 65.0 ± 3.9 |
| ANS-Me/N-Me (%) | 面高比（%） | 61 | 55.4 ± 2.2 |
| S-Go (mm) | 后面高（mm） | 23 | 26.5 ± 3.7 |
| L1-APo (mm) | 下中切牙－APo 距（mm） | 5 | 4.9 ± 2.1 |
| APDI | 矢状向异常指数 | 73 | 81 ± 4 |
| ODI | 垂直向异常指数 | 60 | 73 ± 5 |
| Ui-E (mm) | 上唇－审美平面距离（mm） | 4 | 2 ± 2 |
| Li-E (mm) | 下唇－审美平面距离（mm） | 4 | 0.6 ± 1.9 |

Source of normal values:
MK Fu, NX Tian. The theory and operation of cephalometry (Chinese). Beijing: People's Medical Publishing House, 1991
Red means measurement beyond 2 times of standard means; blue means measurement between 1 time and 2 times standard means

正常值来源：
傅民魁，田乃学. 口腔 X 线头影测量学理论与实践. 北京：人民卫生出版社，1991
红色数值：表示超出正常值 2 倍标准差；蓝色数值：表示在 1 倍标准差与 2 倍标准差之间

## Interpretation

The cephalometric analysis showed a Class II skeletal pattern with increased ANB (7°), normal WITS appraisal (1mm) and decreased APDI. The increased FH-MP angle, PP-MP angle, face height ratio and a decreased ODI demonstrated the hyperdivergent facial pattern and a skeletal open bite tendency. The upward canting of the palatal plane accentuated the divergence between the maxillary plane and the mandibular plane (44°). The upper and lower incisors were retroclined. These abnormal incisor inclinations were probably due to dentoalveolar compensatory effects arising from the severe vertical high-angle pattern. Facial convexity was shown in the soft tissue outline. Both upper and lower lips were rested 4mm ahead of the Ricketts E line.

## Diagnostic Summary

SH.L was a 13-year-old female with a convex profile and incompetent lips. The sagittal skeletal relationship was Class II, and the maxillary-mandibular planes angle was high. She presented with Class II molar relationships on left side and anterior openbite of 3.5mm. The upper and lower incisors were retroclined. There was 4mm crowding in upper arch and no crowding in lower arch. There was posterior crossbite due to relatively low tongue position. The dentition was of poor quality with enamel agenesis. The clinical crowns of posterior teeth were insufficient.

## Problem List

Chief complaints: no touch of anterior teeth and prominent lips

Convex profile and incompetent lips

Class II skeletal relationship

Hyperdivergent facial pattern

Class II molar relationships on left side

Anterior open bite of 3.5mm

Retroclined upper and lower incisors

4mm crowding in upper arch

Midline shift of upper arch

Posterior crossbite with lower tongue position

Enamel agenesis

Deficient clinical crown of molars

## Aims and Objectives of Treatment

To improve the oral hygiene

To elongate the clinical crown of posterior teeth

To close the anterior openbite

To improve the profile and lips relationship

## 结果分析

头影测量分析显示II类骨型，ANB增大（7°），APDI值减小，但WITS值（1mm）基本正常。下颌平面角、上下颌平面角、面高比均增大，ODI值小，说明开张面型，有骨性开𬌗倾向。腭平面前段向上翘起加大了上下颌平面角（44°）；上下切牙直立，这可能是牙槽骨对严重垂直骨面型的代偿；软组织凸面型，上下唇均位于E平面前4mm。

## 诊断概要

SH.L，女，13岁；侧貌凸，开唇露齿；II类骨型，高角；左侧远中磨牙关系，前牙开𬌗3.5mm；上下切牙直立；上牙弓4mm拥挤，下牙弓无拥挤；由于舌位较低致后牙反𬌗；全口牙齿釉质发育不全；后牙临床冠高度不足。

## 问题列表

主诉：前牙无咬合
　　　嘴唇突

侧貌凸伴开唇露齿

II类骨型

开张面型

左侧远中磨牙关系

前牙开𬌗3.5mm

上下中切牙直立

上牙弓拥挤4mm

上中线偏斜

后牙反𬌗伴舌位低

牙齿釉质发育不全

磨牙临床冠高度不足

## 治疗目标

维护口腔卫生

增高后牙临床冠高度

关闭开𬌗

改善侧貌及唇齿关系

Class Ⅰ molar relationships on both sides
To correct the posterior crossbites
To alleviate the upper arch crowding
Midline of both arches coincident with facial midline
To train the position of tongue
To maintain the stable results

## Treatment Plan

Extractions: 6|6 / 6|6

Appliances:
Quad-helix appliance
Pre-adjusted edgewise appliances (0.022″ system MBT prescription brackets)

Special anchorage requirements:
Upper arch moderate anchorage
Lower arch moderate anchorage

Minor adjunctive surgery:
Crown elongation surgery by the periodontist

Proposed retention strategy:
Upper and lower wrap-around Hawley's retainers
Muscular functional exercises, including masticatory muscle and tongue exercises, were recommended.

Additional notes on treatment plan:
Due to the general condition of her dental records, a multi-disciplinary treatment was needed.

To place the expander, the crowns of the upper first molars had to be elongated first. With the good prognosis of the third molars, the first molars were extracted due to poor conditions. The elongations of the second molars' crowns were postponed until the mesial drifting were present and there were relative distances from the crowns of the un-erupted third molars.

Upper and lower rectangular NiTi archwires with accentuated and reverse curve of Spee respectively, were used to upright the posterior teeth, to close the bite and to establish Class I molar and canine relationships with short Class Ⅱ elastics.

Prognosis for stability:
The patient was a 16 years 6 months old girl at the completion of the active treatment. Less further growth was expected. With the interdigitating final occlusion and relatively favourable growth during treatment, the occlusal results should remain stable. Muscular functional exercises, such as masticatory muscle exercises and tongue position training, might help the stable of the bite. But the eruption of the lower

双侧中性磨牙关系
纠正后牙反𬌗
解除上牙弓拥挤
上下牙弓中线对正
舌位置训练
保持治疗结果稳定

## 治疗计划

拔牙： 6|6 / 6|6

矫治器：
四角圈簧
预成直丝弓矫治器（0.022 英寸系统 MBT）

特殊支抗考虑
上颌中度支抗
下颌中度支抗

辅助小手术：
牙周冠延长术

保持手段：
上下颌环托式 Hawley 保持器
建议肌功能训练，包括嚼肌和舌肌训练

治疗中需考虑的问题：
由于患者病情的复杂性，需要多个科室的合作

为了放置四角圈簧，上颌第一磨牙需要先行冠延长术。由于第三磨牙形态位置基本正常，故拔除预后欠佳的 4 个第一磨牙。第二磨牙的冠延长术将推迟至第二磨牙近中漂移一定距离并远离未萌出的第三磨牙后进行。

使用上下颌摇椅型镍钛方丝，配合短Ⅱ类牵引，以直立后牙、关闭开𬌗，调整磨牙和尖牙关系。

稳定性预测：
由于患者结束治疗时已经 16 岁 6 个月，生长发育已基本停止。由于治疗后尖窝关系良好，以及在治疗中表现出的相对有利的生长型，预示矫治结果会比较稳定。肌功能训练，包括嚼肌和舌肌的训练有利于保持。第三磨牙的萌出可能会使覆𬌗减小，但保持 6 个月复诊表明咬合仍非常稳定。

third molars tended to reduce the overbite. At the appointment of 6 months into retention, everything seemed stable.

## SECTION 2. TREATMENT

### Treatment Progress
Start of active treatment: 08/04/2000
Age at start: 13 years 6 months
End of active treatment: 29/03/2003
Age at end: 16 years 6 months
End of retention: ongoing

### Key Stages in Treatment Progress

| Date | Stage |
|---|---|
| 3/2000 | Crown elongation surgery was delivered on upper first molars. |
| 4/2000 | Quad-helix appliance was fitted on the maxillary arch. |
| 5/2000 | Maxilla expansion was completed. The open bite was decreased. The upper and lower first molars were to be extracted. |
| 6/2000 | 0.022″ pre-adjusted fixed appliances (MBT brackets) were bonded on the upper and lower arches except the second molars. Initial leveling commenced with 0.014″ NiTi archwires. |
| 7/2000 | The open bite was completely closed. Continuing leveling and alignment with 0.016″ NiTi followed with 0.016″ s.s. archwires. |
| 5/2001 | The occlusion was good with ideal overjet and overbite. The extraction spaces were half-left. Reassessment and re-consultation. |
| 7/2001 | Crown elongations of the lower second molars were carried out. |
| 08/2001 | The lower second molars were banded. Re-leveling with NiTi archwires in the lower. |
| 11/2001 | The lower second molars were to be moved forward on serials of stainless steel arch wires. |
| 6/2002 | The patient had not attended for 2 months due to busy work. The lower extraction spaces were closed. The incisors were edge to edge. The upper second molars were banded to close the spaces. |
| 1/2003 | The spaces in the upper and lower arches were |

## 第二部分 治 疗

### 治疗过程
治疗开始时间：2000.4.8
治疗开始年龄：13 岁 6 个月
治疗结束时间：2003.3.29
治疗结束年龄：16 岁 6 个月
保持结束时间：保持中

### 主要治疗过程

| 时间 | 阶段 |
|---|---|
| 2000.3 | 上颌第一磨牙冠延长术。 |
| 2000.4 | 戴上颌四角圈簧扩大上牙弓。 |
| 2000.5 | 上颌扩弓完成；开𬌗减小；拔除上下4个第一磨牙。 |
| 2000.6 | 上下颌戴0.022英寸系统MBT直丝弓矫治器，第二磨牙不粘带环；从0.014英寸镍钛丝开始排齐。 |
| 2000.7 | 开𬌗关闭；继续以0.016英寸镍钛、0.016英寸不锈钢弓丝排齐整平。 |
| 2001.5 | 覆𬌗、覆盖正常；第一磨牙拔牙间隙减小1/2；二次诊断设计。 |
| 2001.7 | 下颌第二磨牙冠延长术。 |
| 2001.8 | 下颌第二磨牙带环；镍钛丝重新排齐下颌。 |
| 2001.11 | 在不锈钢丝上近中移动第二磨牙关闭拔牙间隙。 |
| 2002.6 | 2个月未复诊；下颌拔牙间隙关闭；切牙对刃；上颌第二磨牙带环，开始关闭上颌间隙。 |
| 2003.1 | 上下颌间隙关闭； |

diminished.
The molars and canines were in mild Class II relationships.
0.018 × 0.025″ NiTi archwires with accentuated and reverse curve of Spee were placed in the upper and lower arches respectively. Short Class II elastics were worn full time to correct the occlusal relationships.

3/2003　Good occlusal results were obtained. Debonded and debanded. Upper and lower wrap-around Hawley's retainers were delivered.

## Mid-Treatment Photographs(Fig.4-1-5)

磨牙和尖牙偏 II 类关系；

上下 0.018 × 0.025 英寸摇椅型镍钛方丝；加前方短 II 类牵引，全天戴用以调整𬌗关系。

2003.3　咬合关系良好；
拆除矫治器；上下颌戴环托式 Hawley 保持器。

治疗中𬌗相（图 4-1-5）

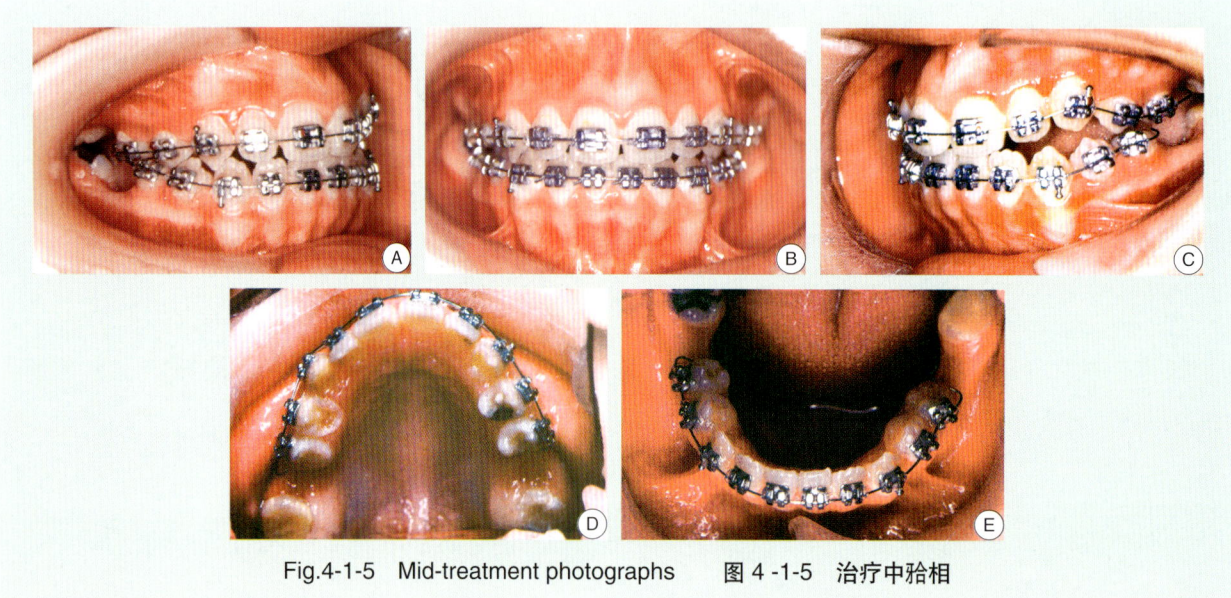

Fig.4-1-5　Mid-treatment photographs　　图 4-1-5　治疗中𬌗相

## Complications Encountered during Treatment

The enamel agenesis of the posterior molars was a big problem during the treatment procedure. The four first molars had to be extracted for the poor prognosis. But the width of the buccal-lingual alveolar bone around the extraction sites became narrow, which made it more difficult to protract the lower second molars forward. After consulting with the prothodontist, restorative treatment of the lower first molars was explained to the patient and her parents. But the patient did not like to wear a denture. The lower second molars were moved mesially with light continuous force on a rigid s.s. wires to assure the roots stayed in the narrow alveolar bones.

　The maxilla was expanded for a short time and fixed appliances were placed to maintain the maxillary arch width. It relapsed to some degree, although no posterior crossbite reoccurred. The transversal discrepancy kept

治疗中遇到的问题

在治疗过程中，后牙的先天釉质发育不全是一个难题。由于4个第一磨牙的预后不佳不得不考虑拔除，但拔牙处牙槽骨变窄会使第二磨牙难以移动到位并关闭拔牙间隙。所以在与修复科医师会诊后向家长和患者解释可以修复下颌第一磨牙，但患者不愿意戴义齿。所以下颌第二磨牙的近中移动是在较粗的不锈钢丝上以持续轻力完成的，从而保证牙根位于狭窄的牙槽骨中。

上颌短期戴用扩弓装置，随即以固定矫治器维持牙弓宽度。但仍有一定程度的复发，虽然并未出现后牙反𬌗，但在治疗过程中上牙弓宽度一直比较窄。在这种情况下，必须进行舌体位置的训练以防止后牙反𬌗

present until the finishing stage. Tongue position exercises was indicated under this circumstance to prevent the reoccurrence of the posterior crossbite. Overcorrection was also considered to be important.

的复发。另外，过矫治也非常重要。

## SECTION 3. POST-TREATMENT ASSESSMENT

## 第三部分 治疗后

Post-treatment Photographs (Fig.4-1-6)

治疗后面𬌗相（图 4-1-6）

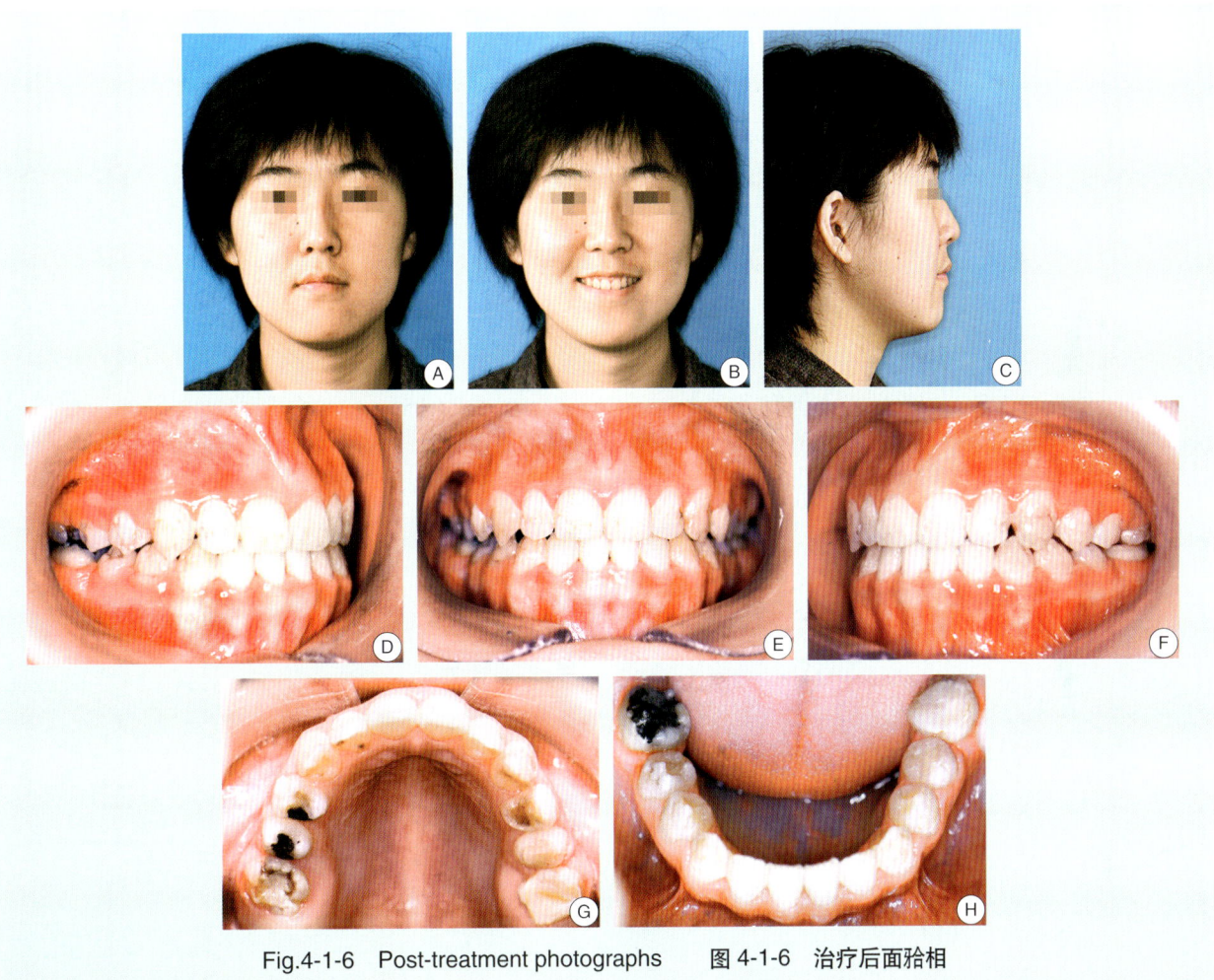

Fig.4-1-6　Post-treatment photographs　图 4-1-6　治疗后面𬌗相

### Radiographs Taken towards/at End of Treatment
Radiographs taken:
Dental panoramic radiograph (Fig.4-1-7)
Lateral cephalometric film (Fig.4-1-8) and tracing (Fig.4-1-9)
Relevant findings:
The panoramic radiograph showed well-aligned dentitions without apparent root resorption. The roots were basically paralleled except the upper sinus region where the bottom of the sinus wall extended between the roots of the second premolars and the second molars. The third molars were under eruption.

治疗结束时影像学检查
拍摄的 X 线片：
全口曲面断层片（图 4-1-7）
头颅侧位片（图 4-1-8）和描记图（图 4-1-9）

检查结果：
曲面断层片显示牙列排齐、无明显牙根吸收；上颌窦底位于第二双尖牙和第二磨牙根之间，妨碍根平行，下颌拔牙间隙两侧基本根平行；第三磨牙萌出中。

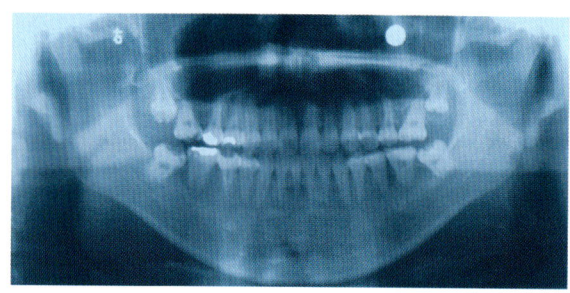

Fig.4-1-7　Post-treatment panoramic radiograph　　图4-1-7　治疗后曲面断层片

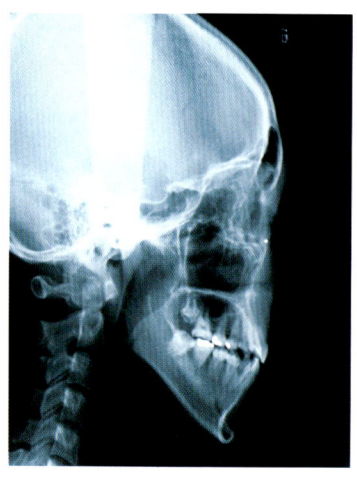

Fig.4-1-8　Post-treatment cephalometric radiograph
图 4-1-8　治疗后头颅侧位片

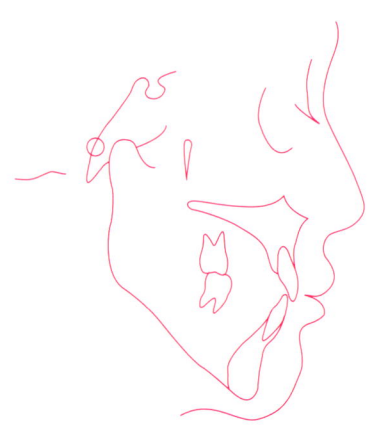

Fig.4-1-9　Post-treatment cephalogram tracing
图 4-1-9　治疗后头颅侧位片描记图

## Cephalometric Assessment (Table 4-1-2)　　头影测量分析（表4-1-2）

Table 4-1-2　Post-treatment Cephaolometric analysis　　表 4-1-2　治疗后头影测量数据表

| Variable | 测量项目 | Post-treatment 治疗后 | Change during Treatment 治疗中发生的变化 |
| --- | --- | --- | --- |
| SNA | SNA 角 | 83 | 0 |
| SNB | SNB 角 | 77 | +1 |
| ANB | ANB 角 | 6 | −1 |
| WITS (mm) | WITS 值 (mm) | 2 | +1 |
| NA/PA | 颌凸角 | 10 | −6 |
| FH-PP | 腭平面角 | −2 | +0.5 |
| SN-MP | 前颅底－下颌平面角 | 47 | −1 |
| FH-MP | FH-下颌平面角 | 39 | 0 |
| U1-PP | 上中切牙－上颌平面角 | 106 | +3 |
| L1-MP | 下中切牙－下颌平面角 | 77 | −6 |
| U1-L1 | 上下中切牙角 | 130 | −1 |
| PP-MP | 上颌平面－下颌平面角 | 44 | 0 |
| N-ANS (mm) | 前上面高 (mm) | 55 | +1 |
| ANS-Me (mm) | 前下面高 (mm) | 84 | 0 |
| ANS-Me/N-Me (%) | 面高比 (%) | 60 | −1 |
| S-Go (mm) | 后面高 (mm) | 24 | +1 |
| L1-APo (mm) | 下中切牙－APo 距 (mm) | 4 | −1 |
| APDI | 矢状向异常指数 | 77 | +4 |
| ODI | 垂直向异常指数 | 65 | +5 |
| Ui-E (mm) | 上唇－审美平面距离 (mm) | 0 | −4 |
| Li-E (mm) | 下唇－审美平面距离 (mm) | 1 | −3 |

Source of normal values:
MK Fu, NX Tian. *The Theory and Operation of Cephalometry* (Chinese). Beijing: People's Medical Publishing House, 1991.
Red means measurement beyond 2 times of standard means; blue means measurement between 1 time and 2 times standard means

正常值来源：
傅民魁，田乃学. 口腔 X 线头影测量学理论与实践. 北京：人民卫生出版社，1991
红色数值：表示超出正常值2倍标准差；蓝色数值：表示在1倍标准差与 2 倍标准差之间

## Interpretation

ANB angle was still 6°, which indicated the skeletal Class II base was unchanged after the treatment. The mandibular plane relative to maxillary plane or Frankfort plane did not increase, which meant the good control of the posterior height and favorable late growth changes. The upper incisors were proclined by 3° and lower incisors were retroclined by 6°. The profile was much improved with the retraction of the upper and lower lips by 4 mm and 3 mm respectively. The changes were partially contributed to the growth of her nose and chin.

### Cephalometric Superimposition (Fig.4-1-10, 11)

## 结果分析

治疗后ANB仍为6°，表明Ⅱ类骨骼型在治疗后没有变化；下颌平面相对于上颌和FH平面角没有增加，表明后牙高度控制是成功的，且晚期生长的趋势比较有利；上切牙唇倾度增加了3°，下切牙内收了6°；凸面型得到了很大的改善；上下唇突度分别减小了4mm和3mm；这些变化与患者鼻部和颏部的生长有一定的关系。

### 头颅侧位片描记图重叠（图4-1-10、11）

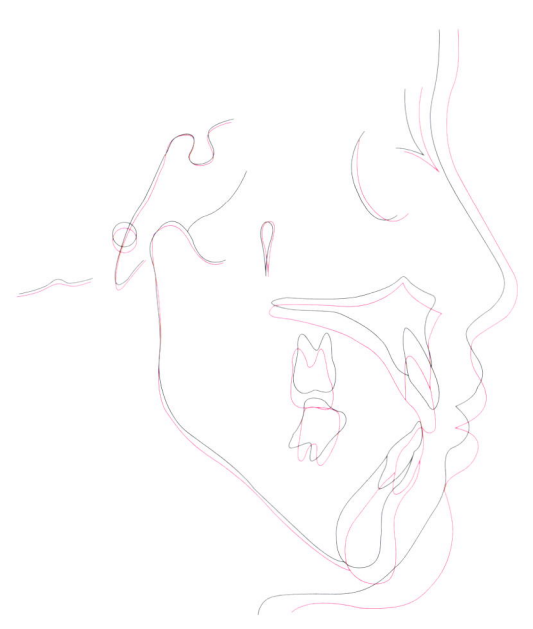

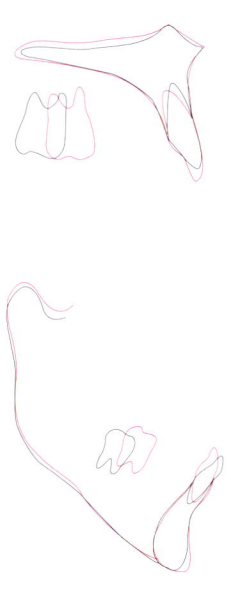

Fig.4-1-10  Overall Superimposition, registered on SN plane at Sella

图 4-1-10  治疗前后重叠图
（以 SN 平面和 S 点重叠）

Fig.4-1-11  Maxillary superimposition (registered on PP plane at anterior palatal contour) and mandibular superimposition (registered on Björk stable mandibular structures)

图 4-1-11  治疗前后上下颌重叠图
（上颌以腭平面和上腭部重叠，下颌以 Björk 稳定结构重叠）

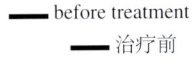

before treatment — after treatment
治疗前 — 治疗后

### Photographs of 6 Months into Retention (Fig.4-1-12) 保持 6 个月后面 相 （图4-1-12）

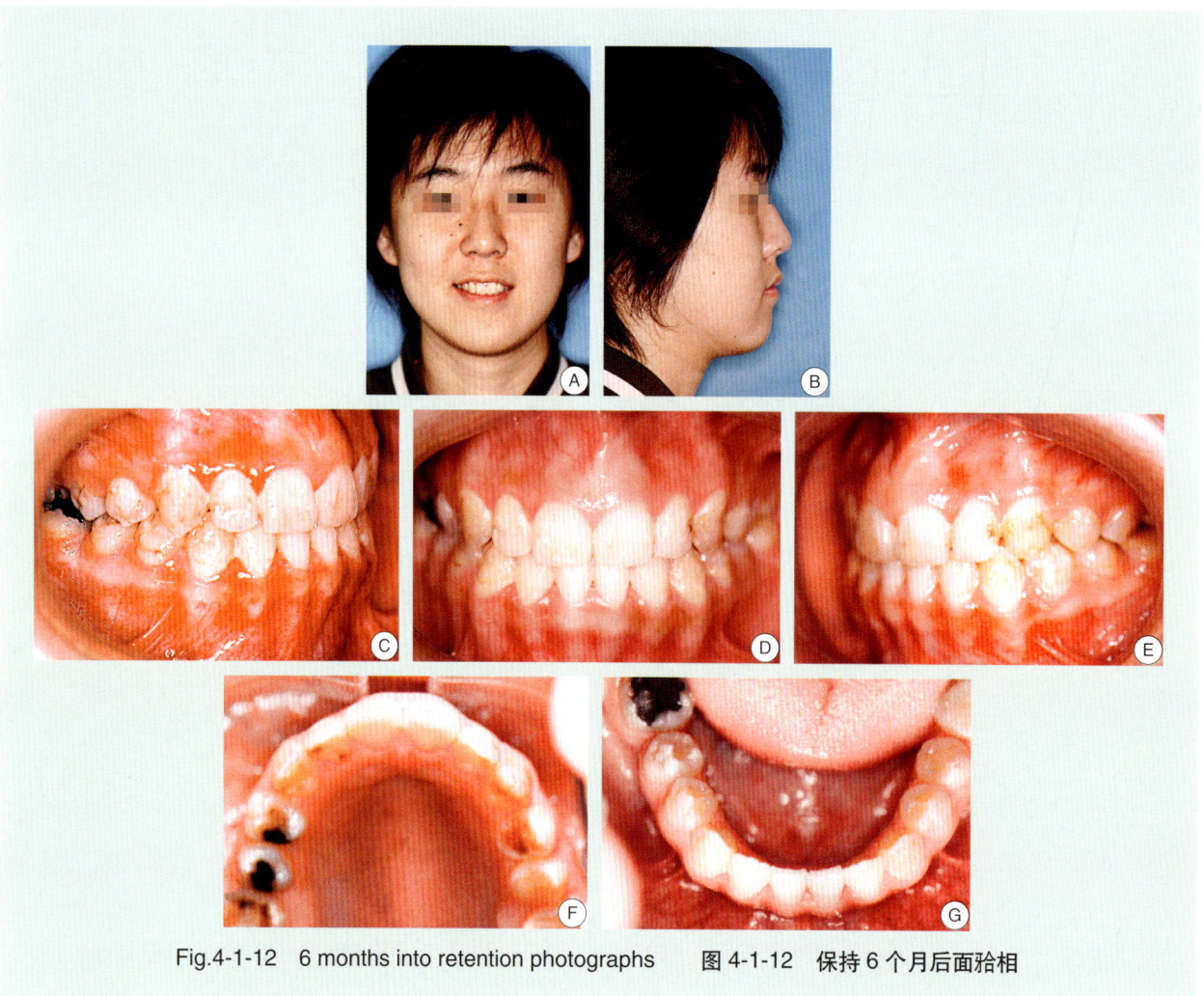

Fig.4-1-12　6 months into retention photographs　　图 4-1-12　保持 6 个月后面 相

## SECTION 4. CRITICAL APPRAISAL

## 第四部分　评　价

A combination of favorable late growth and a well-motivated, co-operative patient enabled a pleasing final result to be achieved in this Class II open bite case. She had a severe hyperdivergent face pattern but with deficient clinical crown height in the posterior region due to enamel agenesis, which aggregated the difficulties for the orthodontic treatment. Even surgical intervention was considered at the start of the treatment but refused by the patient and her parents. Due to the poor prognosis of the first molars, they had to be extracted to create the space for correction of the malocclusion, which was not a routine decision in the orthodontic treatment. The constriction at the alveolar portion of the mandibular symphysis showed on the lateral cephalogram would restrict the amount of labio-lingual movement of the lower incisors, and therefore could affect the amount of lower

这个 II 类开 病例矫治的成功主要取决于有利的晚期生长和良好的配合。患者为高角、长面型，且由于釉质发育缺陷致后牙临床冠高度不足，给矫治造成了极大的困难。治疗设计时甚至考虑到了结合正颌外科手术来解决她的问题，但遭到了家长和患者的拒绝。由于 4 个第一磨牙的预后较差，不得不考虑拔除它们为矫治创造空间，但拔除第一磨牙并非正畸治疗的常规手段。从头颅侧位片上还发现下颌前部齿槽基骨较窄，下切牙的唇舌向移动受到限制，所以对此病例应慎重考虑拔除第一前磨牙内收切牙的可能性。

incisors movement during orthodontic treatment with four bicuspids extraction.

The active treatment lasted for 36 months during which there were 38 visits, of which 2 were for breakages and there were twice failed appointment due to eleven-plus. The Quad-helix was used for 2 months and the duration of the fixed treatment was 34 months for there were relatively large extraction spaces to be closed.

The skeletal effects during treatment were due to late growth of the mandible in a more forward direction. Superimposition on SN at sella indicated a reasonable forward growth pattern. The patient was 13 years 6 months old at the beginning of the treatment, which meant the growth modification was impossible. The Class II high-angle skeletal pattern was unchanged after the treatment. But with the molars extraction, the vertical facial height was controlled by the wedge effect of the forward movement of the second molars. Masticatory muscle exercises would also benefit vertical control.

The upper arch form was tapered with posterior crossbite present. A Quad-helix appliance was used to widen the upper arch to correct the posterior crossbite. But due to the mal-positioned tongue posture at rest, the widening of the maxilla relapsed somewhat. With overcorrection and tongue position training, the posterior crossbite was finally corrected.

The upper incisors have been retracted with excellent torque control. The inclination was increased by 3°. The lower incisors have been retracted and seated in the middle of the alveolar bone. The retroclination of the lower incisors was a camouflaging strategy for the high-angle skeletal discrepancy and open bite tendency. There has been a great improvement in the incisor relationship and the overbite has been maintained.

Although there was no retraction of the upper incisors, with maturation of the soft tissues it resulted in a pleasing profile. There was an apparent chin after treatment compared with the pretreatment profile. The upper and lower lips were retracted by as much as 4 mm.

(Accomplished by Dr. Zou Bingshuang)

整个疗程持续了36个月，包括38次复诊，其中2次是因为矫治器出现脱落，2次由于升学原因未复诊。四角圈簧戴用2个月，固定矫治器戴用34个月。疗程长与拔牙间隙较大、需要额外的关闭时间有关。

治疗中骨骼的变化主要是因为患者下颌有晚期的前向生长发育所致。治疗前后的SN重叠表明向前的生长型。治疗前患者为13岁6个月，表明还有一定的生长潜力。治疗后II类高角的骨型并未改变，但随着第一磨牙拔除、第二磨牙的近中移动，面部的垂直高度得到了控制。肌功能训练对垂直向的控制也有一定作用。

治疗前上牙弓尖圆形，伴有后牙反𬌗。使用四角圈簧以扩大上牙弓解除后牙反𬌗。由于休息位时舌体的位置靠下，上颌扩弓容易复发，随着舌体位置的训练和过矫正，最终后牙反𬌗纠正并得以维持。

上切牙内收过程中转矩得到了很好的控制。上切牙的唇倾度增加了3°。下切牙内收，牙根位于齿槽骨正中。由于高角和开𬌗倾向，下切牙代偿性舌倾。切牙关系，包括覆𬌗、覆盖有明显的改善，且开𬌗无复发趋势。

尽管上切牙没有内收、但随着软组织的发育成熟，治疗后的面型有明显改善：颏部突出，上下唇位置后移多达4mm。

（病例完成人：邹冰爽）

# 病例 ❷ 减数下颌第三磨牙 MEAW 技术矫治Ⅲ类开𬌗

### 病 例 概 况

某男，17岁3个月，主诉为前牙无咬合接触；曾有吐舌习惯，侧面下颌前突，Ⅲ类颌骨畸形；安氏Ⅲ类磨牙/切牙关系；正常下颌平面角；前牙重度开𬌗7mm；上牙弓拥挤1mm，下牙弓间隙3mm，患者生长发育高峰期已过；减数 $\overline{8|8}$，多曲方丝弓技术矫治。

## 第一部分 治 疗 前

**病例基本情况**

某男，17岁3个月，1986年5月9日出生

主诉：要求矫治前牙开𬌗、反𬌗

临床检查：面部对称，轻微凹面型，下颌前突；恒牙列，双侧磨牙切牙近中关系，上牙列拥挤1mm，下牙列间隙3mm，前牙重度开𬌗7mm，上下中线不正，下中线左偏1mm；后牙反𬌗，下颌无移位，开闭口运动无异常，双侧耳屏前无压痛，无弹响。曾有吐舌习惯，现已改正。

治疗前面𬌗相（图4-2-1）

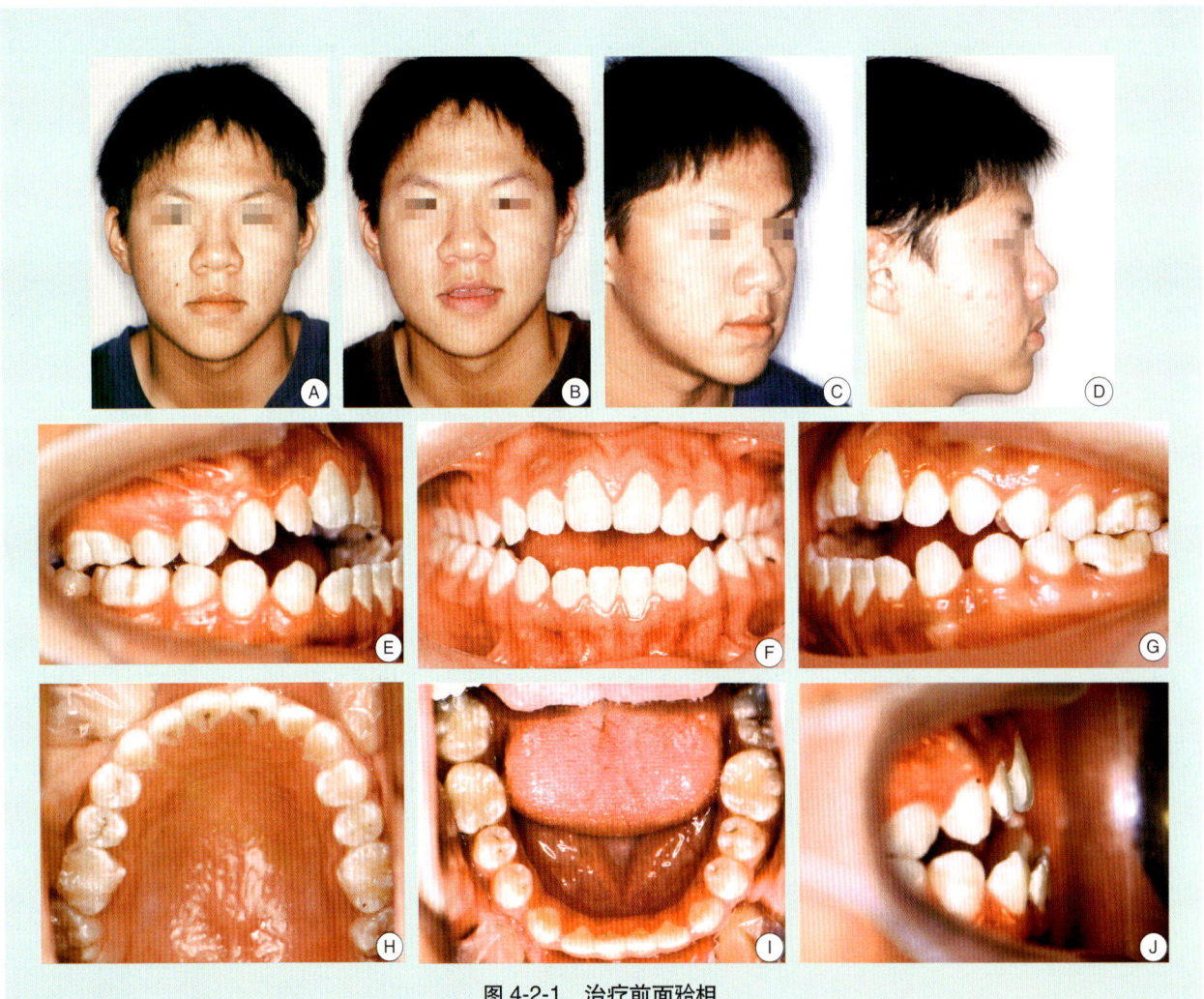

图 4-2-1 治疗前面𬌗相

### 治疗前 X 线片及分析

全口曲面断层片（图4-2-2）：可见 $\frac{8|8}{8|8}$ 牙胚，有阻生倾向。

头颅侧位片（图4-2-3）、描记图（图4-2-4）及数据表格（表4-2-1）

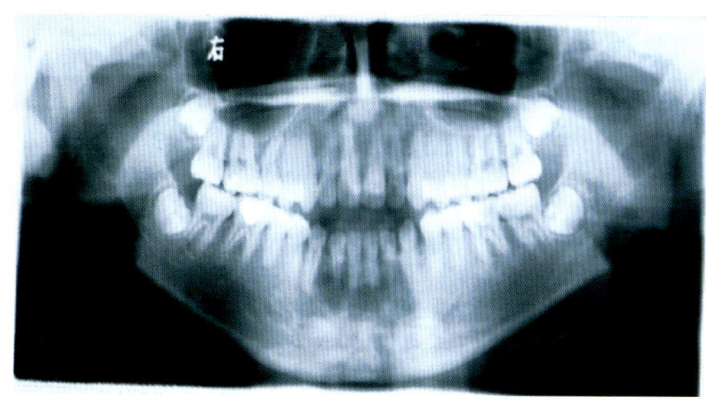

图 4-2-2　治疗前曲面断层片

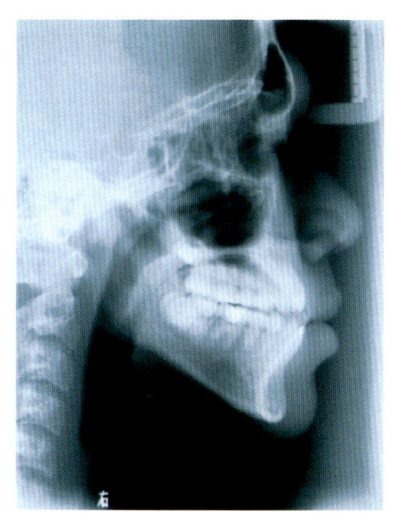

图 4-2-3　治疗前头颅侧位片

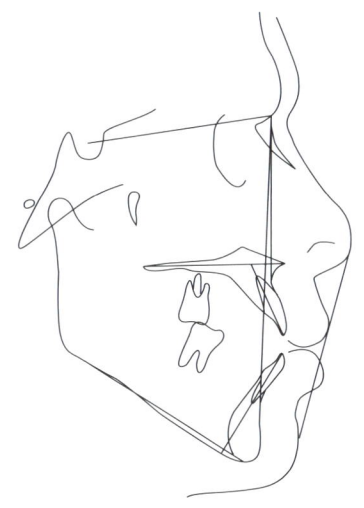

图 4-2-4　治疗前头颅侧位片描记图

表 4-2-1　治疗前头影测量数据表

| 测量值 | 治疗前 | 正常值 |
| --- | --- | --- |
| SNA | 82 | 82 ± 3 |
| SNB | 80 | 79 ± 3 |
| ANB | 2 | 3 ± 1 |
| WITS (mm) | −6 | 0 |
| U1-PP | 112 | 108 ± 5 |
| L1-MP | 92 | 92 ± 5 |
| U1-L1 | 128 | 133 ± 10 |
| MM angle | 32.5 | 27 ± 5 |
| N-ANS(mm) | 59 | 53.8 ± 2.8 |
| ANS-Me(mm) | 80 | 65.8 ± 4.1 |
| ANS-Me/ N-ANS (%) | 61.8 | 55 |
| L1-APo（mm） | 6 | 0～2 |
| Li-E(mm) | 2.5 | −2 |
| APDI | 87.5 | 72.8 ± 5.2 |
| ODI | 64.5 | 81.1 ± 4.04 |

头影测量分析：

WITS值小于正常，APDI值增大，ODI值下降，显示Ⅲ类骨性开𬌗倾向，下切牙前倾下唇前突；下唇突出E线较多。

### 诊断概要

前牙重度开𬌗7mm，Ⅲ类颌骨畸形，下颌前突；安氏Ⅲ类磨牙关系；生长发育已过高峰期。

### 问题列表

患者主诉上下前牙无接触；
轻度Ⅲ类颌骨畸形，下颌前突；
前牙重度开𬌗，下切牙唇倾；
安氏Ⅲ类磨牙、切牙关系；
双侧后牙反𬌗；
轻度牙龈炎。

### 治疗目标

牙周健康；

解除前牙开𬌗，建立正常覆𬌗覆盖；
改善较凹的侧貌及前突的下唇；
建立安氏 I 类磨牙关系；
排齐牙齿；
保持。

### 治疗设计

治疗前准备：口腔卫生宣教，全口洁治，消除龈炎。

固定矫治器：0.018英寸标准方丝弓矫治器，多曲方丝弓技术（MEAW）；

拔除 8|8；

排齐整平上下牙弓；

关闭开𬌗，同时调整磨牙关系为中性，建立正常前后牙覆盖覆𬌗；

保持。

保持设计：治疗结束后，可摘式改良长唇弓Hawley保持器全天戴用 12 个月；之后每天晚上戴。

对稳定性的预测：患者已过生长高峰期，无大的生长潜力。对第三磨牙的及时拔除一方面提供了整个牙列后移所需间隙另一方面去除了第三磨牙萌出时对后牙段的前推作用，防止后牙段前移升高，治疗后尖窝关系的建立是日后稳定的保障。

## 第二部分 治 疗

### 主要治疗过程

第 0～4 个月　　去代偿，排齐整平，0.014英寸、0.016英寸镍钛丝及0.016英寸、0.018英寸澳丝排齐整平，拔除 8|8。

第 5～15 个月　　上下牙弓协调及MEAW弓丝矫正开𬌗及后牙反𬌗，0.016×0.022英寸不锈钢方丝MEAW弓丝做上颌加大Spee曲线、下颌反Spee曲线，前牙垂直牵引，压低后牙；扩大的上颌及缩小的下颌MEAW弓丝协调上下牙弓，矫正后牙反𬌗。

第 16～20 个月　　调整及完成，0.016×0.022英寸不锈钢丝排牙，调整上下颌咬合。经过治疗，治疗目标完成，去除口内矫治器，戴改良长唇弓Hawley保持器。同时遵医嘱进行改善吐舌习惯训练。

### 固定矫治器治疗中𬌗相（图 4-2-5～8）

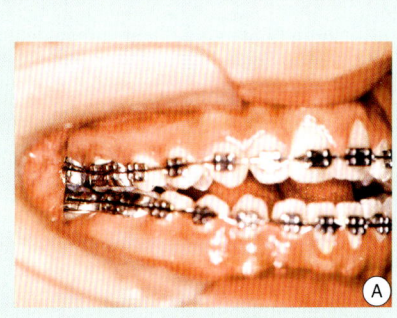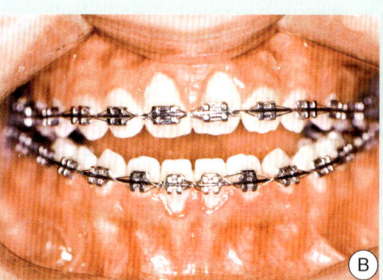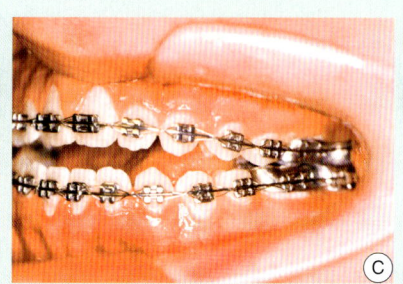

图 4-2-5　治疗中𬌗相

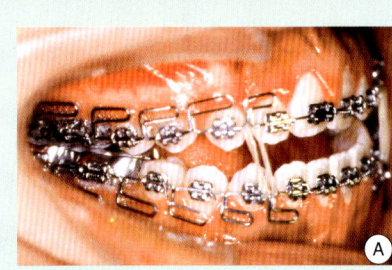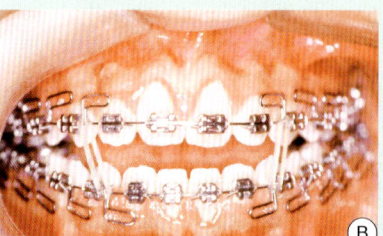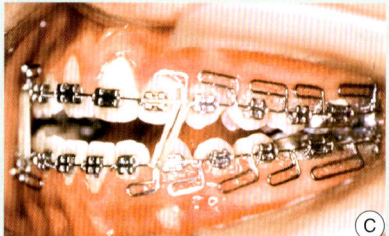

图 4-2-6　治疗中𬌗相

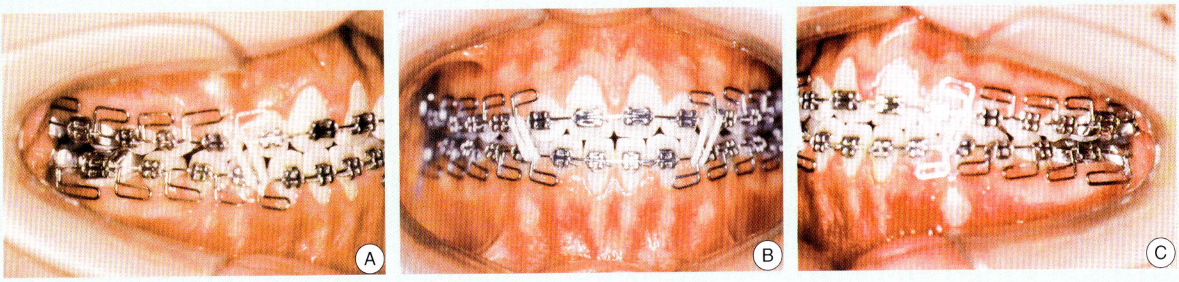

# 第四章 前牙开𬌗的矫治

图 4-2-7 治疗中𬌗相

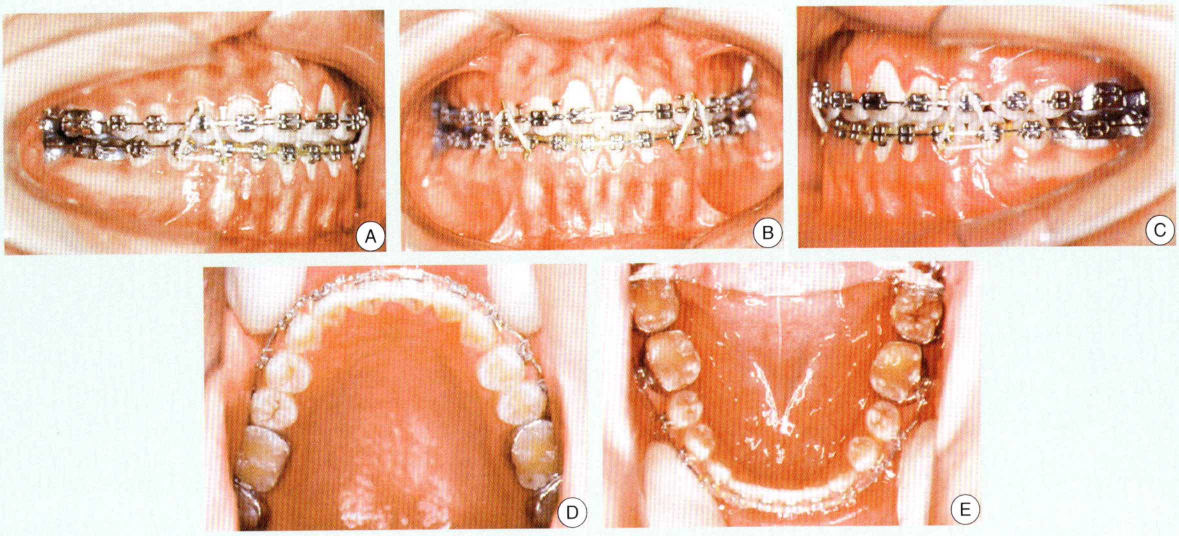

图 4-2-8 治疗中𬌗相

## 第三部分 治 疗 后

治疗后面𬌗相（图 4-2-9）

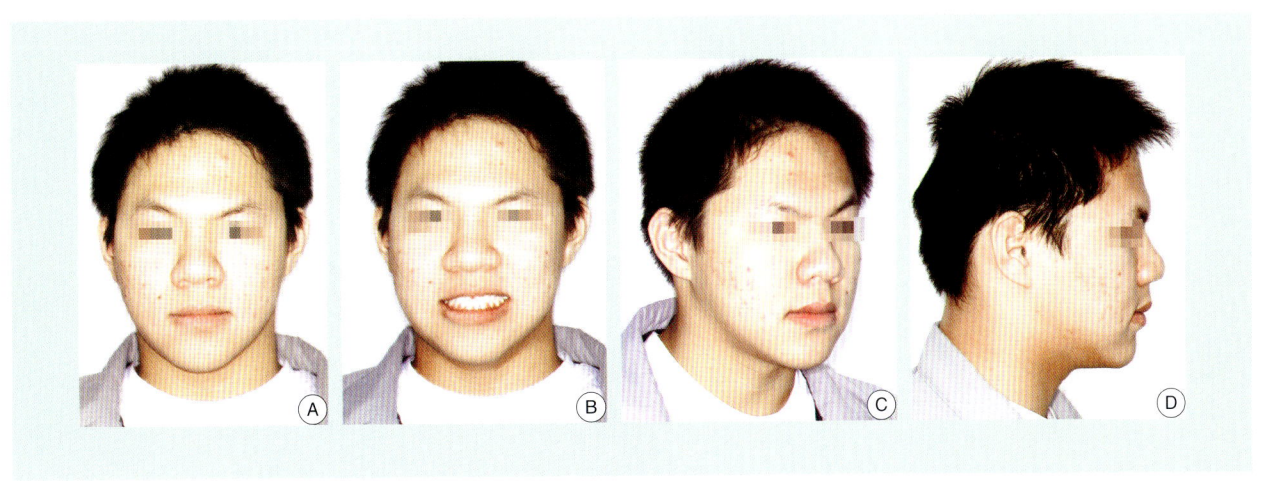

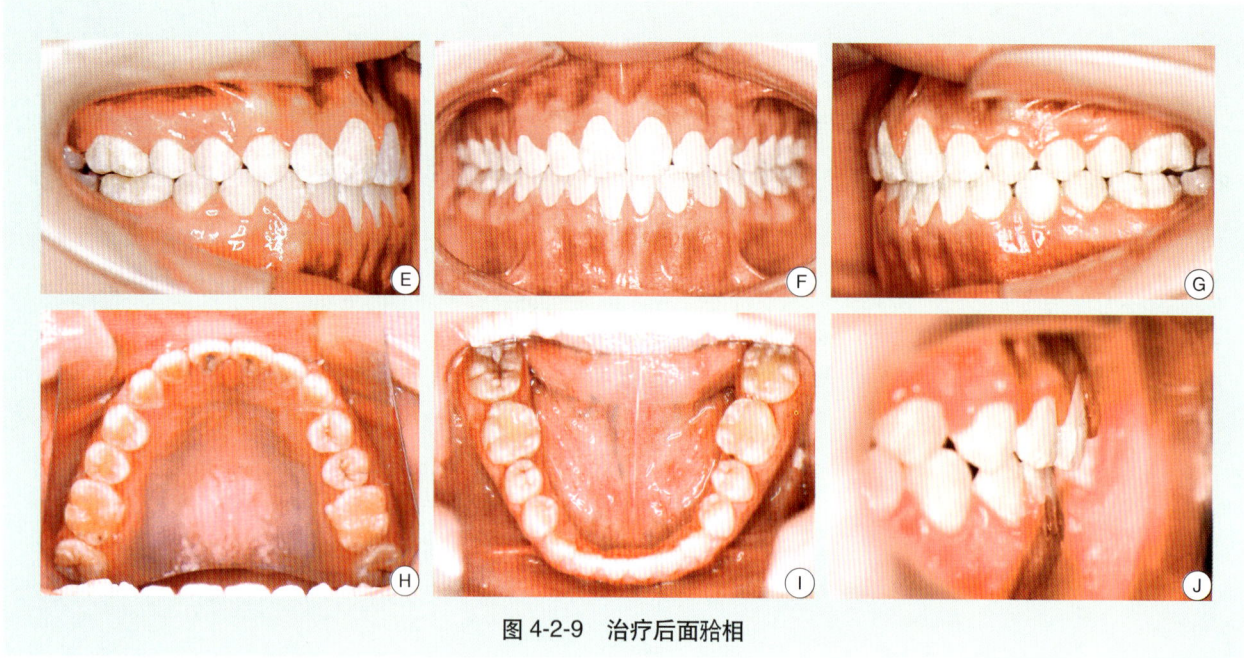

图 4-2-9 治疗后面𬌗相

### 治疗后 X 线片及分析

全口曲面断层片（图4-2-10）：拔牙间隙两侧牙根基本平行。

头颅侧位片（图4-2-11）、描记图（图4-2-12）及数据表格（表4-2-2）

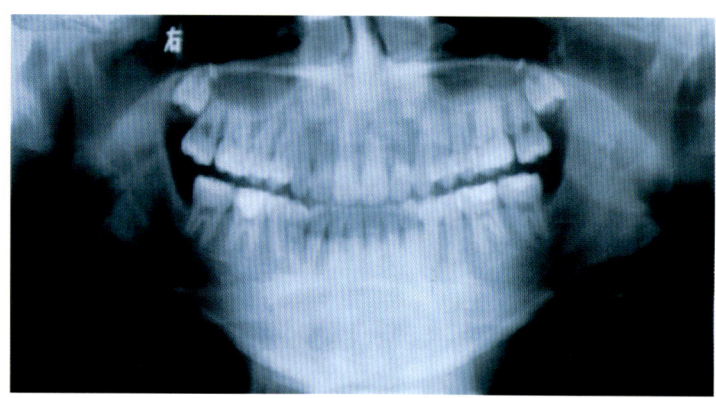

图 4-2-10 治疗后曲面断层片

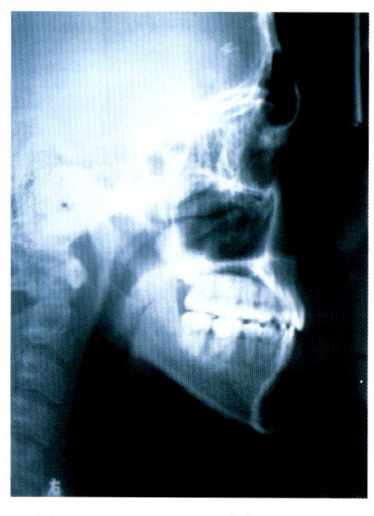

图 4-2-11 治疗后头颅侧位片

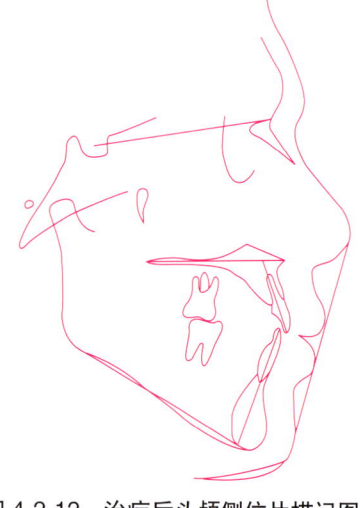

图 4-2-12 治疗后头颅侧位片描记图

表 4-2-2 治疗后头影测量数据表

| 测量值 | 治疗后 | 变化 | 正常值 |
|---|---|---|---|
| SNA | 82.5 | +0.5 | 82.8 ± 4.0 |
| SNB | 80 | 0 | 80.1 ± 3.9 |
| ANB | 2.5 | +0.5 | 2.7 ± 2.0 |
| WITS (mm) | −0.5 | +5.5 | −1.5 ± 2.1 |
| U1-PP | 107 | −5 | 115.8 ± 5.7 |
| L1-MP | 81.5 | −10.5 | 96.5 ± 7.1 |
| U1-L1 | 142 | +14 | 125.4 ± 7.9 |
| MM angle | 31 | −1.5 | 27.6 ± 4.6 |
| N-ANS (mm) | 59 | 0 | 53.8 ± 2.8 |
| ANS-Me (mm) | 80 | 0 | 65.8 ± 4.1 |
| ANS-Me/ N-ANS (%) | 61.8 | 0 | 55.0 ± 2.5 |
| L1-APo(mm) | 3.5 | −2.5 | 4.9 ± 2.1 |
| Li-E(mm) | 0 | −2.5 | 0.6 ± 1.9 |

头影测量分析：

治疗后SNA、ANB和WITS值增加，下唇内收，平均生长型，下切牙直立；治疗后上切牙内收，开𬌗通过正畸掩饰治疗得到了改善，患者侧貌明显改善。治疗前后重叠图（图4-2-13）、上颌骨重叠图（图4-2-14）和下颌骨重叠图（图4-2-15）

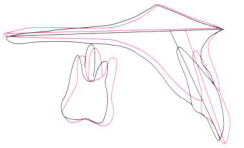

图 4-2-14 治疗前后上颌骨重叠图
（以腭平面和 ANS 点重叠）

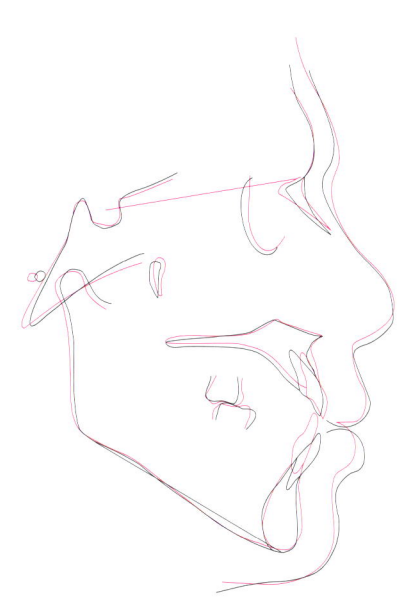

图 4-2-13 治疗前后 SN 重叠图
（以 SN 平面和 S 点重叠）

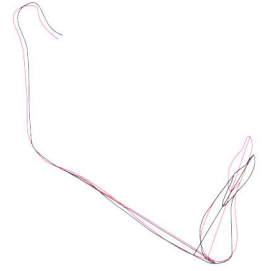

图 4-2-15 治疗前后下颌骨重叠图
（以下颌平面和 Me 点重叠）

▬ 治疗前　▬ 治疗后

## 对治疗的评价

面部分析：患者侧貌有了较明显改善。
咬合分析：磨牙尖牙均达到Ⅰ类𬌗关系，覆𬌗覆盖正常，中线一致。
模型分析：牙列排列整齐上下牙弓协调。
X光片分析：牙根平行。

临床检查及头影测量分析显示该病人是轻度骨性Ⅲ类开𬌗。采用了多曲方丝弓技术（MEAW）治疗，整个治疗过程为18个月。开𬌗的解决主要由牙齿移动及牙槽骨的生长改建来完成，治疗后侧貌及面部美观得到了改善，咬合关系达到了安氏Ⅰ类。

（病例完成人：曹阳）

## 病例 ③  减数4个第二双尖牙矫治Ⅲ类开𬌗伴颞下颌关节紊乱病

### 病 例 概 况

某男，18岁；主诉右侧关节肌肉疼痛1年多，不能咬硬物，偶尔头痛；检查发现前牙开𬌗、反𬌗，安氏Ⅲ类磨牙关系，Ⅰ类骨骼形；高角；下颌右偏3mm；右侧关节开口末闭口初弹响，右侧关节区和嚼肌压痛；正中𬌗位与正中关系位不调，正中关系位时只有 $\frac{3}{4}$ 接触；治疗计划为减数 $\frac{5|5}{5|5}$ 固定矫治器矫治。

### 第一部分  治疗前

**病例基本情况**

某男，18岁4个月，1986年6月11日出生
主诉：右侧关节肌肉疼痛1年多
临床检查：面部不对称，颏部右偏3mm；侧貌直面形，高角；$\frac{6|6}{6|6}$ 和 $\frac{3}{3}$ 为近中关系，$\frac{43|34}{54|45}$ 对刃，上牙列拥挤1mm，下颌中线右偏3mm；前牙开𬌗1.5mm，反覆盖0.5mm，右侧关节开口末闭口初弹响，右侧关节区和嚼肌压痛；正中关系位时只有 $\frac{3}{4}$ 接触，向右侧滑动约1mm为正中𬌗位。

治疗前面𬌗相（图4-3-1）

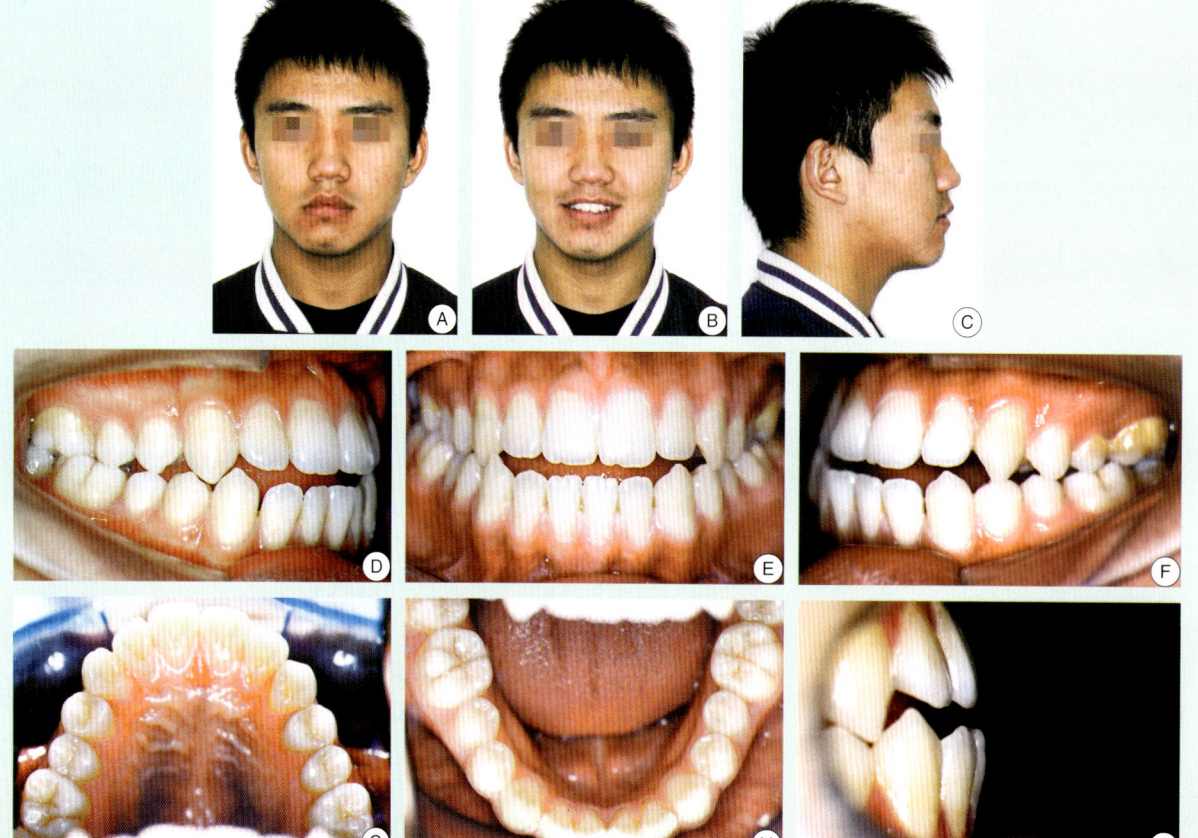

图4-3-1  治疗前面𬌗相

## 治疗前 X 线片及分析

全口曲面断层片（图4-3-2）：8̄牙胚未见，8̄|8 近中倾斜阻生；左侧髁突及颈部较右侧细长。

头颅侧位片（图4-3-3）、描记图（图4-3-4）及数据表格（表4-3-1）

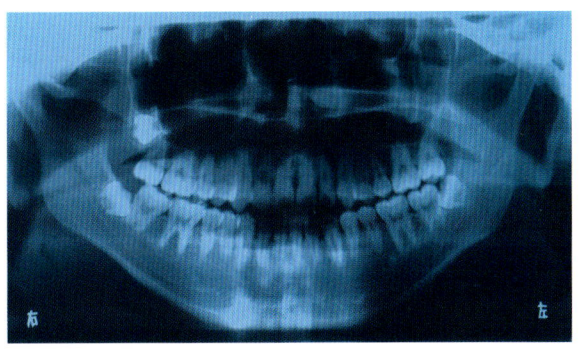

图 4-3-2　治疗前曲面断层片

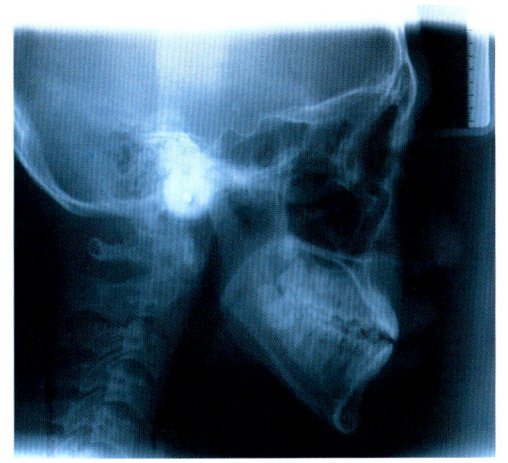

图 4-3-3　治疗前头颅侧位片

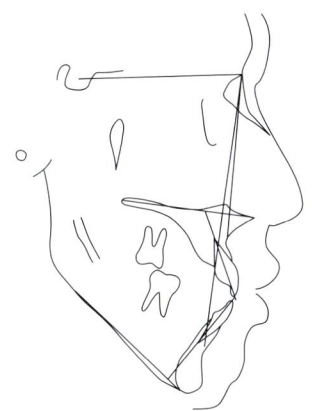

图 4-3-4　治疗前头颅侧位片描记图

表 4-3-1　治疗前头影测量数据表

| 测量值 | 治疗前 | 正常值 |
| --- | --- | --- |
| SNA | 83.5 | 82.8 ± 4.0 |
| SNB | 81 | 80.1 ± 3.9 |
| ANB | 2.5 | 2.7 ± 2.0 |
| WITS (mm) | −6 | −1.5 ± 2.1 |
| U1-PP | 118 | 115.8 ± 5.7 |
| L1-MP | 87 | 96.5 ± 7.1 |
| U1-L1 | 120 | 125.4 ± 7.9 |
| MM angle | 36 | 27.6 ± 4.6 |
| N-ANS (mm) | 58 | 53.8 ± 2.8 |
| ANS-Me (mm) | 74 | 65.8 ± 4.1 |
| ANS-Me / N-Me (%) | 56 | 55.0 ± 2.5 |
| L1-APo (mm) | 7 | 4.9 ± 2.1 |
| Li-E (mm) | 2.5 | 0.6 ± 1.9 |

头影测量分析：

SNA、SNB和ANB均在正常范围内，WITS值（−6mm）小于正常，提示患者具有Ⅲ类骨骼畸形趋势；上下颌平面角明显增大；上下前面高都比正常参考值大，面高比比正常稍大；上切牙倾斜度较正常范围偏大，下切牙相对于下颌平面直立，但是下切牙切缘在APo线前方7mm。

### 诊断概要

Ⅲ类颌骨畸形趋势，下颌垂直向生长过度；安氏Ⅲ类磨牙关系；前牙开𬌗1.5mm，反覆盖0.5mm；上牙弓拥挤1mm；颞下颌关节紊乱综合征。

### 问题列表

患者主诉右侧关节肌肉疼痛；

面部不对称，下颌颏部右偏3mm；

高角；

Ⅲ类颌骨畸形趋势；

6̄|6̄/6|6 和 3̄|/3 Ⅲ类关系；

前牙开𬌗，反𬌗；

43|34 / 54|45 对刃；

上牙弓轻度拥挤；

下牙弓中线右偏3mm；

正中𬌗位与正中关系位不协调。

### 治疗目标
解除关节肌肉疼痛症状；
解除前牙开𬌗反𬌗；
矫正Ⅲ类磨牙、尖牙关系；
排齐上下牙列；
尽量矫正中线不调；
协调正中𬌗位和正中关系位。

### 治疗设计
治疗前准备：口腔卫生宣教，全口洁治；拔除 $\frac{5|5}{5|5}$；MBT 矫治器，去除 $\frac{|3}{4|}$ 早接触以缓解右侧关节区肌肉疼痛；
排齐整平上下牙弓；
关闭间隙，同时调整磨牙关系为中性，前牙覆盖覆𬌗正常；
保持。

保持设计：治疗结束后，可摘式 Hawley 保持器全天戴用 12 个月；之后每天晚上戴。

对稳定性的预测：开𬌗本身容易复发，因而治疗后要求患者定期复诊，必要时可加后牙𬌗垫；观察第三磨牙的发育并及时拔除；治疗后磨牙尖窝关系的建立及咬合的稳定是日后稳定的保障；治疗后下前牙过于直立也需要患者尽量终生保持。

## 第二部分 治 疗

### 主要治疗过程

| | |
|---|---|
| 第 0~3 个月 | 安放上下颌固定矫治器；镍钛圆丝逐步排齐上下牙列；$\frac{|4}{4|}$ 之间进行短Ⅲ类牵引解除 $\frac{|3}{4|}$ 之间的早接触。1 个月后右侧关节和嚼肌区疼痛消失，但仍有压痛。 |
| 第 4~6 个月 | 更换为 0.019×0.025 英寸热激活镍钛方丝。 |
| 第 7~8 个月 | 更换为 0.019×0.025 英寸不锈钢方丝完全整平上下牙弓；关节和嚼肌区压痛解除。 |
| 第 8~15 个月 | 滑动法关闭拔牙间隙；间歇性的不对称Ⅲ类牵引调整磨牙关系；拔牙间隙关闭，建立正常覆𬌗覆盖。 |
| 第 16~20 个月 | 第二磨牙近中倾斜；第二磨牙带环，排齐。更换不锈钢丝后，中线牵引，垂直牵引调整上下牙尖窝咬合和上下中线。 |
| 第 23 个月 | 结束治疗，戴环绕式活动保持器。 |

### 固定矫治器治疗中𬌗相（图 4-3-5）

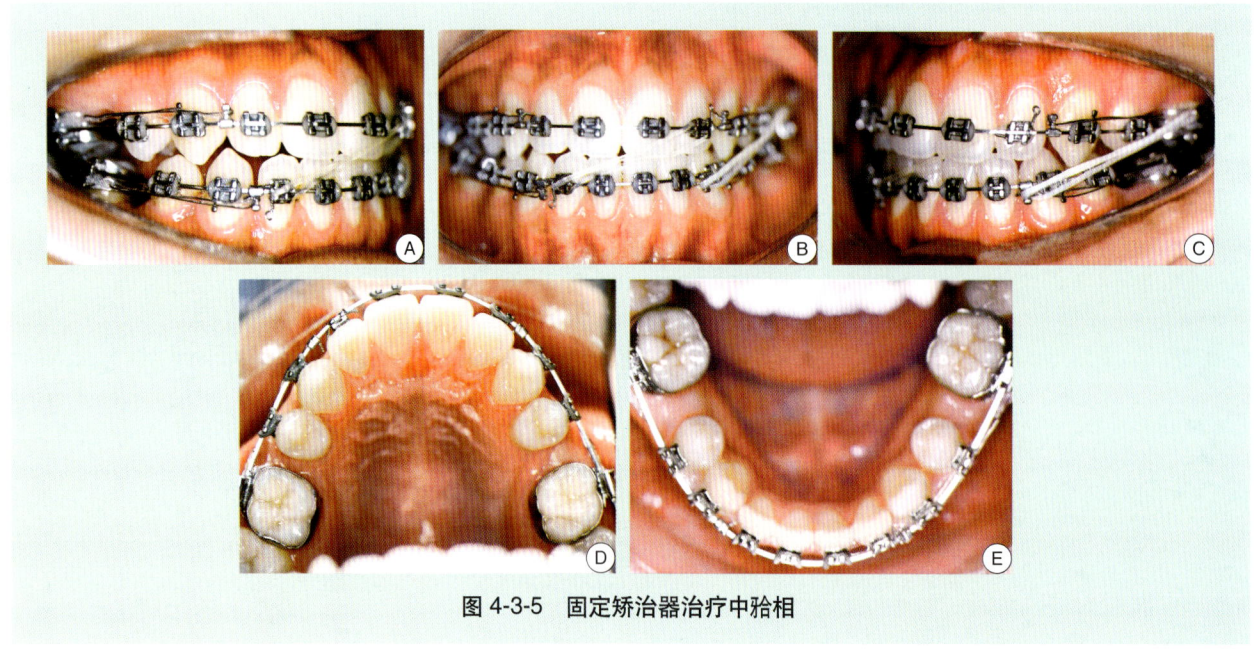

图 4-3-5 固定矫治器治疗中𬌗相

### 治疗中遇到的复杂问题

为了尽快解除左上尖牙与左下第一双尖牙的咬合干扰，治疗一开始就在镍钛圆丝上戴用短Ⅲ类牵引，取得了很好的治疗效果。

关闭间隙过程中，担心Ⅲ类牵引会对关节产生不良影响，因而采取了间歇性戴牵引的办法，如只有晚上戴或者间隔 1 个月戴牵引；同时牵引力量比较小；整个治疗过程中没有出现关节症状的反复。

拔牙间隙关闭后，发现下颌第二磨牙近中倾斜比较明显，遂将其纳入矫治行列，排齐过程中适当加前牙的垂直牵引来防止开𬌗复发。

## 第三部分　治 疗 后

### 治疗后面𬌗相（图 4-3-6）

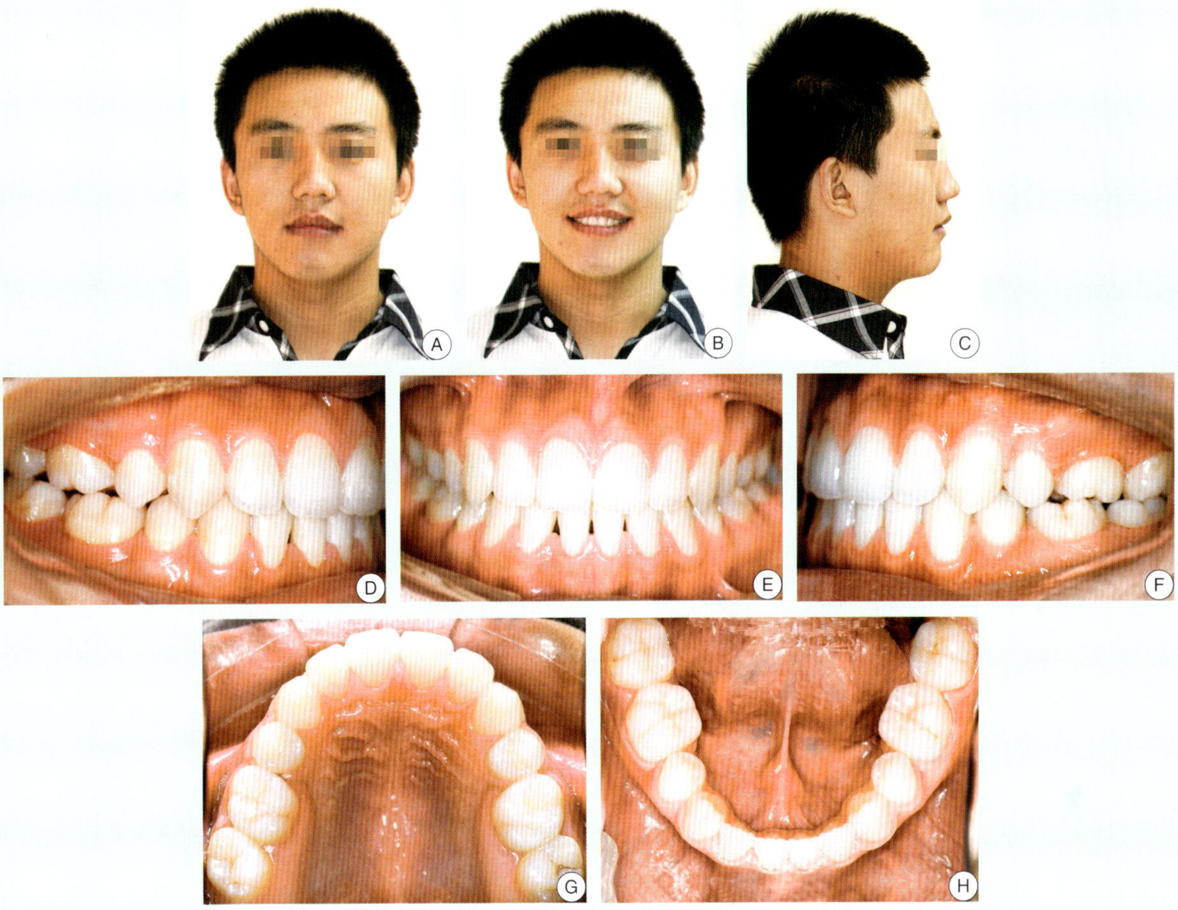

图 4-3-6　治疗后面𬌗相

### 治疗后 X 线片及分析

全口曲面断层片（图4-3-7）：拔牙间隙两侧牙根基本平行；⎿8近中倾斜阻生。

头颅侧位片（图 4-3-8）、描记图（图 4-3-9）及数据表格（表 4-3-2）

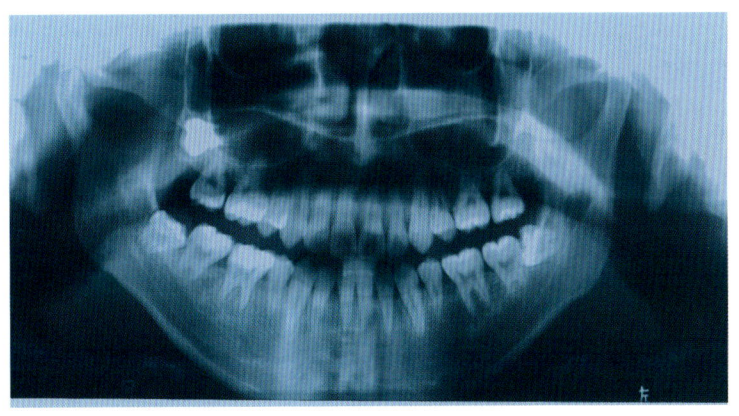

图 4-3-7　治疗后曲面断层片

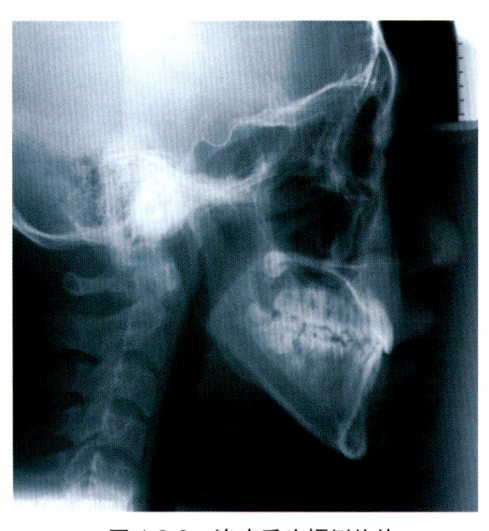

图4-3-8 治疗后头颅侧位片

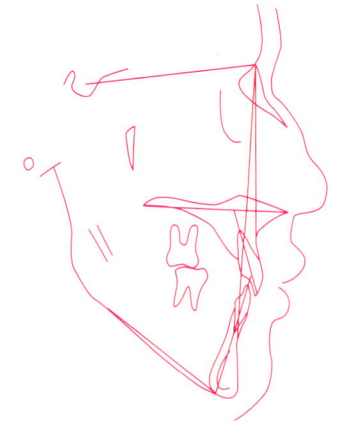

图4-3-9 治疗后头颅侧位片描记图

表4-3-2 治疗前后头影测量数据对比表

| 测量值 | 治疗前 | 治疗后 | 变化 | 正常值 |
| --- | --- | --- | --- | --- |
| SNA | 83.5 | 83 | −0.5 | 82.8 ± 4.0 |
| SNB | 81 | 78.5 | −2.5 | 80.1 ± 3.9 |
| ANB | 2.5 | 4.5 | +2 | 2.7 ± 2.0 |
| WITS (mm) | −6 | −3 | +3 | −1.5 ± 2.1 |
| U1-Mx | 118 | 108 | −10 | 115.8 ± 5.7 |
| L1-MP | 87 | 69 | −18 | 96.5 ± 7.1 |
| U1-L1 | 120 | 146 | +26 | 125.4 ± 7.9 |
| MM angle | 36 | 38 | +2 | 27.6 ± 4.6 |
| N-ANS (mm) | 58 | 59 | +1 | 53.8 ± 2.8 |
| ANS-Me (mm) | 74 | 75 | +1 | 65.8 ± 4.1 |
| ANS-Me / N-Me (%) | 56 | 56 | 0 | 55.0 ± 2.5 |
| L1-APo (mm) | 7 | −1 | −8 | 4.9 ± 2.1 |
| Li-E (mm) | 2.5 | −1.5 | −4 | 0.6 ± 1.9 |

头影测量分析：

治疗后SNA减小0.5°，SNB减小2.5°，ANB增加2°，WITS值增加了3mm；可见单纯牙齿的移动也会影响SNA，SNB的角度变化；上下颌平面角增加了2°，下前面高增加了1mm，但是面高比保持未变；上下前牙的倾斜度比治疗前分别减小10°和18°，下切牙切缘到APo平面距离由7mm减小至−1mm。

治疗前后重叠图（图4-3-10）、上颌重叠图（图4-3-11）和下颌重叠图（图4-3-12）

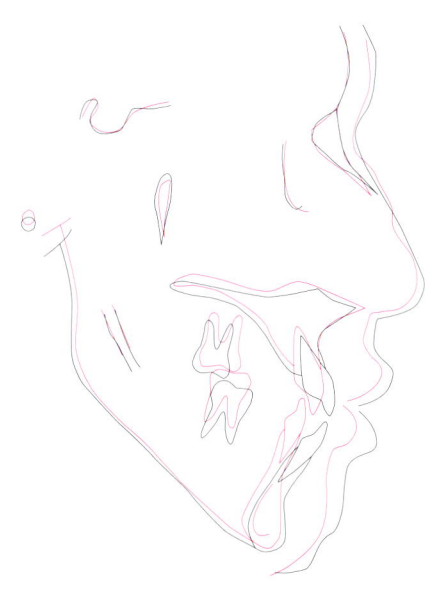
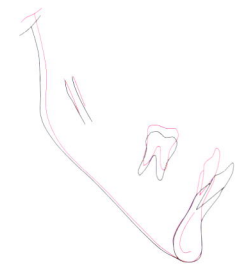

图 4-3-11　治疗前后上颌骨重叠图
（以腭平面和上腭前部重叠）

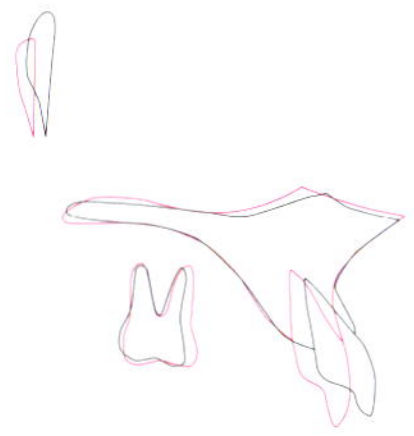

图 4-3-10　治疗前后 SN 重叠图
（以 SN 平面和 S 点重叠）

图 4-3-12　治疗前后下颌骨重叠图
（以 Björk 下颌稳定标志结构重叠）

━━ 治疗前　━━ 治疗后

### 对治疗的评价

治疗取得了满意的效果。最重要的是患者的主诉即关节肌肉疼痛得到了解除，但关节弹响仍然存在。治疗过程中，左侧尖牙与第一双尖牙的早接触一经解除，关节肌肉的疼痛立刻得到了缓解，充分证明了𬌗因素可能是该患者颞下颌关节病的致病因素。

前牙开𬌗和反𬌗的矫正归功于上下前牙轴倾度的变化，伴随着前牙倾斜度的变化，上下唇也稍许后退，但并未影响面部美观。

上下颌平面角增加了 2°，这是由于关闭间隙过程中为了调整磨牙关系而进行的Ⅲ类牵引导致了上颌磨牙伸长；第二磨牙的加入可能是另一个因素。治疗设计中如增加上颌横腭杆或者加后牙𬌗垫应能够更好地控制垂直向支抗。

为了解除前牙反𬌗和掩饰患者Ⅲ类颌骨畸形趋势，治疗后下前牙内收较明显；同时开𬌗畸形是特别容易复发的一种畸形，因而治疗后的保持非常重要。患者应定期检查，观察前牙关系是否稳定以及第三磨牙的发育情况，及时拔除第三磨牙。

（病例完成人：田岳红）

## 病例 ④ 减数上颌第一双尖牙和下颌第一磨牙矫治Ⅱ类开𬌗伴双牙弓前突

### 病例概况

某女，18岁，主诉上前牙前突；侧貌突，开唇露齿；Ⅱ类颌骨畸形，下颌后缩；安氏Ⅰ类尖牙关系；$\frac{6}{6}$为近中关系，$\frac{|6}{|6}$为中性偏近中，下颌平面角大；前牙区及双尖牙区开𬌗，上下牙弓拥挤约 3mm，上下牙弓中线偏；治疗为拔除 $\frac{4|4}{6|6}$ 直丝弓矫治器矫治。

### 第一部分 治疗前

**病例基本情况**

某女，18 岁，1986 年 7 月 20 日出生

主诉：要求矫治上前牙前突，唇突

临床检查：面部对称，侧貌突，下颌后缩，开唇露齿；恒牙𬌗，安氏Ⅰ类尖牙关系；$\frac{6}{6}$近中关系，$\frac{|6}{|6}$中性偏近中，上牙列拥挤 3.5mm，下牙列拥挤 3mm，中切牙对刃，$\frac{5-2|2-5}{5-2|2-5}$开𬌗；上牙弓狭窄，双尖牙区对刃；上中线左偏 1.0 mm，下中线左偏 1.5mm；下颌第三磨牙正位萌出，$\overline{6|}$大面积充填体；下颌无移位，开闭口运动无异常，双侧耳屏前无压痛，无弹响；父亲有类似面颌形。

治疗前面𬌗相（图 4-4-1）

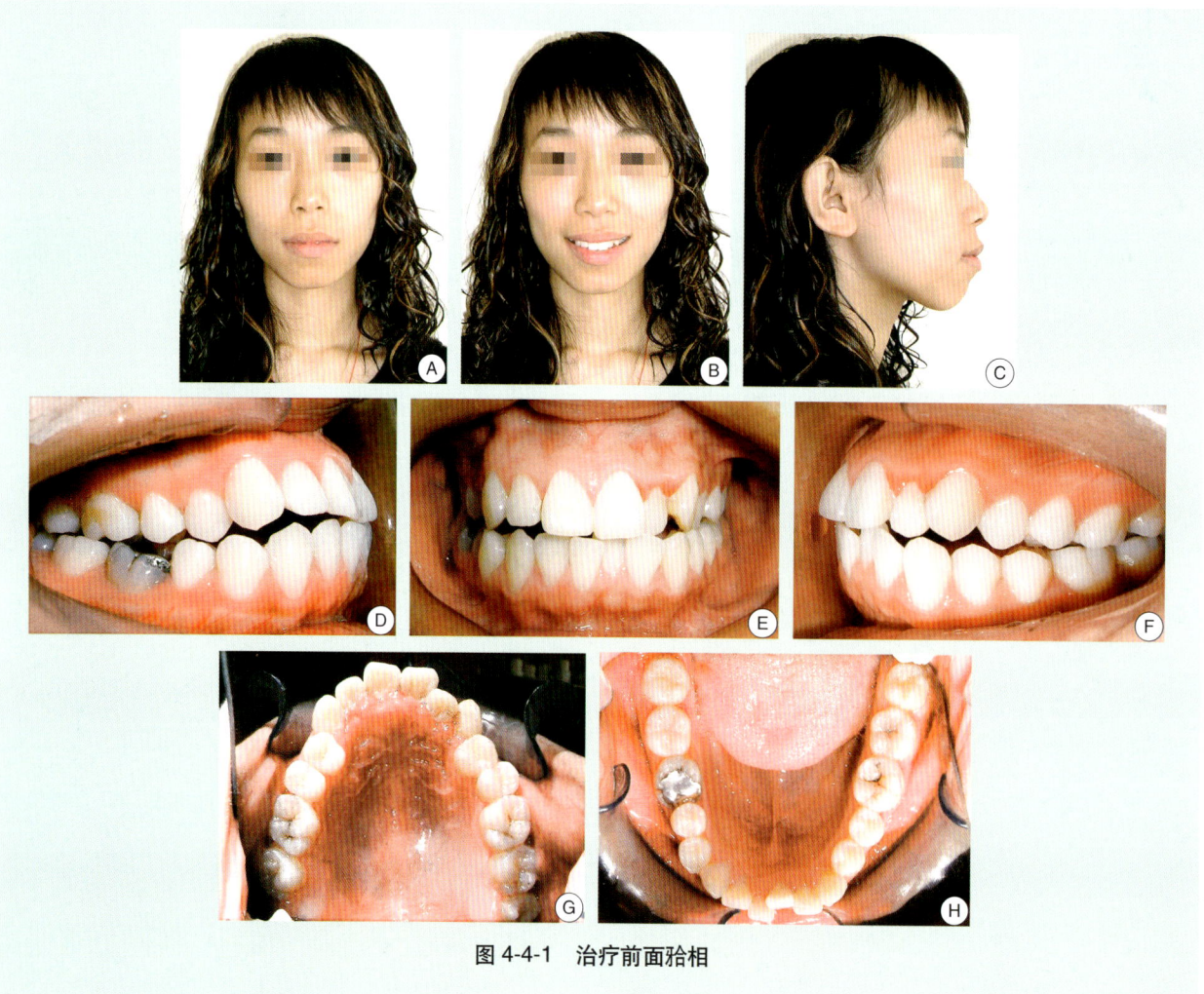

图 4-4-1 治疗前面𬌗相

## 治疗前 X 线片及分析

全口曲面断层片（图4-4-2）：6̄大面积充填体，深度至髓腔（死髓牙），未行根管治疗；8̲即将萌出，8̄|8̄牙根形态完好。

头颅侧位片（图4-4-3）、描记图（图4-4-4）及数据表格（表4-4-1）

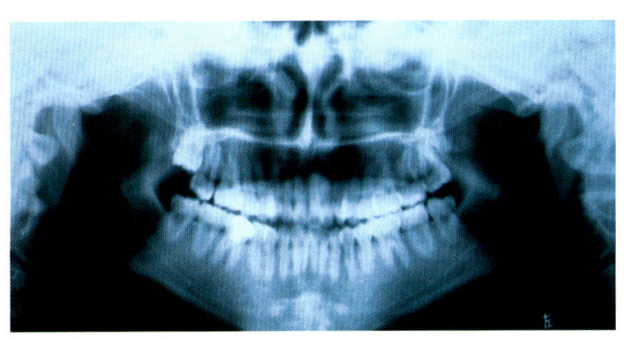

图 4-4-2　治疗前曲面断层片

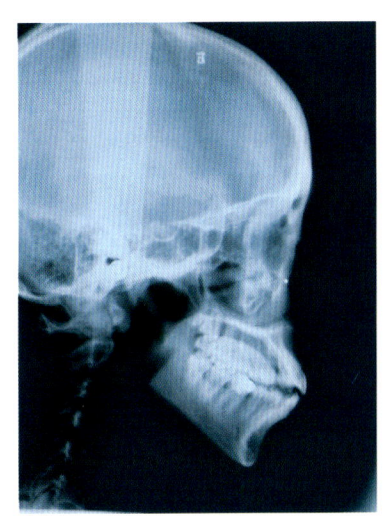

图 4-4-3　治疗前头颅侧位片

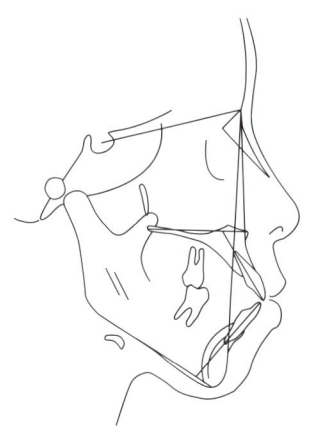

图 4-4-4　治疗前头颅侧位片描记图

表 4-4-1　治疗前头影测量数据

| 测量值 | 治疗前 | 正常值 |
| --- | --- | --- |
| SNA | 79.0 | 82.8 ± 4.0 |
| SNB | 74.0 | 80.1 ± 3.9 |
| ANB | 5.0 | 2.7 ± 2.0 |
| WIT (mm) | −9.0 | −1.5 ± 2.1 |
| U1-PP | 123.0 | 115.8 ± 5.7 |
| L1-MP | 100.5 | 96.5 ± 7.1 |
| U1-L1 | 105.0 | 125.4 ± 7.9 |
| PP-MP | 31.0 | 27.6 ± 4.6 |
| N-ANS (mm) | 59.0 | 53.8 ± 2.8 |
| ANS-Me (mm) | 72.0 | 65.8 ± 4.1 |
| ANS-Me / N-Me (%) | 55.0 | 55.0 ± 2.5 |
| L1-APo (mm) | 11.5 | 4.9 ± 2.1 |
| Li-E (mm) | 6.5 | 0.6 ± 1.9 |

头影测量分析：

SNA、SNB均小，提示N点位置靠前；ANB值大说明Ⅱ类骨骼畸形；WITS值小并非意味Ⅲ类骨型，是因为𬌗平面很陡的缘故；PP-MP角较大，接近1倍标准差，补充测量SN-MP为44.6°，FH-MP为32.0°说明下颌平面角大，高角病例；上下前面高比正常值大，但是面高比例正常；上切牙倾斜度大，下切牙倾斜度比均值大，未超过1倍标准差，但是对于高角病例则显示唇倾，下切牙至APo及下唇至E平面距离都较大，说明下切牙唇倾。

### 诊断概要

Ⅱ类颌骨畸形，侧貌突；开唇露齿，高角病例，开𬌗，上下前牙前突，上牙弓轻度狭窄，6̄|6̄近中关系，6̲|6̲中性偏近中；上下前牙拥挤Ⅰ度，生长发育停止。

### 问题列表

患者主诉前牙前突，唇突；

侧貌突，下唇及颏部软组织紧张，形态不美观；

Ⅱ类颌骨畸形，高角病例，下颌后缩，颏部后缩；

开𬌗，上下前牙前突，上牙弓轻度狭窄；
$\frac{6|}{6|}$近中关系，$\frac{|6}{|6}$中性偏近中；
上下牙弓轻度拥挤，中线偏；
$\frac{6|}{}$未行根管治疗；
轻度牙龈炎。

### 治疗设计

治疗前准备：口腔卫生宣教，全口洁治，消除龈炎。

设计一：正颌手术——患者拒绝；

设计二：固定矫治器正畸治疗+颏成型手术——患者拒绝；

设计三：固定矫治器（0.022 英寸系统直丝弓矫治器），正畸治疗——患者接受；

拔除 $\frac{|4}{6|6}$；

上颌 Nance 弓增加支抗先排齐上下牙弓；

去除 Nance 弓，口外弓增加支抗（患者拒绝种植体支抗），并颊向扩弓，矫治上牙弓狭窄；

内收前牙，减小上下切牙倾斜度，减小唇突度；

关闭间隙，前牙覆盖覆𬌗正常；

建立尖牙Ⅰ类关系，调整磨牙为完全远中的尖窝关系；

保持。

### 治疗设计合理性

患者右侧磨牙表面上为安氏Ⅲ类，实际是第一磨牙近中倾斜所致；该病例应该为磨牙Ⅰ类关系而颌骨Ⅱ类关系的状况。ANB 及下颌平面角（PP-MP）值大，显示为Ⅱ类颌骨畸形垂直生长型（升支发育不足）；而患者生长停止，又不愿意做手术，因此只能通过拔牙掩饰性治疗。

侧貌突，开唇露齿，轻度拥挤，开𬌗高角病例，因此必须设计拔牙且强支抗。

双颌前突的病例常规应拔除 $\frac{4|4}{4|4}$，该患者拔除 $\frac{4|4}{6|6}$，尽可能地内收前牙使侧貌突度减小，上颌口外弓强支抗；佩戴时口外弓内弓颊向扩大，矫治上牙弓狭窄；下颌拔除 $\frac{6|6}{}$ 而不是 $\frac{4|4}{}$ 的理由是：①$\frac{6|6}{}$ 大面积龋坏，死髓牙且未行根管治疗；②$\frac{8|8}{}$ 大小形态基本可以替代第二磨牙；③$\frac{6|6}{}$ 拔除后 $\frac{7|7}{}$ 向近中移动，后牙前移的"楔型效应"可以使下颌逆时针旋转，这对矫治高角Ⅱ类病例无疑是有益的。

$\frac{8|8}{}$ 粘带环，下颌可用Ⅲ类牵引增加支抗，内收前牙，改善软组织颏部形态，使侧貌美观。结束时下切牙倾斜度可以适当舌倾，因为是高角病例，一般高角病例下切牙允许比正常平面角的病例舌倾一些。

治疗结果磨牙为完全远中关系，这也是一种稳定的尖窝关系。

## 第二部分 治 疗

### 主要治疗过程

2004.7　全口洁治，拔除 $\frac{|4}{6|6}$。

2004.8　安装 0.022 英寸直丝弓矫治器，上颌 Nance 弓增加支抗，0.014 英寸、0.016 英寸热激活镍钛丝排齐上下牙弓，上颌弓丝颊向扩大，上颌尖牙向后结扎。

2005.4　上下换 0.018 英寸不锈钢圆丝侧切牙远中牵引圈关闭间隙内收下前牙。调整中线。去除 Nance 弓，口外弓增加支抗，颊向扩大，矫治上牙弓狭窄。每天至少戴 8 小时，同时Ⅲ类牵引。

2005.10　尖牙关系Ⅰ类，前牙及双尖牙区覆𬌗覆盖正常，关闭剩余余隙。

2006.3　上下换 0.018×0.025 英寸、0.019×0.025 英寸不锈钢方丝直立后牙及调整前牙转矩。

2006.6　$\frac{6|6}{6|6}$ 完全远中；上下颌换 0.016 英寸不锈钢圆丝精细调整。

2006.8　去除固定矫治器，清洁牙齿牙周，下颌尖牙之间粘接固定保持器，上颌戴改良环绕 Hawley 保持器。

### 固定矫治器治疗中面𬌗相（图 4-4-5）

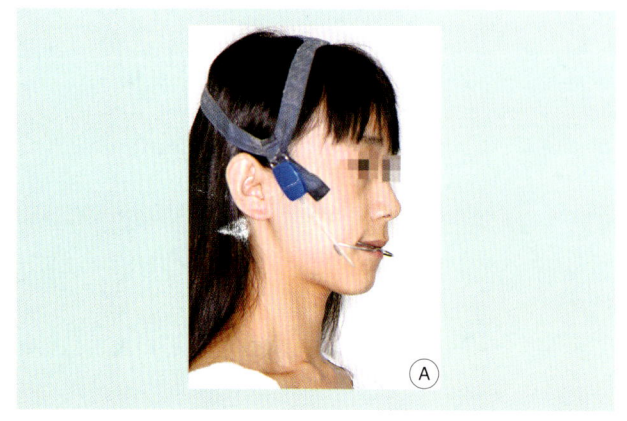

A

# 第四章 前牙开𬌗的矫治

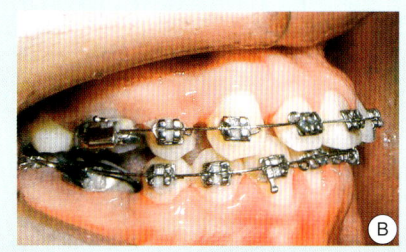
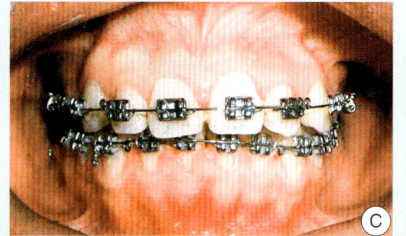
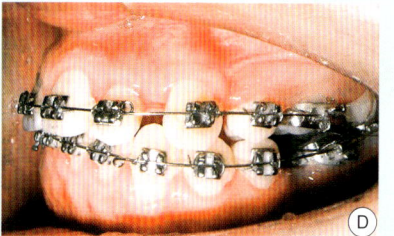
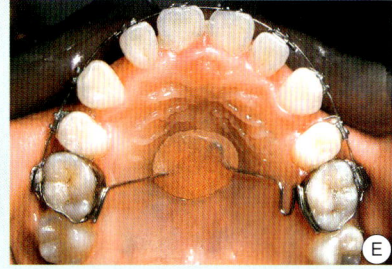
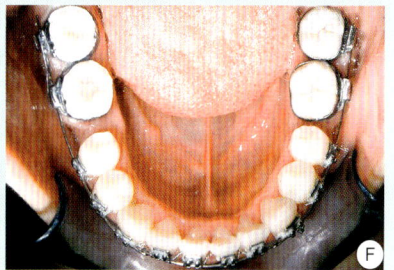

图 4-4-5 治疗中面𬌗相

**对治疗过程及预后的评价**

整个治疗过程患者非常配合。

患者为前突高角病例，对侧貌突度的改善要求很高，又不愿意手术和使用种植体支抗，因此拔除第1双尖牙后，首先上颌Nance弓增加支抗，尖牙向后结扎，排齐前牙，之后去除Nance弓，口外弓高位牵引，大部分间隙用于前牙内收。

对于下颌，拔牙间隙用于排齐调整中线，下切牙内收，建立正常的覆𬌗覆盖关系，同时下唇突度和颏部形态改善；一部分间隙用于第二磨牙前移建立完全远中磨牙关系，根据情况调整Ⅲ类牵引的时间。两侧尖牙关系为中性关系。

该病例高角、开𬌗，垂直向控制很重要，前牙内收时覆𬌗加深；口外弓高位牵引防止磨牙伸长；下颌磨牙前移的楔形效应可使下颌产生逆时针转动；这些都对垂直向进行了有效控制。矫治结束下切牙稍微舌倾，这是高角病例允许的，也是为了满足患者尽量改善侧貌突的需求。矫治后侧貌患者很满意，为防止复发，下颌粘接固定式保持器；上颌为防止牙弓狭窄复发，做延伸至第二磨牙的环绕式Hawley腭部基板式活动保持器。

## 第三部分 治 疗 后

**治疗后面𬌗相**（图 4-4-6）

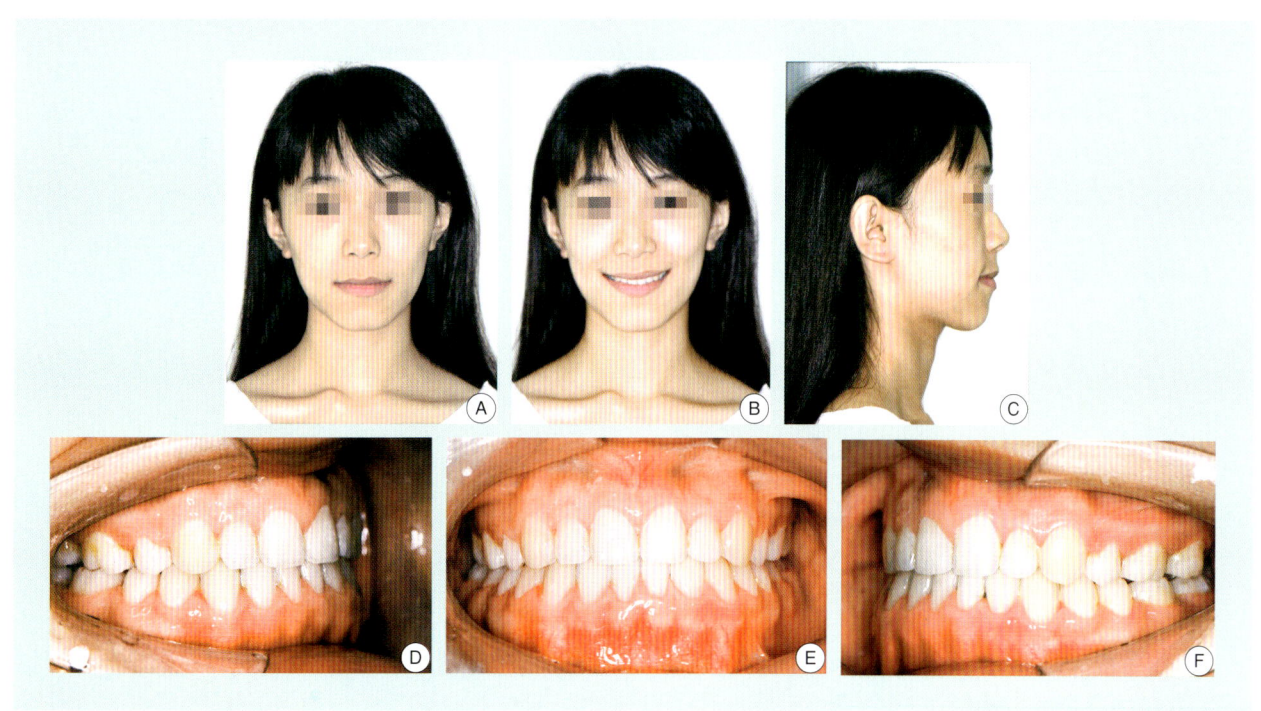

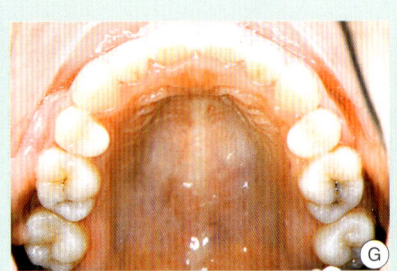
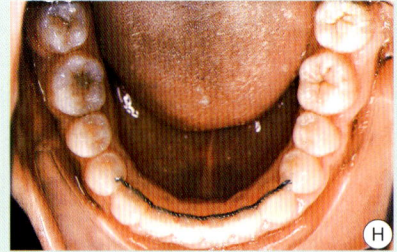

图 4-4-6　治疗后面殆相

### 治疗后 X 线片及分析

全口曲面断层片（图4-4-7）：拔牙间隙两侧基本根平行；8|8 近中阻生。

头颅侧位片（图 4-4-8）、描记图（图 4-4-9）及数据表格（表 4-4-2）

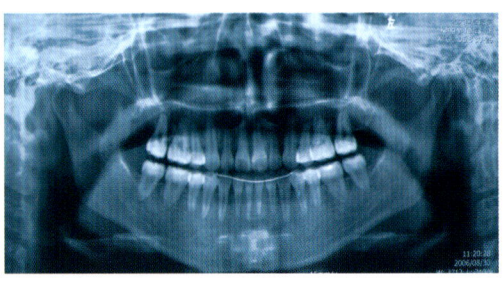

图 4-4-7　治疗后曲面断层片

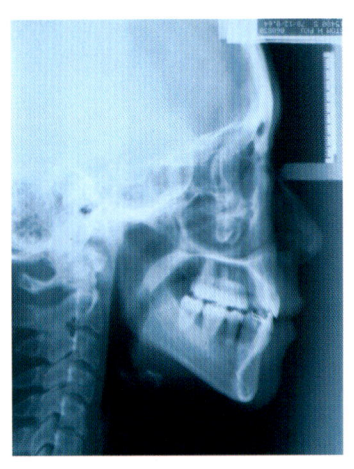

图 4-4-8　治疗后头颅侧位片

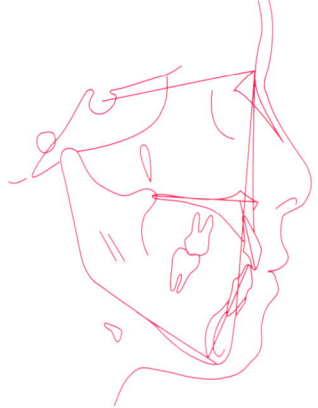

图 4-4-9　治疗后头颅侧位片描记图

表 4-4-2　治疗后头影测量数据及变化

| 测量值 | 治疗后 | 变化 | 正常值 |
| --- | --- | --- | --- |
| SNA | 77.5 | −1.5 | 82.8 ± 4.0 |
| SNB | 74.0 | 0 | 80.1 ± 3.9 |
| ANB | 3.5 | −1.5 | 2.7 ± 2.0 |
| WITS (mm) | −3.5 | +5.5 | −1.5 ± 2.1 |
| U1-PP | 106.3 | −16.7 | 115.8 ± 5.7 |
| L1-MP | 81.2 | −19.3 | 96.5 ± 7.1 |
| U1-L1 | 143.2 | +38.2 | 125.4 ± 7.9 |
| PP-MP | 30.2 | −0.8 | 27.6 ± 4.6 |
| N-ANS (mm) | 59.0 | 0 | 53.8 ± 2.8 |
| ANS-Me (mm) | 71.5 | −0.5 | 65.8 ± 4.1 |
| ANS-Me / N-Me (%) | 55.0 | 0 | 55.0 ± 2.5 |
| L1-APo (mm) | 2.5 | −9.0 | 4.9 ± 2.1 |
| Li-E (mm) | 0.2 | −6.3 | 0.6 ± 1.9 |

头影测量分析：

WITS值改变到正常范围，说明过陡的殆平面有所改善；下颌平面角 PP-MP 略有减小；（包括 SN-MP 为 44.0°，FH-MP为31.0°也略有减小）上下前面高及面高比例基本没变；上切牙倾斜度减小，下切牙倾斜度舌倾，超出1倍标准差，对于高角病例这是接近正常的倾斜度；下切牙到APo和下唇到E平面距离减小至正常范围。

治疗前后重叠图（图4-4-10）、上颌骨重叠图（图4-4-11）和下颌骨重叠图（图4-4-12）

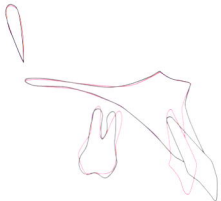

图 4-4-11　治疗前后上颌骨重叠图（以腭平面和上腭前部重叠）

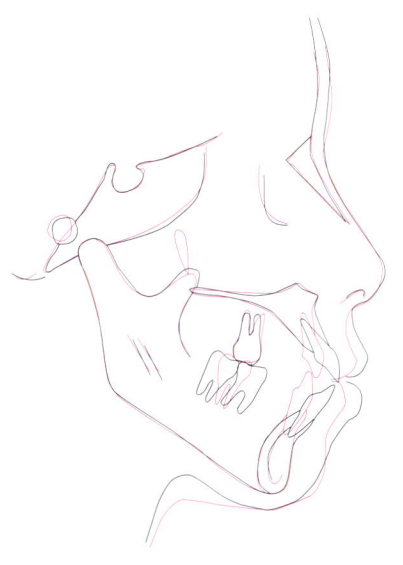

图 4-4-10　治疗前后 SN 重叠图（以 SN 平面和 S 点重叠）

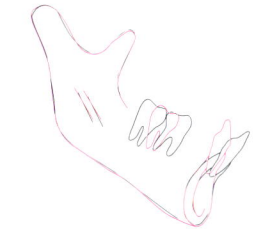

图 4-4-12　治疗前后下颌骨重叠图（以 Björk 下颌稳定标志结构重叠）

━━治疗前　　━━治疗后

## 治疗前后面殆相比较（图 4-4-13）

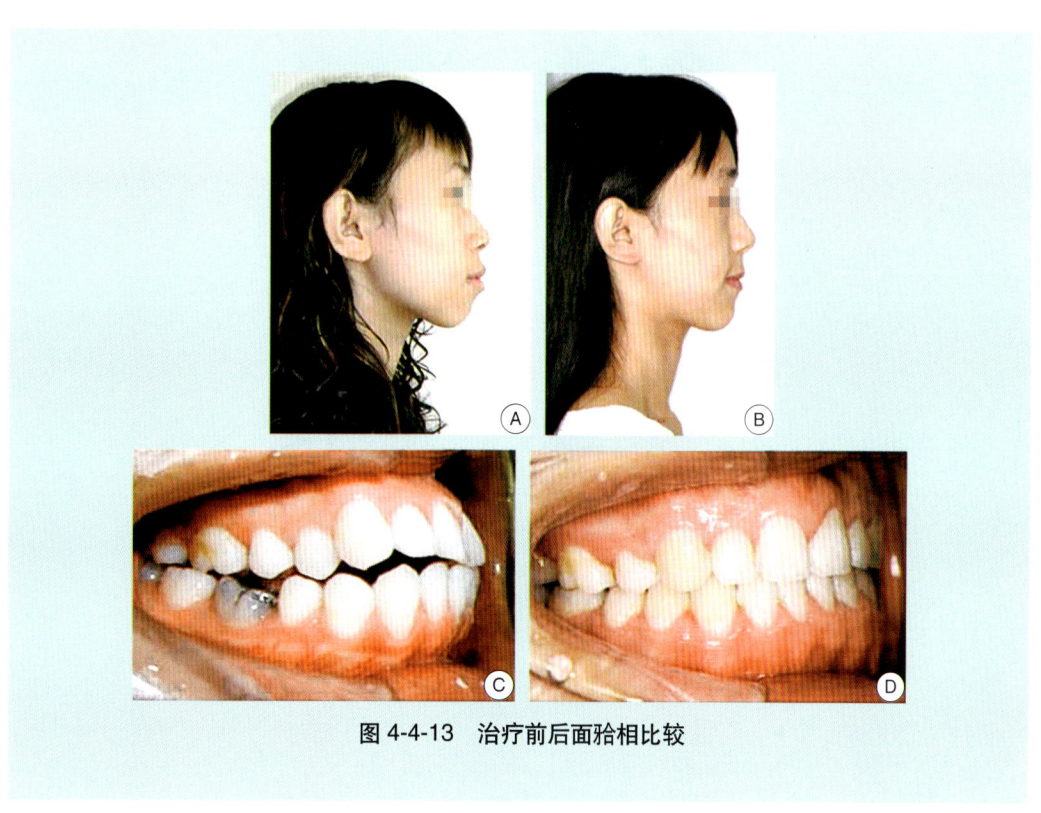

图 4-4-13　治疗前后面殆相比较

（病例完成人：罗卫红）

## 病例 5  减数上颌第一双尖牙和下颌第一磨牙矫治成人Ⅱ类开𬌗

### 病例概况

某女，29岁，主诉前牙开𬌗、面形突；诊断为安氏Ⅱ类1分类；开𬌗、骨性Ⅱ类、高角；凸面型；上下牙弓拥挤，上中线左偏2mm；设计拔除 $\frac{4|4}{6|6}$，直丝弓矫治器，疗程29个月；治疗后磨牙为完全远中关系，尖牙中性关系，覆𬌗和覆盖正常，侧貌改善。

### 第一部分  治疗前

**病例基本情况**

某女，29岁，1971年6月23日出生
主诉：前牙开𬌗，面形凸
临床检查：面部对称，凸面型，下颌后缩，下颌平面角较大，下面高大，唇闭合良好，鼻唇角较钝；恒牙𬌗，上牙弓6.5mm拥挤，下牙弓2.0mm拥挤，前牙覆盖7mm，开𬌗3mm，上中线左偏2mm；双侧磨牙Ⅱ类关系；$\overline{6|}$ 金属全冠修复，多数后牙银汞充填。

**治疗前面𬌗相**（图4-5-1）

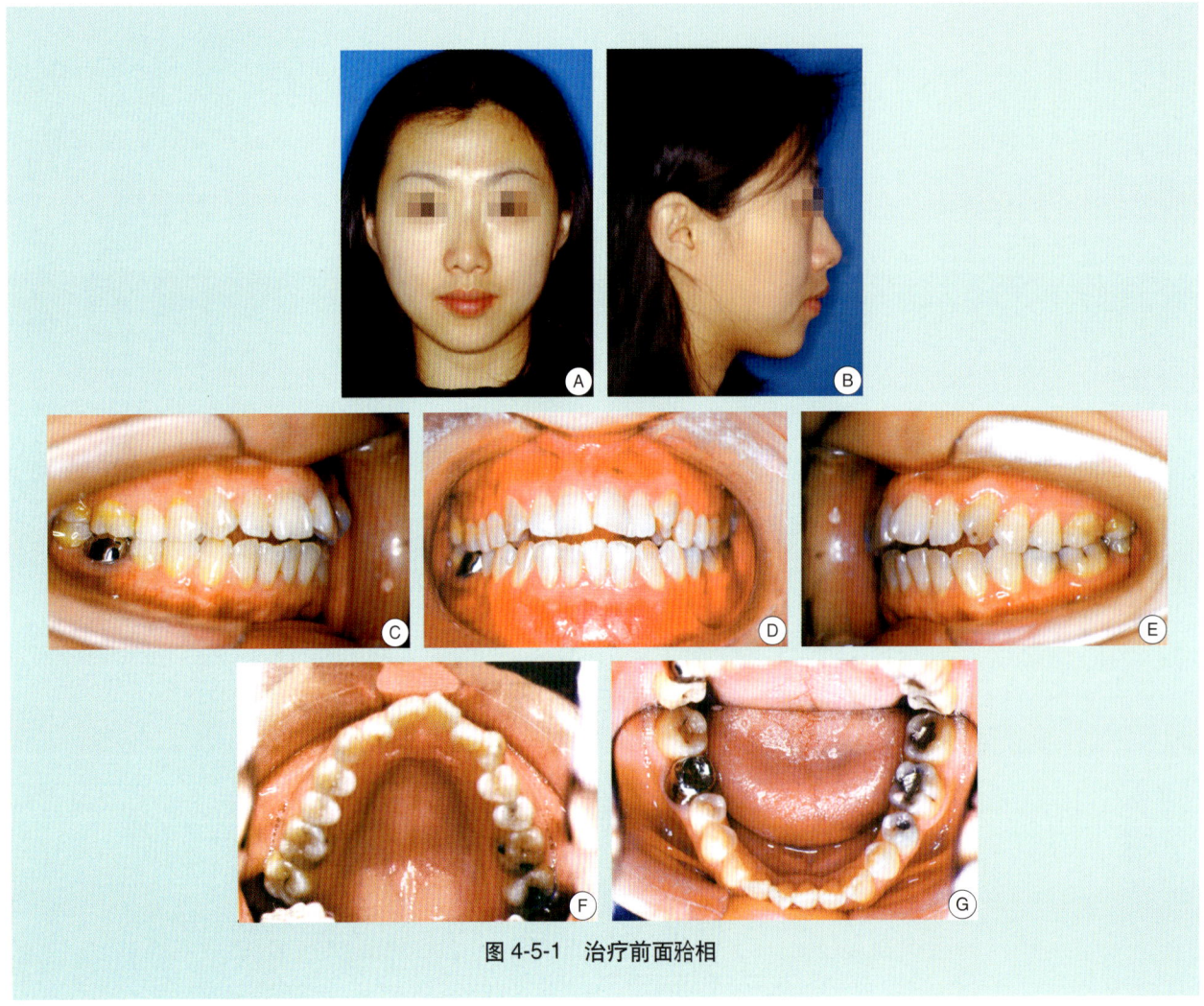

图4-5-1  治疗前面𬌗相

### 治疗前 X 线片及分析

全口曲面断层片（图4-5-2）：$\frac{8|8}{8|8}$ 未萌，形态位置基本正常。

头颅侧位片（图4-5-3）、描记图（图4-5-4）及数据表格（表4-5-1）

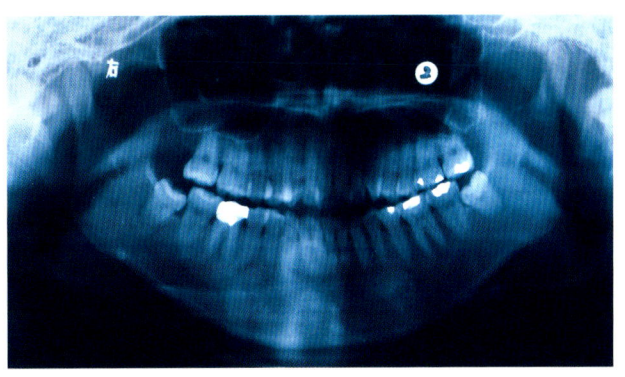

图 4-5-2　治疗前曲面断层片

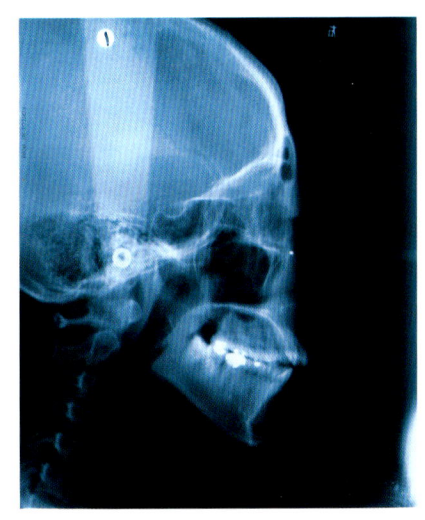

图 4-5-3　治疗前头颅侧位片

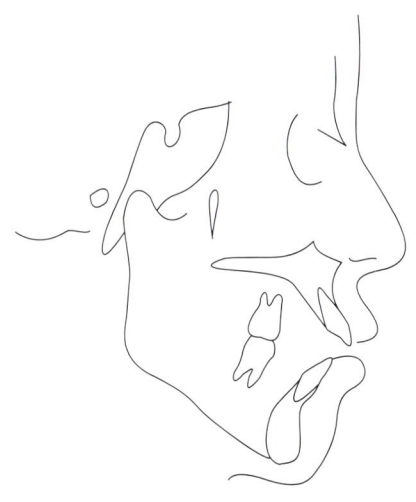

图 4-5-4　治疗前头颅侧位片描记图

表 4-5-1　治疗前头影测量数据表

| 测量值 | 治疗前 | 正常值 |
| --- | --- | --- |
| SNA | 79 | 82.8 ± 4.0 |
| SNB | 73 | 80.1 ± 3.9 |
| ANB | 6 | 2.7 ± 2.0 |
| WITS (mm) | 3 | −1.1 ± 2.9 |
| U1-PP | 120 | 115.8 ± 5.7 |
| L1-MP | 97 | 92.6 ± 7.0 |
| U1-L1 | 107 | 125.4 ± 7.9 |
| PP-MP | 35 | 27.6 ± 4.6 |
| N-ANS (mm) | 55 | 52.4 ± 3.6 |
| ANS-Me (mm) | 74 | 65.0 ± 3.9 |
| ANS-Me / N-Me (%) | 57 | 55.4 ± 2.2 |
| L1-APo (mm) | 5 | 4.9 ± 2.1 |
| Li-E (mm) | 3 | 0.6 ± 1.9 |

头影测量分析：

ANB 和 WITS 值均表明患者为 Ⅱ 类骨型，下颌顺时针旋转，上下颌平面角和下前面高大；上下切牙唇倾度偏大，上下中切牙间角减小。

### 诊断概要

Ⅱ 类开𬌗；长面型、凸面型，下颌后缩；开𬌗3mm，深覆盖7mm；上牙弓6.5mm拥挤，下牙弓2mm拥挤；上中线左偏2mm；$\overline{6}$金属全冠修复。

### 治疗设计

治疗前准备：请修复科和牙体牙髓科医师会诊，评价保留$\overline{6}$的可能性；

牙周治疗边缘性龈炎，正畸治疗中需注意口腔卫生的维护；

减数$\frac{4|4}{6|}$，上牙弓中度支抗，下牙弓弱支抗。

矫治器：0.022英寸MBT直丝弓矫治器。

上颌拔除2个第一双尖牙，内收前牙，减小覆盖，增加覆𬌗；随着上前牙内收，软组织面型也可得到改善。

下颌通过拔除2个第一磨牙（牙体缺损过大）来控制垂直高度；下颌第二、三磨牙前移后磨牙为完全远中关系，但尖牙为中性关系。在间隙关闭过程中调整中线。

保持：治疗后戴用Hawley保持器，要求结束后第1年全天戴用，以后夜间戴用。

### 治疗设计合理性

患者的主诉是前牙开𬌗和面型突。由于同时伴有骨骼和牙齿畸形，可以考虑拔除 $\frac{4|4}{5|5}$ 来解决上牙前突和Ⅱ类磨牙关系，使上下切牙达到正常的倾斜度，并帮助开𬌗的关闭，同时建立中性的磨牙和尖牙关系。治疗后骨骼型无明显变化。但由于 $\overline{6|}$ 预后欠佳，以优先拔除坏牙为原则，故最终决定拔除 $\overline{6|6}$，同时利用"楔形效应"对控制后部的垂直高度并关闭前牙开𬌗也有帮助。

最后随着前牙的内收及下颌后牙的近中移动，开𬌗关闭，软组织面型得到改善。虽然磨牙为完全远中关系，但尖牙建立了中性关系，且尖牙的中性关系比磨牙的中性关系更为重要。

## 第二部分 治 疗

### 主要治疗过程

| | |
|---|---|
| 2000.2 | 拔除 $\frac{4|4}{6|6}$。 |
| 2000.3 | 戴矫治器（0.022英寸系统MBT直丝弓矫治器），上下牙弓使用镍钛丝排齐整平4个月，配合尖牙向后8字结扎。 |
| 2000.7 | 上下0.018×0.025英寸摇椅型镍钛方丝，配合前牙区短Ⅱ类牵引，2个月后，开𬌗关闭，尖牙达到中性关系。 |
| 2000.9 | 上下0.019×0.025英寸不锈钢丝滑动法关闭拔牙间隙。 |
| 2001.4 | 上颌间隙完全关闭，下颌第二磨牙与第2双尖牙接触。 |
| 2001.6 | $\overline{8|8}$ 萌出并带环，镍钛丝重新排齐整平。 |
| 2001.8 | 使用0.018×0.025英寸不锈钢丝拉下颌第三磨牙向近中，6个月后下颌间隙关闭。 |
| 2002.2 | 精细调整用时8个月。 |
| 2002.7 | 拆除上下矫治器，戴上下Hawley保持器。 |

### 固定矫治器治疗中𬌗相（图4-5-5）

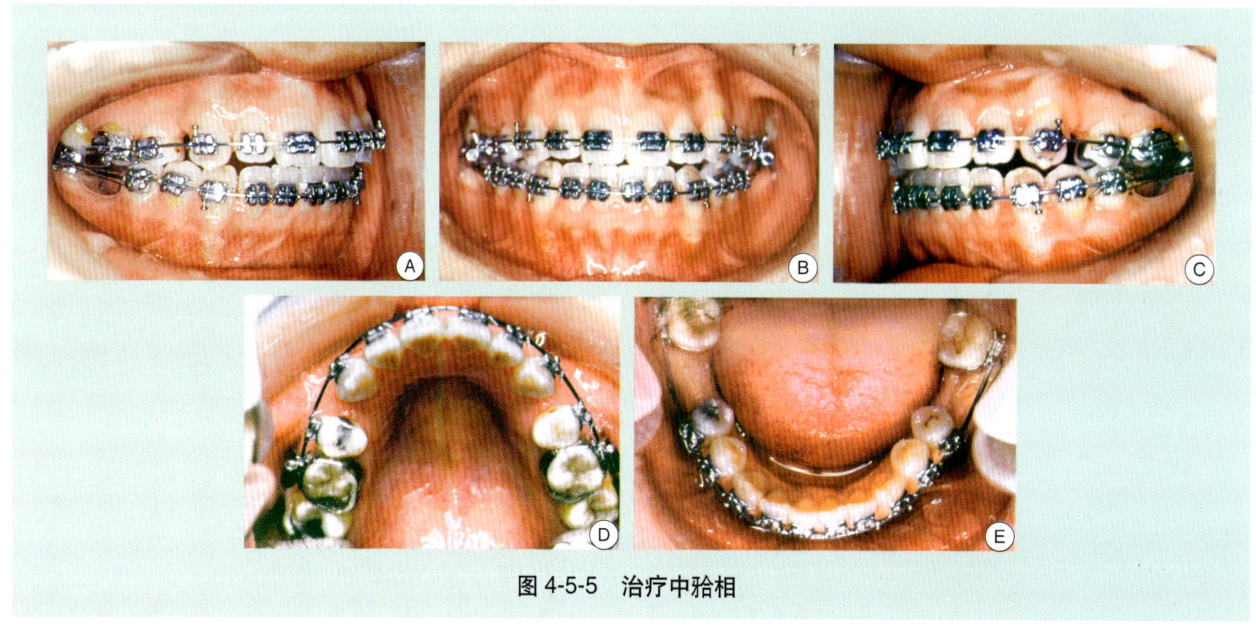

图4-5-5 治疗中𬌗相

### 对治疗过程及预后的客观评价

疗程29个月，共复诊32次。下颌拔牙间隙分2步关闭。首先，下颌第二磨牙完全近中移动耗时13个月。待下颌第三磨牙萌出后，带环再次排齐整平、拉第三磨牙向近中，共计8个月。

治疗中合作性佳，口腔卫生好，在摇椅型镍钛方丝上仅挂用2个月短Ⅱ类牵引开𬌗即关闭。对于拔除磨牙的病例，此患者的疗程足可以接受。

在关闭间隙的过程中，使用轻力，不仅关闭后根平行，而且无明显的牙根吸收。

# 第四章 前牙开𬌗的矫治

对于此成年患者，上下颌骨并无改变。这个病例的治疗结果会比较稳定，主要有以下几个原因：一是垂直牵引戴用时间较短；二是上颌拔除 4|4，利用"钟摆效应"关闭间隙，保持上前牙内收不复发也有利于增加覆𬌗的稳定性；三是下颌拔除第一磨牙，利用"楔形效应"关闭间隙，保持下颌间隙不复发也有利于防止前牙开𬌗复发。保持1年时的追踪也验证了咬合相当稳定。

## 第三部分 治疗后

### 治疗后面𬌗相（图 4-5-6）

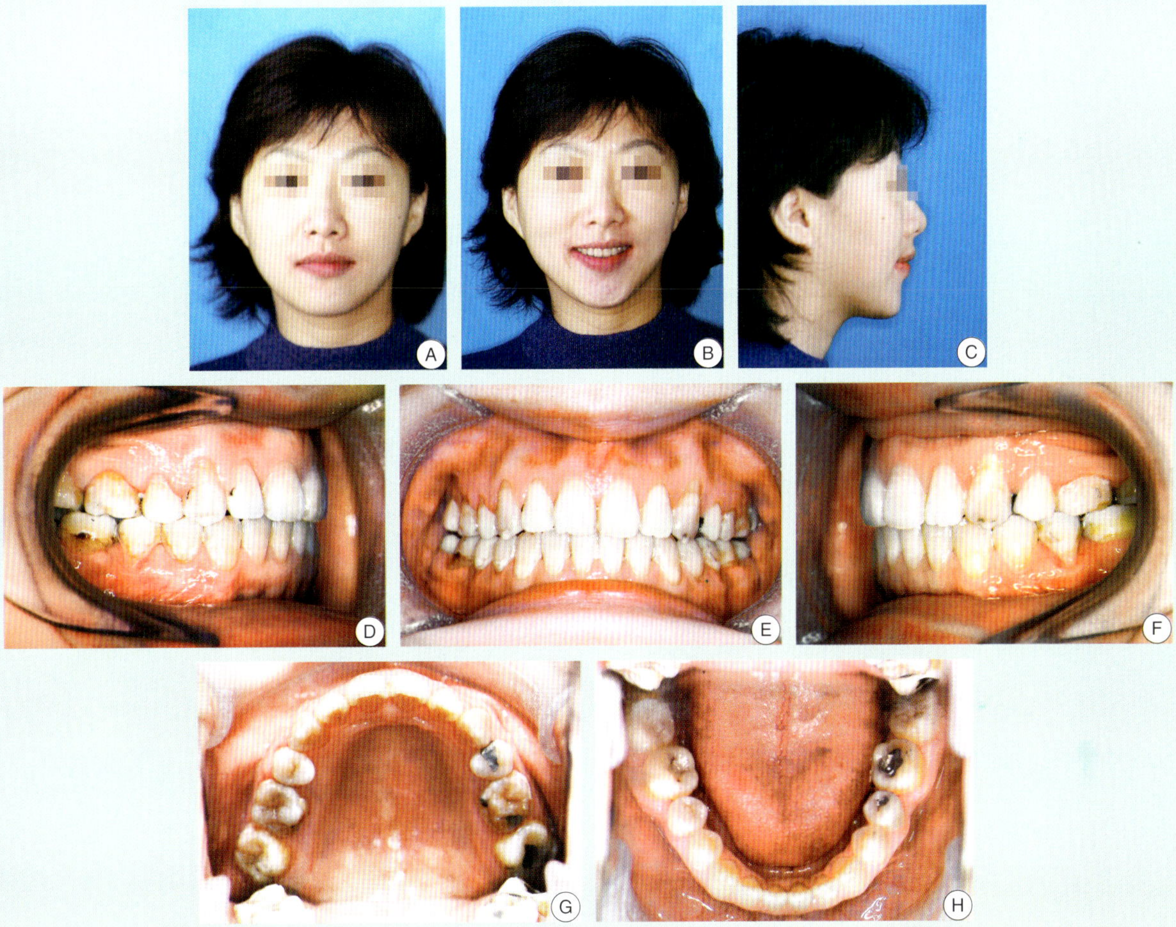

图 4-5-6 治疗后面𬌗相

### 治疗后 X 线片及分析

全口曲面断层片（图4-5-7）：拔牙间隙两侧牙根基本平行。

头颅侧位片（图 4-5-8）、描记图（图 4-5-9）及数据表格（表 4-5-2）

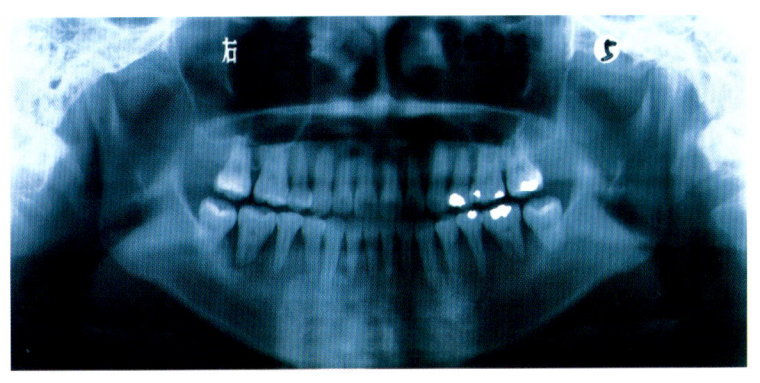

图 4-5-7 治疗后曲面断层片

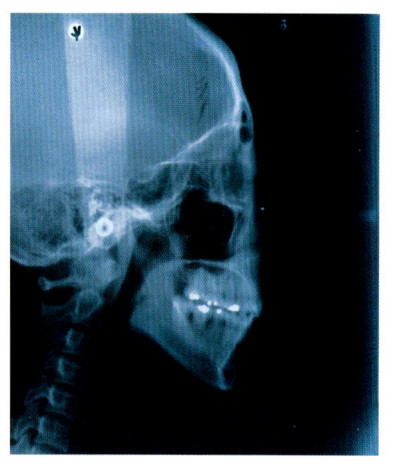

图 4-5-8  治疗后头颅侧位片

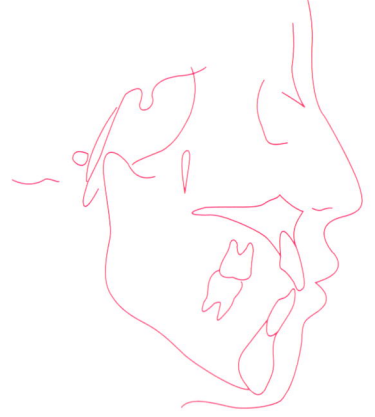

图 4-5-9  治疗后头颅侧位片描记图

表 4-5-2  治疗后头影测量数据及变化

| 测量值 | 治疗后 | 变化 | 正常值 |
| --- | --- | --- | --- |
| SNA | 79 | 0 | 82.8 ± 4.0 |
| SNB | 74 | +1 | 80.1 ± 3.9 |
| ANB | 5 | −1 | 2.7 ± 2.0 |
| WIT (mm) | 4 | +1 | −1.1 ± 2.9 |
| U1-PP | 117 | −3 | 115.8 ± 5.7 |
| L1-MP | 91 | −6 | 92.6 ± 7.0 |
| U1-L1 | 116 | +9 | 125.4 ± 7.9 |
| PP-MP | 35 | 0 | 27.6 ± 4.6 |
| N-ANS (mm) | 56 | +1 | 52.4 ± 3.6 |
| ANS-Me (mm) | 74 | 0 | 65.0 ± 3.9 |
| ANS-Me / N-Me (%) | 56 | −1 | 55.4 ± 2.2 |
| L1-APo (mm) | 4 | −1 | 4.9 ± 2.1 |
| Li-E (mm) | 0 | −3 | 0.6 ± 1.9 |

头影测量分析：

治疗后硬组织测量项目无变化；下前面高和上下颌平面角未变。主要的变化发生在牙和齿槽骨部位；上下切牙倾斜度减小，上下中切牙间角变大。治疗前后重叠图（图 4-5-10）、上颌骨重叠图（图 4-5-11）和下颌骨重叠图（图 4-5-12）

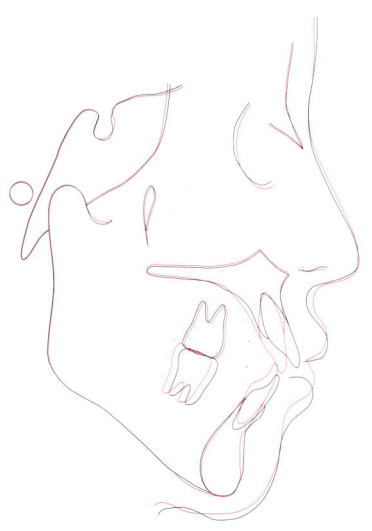

图 4-5-10  治疗前后 SN 重叠图
（以 SN 平面和 S 点重叠）

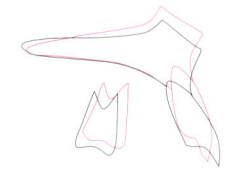

图 4-5-11  治疗前后上颌骨重叠图
（以腭平面和上腭前部重叠）

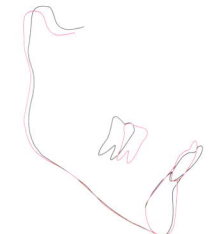

图 4-5-12  治疗前后下颌骨重叠图
（以 Björk 下颌稳定标志结构重叠）

━━ 治疗前　━━ 治疗后

### 第四章 前牙开𬌗的矫治

#### 保持 1 年后面𬌗相（图 4-5-13）

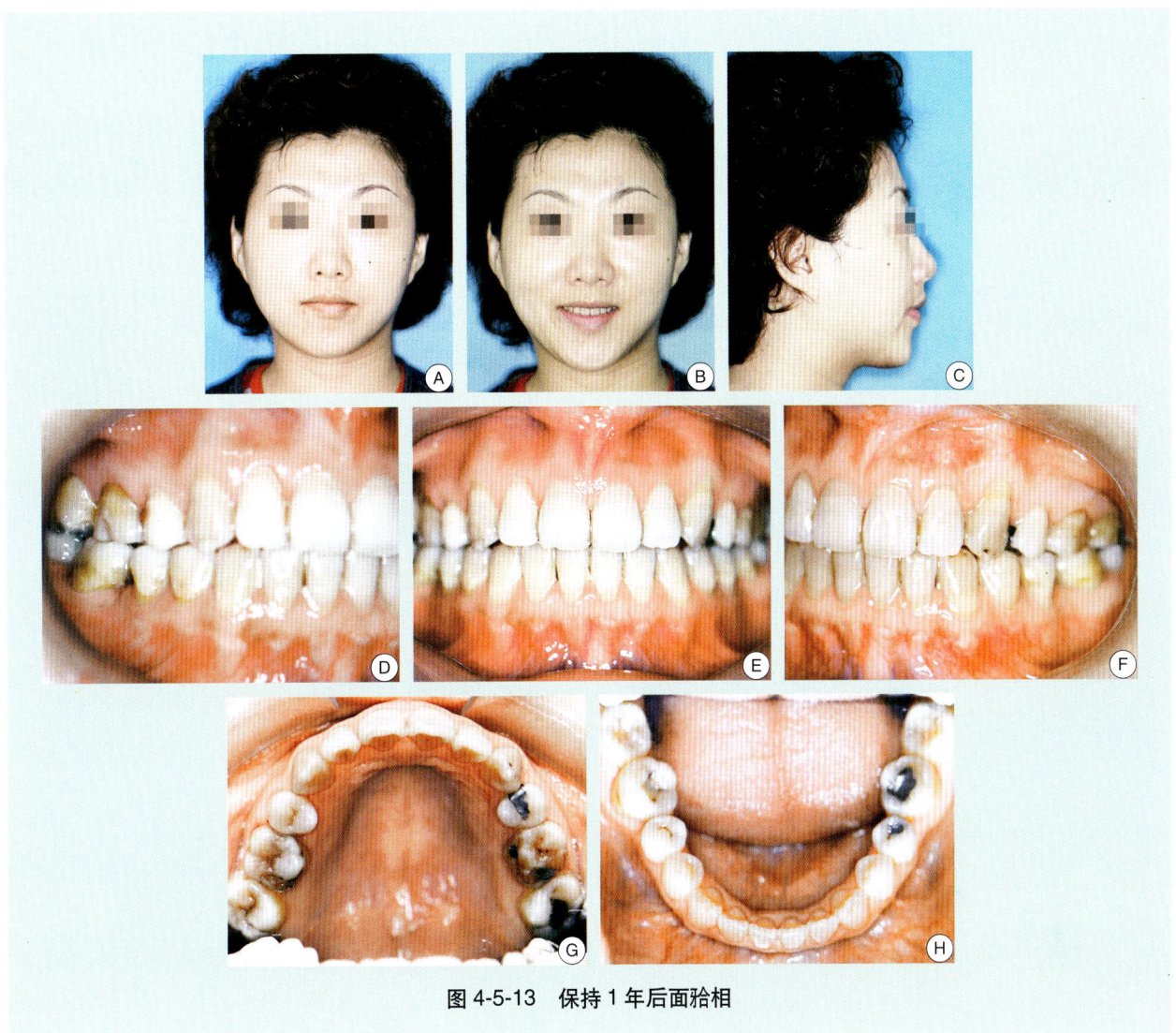

图 4-5-13　保持 1 年后面𬌗相

（病例完成人：邹冰爽）

## 病例 ❻ 正畸－正颌联合治疗严重骨性Ⅲ类开𬌗

### 病 例 概 况

某男，18岁5个月，主诉全牙弓反𬌗，开𬌗要求治疗。侧貌凹，下颌前突，面下1/3过长；安氏Ⅲ类磨牙/切牙关系，骨性Ⅲ类；前牙反覆盖4mm，开𬌗6mm，上牙弓拥挤1mm，下牙弓拥挤6mm；患者生长发育高峰期已过为成人期。正畸－正颌外科联合治疗：术前正畸整平上下颌牙弓，去除下前牙代偿性舌倾及协调上下牙弓宽度。正颌手术治疗，上颌行Le Fort Ⅰ型截骨术，下颌行双侧升支矢状劈开术（BSSRO）和颏成形术；术后正畸精细调整颌内和颌间关系，获得理想稳定的面型及𬌗型。

### 第一部分　治疗前

**病例基本情况**

某男，18岁5个月，1981年1月23日出生
主诉：全牙弓反𬌗、开𬌗要求治疗
临床检查：面部基本对称，侧貌凹，下颌前突，面下1/3过长。双侧磨牙/切牙完全近中关系，骨性Ⅲ类畸形；下颌平面角正常；前牙反覆盖4mm，开𬌗6mm，上牙弓拥挤1mm，下牙弓拥挤6mm；上中线左偏1mm，下中线右偏1mm，上颌唇齿关系为−1mm；开闭口运动无异常，双侧耳屏前无压痛，无弹响；扁桃腺Ⅱ度肿大；无遗传家族史。

治疗前面𬌗相（图4-6-1）

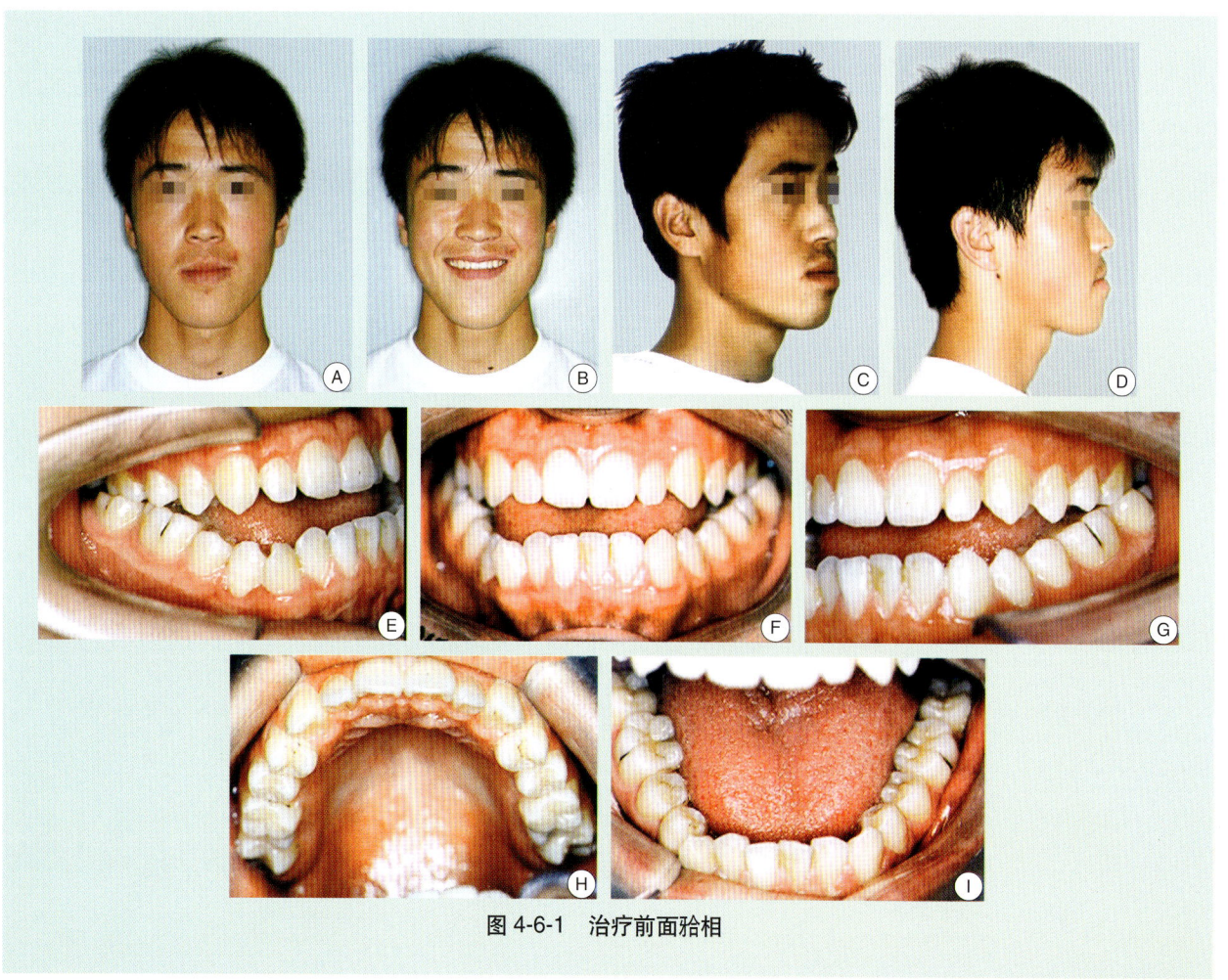

图4-6-1　治疗前面𬌗相

### 治疗前 X 线片及分析

全口曲面断层片（图4-6-2）：8|8先天缺失，8|8近中前倾阻生，下颌体陡长，双侧基本对称。头颅侧位片（图4-6-3）、描记图（图4-6-4）、疗效预测图（图4-6-5）及数据表格（表4-6-1）

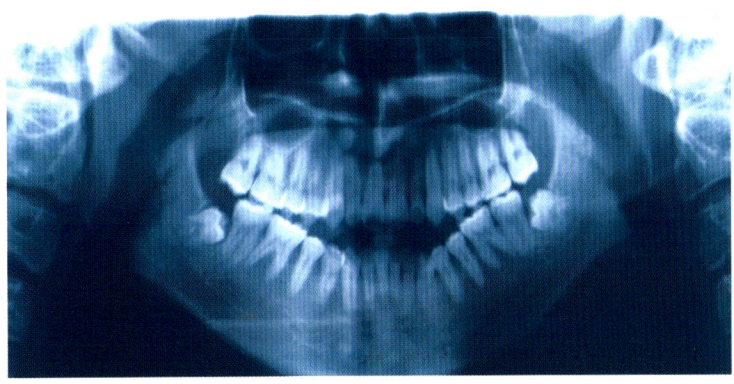

图 4-6-2　治疗前曲面断层片

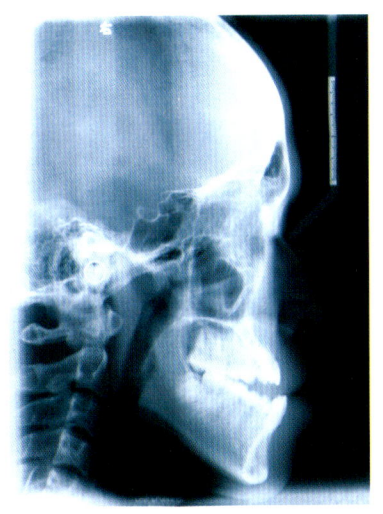

图 4-6-3　治疗前头颅侧位片

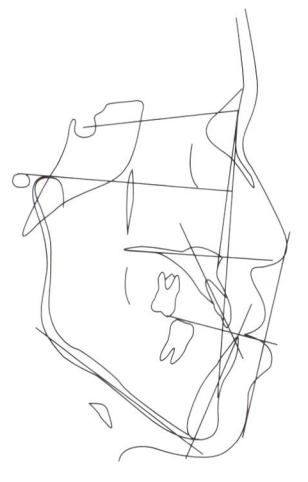

图 4-6-4　治疗前头颅侧位片描记图

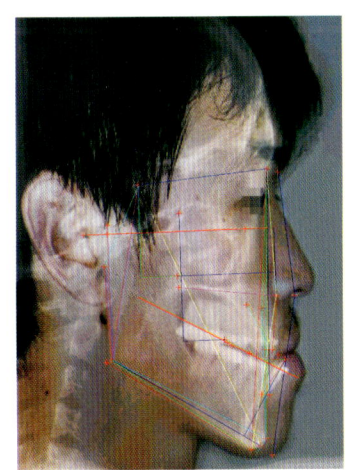
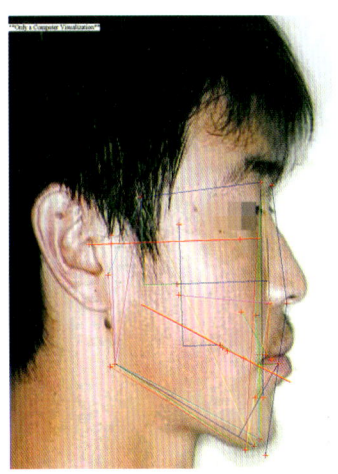

图 4-6-5　疗效预测图

267

表 4-6-1　治疗前头影测量数据

| 测量值 | 治疗前 | 正常值 |
|---|---|---|
| SNA | 75.0 | 82±3 |
| SNB | 82.0 | 79±3 |
| ANB | −7.0 | 3±1 |
| WITS (mm) | −15.5 | 0 |
| U1-PP | 129.5 | 108±5 |
| L1-MP | 87.0 | 92±5 |
| U1-L1 | 130.0 | 133±10 |
| MM angle | 24.0 | 27±5 |
| N-ANS(mm) | 64.0 | 53.8±2.8 |
| ANS-Me(mm) | 81.0 | 65.8±4.1 |
| ANS-Me/ N-ANS(%) | 56.0 | 55 |
| L1-APo (mm) | 6.5 | 0−2 |
| Li-E (mm) | 5.5 | −2 |

正常值来源：WITS: Jacobson. *Am J Orthod*. 1975, 67:125-133
其他数值：Houston WJB, Stephens CD Tulley WJ. *A textbook of orthodontcs*. Wright: Oxford, 1992

头影测量分析：

　　SNA小、SNB大，ANB和WITS值均小于正常，说明是骨性Ⅲ类畸形并提示上颌发育不足，下颌发育过度；下颌平面角在正常范围；上下前面高比例稍高于正常范围；上切牙唇倾，下切牙舌倾，下唇突出E平面较多。

### 诊断概要

　　Ⅲ类骨性畸形，下颌前突；安氏Ⅲ类磨牙关系；前牙反覆盖4mm，开𬌗6mm，上牙弓拥挤1mm，下牙弓拥挤6mm；上下中线不正。

### 问题列表

患者主诉全牙弓反𬌗，开𬌗；
侧貌凹，下颌前突，面下1/3长，Ⅲ类骨性畸形；颏唇沟过浅，颏部过长；
安氏Ⅲ类磨牙、切牙关系；
前牙反覆盖4mm，开𬌗6mm；
上牙弓轻度拥挤，下牙弓中度拥挤；
下前牙舌倾；
上下中线不正；
上颌唇齿关系为−1mm。

### 治疗目标

解除下颌牙代偿性舌倾；
解除上下牙列拥挤；
手术移动上下颌骨至理想位置；
改善较凹的侧貌及唇齿、中线关系；
建立安氏Ⅰ类磨牙关系；
排齐牙列，调整前、后牙覆𬌗覆盖关系；
保持。

### 治疗设计：正畸－正颌联合治疗

治疗前准备：口腔卫生宣教，保持口腔卫生。
术前正畸：拔除 8̄|8̄，0.022英寸直丝弓矫治器排齐整平上下牙弓，解除下颌切牙代偿性舌倾。
正颌手术：上颌行Le Fort Ⅰ型截骨术；下颌行BSSRO和颏成形术。
术后正畸：固定矫治器精细调整；继续使用0.022英寸直丝弓矫治器；精细调整颌内与颌间关系，使前牙覆盖覆𬌗正常，达到理想𬌗关系；颌间牵引，配合肌功能训练。
保持：术后正畸治疗结束后，可摘式Hawley保持器全天戴用12个月；之后每天晚上戴用，建议保持2年以上。

对稳定性的预测：稳定性好。

## 第二部分　治　疗

### 主要治疗过程

1999.9　0.022英寸直丝托槽系统，第一、二恒磨牙均安置带环，上、下颌均使用0.014英寸镍钛圆丝，排齐整平上下牙弓。

1999.10　上颌更换0.016英寸镍钛圆丝，下颌仍使用0.014英寸镍钛圆丝。

1999.11　上颌更换0.018英寸镍钛圆丝，下颌更换0.016英寸镍钛圆丝。

1999.12　上颌更换0.016×0.022英寸镍钛弓丝，下颌更换0.018英寸镍钛弓丝，而后也换为0.016×0.022英寸镍钛弓丝。

2000.3　上下颌均换0.017×0.022英寸不锈钢弓丝完成最后的排齐和整平及上、下前牙去除代偿。

2000.7　上下颌均换成0.019×0.025英寸不锈钢弓丝，安放牵引钩；完成头影描记预测和模型外科手术；完成中间及终末夹板的制作；正颌外科手术：上颌行Le Fort Ⅰ型截术、下颌行BSSRO和颏成形术。

2000.8　开始术后正畸治疗：术后双侧尖牙之间有轻微的开𬌗；使用短Ⅲ类牵引，前牙使用垂直牵引；使用弹性绷带头帽进行垂直向控制。

2000.9　上下颌均换成0.016×0.022英寸镍钛弓丝并安放牵引钩，使用短Ⅲ类牵引保持。

2000.10　𬌗关系良好，停止Ⅲ类牵引保持。

2000.11　戴Hawley保持器进入保持阶段。

# 第四章 前牙开𬌗的矫治

## 治疗中𬌗相（图 4-6-6、7）

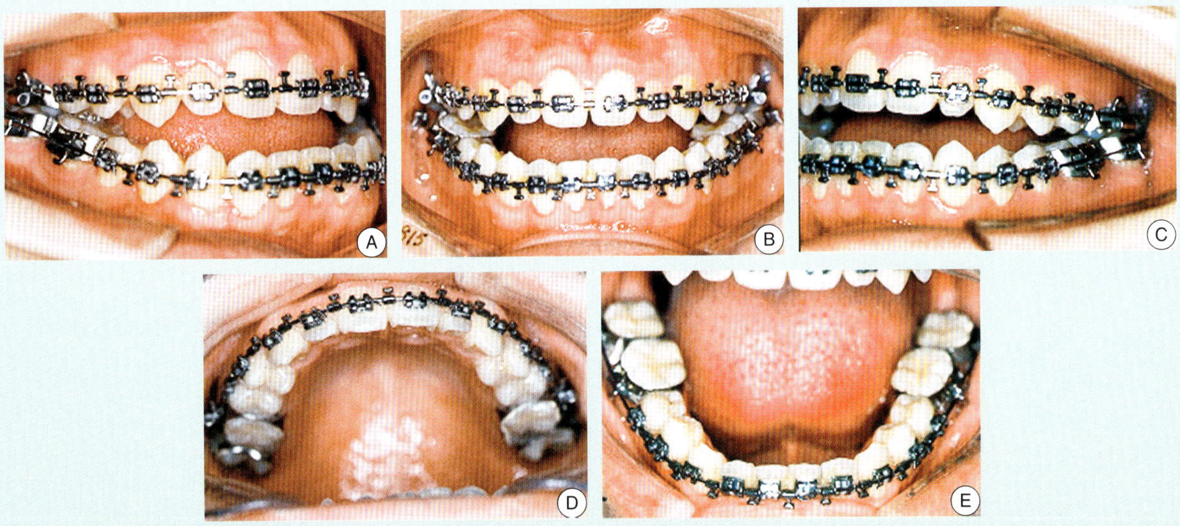

图 4-6-6 正颌手术前𬌗相

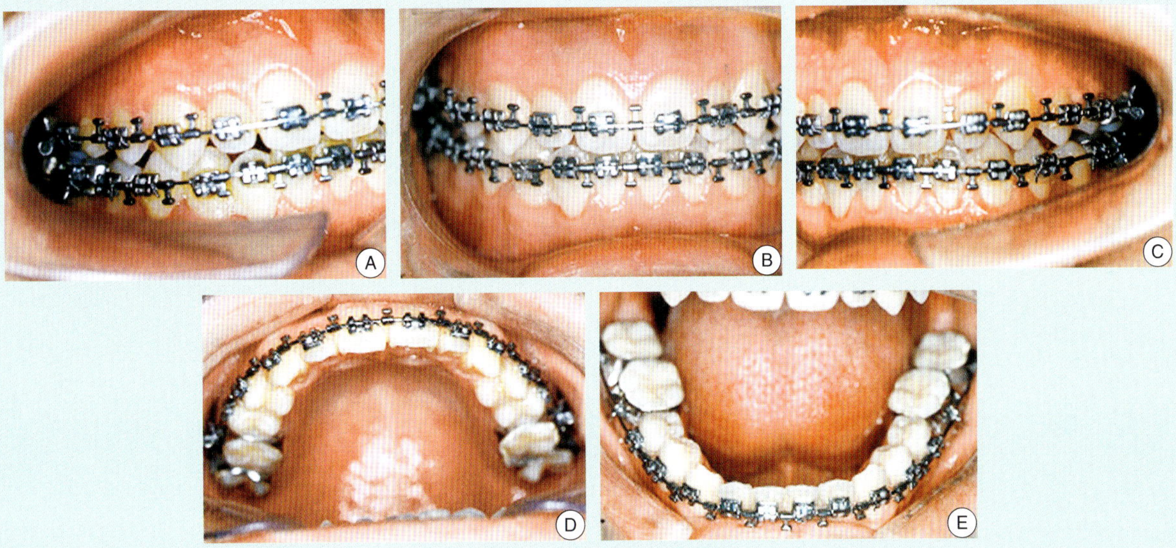

图 4-6-7 正颌手术后𬌗相

## 第三部分 治 疗 后

### 治疗后面𬌗相（图 4-6-8）

### 治疗后 X 线片及分析

全口曲面断层片（图4-6-9）：全口牙根无明显吸收。头颅侧位片（图 4-6-10）、描记图（图 4-6-11）及数据表格（表 4-6-2）

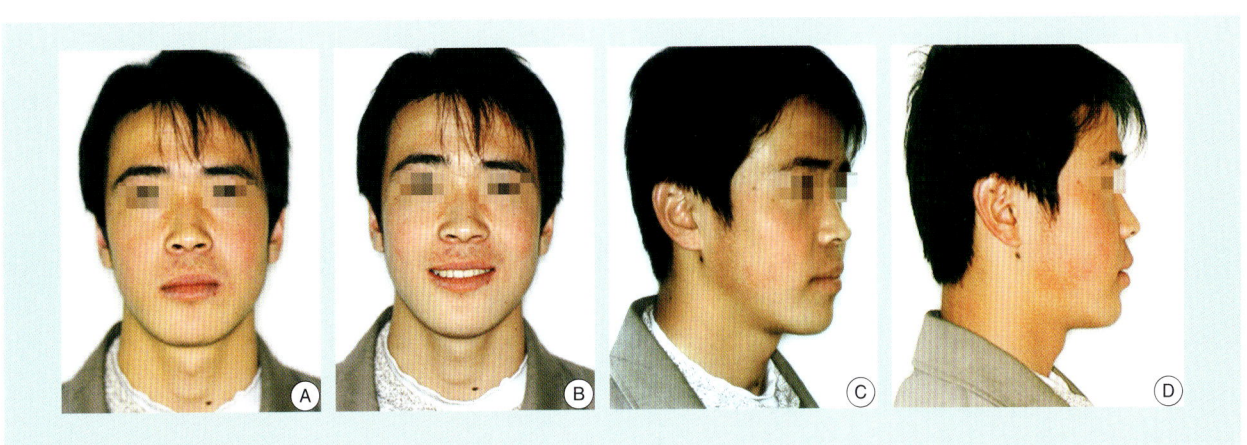

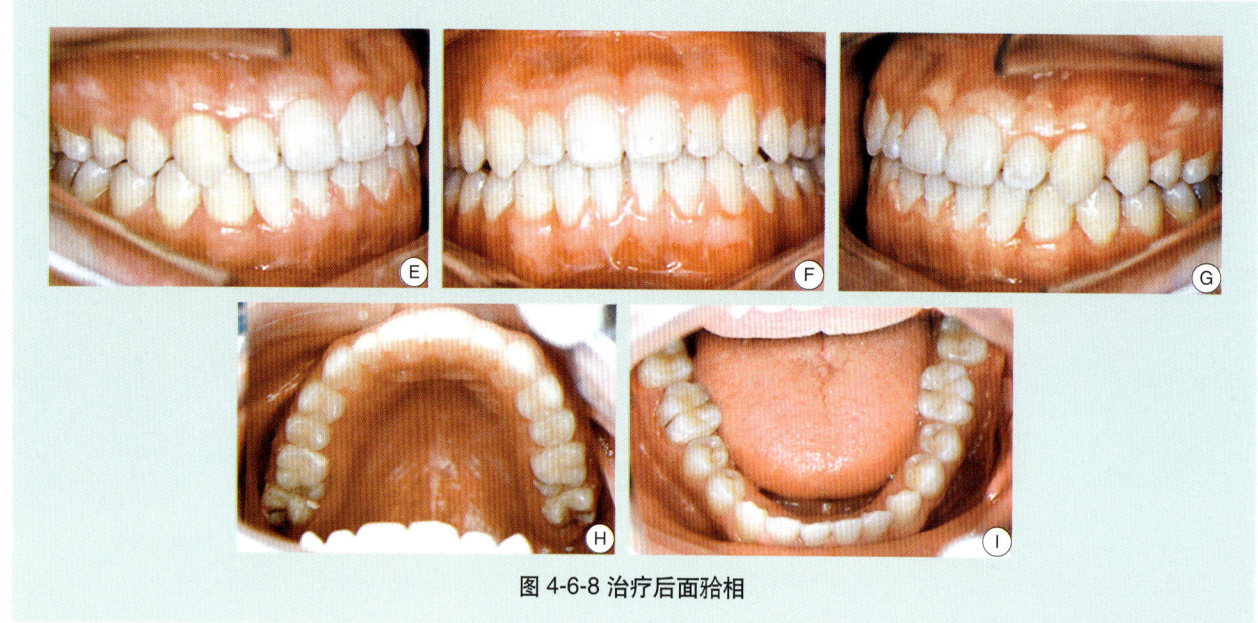

图 4-6-8 治疗后面𬌗相

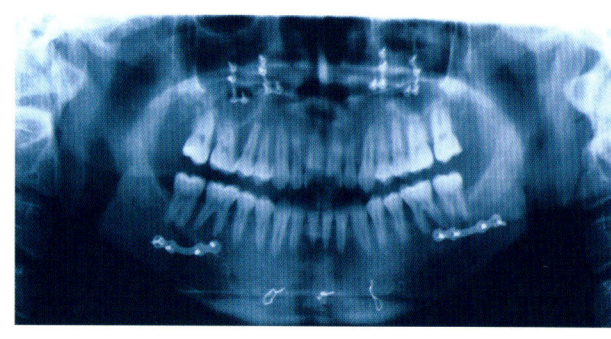

图 4-6-9 治疗后曲面断层片

表 4-6-2 治疗后头影测量数据

| 测量值 | 治疗后 | 变化 |
| --- | --- | --- |
| SNA | 80.0 | 5.0 |
| SNB | 78.0 | −4.0 |
| ANB | 3.0 | 10.0 |
| WITS (mm) | −0.5 | 15.0 |
| U1-PP | 110.0 | 19.5 |
| L1-MP | 94.0 | 7.0 |
| Interincisal angle | 129.0 | −1.0 |
| MM angle | 22.0 | −2.0 |
| N-ANS (mm) | 66.5 | 2.5 |
| ANS-Me (mm) | 74.0 | −7.0 |
| ANS-Me/ N-ANS (%) | 52.0 | −4.0 |
| L1-APo (mm) | 2.0 | −4.5 |
| Li-E (mm) | 1.0 | −4.5 |

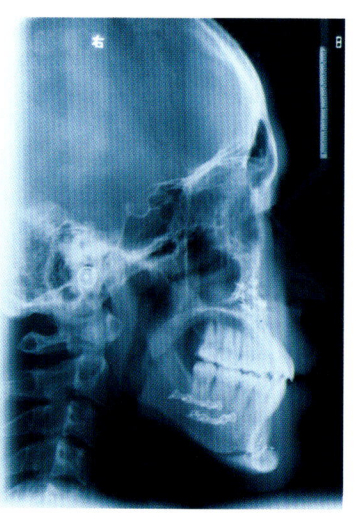

图 4-6-10 治疗后头颅侧位片

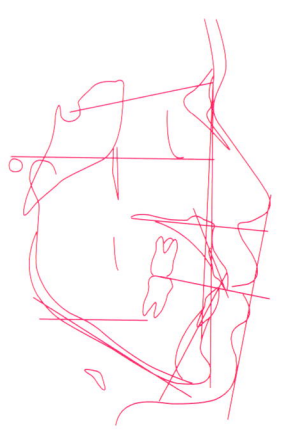

图 4-6-11 治疗后头颅侧位片描记图

头影测量分析：

SNA增大，SNB减小，ANB恢复到正常范围内；上下颌切牙都得到了竖直；上颌前下移位，下颌后退，两者恢复到正常关系，上下唇基本位于E平面。治疗前后重叠图（图4-6-12）、上颌骨重叠图（图4-6-13）和下颌骨重叠图（图4-6-14）

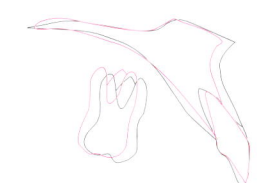

图 4-6-13　治疗前后上颌骨重叠图
（以腭平面和 PNS 点重叠）

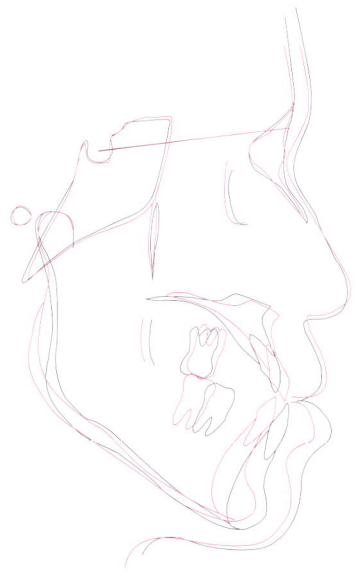

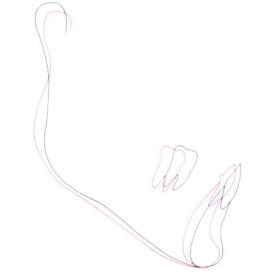

图 4-6-12　治疗前后 SN 重叠图
（以 SN 平面和 S 点重叠）

图 4-6-14　治疗前后下颌骨重叠图
（以下颌平面和 Me 点重叠）

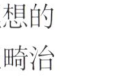

―― 治疗前　―― 治疗后

### 保持后 X 线片

全口曲面断层片（图4-6-15）和头颅侧位片（图4-6-16）

### 对治疗的评价

本病例的治疗效果令人满意，患者和医生双方都感到很愉快。治疗后患者的面部变得更富魅力。理想的安氏I类咬合关系不仅对于美观和功能都非常重要，而且对于保持疗效的长期稳定性也是十分重要的。成人骨性畸形通过手术治疗，能达到这种理想的疗效离不开术前和术后的正畸治疗，由此可见正畸治疗对正颌外科来说不可缺无，起着非常重要的作用。

正畸-正颌外科联合治疗的术前正畸，不仅要排齐整平上下牙列，去除前后牙的不良代偿，还要注重上下牙弓的宽度的调整。下颌行BSSRO术式者需在术前半年拔除第三磨牙。

正畸-正颌外科联合治疗的术后正畸，在去除终末𬌗板后即应开始治疗，除𬌗关系的精细调整外，更应注重肌功能的调整与训练，反𬌗、开𬌗的患者更应加强舌机能的训练，破除不良吞咽习惯，才能确保治疗效果的长期稳定。

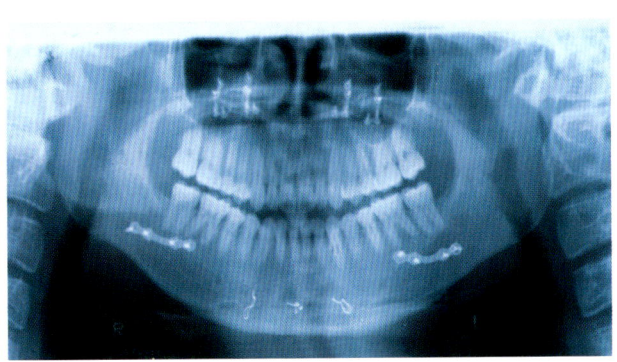

图 4-6-15　保持后曲面断层片

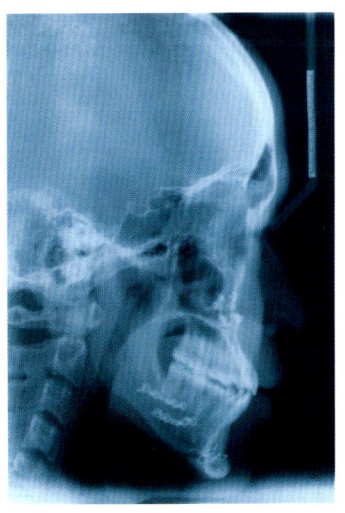

图 4-6-16　保持后头颅侧位片

（病例完成人：高晓辉）

# 前牙开𬌗的诊断和治疗原则

前牙开𬌗表现为牙齿的垂直咬合关系异常，即：后牙处于最大咬合位时，下切牙在垂直方向上未被上切牙覆盖且与之无咬合接触。日本学者的调查结果前牙开𬌗在学龄儿童中占5.37%，在正畸门诊患者中占4.1%。开𬌗是一种比较严重的错𬌗畸形，对患者的咀嚼、吞咽、语言、呼吸及颜面外观影响很大。由于形成因素复杂，获得理想而稳定的矫治效果难度很大，对正畸医生具有很大的挑战性。

## 一、前牙开𬌗的诊断

### (一) 明确病因

与其他类型的错𬌗畸形一样，前牙开𬌗的颅面骨骼垂直发育异常，既可以是遗传所致，也可以是受环境因素影响而后天获得的。只有在明确病因并尽可能去除病因的前提下，才有可能得到稳定满意的矫治结果。正畸医师要通过详细询问病史、家族史，细致的临床检查对患者的病因做出判断。

1.遗传与全身因素：一些单基因遗传疾病如Down's综合征、颅骨锁骨发育不全综合征、Pierre-Robin综合征影响全身多个器官系统，前牙开𬌗常常是表征之一。所幸这些遗传综合征在临床并不常见。

多基因遗传造成的发育异常较为普遍。可以是骨骼发育异常，如下颌升支短、下颌角大，上颌前颌骨逆时针旋转，颅中窝发育不足等；也可以是肌肉和软组织发育异常，如舌体过大、舌位异常等。这些都可以是开𬌗形成的原因。

遗传原因造成的前牙开𬌗往往出现较早，骨骼畸形较严重，不少患者需要正颌外科治疗。

全身系统性疾病如佝偻病、垂体瘤导致前牙开𬌗广为人知，本章病例1在儿童期曾有轻度佝偻病症状。

髁突吸收而引起的前牙开𬌗，国内外有过报道。患者以女性多见，青春期出现原因不明的髁突吸收，有人认为因类风湿病引起，有人认为与发育有关。患者先出现关节症状；然后，原本有咬合的前牙逐渐出现开𬌗，仔细检查可以在切牙切端和（或）尖牙牙尖发现磨耗小平面。患者前牙开𬌗程度较轻，有的伴前牙深覆盖和下颌后缩倾向；升支偏短，多伴有磨牙段拥挤，颌骨畸形并不严重。然而患者的关节却表现为明显的骨关节病变，包括髁突进行性磨平变短、硬化、髁状突囊样变、骨质增生等。此种继发于关节病的前牙开𬌗要与前牙开𬌗伴有关节病的患者相鉴别。前牙开𬌗伴关节病在临床比较常见（本章病例3就伴有较明显的关节症状），前牙开𬌗是因、颞下颌关节病是果。两者的正畸治疗都需在关节病稳定之后。

2.环境与功能因素

(1) 鼻气道阻塞致下颌姿势位的改变：由于扁桃体肥大、腺样体肥大、鼻息肉、鼻中隔弯曲、鼻甲肥大、过敏性鼻炎等引起的鼻咽气道阻塞，可以引起儿童睡眠呼吸紊乱综合征（OSAS）。近年来流行病学调查结果显示，儿童OSAS患病率在1%~3%，严重影响患儿的生长发育，引起医学界的重视。患有鼻气道阻塞的儿童，为了维持上气道通畅，头呈前伸位，颅颈角增大。这种头姿势位反过来又影响了颌骨、牙齿的压力平衡和软硬组织的关系，使后牙过度萌出，下颌呈现向下向后的垂直生长型，形成Ⅱ类高角、前牙开𬌗或开𬌗倾向。

(2) 异常吞咽习惯：婴儿期吞咽时上下牙垫分开，舌尖位于上下牙垫之间以形成口腔封闭，口周肌、颊肌收缩而嚼肌松弛。随着乳牙萌出，舌位逐渐后退，至乳牙建𬌗完成，婴儿型吞咽转变为成熟型吞咽：吞咽时上下牙列接触，舌尖位于上切牙后，嚼肌收缩而口周肌松弛。如果因某种原因影响婴儿型吞咽向成熟型吞咽转变，在吞咽以及说话时和姿势位时，舌位于上下前牙之间，成为原发性伸舌，同时前牙开𬌗。

(3) 长期吮指形成开𬌗畸形，早期人工喂养方法不当、吮奶嘴、舔牙等也都可以造成开𬌗。即使在不良习惯破除以后，舌为了适应已经存在的开𬌗间隙而放置于上下牙齿之间，以完成吞咽时的口腔封闭，此为继发于开𬌗的吐舌习惯。本章病例2前牙开𬌗呈梭形，仅仅局限于尖牙至尖牙，其吐舌习惯可能并非原发。

(4) 下颌阻生智齿在萌出过程中将第二磨牙顶起，突出于𬌗平面，后牙伸长产生磨牙支点，致下颌向下向后旋转、开𬌗形成。

开𬌗的形成可以是以上因素的综合作用。肌肉和软组织的发育和功能异常可以引起牙齿和骨骼的发育异常，导致开𬌗畸形；牙齿骨骼形态和结构的不正常发育也可影响肌肉和软组织的发育和功能，从而加重牙齿和骨骼的异常发育，形成恶性循环。对于一个临床特定患者，往往并不容易区别硬、软组织的因果关系。

### (二) 分类诊断

1. 根据开𬌗的程度　轻度：垂直开𬌗度＜3mm；中度：垂直开𬌗度为3～5mm；重度：垂直开𬌗度＞5mm。

然而前牙开𬌗的程度并不能反映骨骼畸形的严重程度和治疗的难度。

2. 根据磨牙关系。

(1) 安氏Ⅰ类前牙开𬌗：牙弓仅存在垂直向不调，矢状关系正常。

(2) 安氏Ⅱ类前牙开𬌗：牙弓垂直向不调，同时矢状关系为Ⅱ类。

(3) 安氏Ⅲ类前牙开𬌗：牙弓垂直向不调，同时Ⅲ类矢状关系。

3. 根据开𬌗的病因

(1) 牙性：由于牙齿槽因素形成者。

(2) 功能性：由于口腔不良习惯等功能因素形成者。

(3) 骨性：由于骨骼因素形成者。

一般来说，功能性开𬌗在儿童期常见；骨性开𬌗在青春期逐渐明显。头影测量分析可以确定患者是否为骨性开𬌗以及骨骼畸形的严重程度。

Dr. Kim提出了开𬌗患者诊断的MEAW头影测量分析法，以覆𬌗指数ODI反映面部垂直发育。ODI= AB平面-MP平面角 +/− PP平面-FH平面角（图4-1）。中国人ODI为72.8±5.2。ODI增大表明前牙深覆𬌗；ODI减小时表明开𬌗形成。牙性开𬌗患者的ODI值多在70以上；骨性开𬌗患者的ODI值小于70，平均为65。ODI值越小，骨性开𬌗的诊断越确定。本章病例1、2诊断中使用了MEAW分析法，前者ODI为60，后者为64.5，均为骨性开𬌗。

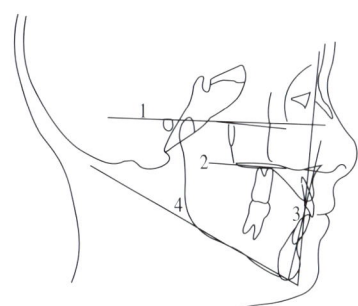

图4-1　覆𬌗指数ODI
1. FH平面；2. PP平面；3. A-B平面；4. MP平面；
PP平面在FH平面下方时，PP-FH角为正；PP平面在FH平面上方时，PP-FH角为负

4. 根据畸形的部位——神山分类　类1: 前牙萌出不足；类2: 后牙萌出过度；类3: 颌骨形态异常

5. 根据颅面骨骼类型　北京大学口腔医学院正畸科对116例恒牙期前牙开𬌗患者的颅面骨骼形态进行聚类分析，得出以下五种类型（图4-2）。

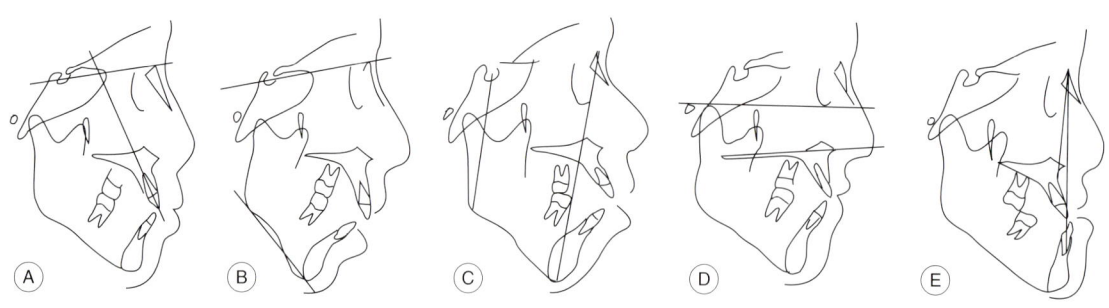

图4-2　前牙开𬌗的颅面骨骼类型
A: 类1牙齿槽型；B: 类2下颌顺时针旋转型；C: 类3长面型；D: 类4上颌逆时针旋转型；E: 类5骨性Ⅲ类

类1: 牙齿槽型开𬌗：上颌前部齿槽高度不足，上前牙唇倾；面高基本正常，颌骨畸形不明显。此类患者约占前牙开𬌗的13.8%。

类2: 下颌顺时针旋转型：下颌顺时针旋转，同时腭平面向下倾斜；后下面高较小，后下面高/前下面高也减小，呈现Ⅱ类高角倾向。此类患者约占开𬌗的9.5%。

类3: 长面型：上、下磨牙区齿槽发育过度，前、后面高均增大，升支高度基本正常，下颌平面角基本正常。此类患者约占22.4%。

类4: 上颌逆时针旋转型：腭平面向上倾斜，可伴有其他牙齿或骨骼异常。此类患者在前牙开𬌗患者中最多，比例为40.5%。

类5: 骨性Ⅲ类开𬌗，此类患者约占13.8%。

临床上对于一个前牙开𬌗患者，可以通过4个简单问题判断其属于上述5类中的哪一类：①是否存在骨骼畸形（前下面高/前面高比≤0.57）筛分出类1；②是否安氏Ⅲ类、下切牙舌倾（ANB≤-2.5°，L1-MP≤78.5°）筛分出类5；③腭平面是否逆时针旋转（SN-PP≤9°）筛分出类4；④上磨牙齿槽高度是否过大（UM-PP≥25.8mm）区分类3与类2。

前牙开𬌗的颅面骨骼分类对临床治疗难度有参考价值。类1开𬌗患者以安氏Ⅰ类为主，颌骨在垂直向和矢状向发育都没有明显异常，正畸治疗反应较好，治疗结果也较稳定。类4因腭平面逆时针旋转形成前牙开𬌗，矢状错𬌗多数为安氏Ⅰ类，绝大多数患者可采用正畸手段完成治疗。类2主要因下颌顺时针旋转、表现出安氏Ⅱ类高角特征；类3虽下颌升支高度基本正常，但相对于发育过度的上下磨牙区齿槽仍显不足，导致前牙开𬌗，矢状方向多数为安氏Ⅰ类；这两类患者正畸治疗难度较大，约1/4者需要正颌外科。类5前牙开𬌗病例均为安氏Ⅲ类，垂直向和矢状向的骨骼不调都较严重，宜首选正颌外科治疗。

本章6例前牙开𬌗病例，病例1为类2，病例2为类3，两者正畸治疗难度都很大。特别是病例1，ODI=60，为外科的适应证；同时患者有牙釉质发育不良，磨牙临床冠高度不足，更增加了治疗难度。病例4实际上是一位Ⅰ类𬌗型、Ⅱ类骨型倾向的双牙弓前突伴有前牙开𬌗患者；病例5是一名牙型和骨型都是Ⅱ类伴前牙开𬌗的患者；根据两者的前下面高/前面高比（55、57），在开𬌗的颅面骨骼分类中同属类1，骨骼畸形都不算严重，治疗难度也并不大。病例3和病例6𬌗型都是Ⅲ类。但病例3的ANB角2.5°，骨型为Ⅰ类，前下面高/前面高比56，在开𬌗的颅面骨骼分类中也属类1，治疗难度不大；而病例6的ANB -7°，为严重的Ⅲ类骨型，在分类中属类5，只能选择正颌手术。

### (三)正畸与正颌外科病例的鉴别

1. MEAW 分析法　中国人覆𬌗指数 ODI 正常值为 72.8 ± 5.2。骨性开𬌗 ODI 减小；减小越多，骨骼垂直不调越严重。ODI < 60 可作为手术适应证的指标之一。

2. 多因素判别分析法　北京大学口腔医学院正畸科对恒牙期前牙开𬌗正畸和正颌外科病例颅面形态进行多因素逐步判别分析，对判别两者贡献最大的是下中切牙下颌平面角（L1-MP），其次是患者年龄（age）、下颌角前切迹深度（Antigonial-MP）和颏突度（SNPg）。L1-MP 角越小、年龄越大、角前切迹越深、颏突度越大，外科治疗的可能性越大。

## 二、前牙开𬌗的治疗

### (一)早期矫治

乳牙期和替牙期儿童前牙开𬌗多为功能异常所致。要及早发现并破除吮指、吮奶嘴、吐舌吞咽等口腔不良习惯，特别注意鼻气道阻塞的诊断与治疗，建立正常的鼻呼吸习惯。口面肌肉恢复正常功能后，前牙开𬌗可以自行关闭，同时有利于颌面向正常方向发育，防止骨性开𬌗的发生。年龄稍大的替牙期开𬌗儿童，可能或多或少存在牙齿槽垂直向发育不调如前牙萌出不足、后牙萌出过度；同时可能伴有颌骨牙弓的矢状不调如Ⅱ类或Ⅲ类关系。在破除不良习惯的同时，需要使用矫形力对颌骨进行垂直向和矢状向的生长控制。

舌刺（tongue clip）主要用于破除吮指及吐舌不良习惯。通常为可摘式，由 3~4 根不锈钢钢丝形成的舌刺从上颌腭侧基托伸出，沿上前牙舌侧延伸至下前牙舌侧。也可以是固定式：上第二乳磨牙（或第一恒磨牙）带环、腭弓，从腭弓上焊 3~4 根舌刺；或上中切牙带环，从带环的舌侧焊舌刺。舌刺延伸至下切牙舌侧。固定式的矫治效果较可摘式好。

后牙𬌗垫利用神经肌肉的作用将咀嚼肌力传导至后牙区，防止后牙垂直生长，使下颌产生向前向上的旋转。𬌗垫高度以超过息止颌间隙 3~4mm 为宜。磁力𬌗垫通过排斥力对后牙施以持续的压力，效果优于普通的后牙𬌗垫，但要注意防止磁力𬌗垫产生的不利的侧向力。

矫形矫治中常使用垂直牵引头帽颏兜。垂直牵引力尽量靠前，牵引力作用于膜状骨压力敏感的生长部位，从而影响颌骨生长发育；牵引力同时作用于牙周膜，使后牙萌出迟缓。若患者同时存在矢状不调，需要改变牵引方向。Ⅲ类开𬌗患者使用高位牵引头帽颏兜，牵引力通过髁突，在对后牙施加垂直压低力的同时抑制下颌向前生长。Ⅱ类开𬌗患者则需要使用高位牵引面弓，牵引力作用于上颌第一磨牙，对上颌及上后牙产生远中向压低的力量。上述三种矫治器的矫形力每侧 300~500g，每日至少 12 小时；为增强对后牙的垂直压低作用常常结合使用后牙𬌗垫。

本章 6 位病例没有 1 例接受过早期矫治，这可能是因为前牙开𬌗早期对牙齿排列和外貌影响不明显，未引起家长的足够重视，患者就诊时多到了恒牙期。

### (二)恒牙期矫治

面对一个恒牙期前牙开𬌗患者，正畸医师要回答 5 个重要问题，并以此为依据，做出正确的矫治设计。这 5 个问题是：正畸还是正颌治疗；是否需要拔牙；拔除双尖牙还是磨牙；使用何种矫治技术；如何保持治疗结果。

1. 正畸还是正颌外科治疗　恒牙期前牙开𬌗患者或多或少存在颌骨畸形，有的甚至是严重的畸形。临床资料证明：恒牙期前牙开𬌗患者中大约 20% 者需要采用正颌手术治疗。选择正畸或正颌治疗主要依据患者垂直向、矢状向及宽度方向上骨骼、软组织畸形的严重程度，同时要尽可能尊重患者本人与家长的意愿。

关于前牙开𬌗的诊断中已经说明，不同骨骼类型的患者治疗手段不同：类 1 采用正畸治疗，类 5 首选正颌治疗，类 4 患者 90% 可用正畸治疗，类 2 和类 3 中正颌病例约占 25%。MEAW 分析法提出 ODI 小于 60 是为严重骨性开𬌗，是正颌外科的适应证。多因素判别分析结果表明：L1-MP

角越小、年龄越大、角前切迹越深、颏突度越大,外科治疗的可能性越大。

综合来看,选择正畸的理由包括:① 10°＞ANB＞−4°;② 100＞APDI＞60;③ 80＞ODI＞60;④前牙代偿程度较轻;⑤面型可接受;⑥年龄较小。反之,外科手术的理由为:①ANB＞10°或＜−4°;②APDI＞100或＜60;③ODI＞80或＜60;④前牙代偿明显;⑤面部畸形严重;⑥成年。

本章病例6多种诊断分析都支持正颌外科的治疗手段。

需要指出的是,临床患者的情况多种多样,对于一个特定的个体,很可能有些指标符合正畸,而另一些指标却偏于正颌。正畸医师要全面分析资料,区分轻重主次,反复与患者和家长沟通,谨慎地作出决定。

2. 是否需要拔牙  矫正前牙开𬌗所需牙齿移动包括:①垂直向绝对压低后牙;②直立前倾的后牙;③垂直向绝对升高前牙;④舌向倾斜前牙。完成这些牙齿移动都需要间隙。这决定了前牙开𬌗的正畸治疗多需要减数拔牙(包括拔除第三磨牙)。

从临床上看,恒牙期前牙开𬌗患者下颌平面角增大,同时可能伴其他颌骨大小、形态位置的异常。牙弓关系多表现出长、宽、高三维方向的不调。有的患者后牙区存在拥挤、磨牙近中倾斜,有的前牙区拥挤、唇倾。对这种复杂错𬌗,减数往往是必需的。本章5位正畸治疗的患者全部采用了拔牙矫治。

3. 减数双尖牙还是减数磨牙

临床经验表明,大约20%恒牙期前牙开𬌗患者需采用正颌治疗,约65%的患者需要拔除磨牙正畸矫治,15%的患者正畸矫治仅需拔除双尖牙。

(1) 减数第一双尖牙:患者前牙唇倾、拥挤,可能存在前部齿槽骨高度发育不足,面形较突,前牙开𬌗程度不大,Ⅱ类骨型倾向。减数双尖牙后内收前牙,利用切牙的"钟摆效应"加深覆𬌗,不仅开𬌗得以矫治,面型也有明显改善。前牙开𬌗5种骨骼类型中的类1采用此种拔牙设计,正畸治疗难度并不大。

本章病例4是牙齿槽型开𬌗(类1)的典型,应当减数4颗第一双尖牙,只是因右下第一磨牙大面积龋坏,才改为减数上颌第一双尖牙和下颌第一磨牙。

(2) 减数磨牙:Dr. Kim认为,许多骨性开𬌗病例前牙开𬌗的形成是由于牙列特别是磨牙近中倾斜造成。磨牙的前倾使后部牙−齿槽增高,第二磨牙区高度增加1mm,前牙的覆𬌗将打开3～4mm,即所谓"楔形效应"。因此,正畸治疗需要减数后牙,使近中倾斜的磨牙向远中直立、减小后段牙齿槽高度,通过"楔形效应",关闭前牙开𬌗(图4-3)。

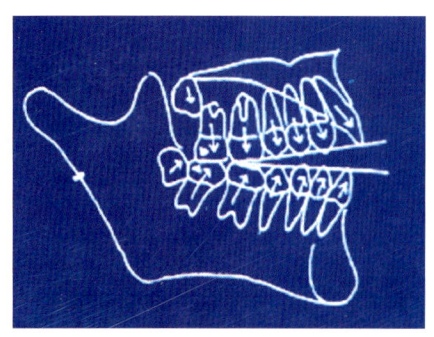

图4-3  前牙开𬌗的形成与"楔形效应"

减数磨牙的患者前牙唇倾和拥挤不明显、侧貌不突;前牙开𬌗较大,后牙段往往拥挤、磨牙明显近中倾斜;可能下颌平面角增大并不严重,腭平面有逆时针旋转的倾向。通过减数第三或第二恒磨牙,解除了后牙拥挤、矫正前牙开𬌗,面形变化不大。前牙开𬌗5种骨骼类型中的类2、类3、类4的病例多采用此种设计。

本章病例 1、2 就是通过减数磨牙、应用"楔形效应"关闭前牙开𬌗；其中病例 1 因为 4 颗第一磨牙严重釉质发育不良，而 4 颗第三磨牙发育都正常，因而决定减数第一磨牙。

（3）减数第二双尖牙：有的患者同时存在前、后牙段的问题：前牙有一定程度的前突、拥挤，磨牙或多或少的前倾。减数第二双尖牙可以同时解决前、后牙区问题，兼具"钟摆效应"和"楔形效应"效果。治疗中磨牙需要前移，重要的是在前移的过程中控制磨牙的垂直高度不变甚至压低。减数第二双尖牙对面型影响较小，有利于维持原面型突度。本章病例 3 属此种情况。

（4）减数双尖牙和对颌磨牙：当患者上下牙弓的情况存在差别时，上下颌需要减数不同的牙齿：减数上颌双尖牙和下颌磨牙，或者减数上颌磨牙和下颌双尖牙。一个牙弓运用"钟摆效应"减数双尖牙以解除前牙拥挤/前突，另一牙弓利用"楔形效应"，减数磨牙以解除后牙区拥挤，直立后牙降低高度。矫治后尖牙为中性关系，磨牙为完全远中或完全近中关系。本章病例 5 牙型和骨型都是 II 类，减数上颌第一双尖牙和下颌第一磨牙，排齐了拥挤的上前牙矫正了前牙开𬌗。

总之，前牙开𬌗的正畸矫治多需要减数拔牙，利用拔牙间隙重建咬合结构。拔牙的模式多种多样：可以拔除第三磨牙、或第二磨牙、甚至第一磨牙；也可以拔除第一双尖牙、或第二双尖牙。可以仅需一个牙弓拔牙，也可能需要上下牙弓同时拔牙。上下牙弓可能拔除同名牙，也可能拔除不同的牙齿。矫治能否取得成功很大程度上取决于拔牙的设计。单从垂直不调的矫治考虑，"楔形效应"拔牙位置越向远中越好，而"钟摆效应"拔牙位置越靠近中越好。同时，要根据患者可能存在的近远中不调、宽度不调、牙量骨量不调的矫治进行变通，选择出最佳矫治方案。

4. 使用何种矫治技术

（1）多曲方丝弓技术（MEAW, multi-loop edgewise archwire）：由 Dr. Kim 发明。通过多曲方丝弓使磨牙向远中直立并一定程度的压低，达到开𬌗的关闭。

如果使用常规矫治技术，在一根平直弓丝上用后倾曲直立磨牙，由于矫治力大，磨牙的近中将升高而不是远中的压低，结果磨牙虽然直立了，但后牙区的高度并未降低，"楔形效应"不能出现。只有使用弱而持久的后倾力才能使磨牙的远中压低而近中不升高，磨牙在直立的同时才能发生一定程度的压低（图 4-4）。

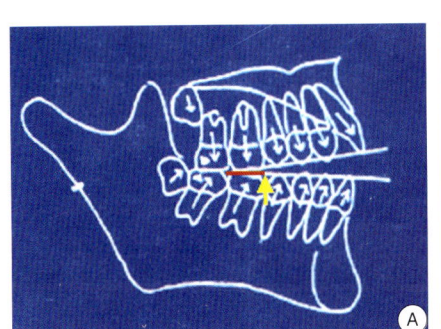 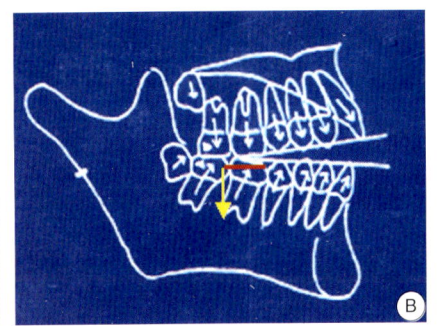

图 4-4　A. 平直弓丝上用后倾曲直立磨牙，由于矫治力大，磨牙近中将升高
　　　　B. 弱而持久的后倾力使磨牙远中压低、直立，"楔形效应"出现

MEAW 技术降低矫治力的方法是减小弓丝的直径和增加托槽之间弓丝的长度。该技术要求使用 0.018 英寸托槽系统而不是 0.022 英寸托槽，是为了使用较小尺寸的 0.016×0.022 英寸而不是较大尺寸的 0.018×0.025 英寸的不锈钢方丝；使用方丝而不使用圆丝的目的是控制磨牙在向远中直立时不发生颊舌向倾斜。弓丝自侧切牙的远中开始弯制靴型曲以增加托槽之间的弓丝长度，矫治力降为同样尺寸、同样性能无曲弓的 1/10。从第一双尖牙开始，依次向后至最后一个磨牙，后倾弯的角度为 3°~5°，整体上看上颌弓丝呈加深的 Spee 曲线，下颌弓丝为反向 Spee 曲线，Spee 曲线的深度取决于牙齿需要远中倾斜的程度。为了消除后倾曲对切牙压低的力量，必须在前牙区作垂直牵引。

MEAW技术对前牙开𬌗、下颌前突等难度较大的错𬌗畸形有意想不到的矫治效果。但弓丝弯制耗时耗力，患者舒适度较差，口腔卫生也不易维持。本章病例2就使用这一技术。

（2）直丝弓矫治技术：对于拔除双尖牙矫治前牙开𬌗的患者，直丝弓矫治技术简单有效，使用滑动法在关闭间隙的同时关闭前牙开𬌗。如本章病例3。

对于拔除磨牙矫治前牙开𬌗的患者，直丝弓矫治技术采用MEAW技术的原理，以摇椅弓代替后倾曲，用改变弓丝材质的方法减小矫治力，简化了治疗，同样可以取得很好的效果（图4-5）。

以拔除第二恒磨牙为例，具体治疗步骤为：直丝弓矫治器，第二双尖牙不粘托槽，常规排齐、整平，至0.019×0.025英寸热激活镍钛方丝（或0.018×0.025英寸超弹性镍钛方丝），弯制深2~3mm的摇椅形弓，上下尖牙之间垂直牵引、牵引力100g，至前牙开𬌗完全关闭；粘第二双尖牙托槽，转入第三阶段牙位与𬌗关系细调；第三磨牙需要择时矫正。

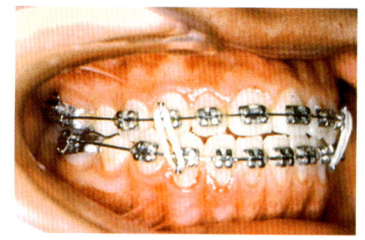

图4-5　直丝弓矫治器摇椅弓矫治前牙开𬌗

本章病例1、4、5都拔除了第一磨牙，均采用直丝弓矫治器，病例1、5治疗中使用了摇椅形镍钛方丝和上下前牙间弹性牵引，间隙关闭顺利、开𬌗同时矫正。

直丝弓矫治器还用于需要正颌外科的前牙开𬌗患者，如本章病例6。

（3）种植支抗技术：种植支抗技术实现了传统正畸手段难以完成的牙齿移动，对于一些正畸与正颌两难的临界病例提供了一种新的治疗手段。北京大学口腔医学院正畸科采用自攻型微螺钉矫治骨性前牙开𬌗。对一组8例矫治完成病例的研究结果表明，上、下磨牙相对于腭平面、下颌平面分别压低平均2.01mm和1.25mm，上、下切牙分别伸长平均1.65mm和1.54mm（未使用前牙垂直牵引），前牙覆𬌗由治疗前的平均-3.24mm变为治疗后平均2.69mm,平均增加约6mm。值得注意的是，治疗后下颌逆时针旋转、下颌平面角平均减小2.61°，前下面高平均减小1.75mm，这种骨骼改变是常规正畸治疗所不能达到的（图4-6）。

5. 如何保持矫治结果　与其他类型错𬌗相比，前牙开𬌗矫治后的复发倾向较强，保持矫治结果的稳定需要更多的关注。除建立良好的尖窝关系、过矫正至前牙覆𬌗达到3~4mm、发现并去除可能存在的病因如各种口腔不良习惯、保持期间定期复诊直至生长发育基本完成之外，有以下特殊处理：

（1）上颌保持器的前腭部掏一小圆孔，或者加一塑胶小球，嘱患者注意将舌尖置于该处，逐渐建立正常的舌位置。

（2）保持过程中鼓励患者多进纤维食物、嚼口香糖等嚼肌功能训练，使原本较弱的肌肉功能增强、骨密度增加，有利于覆𬌗的稳定。

（3）嵴上纤维切断术：有较大的复发倾向的患者，切断牙间纤维、特别是嵴上纤维，同时去除部分牙槽嵴上结构，可以大大改善复发倾向。

本章病例保持期间多采用了肌功能训练。病例1、5在保持后分别追踪6个月和12个月，治疗效果稳定。

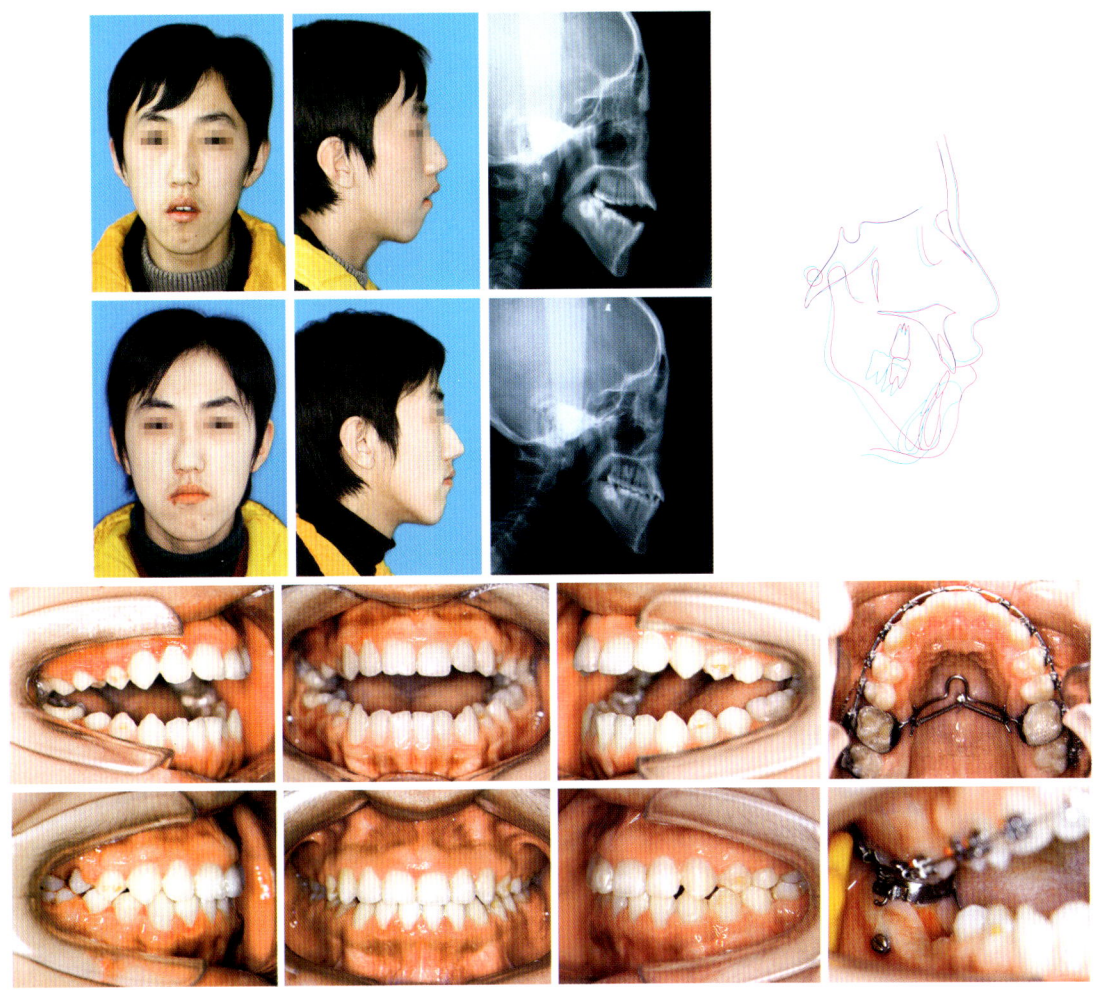

图4-6 微螺钉压低磨牙矫治前牙开𬌗

男性15岁患者，前牙开𬌗8mm，SN-MP角62.5°，SNA角76.8°，SNB角70.5°，ANB角6.3°；拔除两颗大面积龋坏的下颌第一磨牙，直丝弓矫治技术，辅以微螺钉压低磨牙、关闭开𬌗；15个月完成矫治，SN-MP角减小5.5°，ANB角减小5.4°。（寻春雷医师经治）

### （三）前牙开𬌗的正颌外科治疗

多采用双侧下颌升支矢状劈开术和上颌Le Fort I型截骨术，有的患者合并使用颏成形术，如病例6。

（曾祥龙）

# 第五章
# 下颌偏斜的矫治

本章介绍6例下颌偏斜病例。3例采用正畸－正颌联合治疗，均为成人骨性偏斜，分别为Ⅰ类、Ⅱ类和Ⅲ类骨型；另外3例采用正畸治疗，1例为替牙期功能性偏斜，2例为恒牙早期功能和骨性混合性偏斜。

# Case 1. Skeletal Class III with Facial Asymmetry Treated by Orthodontic and Orthognathic Surgery
# 病例 ① 正畸－正颌联合治疗骨性Ⅲ类偏斜

> **CASE SUMMARY**
>
> JFL was a 20-year-old male, whose chief complaint was the anterior crossbite and asymmetry of anterior lower face. He presented with a concave profile, full Class III molars relationship on right side and Class II on left, lower midline shifted to left by 7 mm and upper to left by 2 mm, 7 mm crowding in upper arch and 1 mm in the lower. The treatments involved the combination of orthodontics and orthognathic surgery.

> **病例概况**
>
> JFL，男，20岁，要求矫正前牙反𬌗及面下1/3不对称；侧貌凹面型；右侧磨牙为完全安氏Ⅲ类关系，左侧为轻度安氏Ⅱ类关系；下中线左偏7mm，上中线左偏2mm，上颌7mm拥挤，下颌1mm拥挤。治疗采用正颌－正畸联合治疗完成。

## SECTION 1. PRE-TREATMENT ASSESSMENT

### Patient Details
Initials: JFL
Sex: Male
Date of birth: 30th February 1984
Age at start of treatment: 20 years 5 months

### Patient's Complaints
Anterior crossbite and asymmetry of anterior lower face.

### Relevant Medical History and Dental History
The patient had no oral habit.
He had noticed his mandible shifted to the left side since ten years ago, but his shifted mandible hadn't gotten worse recently. His medical history was unremarkable.

### Clinical Examination: Extra-oral Features
Concave profile
Asymmetric lower face, the mandible shifted to the left.
The upper midline shifted to left by 2.5mm.
The lower midline shifted to left by 7mm.
Protruded lower lip, nasal-labial angle was slightly small.
No abnormalities detected in the temporomandibular joint.

### Clinical Examination: Intra-oral Features
Soft tissues: Gingivitis
Oral hygiene: Oral hygiene needed to be improved
Erupted teeth present:

```
 7654321 | 123467
87654321 | 12345678
```

Unerupted teeth present (from radiographs): 8|58

## 第一部分 治疗前

### 病例基本情况
姓名缩写：JFL
性别：男
出生日期：1984年2月30日
初诊时年龄：20岁5个月

### 主诉
要求矫正前牙反𬌗及面下1/3不对称

### 相关病史
无口腔不良习惯
发现下颌左偏10年，但近年偏斜未见加重
其他病史：无特殊

### 临床检查：口外特征
侧貌凹
面下1/3不对称，下颌偏向左侧
上颌中线左偏2.5mm
下颌中线左偏7mm
下唇前突，鼻唇角轻度偏小
关节未探及异常

### 临床检查：口内特征
软组织：牙龈炎
口腔卫生：需改善
口内已萌出牙：

```
 7654321 | 123467
87654321 | 12345678
```

尚未萌出牙（X片可见牙胚）：8|58

General dental condition:
Permanent dentition
Good tooth quality

### Crowding / Spacing

Maxillary arch:
There was 7mm crowding in the maxillary arch.
Mandibular arch:
There was 1mm crowding in the mandibular arch.

### Occlusal Features

Incisor relationship: Class Ⅲ
Overjet: −3mm
Overbite: 0.5mm
Curve of Spee: 2mm
Centerlines: Upper shifted to left by 2.5mm
           Lower shifted to left by 7mm
Left buccal segment relationship: cusp-to-cusp Class Ⅱ
Right buccal segment relationship: full Class Ⅲ
Crossbites:

$$\frac{|12346}{|12356}$$

Displacements: None
Other occlusal features: proclined upper incisors
                       lower anterior and posterior
                       teeth tilted lingually

### Pre-treatment Photographs (Fig.5-1-1)

口内一般情况：
恒牙牙合
牙齿发育良好

### 拥挤 / 间隙

上牙弓：
拥挤 7mm
下牙弓：
拥挤 1mm

### 咬合情况

切牙：反覆牙合反覆盖
覆盖：−3mm
覆牙合：反覆牙合0.5mm
Spee 曲线：2mm
中线：上中线偏左 2.5mm
     下中线偏左 7mm
左侧磨牙关系：远中尖对尖
右侧磨牙关系：完全Ⅲ类关系
反牙合：

$$\frac{|12346}{|12356}$$

下颌移位：无
其他咬合特征：上切牙唇倾
             下颌前后牙均舌倾

### 治疗前面牙合相（图 5-1-1）

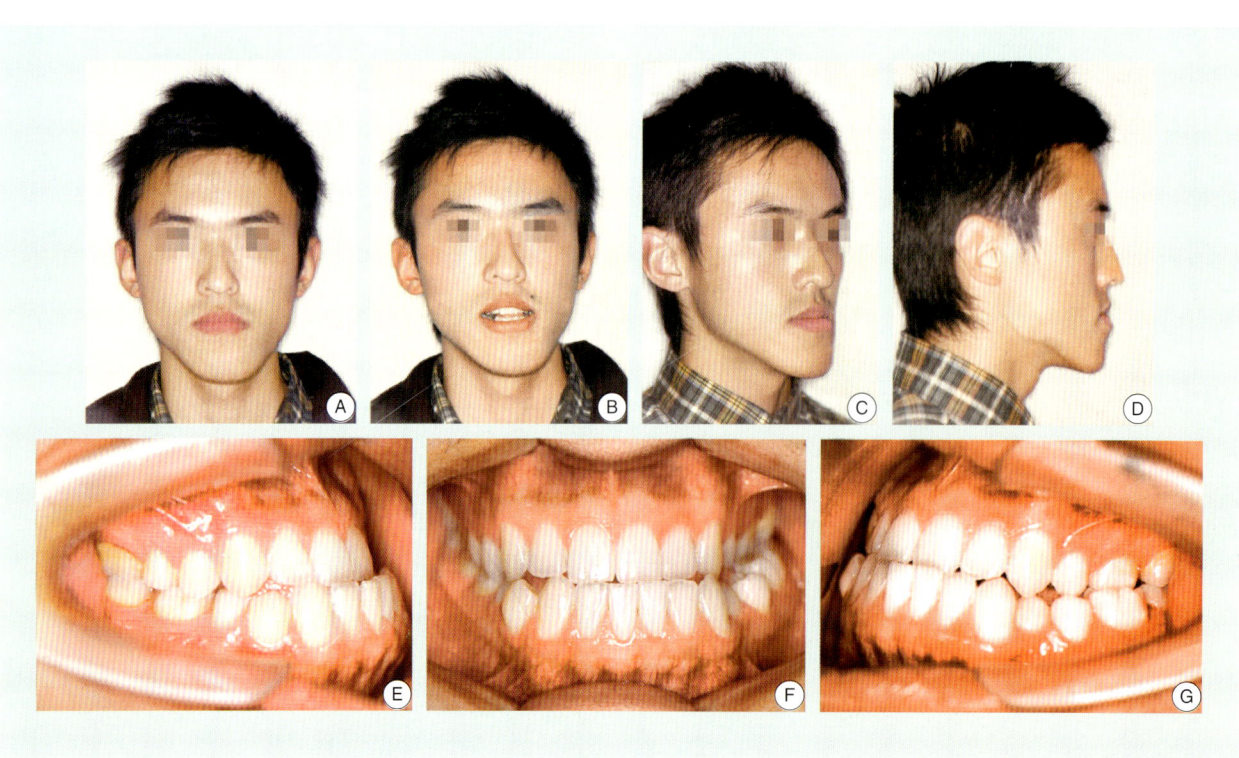

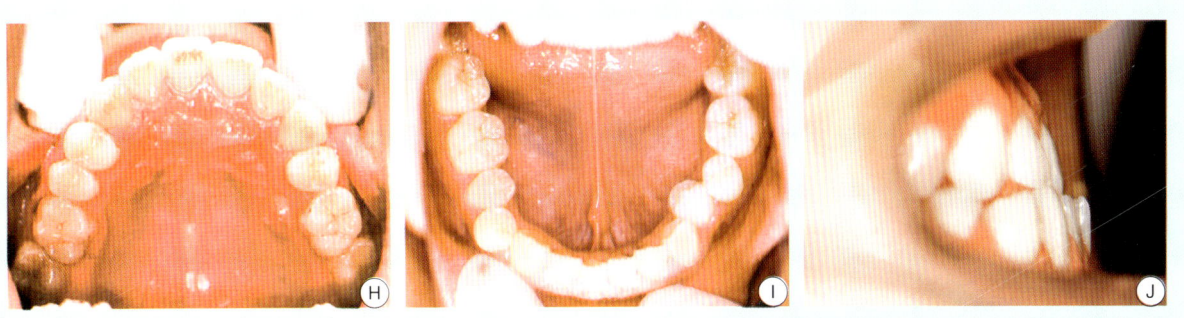

Fig.5-1-1　Pre-treatment photographs　　图 5-1-1　治疗前面𬌗相

General Radiographic Examination

Pre-treatment radiographs taken:
Dental panoramic radiograph (Fig.5-1-2)
Lateral cephalometric film (Fig.5-1-3) and tracing (Fig.5-1-4)
PA cephalogram (Fig.5-1-5) and tracing (Fig.5-1-6)
TMJ film (Fig.5-1-7)

影像学检查

治疗前拍摄的 X 线片：
全口曲面断层片（图 5-1-2）
头颅侧位片（图 5-1-3）和描记图（图 5-1-4）

头颅正位片（图 5-1-5）和描记图（图 5-1-6）
双侧关节开闭口许勒位片（图 5-1-7）

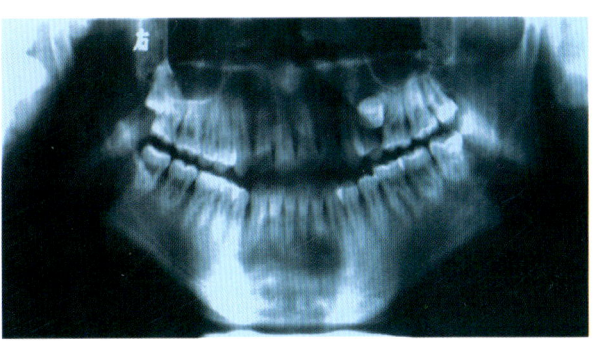

Fig.5-1-2　Pre-treatment panoramic radiograph　　图 5-1-2　治疗前曲面断层片

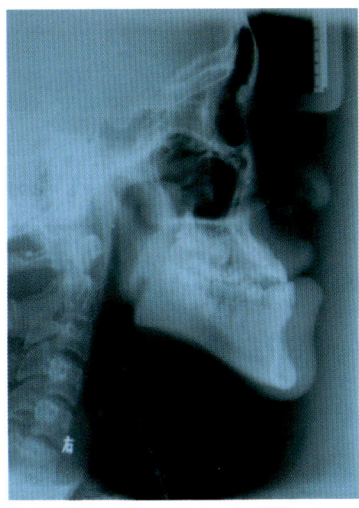

Fig.5-1-3　Pre-treatment cephalometric radiograph
图 5-1-3　治疗前头颅侧位片

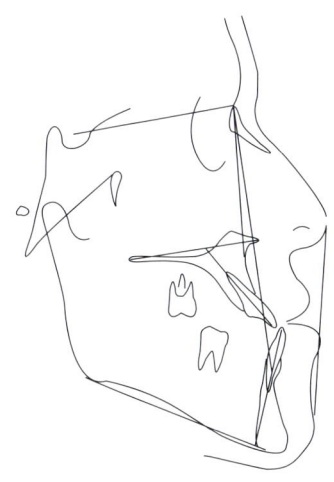

Fig.5-1-4　Pre-treatment cephalometric tracing
图 5-1-4　治疗前头颅侧位片描记图

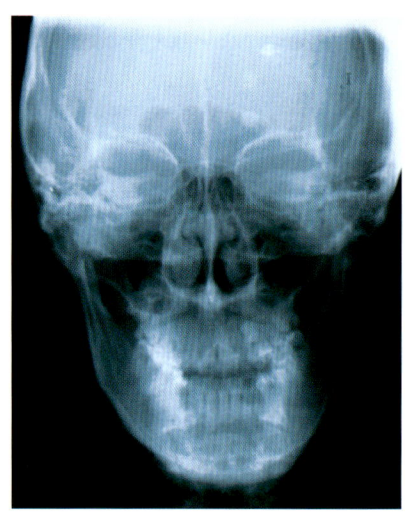 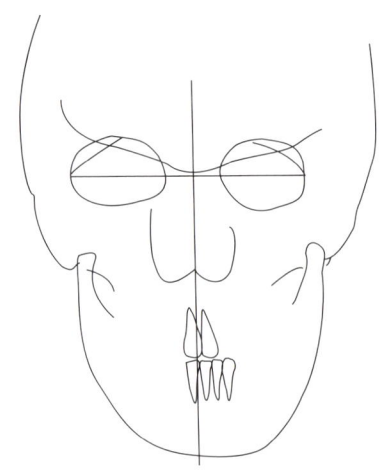

Fig.5-1-5　Pre-treatment PA cephalometric radiograph
图 5-1-5　治疗前头颅正位片

Fig.5-1-6　Pre-treatment PA cephalometric radiograph tracing
图 5-1-6　治疗前头颅正位片描记图

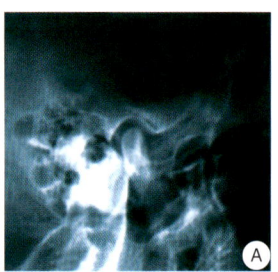 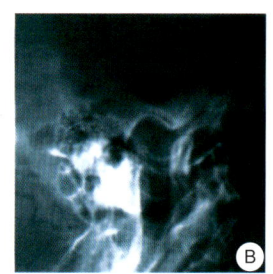 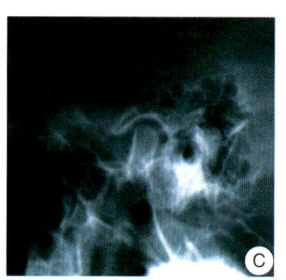 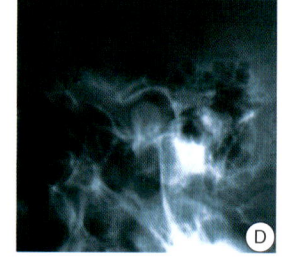

Fig.5-1-7　TMJ film　　图 5-1-7　颞下颌关节开闭口许勒位片
A、B：Right；C、D：Left　　A、B：右侧；C、D：左侧

Relevant radiographic findings:

The panoramic radiograph revealed permanent dentition, $\overline{8|8}$ erupted, and $\underline{8|58}$ impacted.

The lateral cephalometric film confirmed the clinical findings. Please refer to the cephalometric evaluation for further details.

TMJ film showed differences between the left and right joints.

影像学检查结果：

曲面断层片：恒牙殆，$\overline{8|8}$ 已萌；$\underline{8|58}$ 阻生。

头颅侧位片证实临床检查结果，详见头影测量分析。

关节许勒位片显示两侧关节形态动度差异。

## Cephalometric Analysis (Table 5-1-1)　　　　头影测量分析（表 5-1-1）

Table.5-1-1　Pre-treatment cephalometric analysis　　表 5-1-1　治疗前头影测量数据表

| Variable | 测量项目 | Pre-Treatment 治疗前 | Normal 正常值 |
|---|---|---|---|
| SNA | SNA 角 | 83.5 | 82 ± 3 |
| SNB | SNB 角 | 87.5 | 79 ± 3 |
| ANB | ANB 角 | −4 | 3 ± 1 |
| WITS (mm) | WITS 值（mm） | −16.5 | 0 |
| U1-PP | 上切牙－上颌平面角 | 121.5 | 108 ± 5 |
| L1-MP | 下切牙－下颌平面角 | 79 | 92 ± 5 |
| U1-L1 | 上下中切牙角 | 127 | 133 ± 10 |
| PP-MP | 上下颌平面角 | 29 | 27 ± 5 |
| N-ANS (mm) | 前上面高（mm） | 56 | 52.4 ± 3.6 |
| ANS-Me (mm) | 前下面高（mm） | 84 | 65.0 ± 3.9 |
| ANS-Me/N-Me (%) | 面高比（%） | 60 | 55 |
| L1-APo (mm) | 下切牙-APo 距（mm） | 9.5 | 0–2 |
| Li-E (mm) | 下唇－审美平面距离（mm） | 1 | −2 |

Red means measurement beyond 2 times of standard means; blue means measurement between 1 time and 2 times standard means

红色数值：表示超出正常值2倍标准差；蓝色数值：表示在1倍标准差与 2 倍标准差之间

### Interpretation　　　　结果分析

Reduced ANB angle　　　　ANB 角减小
Reduced Wits value　　　　WITS 值减小
Skeletal Class Ⅲ by Wits analysis, and ANB　　　　Ⅲ类骨骼关系
Prognathic mandible　　　　下颌骨前突
Vertical growth pattern　　　　垂直生长型
Prolined upper incisors　　　　上切牙唇倾
Retroclined lower incisors　　　　下切牙舌倾
Protrusive lower lip　　　　下唇前突

### Diagnostic Summary　　　　诊断概要

JFL was a 20-year-old male with a concave lateral profile　　　　JFL，男，20 岁，凹面型
Protruded lower lip　　　　下唇前突
Prognathic mandible；Skeletal Class Ⅲ relationship　　　　下颌前突，骨性Ⅲ类关系
Class Ⅲ malocclusion　　　　安氏Ⅲ类咬合
Proclined upper incisors and retroclined lower incisors　　　　上切牙唇倾、下切牙舌倾
Slightly high mandiblular angle, vertical growth pattern　　　　轻度高角，垂直生长型
Asymmetric lower face　　　　面下 1/3 不对称
The upper midline shifted to left by 2.5mm　　　　上中线左偏 2.5mm
The lower midline shifted to left by 7mm　　　　下中线左偏 7mm
$\overline{4|}$ titled buccally, $\overline{|4}$ titled lingually　　　　$\overline{4|}$ 颊向倾斜，$\overline{|4}$ 舌向倾斜
$\frac{32}{43}$ openbite　　　　$\frac{32}{43}$ 开𬌗
$\frac{12346}{12356}$ crossbite　　　　$\frac{12346}{12356}$ 反𬌗
Slight gingivitis　　　　轻度龈炎

### Treatment Aims and Objectives　　　　治疗目标

Front: to correct the asymmetric anterior lower face　　　　正面：矫正面下偏斜

Lateral: to correct skeletal Class Ⅲ profile
Dento-basal: to correct the Class Ⅲ malocclusion
Dento-alveolar: to decompensate tilted teeth, to align and level dentitions, and to co-ordinate the arches

## Treatment Plan

Preparation:
Treatment of gingivitis
Oral hygiene instruction
Extraction
Extraction of $\frac{5|5}{8|8}$
Appliances:
Fixed appliance
Stages:
Phase one: Pre-surgical treatment
Extraction of impacted $\frac{5|5}{8|8}$
Fixed appliance to de-compensate lower arch, align and level teeth
Correct upper midline
Co-ordinate the arches
Phase two: Orthognathic surgery
Preparation for the orthognathic surgery (including the splint fabrication)
Orthognathic surgery (SRRO) to correct skeletal crossbite and the shifted mandible
Phase three: post-surgical treatment
Fixed appliance after orthognathic surgery, finishing and detailing
Retention:
Upper and lower removable Hawley's retainers

## SECTION 2. TREATMENT

### Treatment Progress

Start of active treatment: February 2005
Age at start of active treatment: 20 years 5 months
End of active treatment: August 2006
Age at end of active treatment: 22 years 3 month

### Key Stages in Treatment Progress

Date　　Stage
2/2005　Phase one: Decompensating tilted teeth with fixed appliance, aligning, leveling and co-ordinating the arches (12 months). $\frac{5|5}{8|8}$ extracted. 0.022″ slot straight wire appliance (MBT) was used.
　　　　0.014/0.016″ NiTi arch wires and 0.018

侧面：矫正Ⅲ类骨性面容
基骨：矫正Ⅲ类咬合关系
牙-牙槽：去代偿，排齐整平、协调上下牙弓

## 治疗计划

治疗前准备：
治疗牙龈炎
口腔卫生宣教
减数矫治：
拔除 $\frac{5|5}{8|8}$
矫治器：
固定矫治器
治疗阶段：
第一阶段：术前正畸治疗
拔除 $\frac{5|5}{8|8}$
固定矫治器排齐整平牙弓，去除下切牙舌倾代偿

矫治上切牙中线与面中线一致
协调上下牙弓
第二阶段：正颌手术
术前咬合板准备

下颌升支矢状劈开术矫正骨性反𬌗及下颌偏斜

第三阶段：正颌术后正畸治疗
术后精细调整

保持阶段：
上下颌改良Hawley保持器（长唇弓式）保持

## 第二部分　治　疗

### 治疗过程

治疗开始时间：2005年2月
治疗开始时年龄：20岁5个月
主动治疗结束时间：2006年8月
主动治疗结束时年龄：22岁3个月

### 治疗主要阶段

时间　　阶段
2005.2　第一阶段：排齐整平、协调上下牙弓，去除代偿（12个月）；

　　　　拔除 $\frac{5|5}{8|8}$，采用0.022英寸系统直丝弓矫治器（MBT）；
　　　　上下0.014/0.016英寸镍钛丝和0.018×

| | | | |
|---|---|---|---|
| | ×0.025″ stainless steel arch wires were used to align and level the arches. 0.017 × 0.022″ stainless steel arch wires with loops were used to close the space in upper arch. | | 0.025英寸不锈钢丝排平整齐；0.017×0.022英寸不锈钢方丝关闭曲关闭上颌间隙同时调整上颌中线与面中线一致。 |
| 2/2006 | Phase two: Preparation for orthognathic surgery (2 months); Orthognathic splint fabrication. | 2006.2 | 第二阶段：正颌手术准备；制作咬合导板。 |
| 3/2006 | Phase three: Fixed appliances after orthognathic surgery to finish treatment (6 months). Re-leveling and aligning: Upper and lower 0.019 × 0.025″ rectangular NiTi wires with vertical elastics. | 2006.3 | 第三阶段：术后正畸治疗，使用固定矫治器（6个月）；牙弓重新整平排齐；上下颌 0.019 × 0.025 英寸镍钛方丝；术后精细调节及完成。 |
| 8/2006 | Debonding；removable retainers delivered. | 2006.8 | 拆除固定矫治器，上下活动保持器。 |

## Mid-treatment X Ray and Photographs (Fig.5-1-8 ~ 11)   治疗中 X 线片及𬌗相（图 5-1-8 ~ 11）

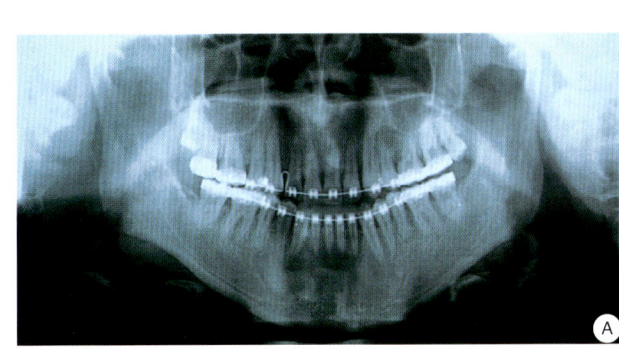
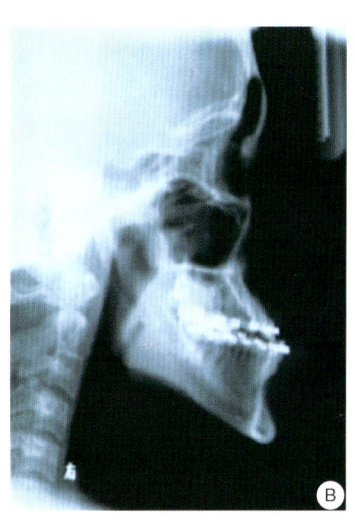

Fig.5-1-8　Panoramic and cephalometric radiography before orthognathic surgery

图 5-1-8　术前曲面断层片及头颅侧位片

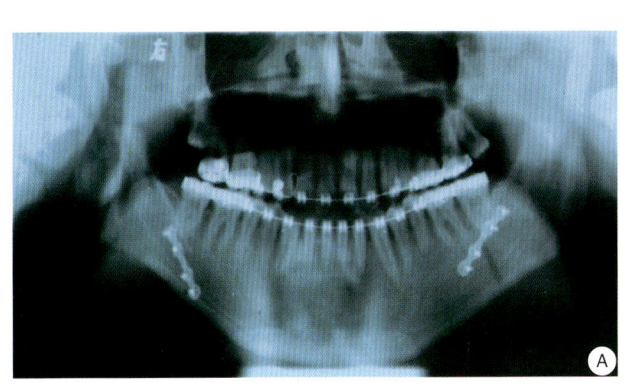
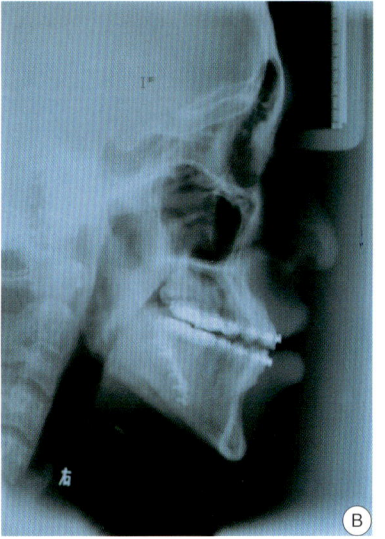

Fig.5-1-9　Panoramic and cephalometric radiography after orthognathic surgery

图 5-1-9　术后曲面断层片及头颅侧位片

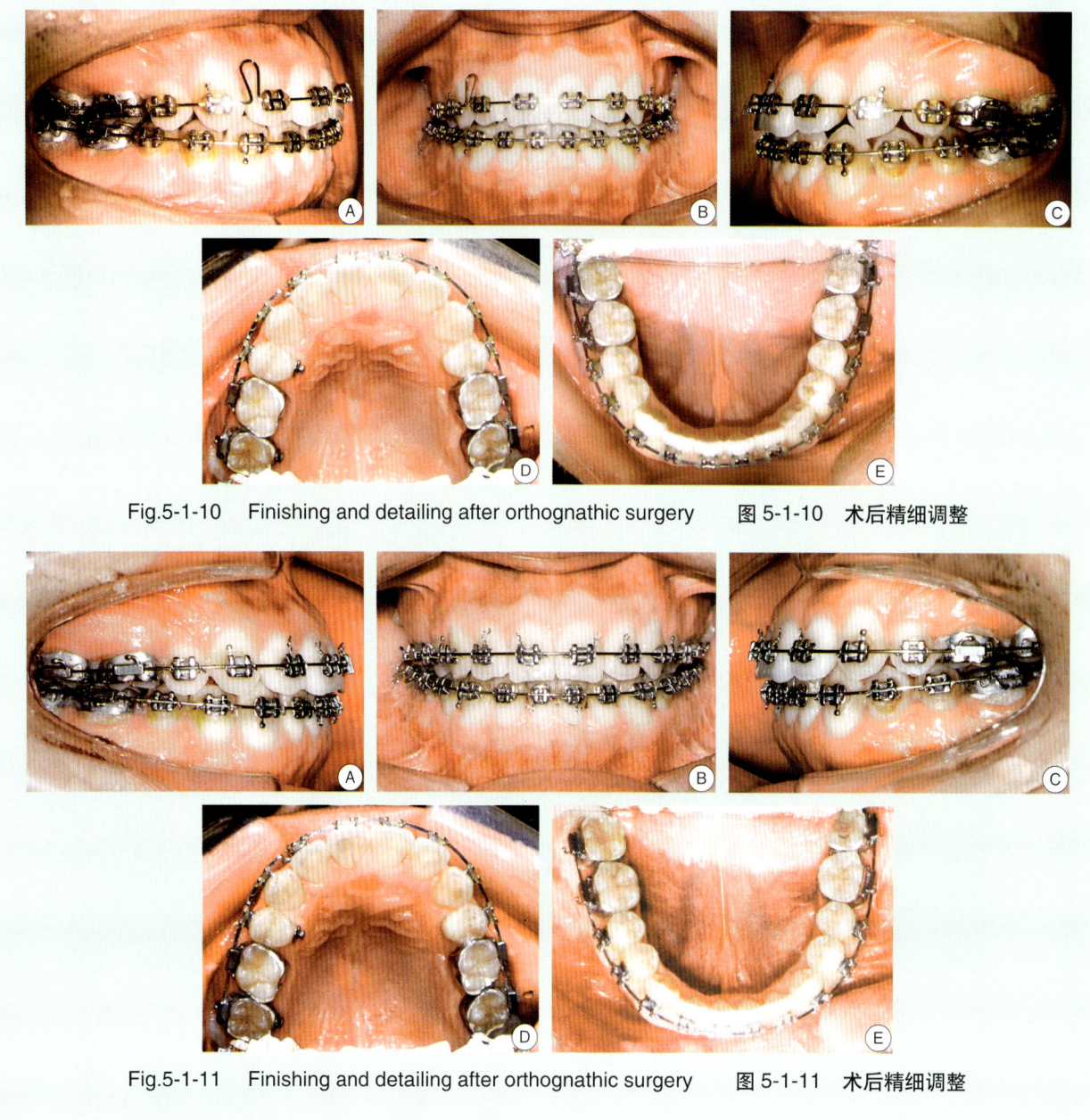

Fig.5-1-10　Finishing and detailing after orthognathic surgery　图 5-1-10　术后精细调整

Fig.5-1-11　Finishing and detailing after orthognathic surgery　图 5-1-11　术后精细调整

## SECTION 3. POST-TREATMENT ASSESSMENT

### Occlusal Features

Facial analysis: the patient's anterior lower facial symmetric and harmony were reconstructed; his skeletal Class Ⅲ profile was corrected.

Occlusal analysis: full Class Ⅱ molars and Class Ⅰ canines relationships were achieved; upper and lower midlines were coincident; anterior crossbite was corrected.

Dental cast analysis: Teeth were well aligned.

## 第三部分　治 疗 后

### 𬌗特征

面部分析：面下1/3对称和谐，Ⅲ类面型改正为Ⅰ类面型。

咬合分析：建立了磨牙完全Ⅱ类关系，尖牙达到Ⅰ类关系。上下中线基本与面中线一致，前牙反𬌗解除，建立正常覆𬌗、覆盖。

牙𬌗模型分析：牙齿排列良好。

## Post-treatment Photographs (Fig.5-1-12)

治疗后面𬌗相（图 5-1-12）

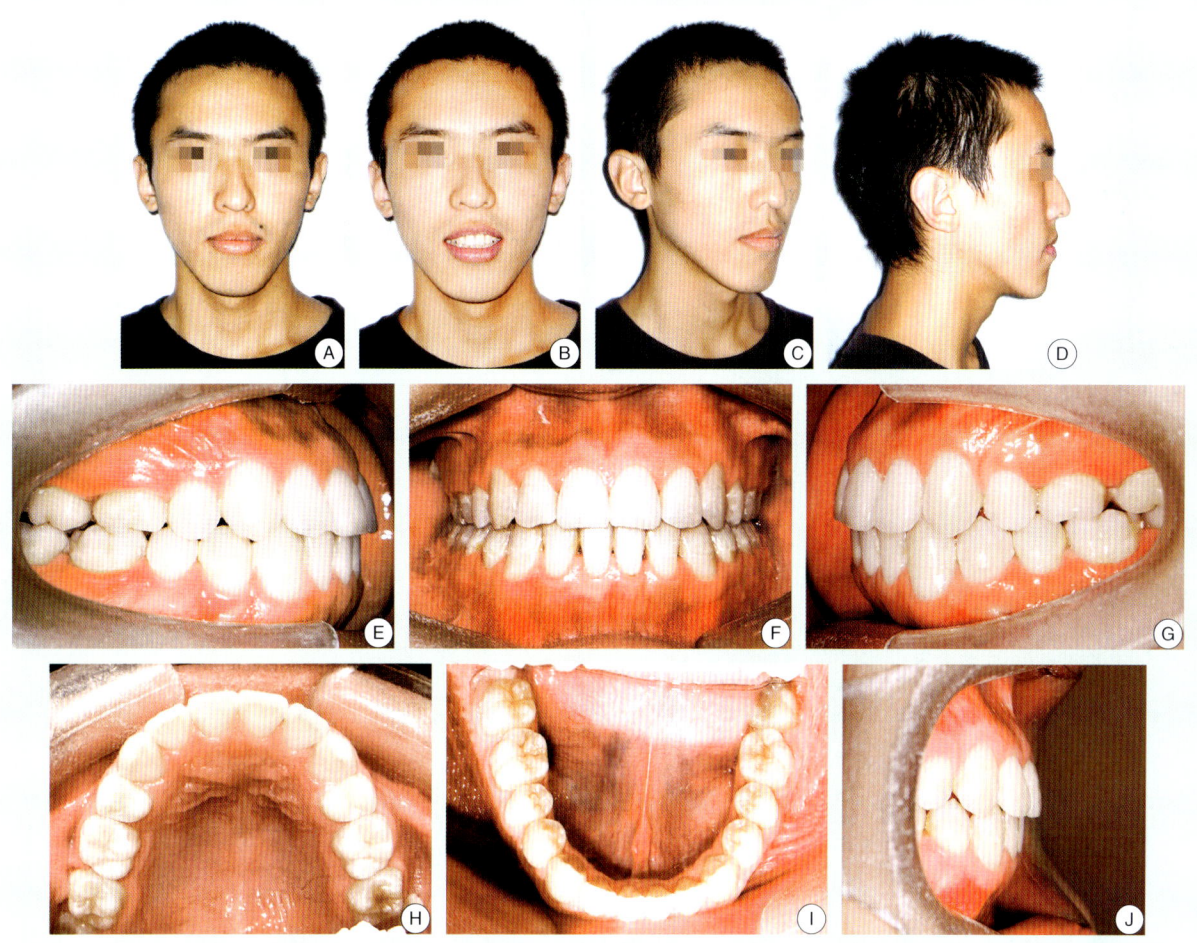

Fig.5-1-12　Post-treatment photographs　图 5-1-12　治疗后面𬌗相

## Radiograph Taken at End of Treatment

Radiographs taken:
Dental panoramic radiograph (Fig.5-1-13)
Lateral cephalometric film (Fig.5-1-14) and tracing (Fig.5-1-15)
PA cephalogram (Fig.5-1-16) and tracing (Fig.5-1-17)
TMJ films (Fig.5-1-18, 19)
Relevant findings:
The panoramic radiograph revealed acceptable root paralleling.
The lateral cephalogram confirmed the clinical findings of the treatment results. Please refer to the cephalometric evaluation for further details.
TMJ films showed the positions of the condyles were almost unchanged.

## 治疗结束时影像学检查

拍摄的 X 线片：
全口曲面断层片（图 5-1-13）
头颅侧位片（图 5-1-14）和描记图（图 5-1-15）
头颅正位片（图 5-1-16）和描记图（图 5-1-17）
双侧关节开闭口许勒位片（图 5-1-18、19）
检查结果：
曲面断层片显示治疗后牙根基本平行。

头颅侧位片证实了临床检查的治疗结果，详见头影测量分析。

关节许勒位片显示治疗后髁突位置及动度与治疗前基本一致。

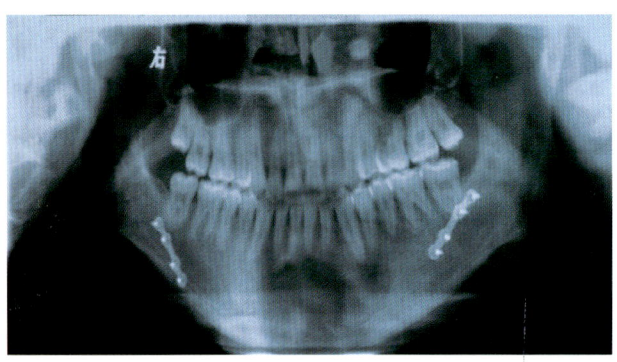

Fig.5-1-13　Post-treatment panoramic radiograph　　图 5-1-13　治疗后曲面断层片

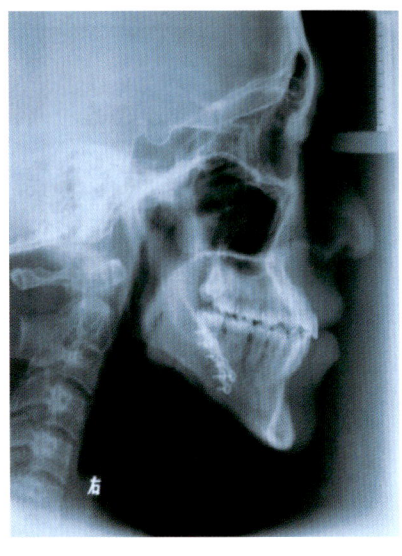

Fig.5-1-14　Post-treatment cephalograph
图 5-1-14　治疗后头颅侧位片

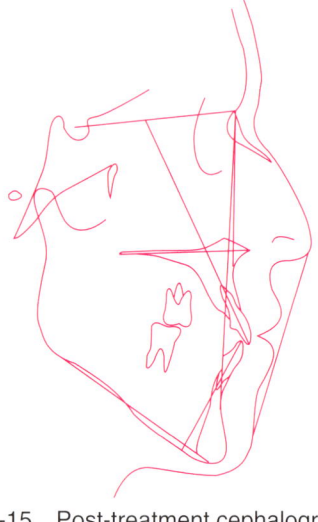

Fig.5-1-15　Post-treatment cephalographic tracing
图 5-1-15　治疗后头颅侧位片描记图

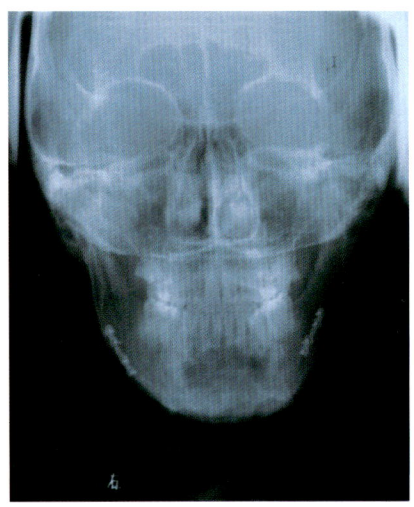

Fig.5-1-16　Post-treatment PA cephalogram
图 5-1-16　治疗后头颅正位片

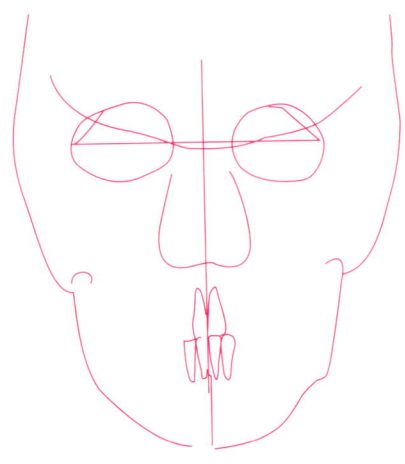

Fig.5-1-17　Post-treatment PA cephalogram tracing
图 5-1-17　治疗后头颅正位片描记图

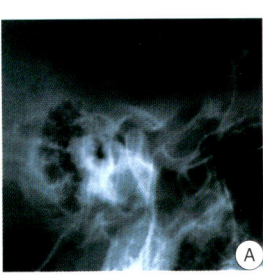 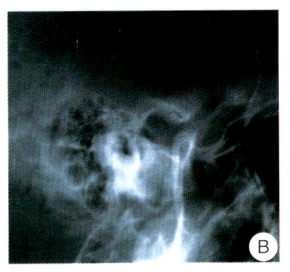 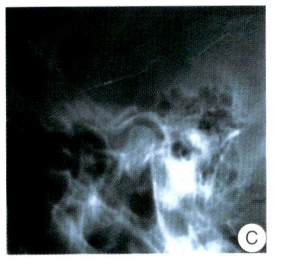 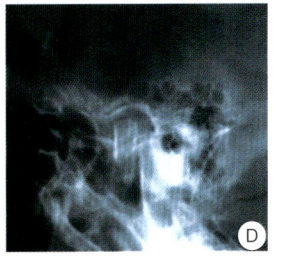

Fig.5-1-18　TMJ film on right side

图 5-1-18　右侧关节开闭口许勒位片

Fig.5-1-19　TMJ film on left side

图 5-1-19　左侧关节开闭口许勒位片

## Cephalometric Analysis (Table 5-1-2)

## 头影测量分析（表 5-1-2）

Table.5-1-2　Post-treatment Cephalometric Analysis　表 5-1-2　治疗后头影测量数据表

| Variable | 测量项目 | Post Treatment 治疗后 | Change During Treatment 治疗中发生的变化 | Normal 正常值 |
|---|---|---|---|---|
| SNA | SNA 角 | 82.5 | −1 | 82 ± 3 |
| SNB | SNB 角 | 80 | −7.5 | 79 ± 3 |
| ANB | ANB 角 | 2.5 | +6.5 | 3 ± 1 |
| WITS (mm) | WITS 值（mm） | −1 | +15.5 | 0 |
| U1-PP | 上切牙－上颌平面角 | 113 | −8.5 | 108 ± 5 |
| L1-MP | 下切牙－下颌平面角 | 83 | +4 | 92 ± 5 |
| U1-L1 | 上下中切牙夹角 | 127 | 0 | 133 ± 10 |
| PP-MP | 上下颌平面夹角 | 34 | +5 | 27 ± 5 |
| N-ANS (mm) | 前上面高（mm） | 56 | 0 | 52.4 ± 3.6 |
| ANS-Me (mm) | 前下面高（mm） | 86 | +2 | 65.0 ± 3.9 |
| ANS-Me/N-Me (%) | 面高比（%） | 60.5 | +0.5 | 55 |
| L1-APo (mm) | 下切牙-APo 距（mm） | 4 | −5.5 | 0−2 |
| Li-E (mm) | 下唇－审美平面距离（mm） | 0 | +1 | −2 |

Red means measurement beyond 2 times of standard means; blue means measurement between 1 time and 2 times standard means

红色数值：表示超出正常值2倍标准差；蓝色数值：表示在1倍标准差与 2 倍标准差之间

### Interpretation

After orthodontic and orthognathic treatment, the prognathic and asymmetric mandible was corrected. The upper incisors were upright and the lower incisors were proclined. Both skeletal and soft tissue profiles were improved.

### 结果分析

在正畸和正颌联合治疗后，下颌前突及偏斜得到了改正，上下切牙位置正常，骨骼和软组织侧貌都得到矫正。

## Cephalometric Superimposition (Fig.5-1-20 ~ 22)

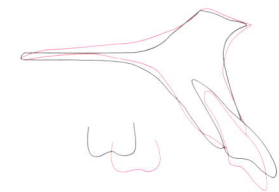

Fig.5-1-21  Maxillary superimposition, registered on palatal plane at anterior palatal contour

图 5-1-21  上颌重叠（以腭平面和 PNS 点重叠）

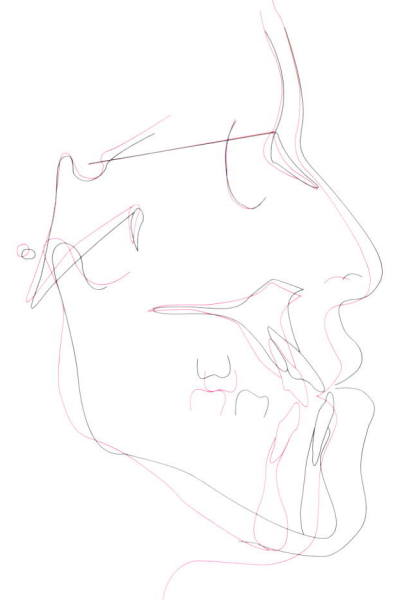

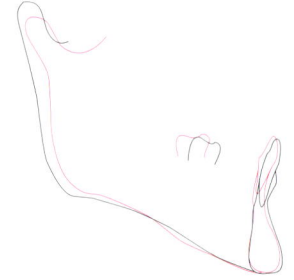

Fig.5-1-20  Overall superimposition registered on Sella-Nasion line at Sella.

图 5-1-20  SN 重叠（以 SN 平面和 S 点重叠）

Fig.5-1-22  Mandibular superimposition, registered on Björk's stable mandibular structures

图 5-1-22  下颌重叠（以 Björk 下颌稳定标志结构重叠）

—— 治疗前    —— 治疗后

## SECTION 4. CRITICAL APPRAISAL

The treatments combined with orthodontics and orthognathic surgery is a better way to correct skeletal Class III malocclusion, especially for the malocclsion combined with transverse problems: such as asymmetric mandible.

The orthodontic treatment before surgery is to decompensate the tilted anterior and posterior teeth and to level, align upper and lower arches. Also model surgeries are needed to be done in this stage to evaluate the orthodontic preparation.

Phase two is orthognathic surgery. The guiding plane (splint) should be prepared for the jaw fixation after surgery. It took about 2 months before orthodontic treatment restarts to finish and detail after the surgery.

Phase three is finishing and detailing stage. It took about six months to complete.

After treatment were achieved both functional and esthetic satisfactory results.

(Accomplished by Dr. Cao Yang)

# 病例 ❷ 正畸-正颌联合治疗成人骨性Ⅱ类偏斜

## 病例概况

某男，36岁，有严重的颌骨横向和垂直向不调；面部不对称，左侧下颌骨肥大；凸面型，颏唇沟深；口内检查：严重的深覆𬌗，𬌗平面倾斜；采用正颌外科手术与正畸联合治疗来矫治骨骼畸形并获得良好的咬合关系；经过2年的联合治疗，取得了显著的疗效；面部不对称得到矫正，侧貌变得更加协调，同时建立了良好的咬合关系；牙𬌗关系在保持1年后仍维持稳定。

## 第一部分 治疗前

### 病例基本情况

某男，1961年3月出生
主诉：面部不对称
临床检查：面部不对称，下颌骨左侧明显长于并大于右侧；直面型，下面高较短，颏部突出，颏唇沟深；未发现颞下颌关节功能紊乱或器质性改变的症状和体征；$\frac{6}{6}$为Ⅰ类关系，$\frac{6}{6}$为Ⅱ类关系；前牙深覆𬌗，深覆盖；下牙弓1.5mm拥挤，上牙弓1mm拥挤；上牙弓中线与面中线一致，下牙弓中线左偏1mm；无下颌移位。

### 治疗前面𬌗相（图5-2-1）

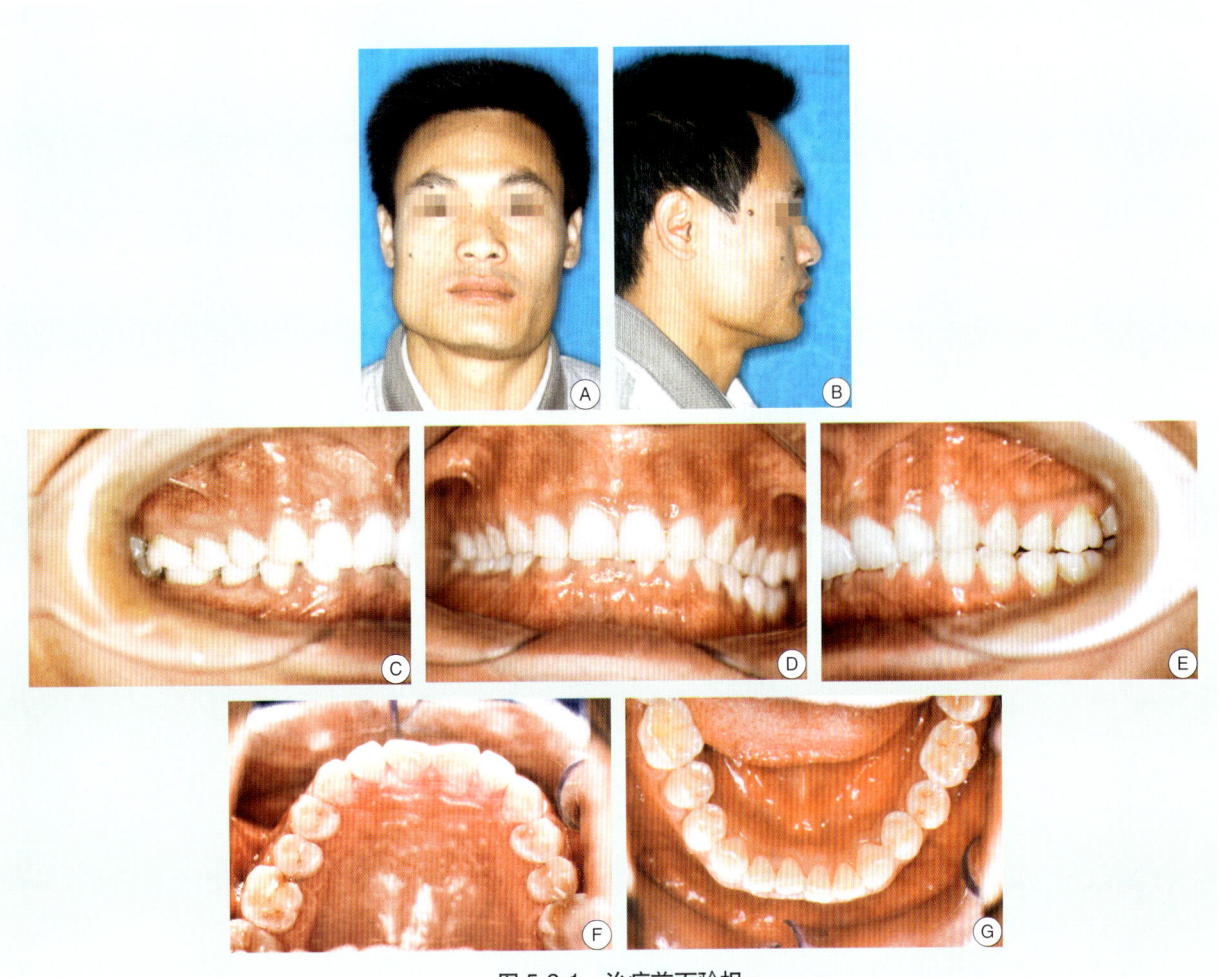

图5-2-1 治疗前面𬌗相

### 治疗前 X 线片及分析

全口曲面断层片（图5-2-2）：8|8 与 8| 阻生，|8 缺失，左侧髁突颈和下颌升支长于右侧，左侧下颌体大于右侧；𬌗平面从右向左倾斜；颏部向右侧略偏斜。

头颅侧位片（图5-2-3）、描记图（图5-2-4）、头颅正位片（图5-2-5）及数据表格（表5-2-1）

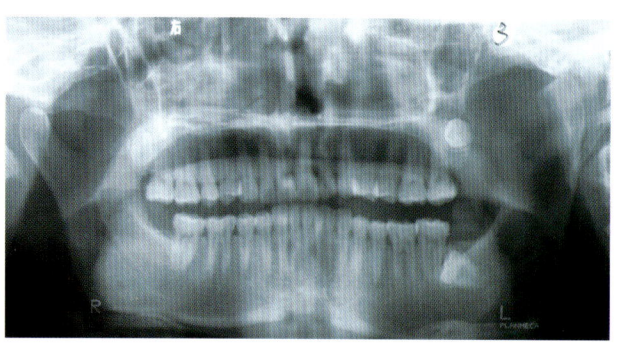

图 5-2-2　治疗前曲面断层片

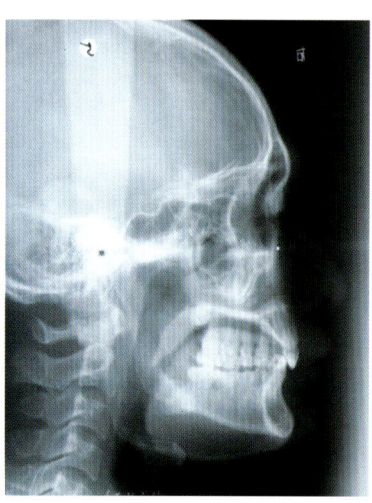

图 5-2-3　治疗前头颅侧位片

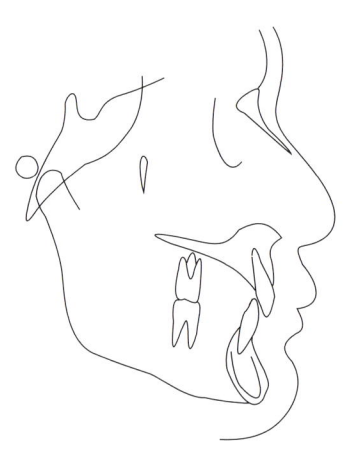

图 5-2-4　治疗前头颅侧位片描记图

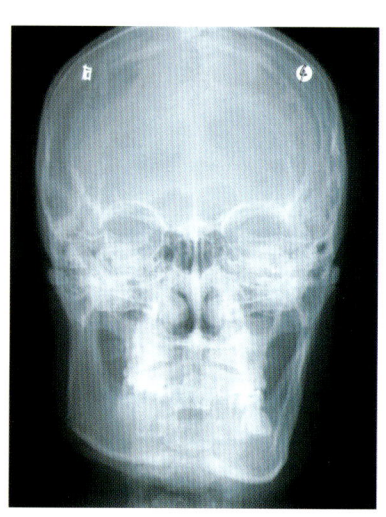

图 5-2-5　治疗前头颅正位片

表 5-2-1　治疗前头影测量分析

| 测量值 | 治疗前 | 正常值 |
| --- | --- | --- |
| SNA | 87 | 82 ± 3 |
| SNB | 82 | 79 ± 3 |
| ANB | 5 | 3 ± 1 |
| WITS (mm) | 1.5 | 0 |
| U1-PP | 103 | 108 ± 5 |
| L1-MP | 89 | 92 ± 5 |
| U1-L1 | 153 | 133 ± 10 |
| PP-MP | 14 | 27 ± 5 |
| N-ANS (mm) | 60 | 54 ± 3 |
| ANS-Me (mm) | 67 | 66 ± 4 |
| ANS-Me / N-Me (%) | 53 | 55 |
| L1-APo (mm) | −6 | 0-2 |
| Li-E (mm) | −4 | −2 |

头影测量分析：

因为SN平面较平，所以SNA角较大，而SNB角正常。实际上，SNB角低于正常。ANB角为5°，WITS值是1.5mm。这些反映出患者为Ⅱ类骨性不调。上下切牙角为153°，增大了20°，下切牙到APo线距离明显减小。这些均表明患者切牙内倾，导致深覆𬌗。MM角和下面高低于正常值，这些都说明患者前下面高短，下颌平面角低平。下唇到Ricketts审美平面的距离小于正常，提示患者的下唇后缩。

### 诊断概要

面部不对称，左侧下颌骨肥大，颏部向右侧偏斜；
前下面高短；
Ⅱ类2分类错𬌗；
深覆𬌗；
牙列拥挤。

### 治疗设计

拔除 |8；

术前正畸排齐整平牙列；

正颌手术治疗面部不对称和殆平面倾斜；

术后正畸治疗使牙齿咬合更加稳定。

### 治疗设计合理性

患者是在三维方向上的严重骨性不调，只有通过正颌手术才能解决以上问题。

术前正畸排齐整平牙列以消除手术中牙齿的干扰，同时让牙齿在颌骨中位置正确，这将使外科手术更易于进行并减小术中的危险。

术后正畸可帮助获得良好的牙殆关系，并使咬合更稳定和具有功能。

## 第二部分　治　疗

### 主要治疗过程

1998.1　粘接0.022英寸的方丝弓矫治器，使用0.014英寸的镍钛丝排齐。使用平面导板辅助打开咬合。

1998.3　下颌使用0.018英寸的镍钛丝，上颌使用0.016英寸的镍钛丝继续排齐。

1998.4　下颌使用0.018英寸的带有反Spee曲的不锈钢丝整平，上颌使用0.018英寸的镍钛丝。

1998.6　上下颌均使用0.018×0.025英寸的镍钛方丝。

1998.8　使用0.018×0.025英寸的不锈钢丝整平上下牙列，在下颌加反Spee曲，上颌加入加大的补偿曲；上颌弓丝比实际牙弓稍宽以扩大牙弓宽度。

1998.11　术前正畸结束，患者准备正颌手术。

1998.12　正颌手术，术式有左侧升支垂直截骨术，右侧下颌骨矢状劈开术，双侧下颌体骨修整术，左侧后牙区上颌骨段Le FortⅠ型截骨术；术中进行坚固内固定，术后4周内使用颌间结扎。

1999.2　开始术后正畸，在后牙区有小量开殆；使用0.018英寸的不锈钢丝，配合垂直牵引纠正开殆。

1999.5　开殆得到矫正，牙齿咬合关系良好。

1999.8　拆除固定矫治器，上下牙列戴用Hawley保持器。

### 术前正畸后面殆相（图5-2-6）

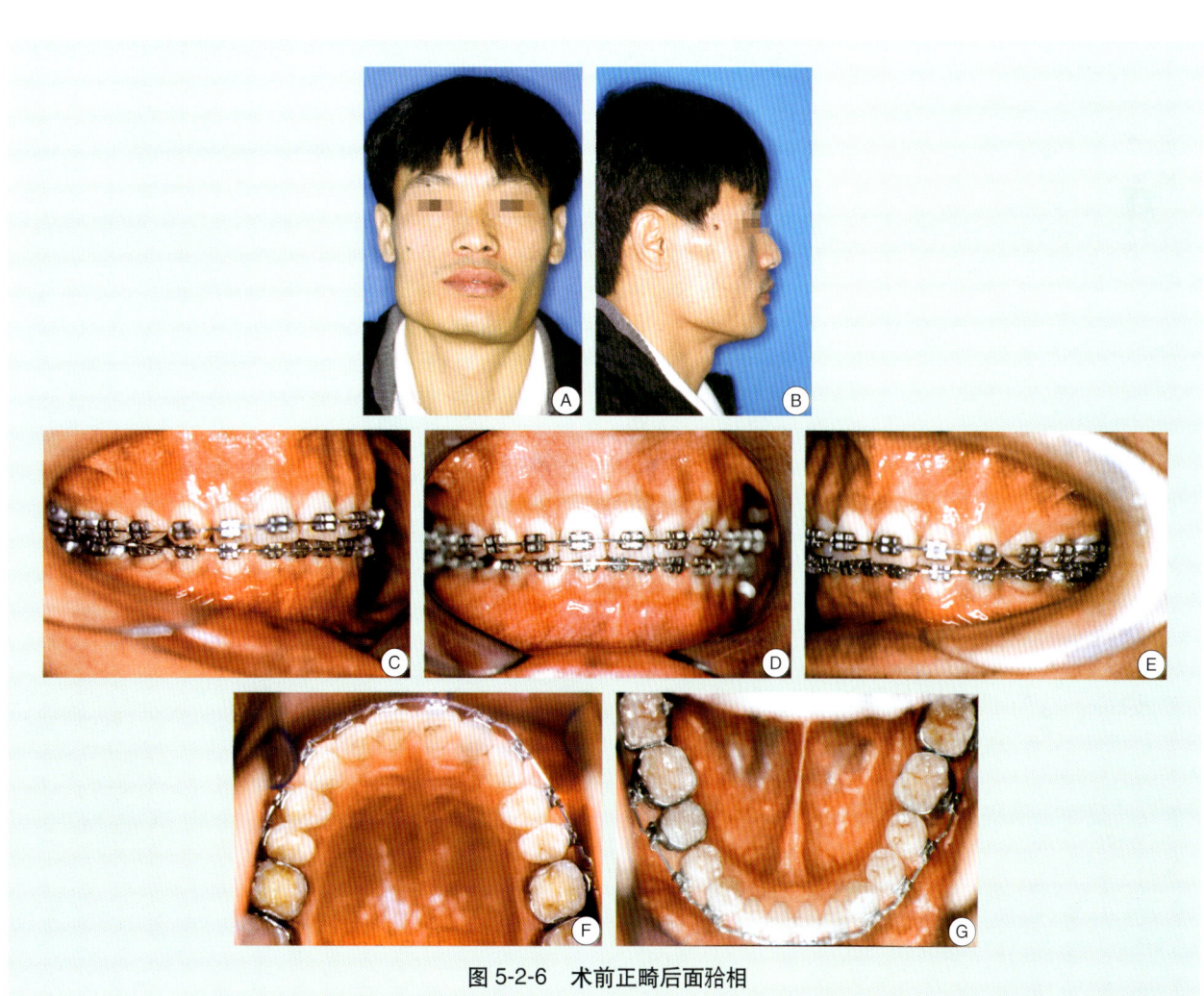

图5-2-6　术前正畸后面殆相

### 术前正畸后 X 线片

全口曲面断层片（图5-2-7）、头颅侧位片（图5-2-8）和头颅正位片（图5-2-9）

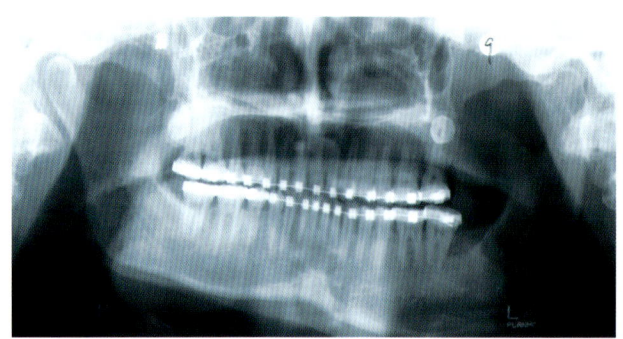

图 5-2-7　术前正畸后曲面断层片

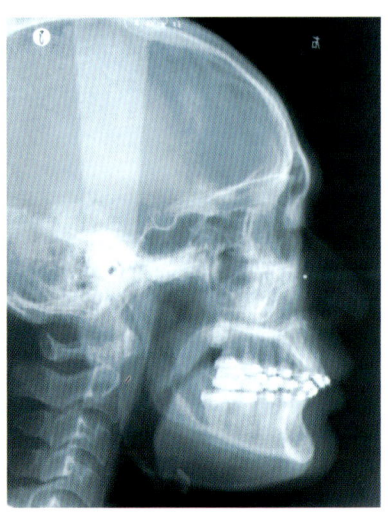

图 5-2-8　术前正畸后头颅侧位片

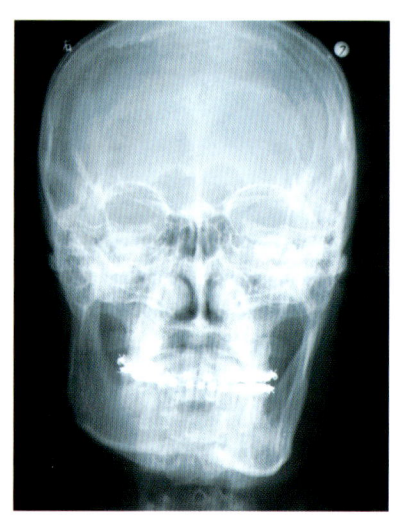

图 5-2-9　术前正畸后头颅正位片

### 正颌术后面𬌗相（图 5-2-10）

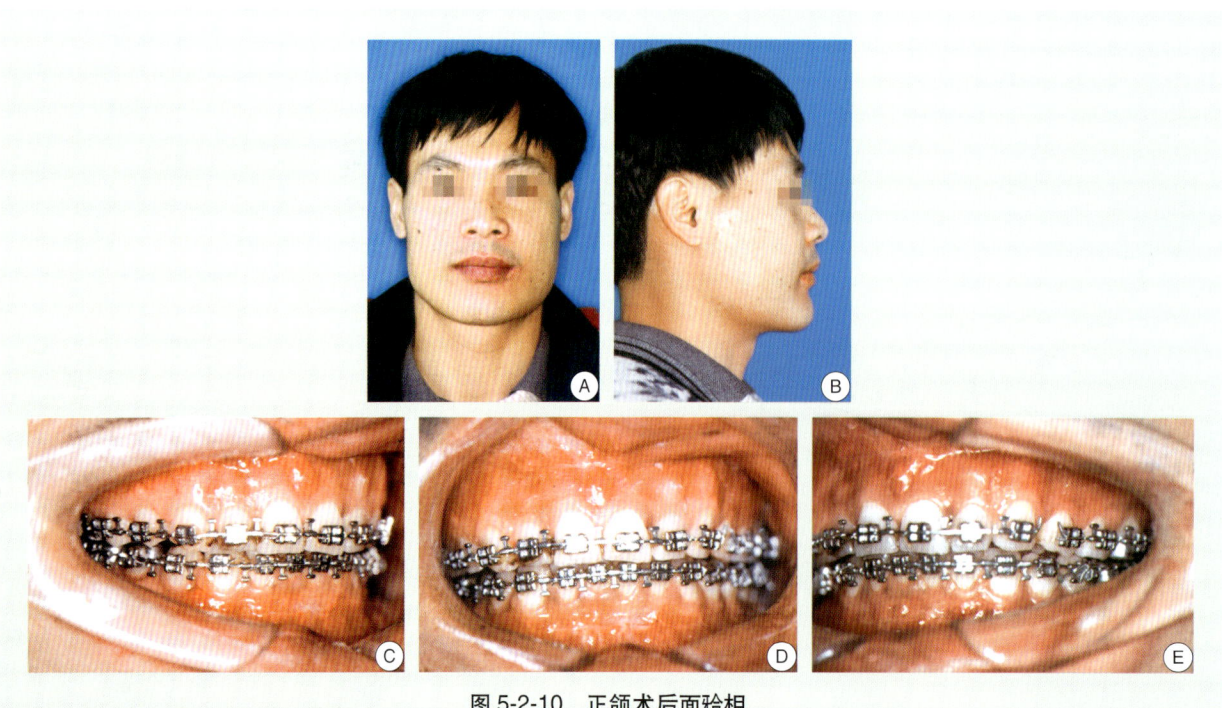

图 5-2-10　正颌术后面𬌗相

### 正颌术后 X 线片

全口曲面断层片（图 5-2-11）、头颅侧位片（图 5-2-12）和头颅正位片（图 5-2-13）。

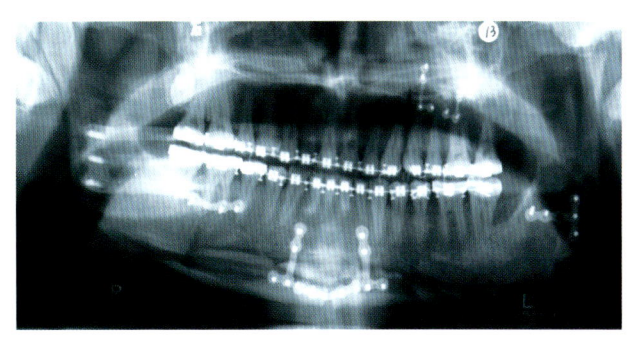

图 5-2-11　正颌术后曲面断层片

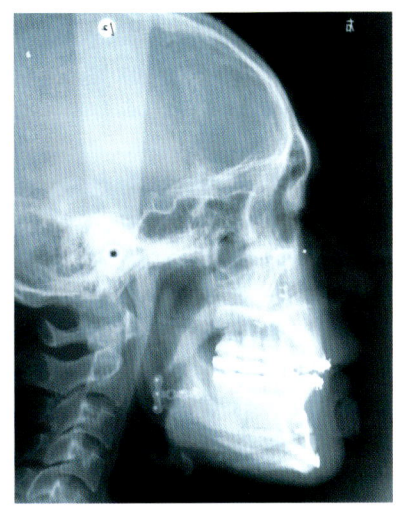

图 5-2-12　正颌术后头颅侧位片

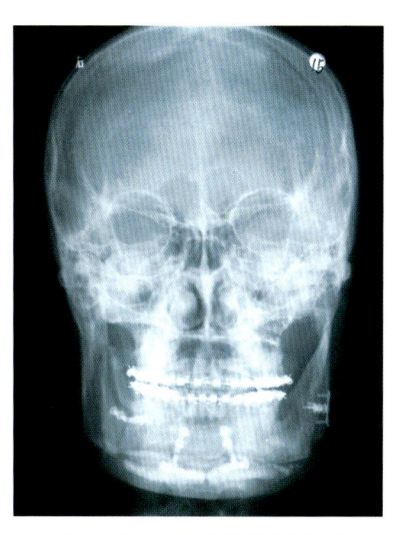

图 5-2-13　正颌术后头颅正位片

### 对治疗过程及预后的评价

联合治疗取得明显的疗效，面部不对称得到很好的矫正，面高比例协调，下面高增加非常明显。获得了 I 类磨牙和尖牙关系，前牙覆𬌗、覆盖以及后牙咬合关系良好，下切牙直立。牙列拥挤解除，牙齿排齐整平。保持1年后，后牙尖窝关系更加稳定。全口曲断示所有牙齿牙根平行，没有明显的牙根吸收。患者的预后良好。

## 第三部分　治　疗　后

### 治疗后面貌相（图 5-2-14）

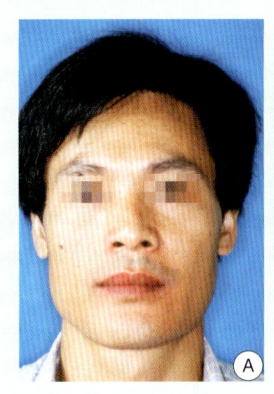
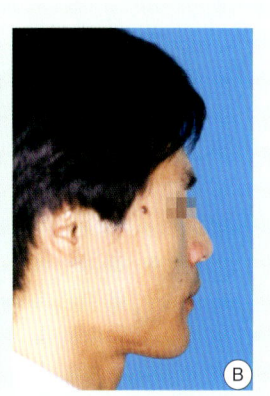

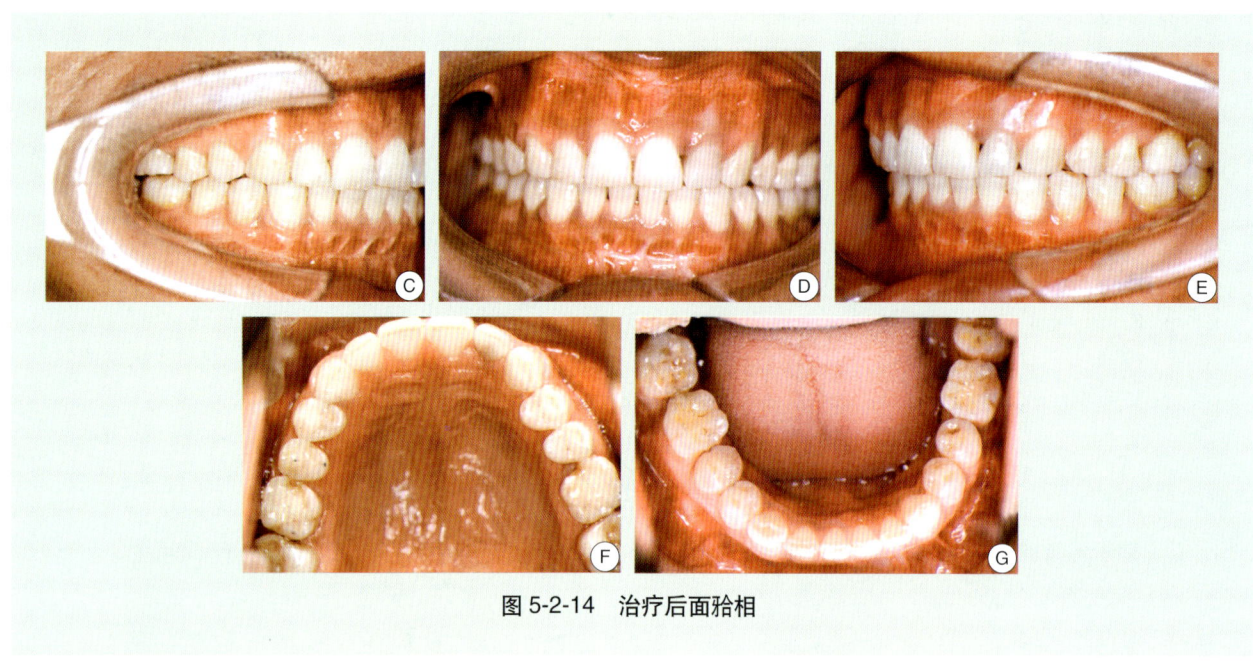

图 5-2-14 治疗后面𬌗相

### 治疗后 X 线片及分析

全口曲面断层片（图5-2-15）：牙根无明显吸收。

头颅侧位片（图5-2-16）、描记图（图5-2-17）、头颅正位片（图5-2-18）及数据表格（表5-2-2）

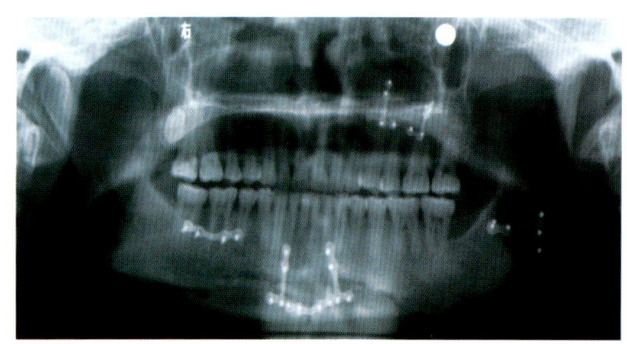

图 5-2-15 治疗后曲面断层片

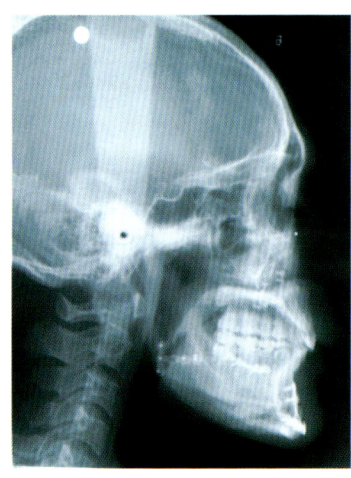

图 5-2-16 治疗后头颅侧位片

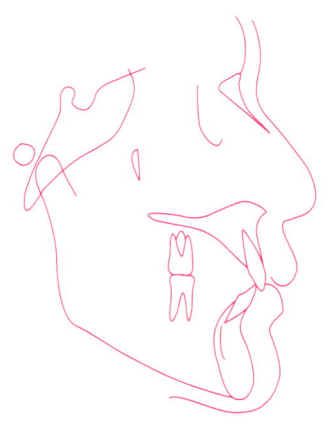

图 5-2-17 治疗后头颅侧位片描记图

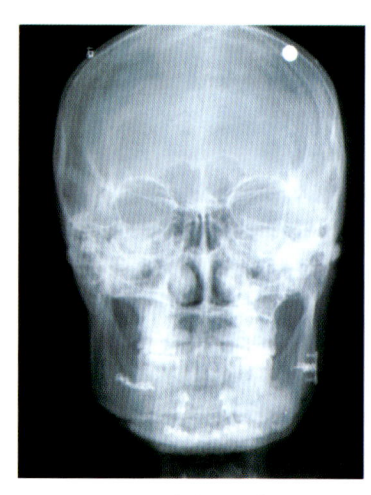

图 5-2-18 治疗后头颅正位片

表 5-2-2 治疗前后头影测量数据对比表

| 测量值 | 治疗前 | 治疗后 | 治疗中的变化 | 正常值 |
|---|---|---|---|---|
| SNA | 87 | 87 | 0 | 82 ± 3 |
| SNB | 82 | 80 | −2 | 79 ± 3 |
| ANB | 5 | 7 | 2 | 3 ± 1 |
| WITS (mm) | 1.5 | 4 | 2.5 | 0 |
| U1-PP | 103 | 104 | 1 | 108 ± 5 |
| L1-MP | 89 | 105 | 16 | 92 ± 5 |
| U1-L1 | 153 | 125 | −28 | 133 ± 10 |
| PP-MP | 14 | 24 | 10 | 27 ± 5 |
| N-ANS (mm) | 60 | 60 | 0 | 54 ± 3 |
| ANS-Me (mm) | 67 | 80 | 13 | 66 ± 4 |
| ANS-Me / N-Me (%) | 53 | 57 | 4 | 55 |
| L1-APo (mm) | −6 | 0 | 6 | 0-2 |
| Li-E (mm) | −4 | −4 | 0 | −2 |

头影测量分析：

ANB增加了2°，这是因为正颌手术后患者下颌向下向后旋转，导致SNB有所减小。下切牙到下颌平面角增加了16°，上下切牙角减小了28°，同时治疗后下切牙位于APo线上。这些说明术前正畸使患者内倾的下切牙唇向移动，有效地打开前牙深覆𬌗，适度唇倾的下前牙有利于维持前牙的正常覆𬌗。上下颌平面角增加了10°，面高比增加了4%，这说明患者的下面高增长明显。下唇到Ricketts审美平面的距离没有变化。

治疗前后重叠图（图5-2-19）、上颌骨重叠图（图5-2-20）和下颌骨重叠图（图5-2-21）

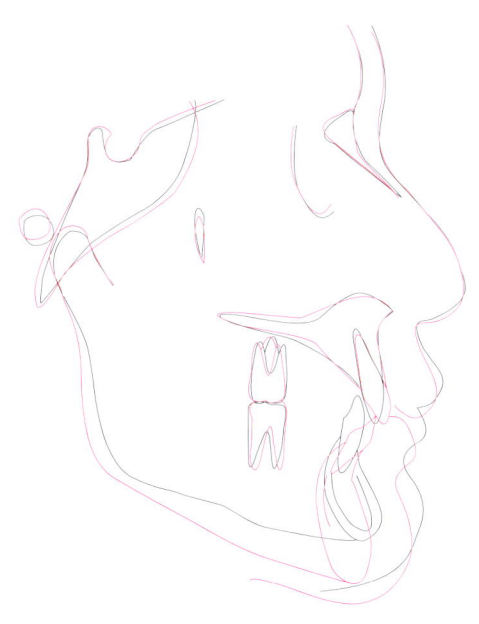

图 5-2-19 治疗前后 SN 重叠图
（以 SN 平面和 S 点重叠）

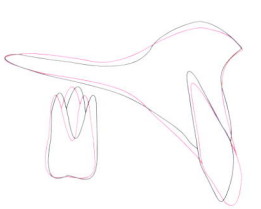

图 5-2-20 治疗前后上颌骨重叠图
（以腭平面和 PNS 重叠）

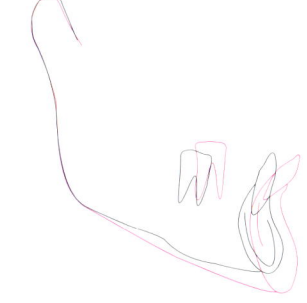

图 5-2-21 治疗前后下颌骨重叠图
（以下颌升支及髁突重叠）

── 治疗前　── 治疗后

保持1年后面貌相（图5-2-22）

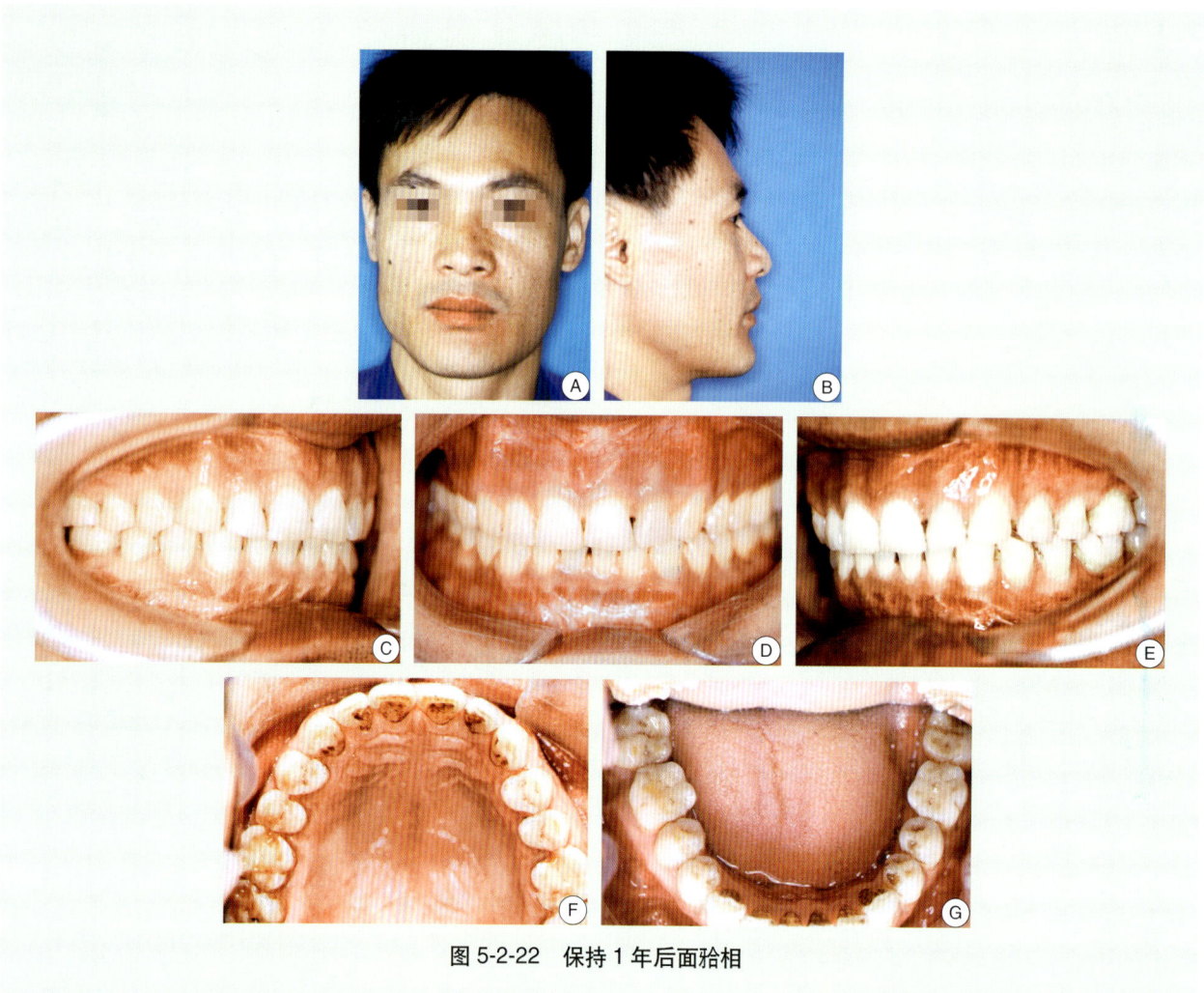

图5-2-22　保持1年后面貌相

（病例完成人：胡炜）

# 病例 ③ 正畸－正颌联合治疗成人骨性Ⅰ类偏斜

> **病例概况**
> 
> 某女，22岁，主诉下牙前突，面部不对称；面部左右不对称，颏点左偏，Ⅰ类骨型；$\frac{6}{6}$ Ⅰ类关系，$\frac{6}{6|}$ Ⅱ类关系，安氏Ⅲ类切牙关系；上下颌平面角大；前牙及双尖牙区开𬌗，$\frac{4|4}{}$ 缺失；正畸－正颌联合治疗；术前正畸治疗12个月，排齐整平上下牙列，去代偿；双颌手术矫正颌骨畸形；术后正畸进行精细调整。

## 第一部分 治疗前

**病例基本情况**

某女，22岁9个月，1979年6月出生
主诉：要求矫治下牙前突及面部不对称
病史：9年前曾接受正畸治疗，拔除$\frac{4|4}{}$

**临床检查**：面部不对称，颏点左偏，侧貌突；恒牙𬌗，$\frac{6}{6}$ Ⅰ类关系，$\frac{6}{6|}$ Ⅱ类关系，安氏Ⅲ类切牙关系；上下前牙扭转，$\underline{|2}$ 近中和 $\underline{|3}$ 远中各有1mm间隙，前牙及双尖牙区开𬌗，$\frac{4|4}{}$ 缺失，上中线左偏1mm，下中线左偏3mm；开闭口运动异常，左侧关节开口末弹响。

**治疗前面𬌗相**（图5-3-1）

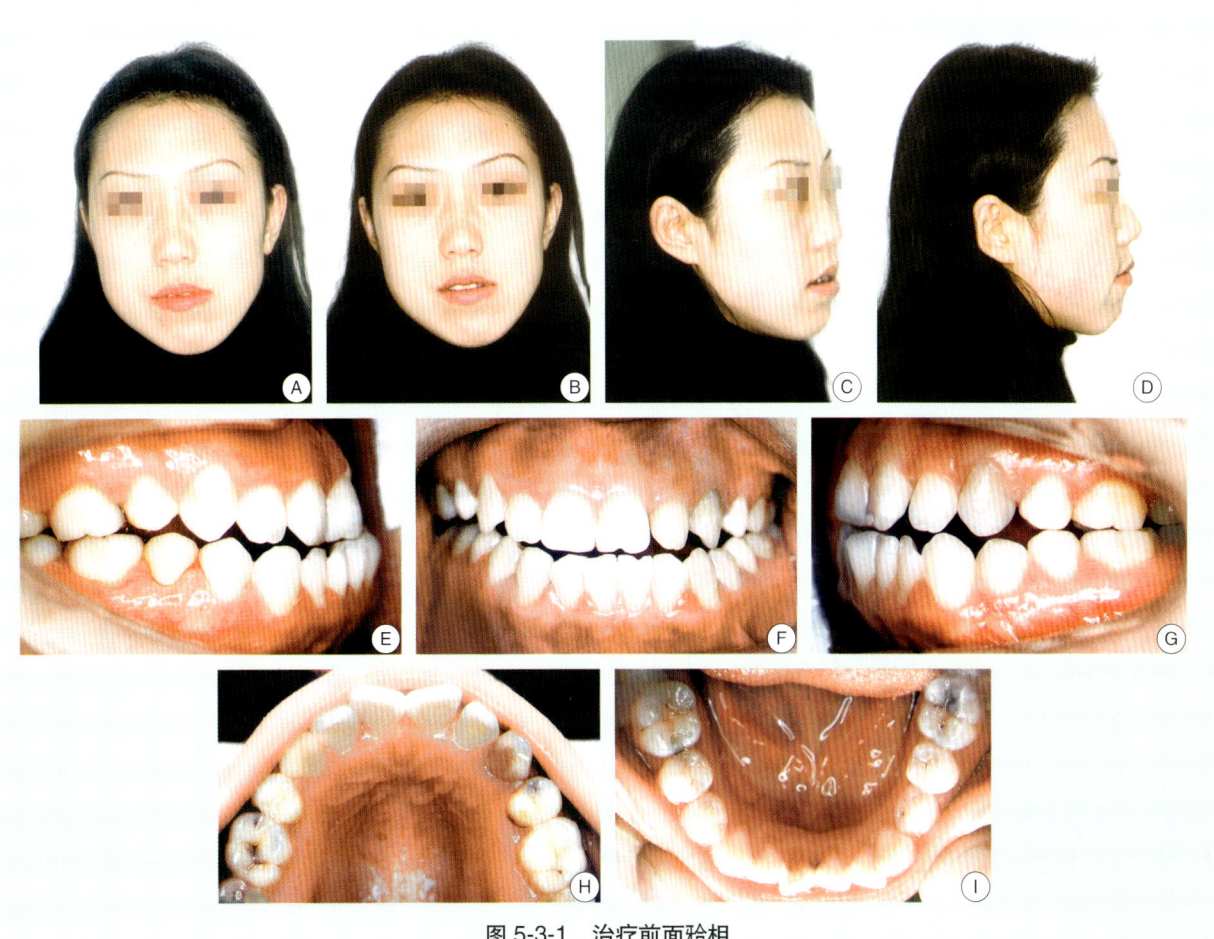

图5-3-1 治疗前面𬌗相

### 治疗前 X 线片及分析

全口曲面断层片（图 5-3-2）：4|4 缺失。

头颅侧位片（图 5-3-3）、描记图（图 5-3-4）及数据表格（表 5-3-1）

头颅正位片（图 5-3-5）和描记图（图 5-3-6）：骨性下颌偏斜。

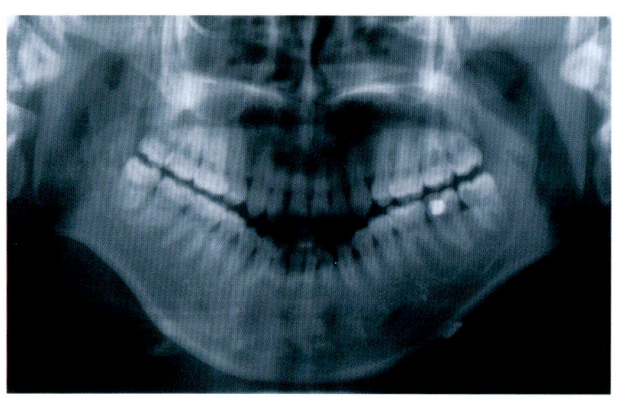

图 5-3-2　治疗前曲面断层片

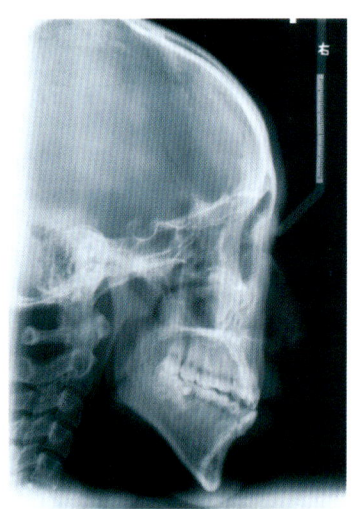

图 5-3-3　治疗前头颅侧位片

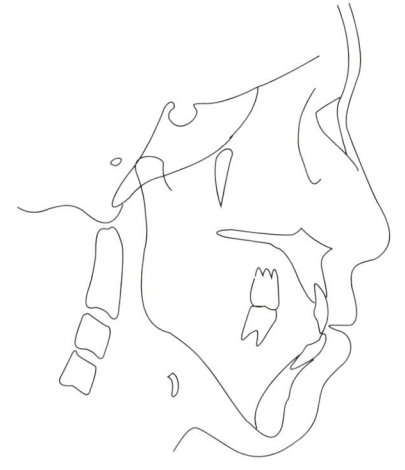

图 5-3-4　治疗前头颅侧位片描记图

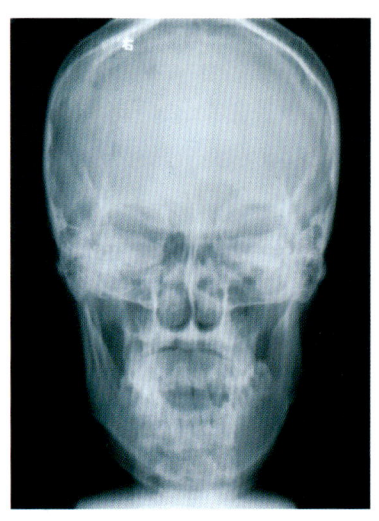

图 5-3-5　治疗前头颅正位片

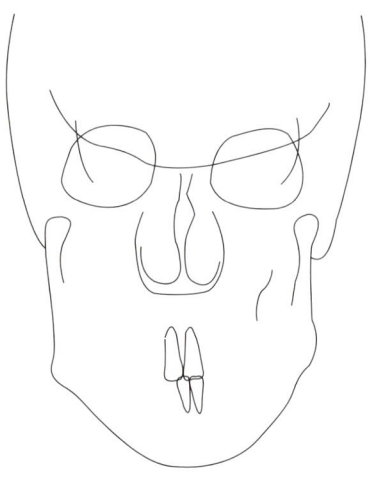

图 5-3-6　治疗前头颅正位片描记图

表 5-3-1  治疗前头影测量分析

| 测量值 | 治疗前 | 正常值 |
| --- | --- | --- |
| SNA | 77 | 82.8 ± 4.0 |
| SNB | 75 | 80.1 ± 3.9 |
| ANB | 2 | 2.7 ± 2.0 |
| WITS (mm) | 1.5 | −1.5 ± 2.1 |
| U1-PP | 104.5 | 115.8 ± 5.7 |
| L1-MP | 93 | 96.5 ± 7.1 |
| U1-L1 | 127 | 125.4 ± 7.9 |
| PP-MP | 37 | 27.6 ± 4.6 |
| N-ANS (mm) | 61 | 53.8 ± 2.8 |
| ANS-Me (mm) | 79 | 65.8 ± 4.1 |
| ANS-Me/N-Me (%) | 56.5 | 55.0 ± 2.5 |
| L1-APo line (mm) | 9 | 4.9 ± 2.1 |
| Li-E (mm) | 3 | 0.6 ± 1.9 |
| Ui-E (mm) | 0 | 1.4 ± 1.9 |
| MP-FH | 37 | 31.1 ± 5.6 |

头影测量分析：

SNA小、SNB小、ANB正常，说明是Ⅰ类骨面形；上下颌平面角大；上下前面高比例也大于正常值；下切牙凸距大，位于APo线前方9mm；上下中切牙角在正常范围。

### 诊断概要

Ⅰ类骨面型；
Ⅲ类切牙关系；
骨性面部不对称。

### 问题列表

骨性下颌偏斜；
𬜬平面倾斜；
Ⅲ类切牙关系；
下颌轻度拥挤；
开𬜬。

### 治疗目标

排齐上下牙列，协调上下牙弓；
矫正面部不对称；
改善侧貌；
矫正反𬜬及开𬜬；
保持。

### 治疗设计：正畸－正颌联合矫治

**拔牙**：拔除 8|8。
**矫正器**：固定矫治器（直丝弓矫治器，下颌设计 W 弓用于扩大下牙弓，以协调手术后的上下牙弓）。
**正颌手术**：上颌采用 Le Fort Ⅰ 型截骨术，下颌采用双侧升支矢状劈开术及颏成形术。
**其他治疗**：7|作牙体治疗。
**保持设计**：可摘式 Hawley 保持器全天戴用 6 个月；之后每天晚上戴。

**对稳定性的预测**：成年患者生长已结束，治疗后建立前牙正常覆𬜬、覆盖和良好的尖窝关系是日后稳定的保障。

## 第二部分 治 疗

### 主要治疗过程

|  |  |
| --- | --- |
| 2002.4 | 拔除 8|8，上下固定矫正器戴入，下颌放置 W 弓，初始弓丝（0.016 英寸镍钛丝）。 |
| 2002.7 | 上颌更换 0.016 × 0.022 英寸镍钛丝，下颌 W 弓加力扩弓。 |
| 2002.10 | 上牙弓使用链状圈关闭前牙间隙，下颌更换 0.016 × 0.022 英寸镍钛丝。 |
| 2003.1 | 上牙列间隙已关闭，上下第二磨牙粘接带环。 |
| 2003.3 | 上下颌均更换 0.018 × 0.025 英寸不锈钢丝，在所有相邻牙之间放置牵引钩。 |
| 2003.5 | 开始正颌手术；术中上颌行 Le Fort Ⅰ 型截骨术，左侧提升1mm，右侧提升3mm，矫正𬜬平面倾斜问题；下颌行双侧矢状劈开术，后退并向右旋转；颏成形术，颏部前移 2.5mm；术后3周去除上𬜬板，进行颌间垂直牵引。 |
| 2003.8 | 停止垂直牵引，下颌更换 0.016 英寸镍钛丝重新排齐。 |
| 2003.10 | 下颌更换 0.016 × 0.022 英寸镍钛丝，开始 Ⅱ 类颌间牵引。 |
| 2004.1 | 去除固定矫正器，牙齿牙周清洁，戴Hawley保持器。 |

### 治疗中𬌗相（图 5-3-7）

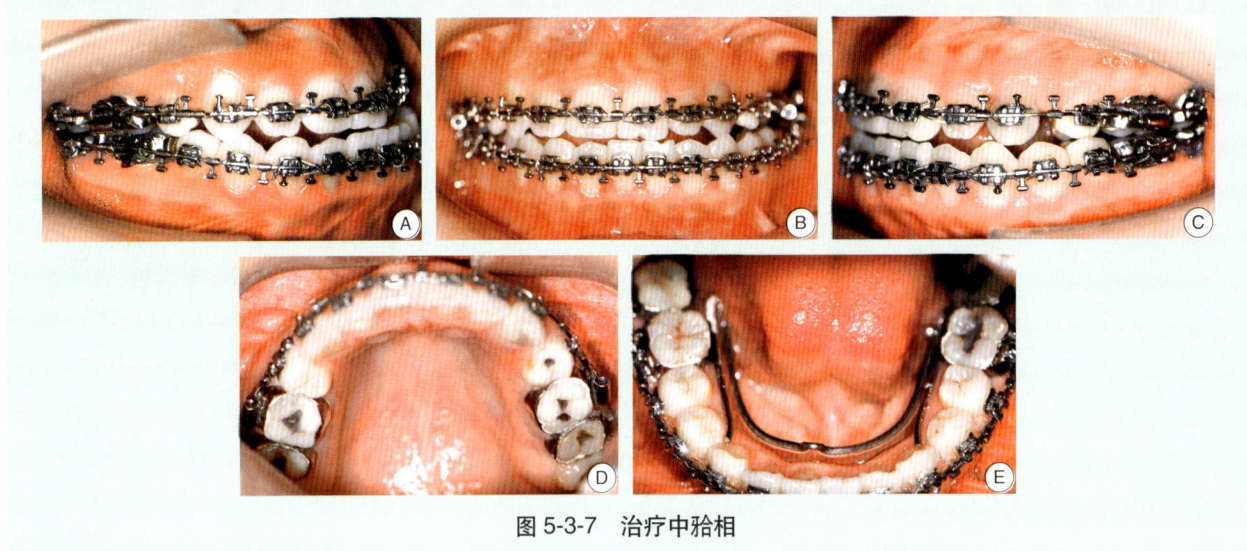

图 5-3-7　治疗中𬌗相

**治疗中遇到的复杂问题**

正颌手术后出现Ⅱ类切牙关系，为此进行了3个月的Ⅱ类颌间牵引将切牙关系调整为Ⅰ类。

## 第三部分　治　疗　后

### 治疗后面𬌗相（图 5-3-8）

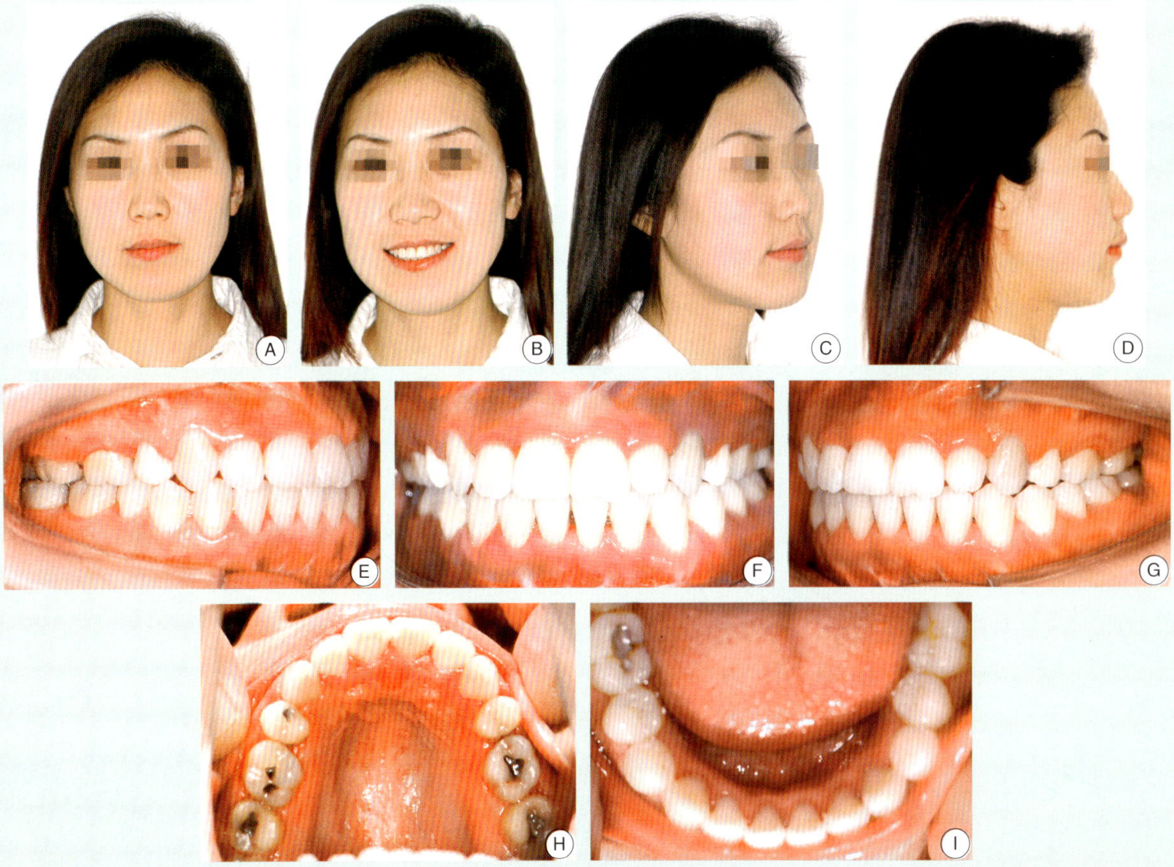

图 5-3-8　治疗后面𬌗相

### 治疗后X线片及分析

全口曲面断层片（图5-3-9）：牙根基本平行；2有根尖阴影。

头颅侧位片（图5-3-10）、描记图（图5-3-11）及数据表格（表5-3-2）

头颅正位片（图5-3-12）和描记图（图5-3-13）

头影测量分析：

SNA治后有2°的增加，SNB无变化，ANB增

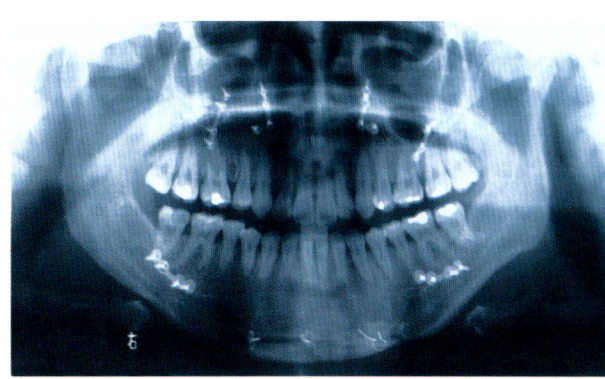

图5-3-9　治疗后曲面断层片

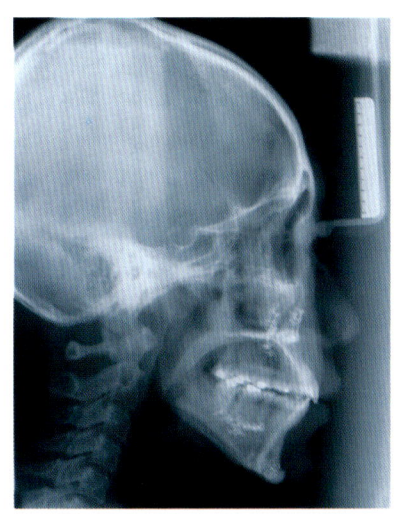

图5-3-10　治疗后头颅侧位片

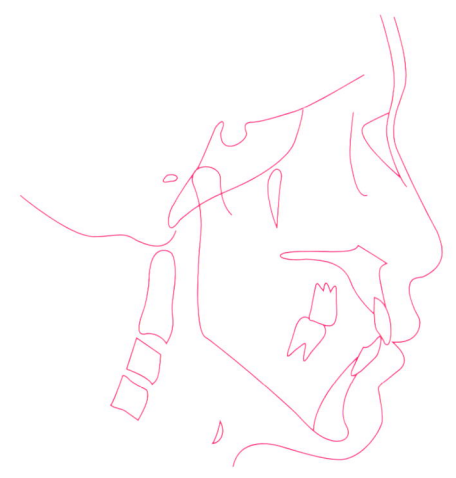

图5-3-11　治疗后头颅侧位片描记图

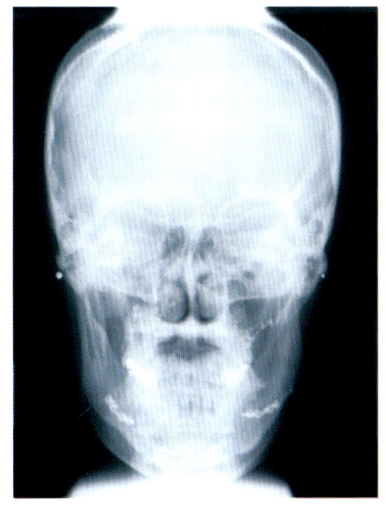

图5-3-12　治疗后头颅正位片

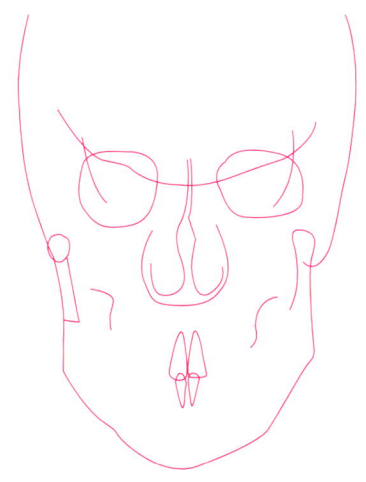

图5-3-13　治疗后头颅正位片描记图

表 5-3-2　治疗后头影测量分析

| 测量项目 | 治疗后 | 治疗前后变化 | 正常值 |
| --- | --- | --- | --- |
| SNA | 79 | 2 | 82.8 ± 4.0 |
| SNB | 75 | 0 | 80.1 ± 3.9 |
| ANB | 4 | 2 | 2.7 ± 2.0 |
| WITS (mm) | 1 | −0.5 | −1.5 ± 2.1 |
| U1-PP | 108 | 3.5 | 115.8 ± 5.7 |
| L1-MP | 89 | −4 | 96.5 ± 7.1 |
| U1-L1 | 126 | −1 | 125.4 ± 7.9 |
| PP-MP | 36 | −1 | 27.6 ± 4.6 |
| N-ANS (mm) | 58.5 | −2.5 | 53.8 ± 2.8 |
| ANS-Me (mm) | 72.5 | −6.5 | 65.8 ± 4.1 |
| ANS-Me/N-Me (%) | 55.3 | −1.2 | 55.0 ± 2.5 |
| L1-APo line (mm) | 5 | −4 | 4.9 ± 2.1 |
| Li-E (mm) | 0 | −3 | 0.6 ± 1.9 |
| Ui-E (mm) | 0.5 | 0.5 | 1.4 ± 1.9 |
| MP-FH | 33 | −4 | 31.1 ± 5.6 |

大，仍在正常范围；上下颌平面角减小了1°，上下面高分别减少了2.5mm和6.5mm，上下面高比减小了1.2%；下切牙唇倾度减小了4°，相对APo平面突度减小了4mm；上中切牙唇倾了3.5°，上下中切牙角减小了1°。

治疗前后重叠图（图5-3-14）、上颌骨重叠图（图5-3-15）和下颌骨重叠图（图5-3-16）

**对治疗的评价**

由于患者 4|4 缺失，所以术后前牙形成正常覆𬌗、覆盖关系，后牙建立尖窝相对的完全远中关系也是可以接受的。但是尖牙与下颌尖牙及第一双尖牙未形成很好的尖窝关系，可能在以后会有自行调整的余地。由于 8|8 与 7|7 有咬合关系，所以保留了 8|8。

术后患者的外貌有了明显的改善，但侧貌稍突。对于此类骨性偏斜患者，由于其头部的习惯性姿势及周围肌肉的力量，存在一定复发的可能，所以要求其作肌功能训练及纠正不良姿势，以防止复发。

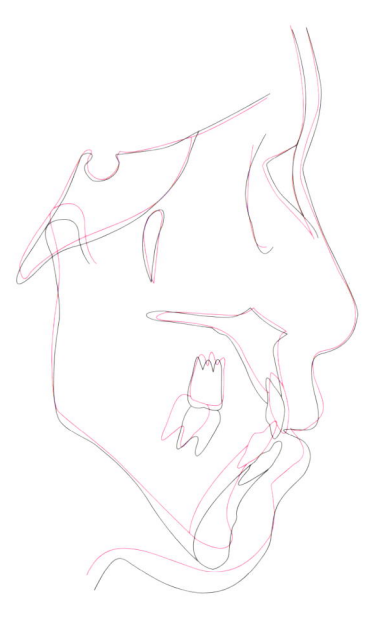

图 5-3-14　治疗前后 SN 重叠图
（以 SN 平面和 S 点重叠）

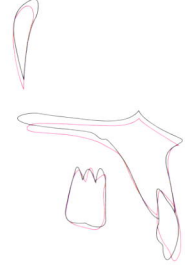

图 5-3-15　治疗前后上颌骨重叠图
（以腭平面和上腭前部重叠）

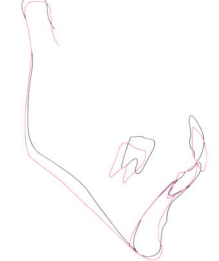

图 5-3-16　治疗前后下颌骨重叠图
（以 Björk 下颌稳定标志结构重叠）

━━ 治疗前　　━━ 治疗后

（病例完成人：厉松）

# 病例 ④ 非拔牙矫治替牙期功能性Ⅲ类偏斜

## 病例概况

某女，10岁5个月，主诉兜齿、牙不齐、脸歪；软组织侧貌凹；前牙反𬌗，反覆盖2mm，反覆𬌗Ⅱ度；可退至对刃；$\frac{6|}{|6}$为Ⅱ类关系、反𬌗，$\frac{|6}{6|}$为Ⅲ类关系；Ⅲ类骨面型，面部不对称，颏点右偏约2mm，高角，上牙弓拥挤4mm，下牙弓3mm散在间隙；$\frac{|}{4|5}$正锁𬌗；患者处于生长发育高峰期；采用上𬌗垫舌簧矫治器解除反𬌗，然后用直丝弓矫治器排齐整平牙列、精细调整咬合，整个疗程26个月，治疗后面形改善，安氏Ⅰ类磨牙关系，前牙覆𬌗覆盖正常。

## 第一部分 治疗前

### 病例基本情况

某女，10岁5个月，1989年9月20日出生
主诉：要求矫治兜齿、牙不齐、脸歪
临床检查：面部不对称；颏点偏右约2mm，Ⅲ类骨面型，软组织侧貌凹，高角；前牙反𬌗，反覆盖2mm，反覆𬌗Ⅱ度。可退至对刃；$\frac{6|}{|6}$Ⅱ类关系、反𬌗，$\frac{|6}{6|}$Ⅲ类关系；上牙弓拥挤4mm，下牙弓3mm散在间隙；$\frac{|}{4|5}$正锁𬌗；开闭口下颌向右移位；双侧颞下颌关节区无压痛，关节无弹响；外祖父和姨妈反𬌗。

### 治疗前貌相（图5-4-1）

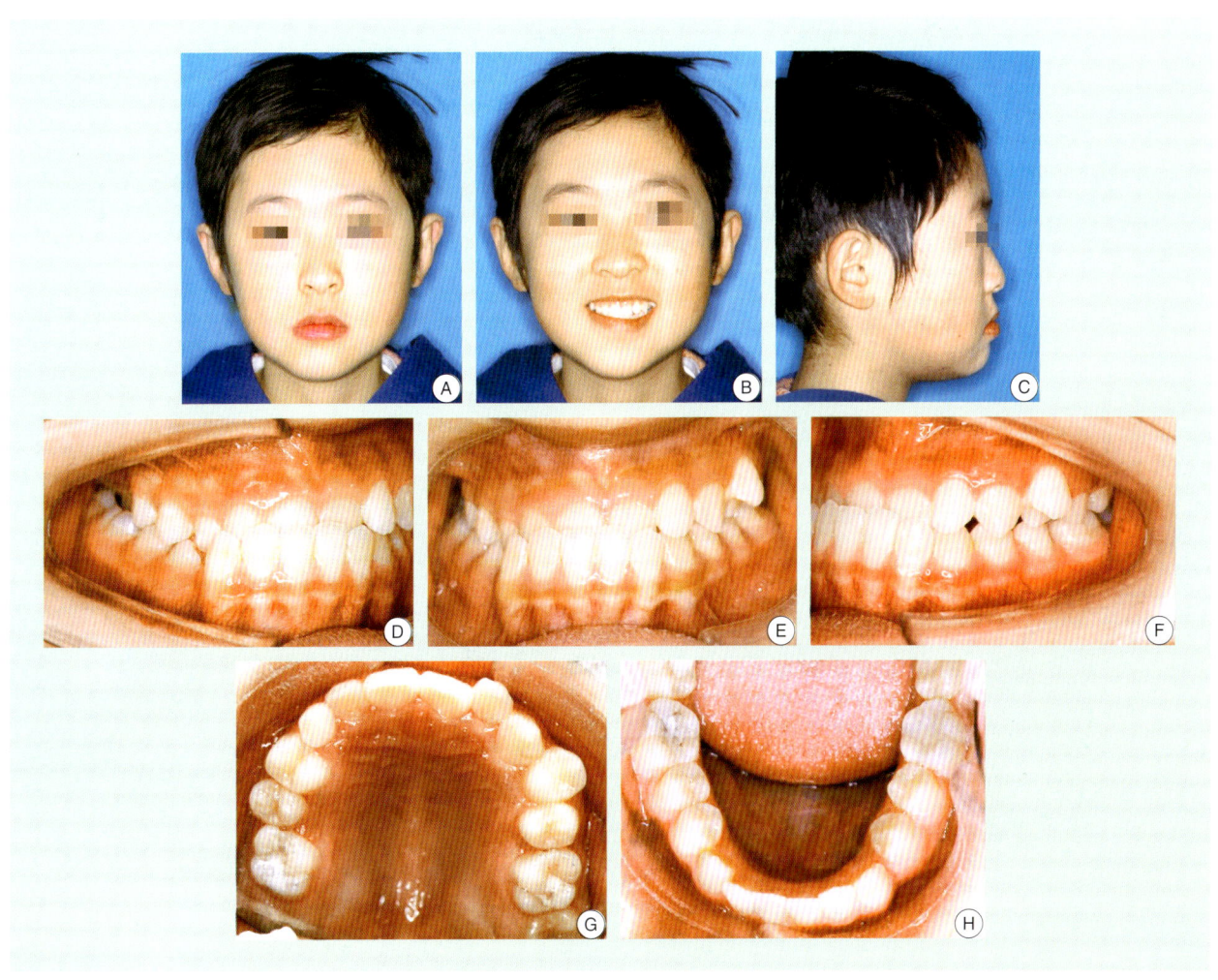

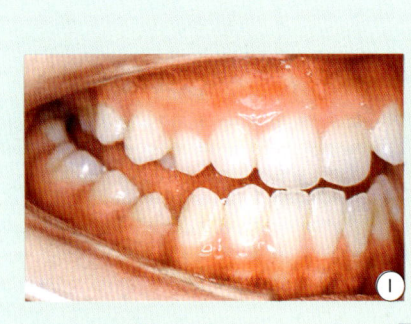
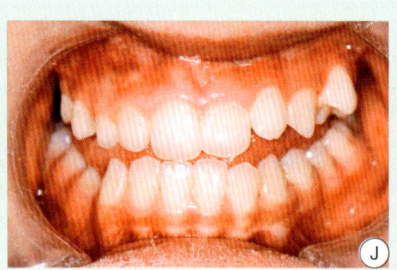
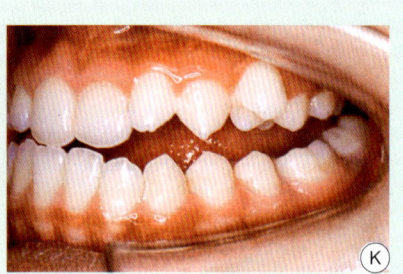

图 5-4-1　治疗前面𬌗相及下颌后退位𬌗相

### 治疗前 X 线片及分析

全口曲面断层片（图5-4-2）：可见 $\underline{3}$ 牙根已形成1/2，$\frac{8|8}{8|8}$ 牙胚可见。

头颅侧位片（图5-4-3）、描记图（图5-4-4)及数据表格（表5-4-1）。

左手腕骨片（图5-4-5）：籽骨出现，中指第3指节骨骺帽状期开始，提示生长发育高峰期开始。

头颅正位片（图5-4-6）：颏点右偏约 2mm，左侧下颌角点到面中线距离长于右侧。

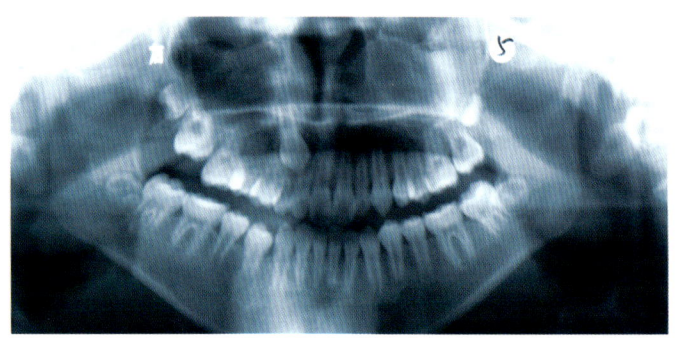

图 5-4-2　治疗前曲面断层片

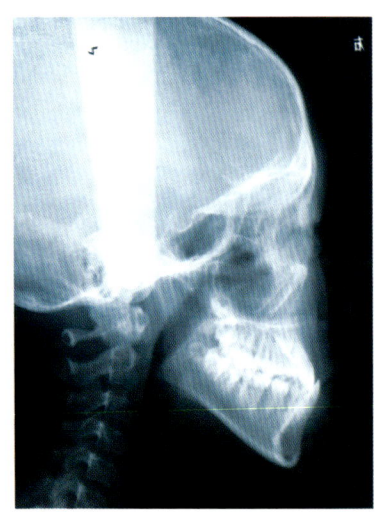

图 5-4-3　治疗前头颅侧位片

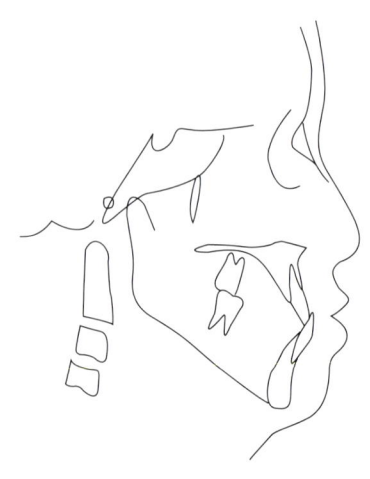

图 5-4-4　治疗前头颅侧位片描记图

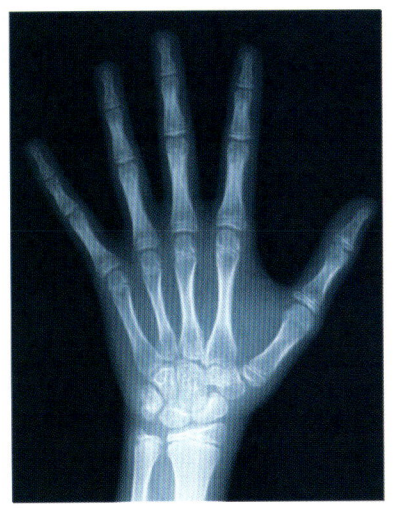

图 5-4-5　左手腕骨片

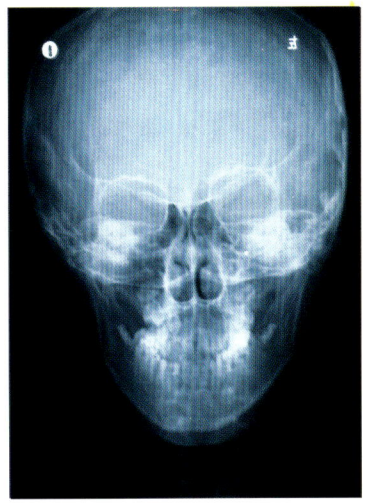

图 5-4-6　治疗前头颅正位片

表 5-4-1　治疗前头影测量数据

| 测量值 | 治疗前 | 正常值 |
| --- | --- | --- |
| SNA | 80 | 82.8 ± 4.0 |
| SNB | 81 | 80.1 ± 3.9 |
| ANB | −1 | 2.7 ± 2.0 |
| WITS (mm) | −11 | −1.1 ± 2.9 |
| U1-PP | 100 | 115.8 ± 5.7 |
| L1-MP | 81 | 92.6 ± 7.0 |
| U1-L1 | 141 | 125.4 ± 7.9 |
| PP-MP | 38 | 27.6 ± 4.6 |
| MP-SN | 43 | 33 ± 5 |
| MP-FH | 36 | 27 ± 5 |
| N-ANS (mm) | 50 | 52.4 ± 3.6 |
| ANS-Me (mm) | 67 | 65.0 ± 3.9 |
| ANS-Me / N-Me (%) | 59 | 55.4 ± 2.2 |
| L1-APo (mm) | 7 | 4.9 ± 2.1 |
| Li-E (mm) | 4 | 0.6 ± 1.9 |

头影测量分析：

SNA、SNB 正常，ANB 为 −1°，为Ⅲ类骨型；下颌平面角大于正常，提示为高角病例；U1-PP 较小，下中切牙 / 下颌平面角减小，显示上下中切牙舌倾。

### 诊断概要

Ⅲ类骨型，下颌偏斜，侧貌凹；前牙反𬌗；上牙弓拥挤，下牙弓散在间隙；生长发育进入高峰期。

### 问题列表

患者主诉兜齿、牙不齐、脸歪；

下颌右偏，侧貌凹；

前牙反𬌗，4|5 正锁𬌗；

6|6 Ⅲ类关系，6|6 Ⅱ类关系，反𬌗；

上牙弓拥挤，下牙弓散在间隙；

下颌中线偏右。

### 治疗目标

解除前牙反𬌗，改善侧貌；

建立安氏Ⅰ类磨牙、尖牙关系；

矫正中线不调；

矫正双尖牙正锁𬌗，改善下颌偏斜；

排齐上颌牙齿，关闭下颌散隙；

保持治疗效果稳定。

### 治疗设计：𬌗垫舌簧矫治器解除反𬌗、直丝弓矫治器排齐牙列

治疗前准备：口腔卫生宣教。

矫治器设计：𬌗垫舌簧矫治器解除前牙反𬌗；直丝弓矫治器排齐整平牙列、精细调整咬合。

保持：固定矫治结束后，可摘式 Hawley 保持器全天戴用 12 个月；之后每天晚上戴。

## 第二部分 治 疗

### 主要治疗过程

2000.2　戴分裂基托𬌗垫舌簧矫治器，舌簧及分裂簧加力以解除前牙、右后牙反𬌗。

2000.5　前牙反𬌗解除；分裂簧继续加力以解除右后牙反𬌗；调磨𬌗垫。

2000.10　右侧后牙反𬌗解除；粘结直丝弓矫治器和上颌横腭杆；0.014英寸、0.016英寸镍钛丝排齐上下牙齿。

2001.1　0.016×0.022英寸、0.017×0.025英寸镍钛方丝进一步排齐整平上下牙弓。

2001.3　上下牙弓已排齐整平；3|开始萌出。

2001.8　3|完全萌出到位，重新排齐整平上牙弓。

2001.11　上下牙列完全排齐整平，下中线右偏，$\frac{6}{6|}$为远中关系、$\frac{}{|6}$为近中关系；上下0.018×0.025英寸不锈钢方丝，右侧Ⅱ类牵引，左侧Ⅲ类牵引矫正中线及磨牙关系。

2002.2　两侧Ⅰ类磨牙关系已建立；中线牵引和三角牵引进一步细调。

2002.4　牙齿排列整齐、覆𬌗覆盖正常，磨牙中性；上下中线正；去除固定矫治器；戴Hawley保持器。

治疗中面𬌗相（图5-4-7）及有关矫治器相片（图5-4-8）

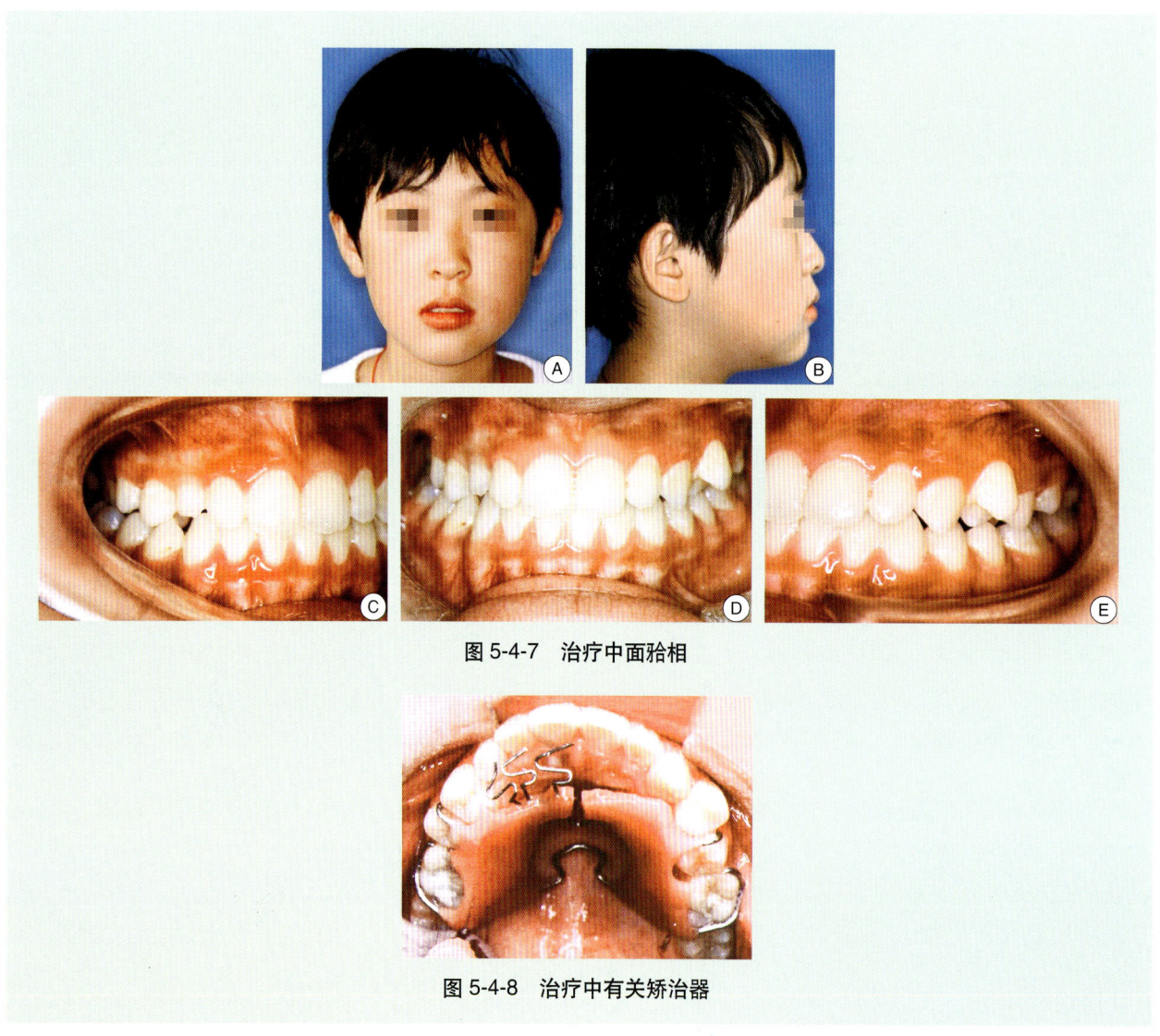

图 5-4-7　治疗中面𬌗相

图 5-4-8　治疗中有关矫治器

### 治疗中遇到的复杂问题

安置固定矫治器后，患者口腔清洁较差，口内发生釉质脱矿及龋齿。治疗中反复的口腔卫生宣教作用甚微，使得治疗后釉质脱矿较明显。也许积极的定期防治釉质脱矿治疗如氟泡沫是值得尝试的方法。

# 第五章　下颌偏斜的矫治

## 第三部分　治疗后

### 治疗后面𬌗相（图 5-4-9）

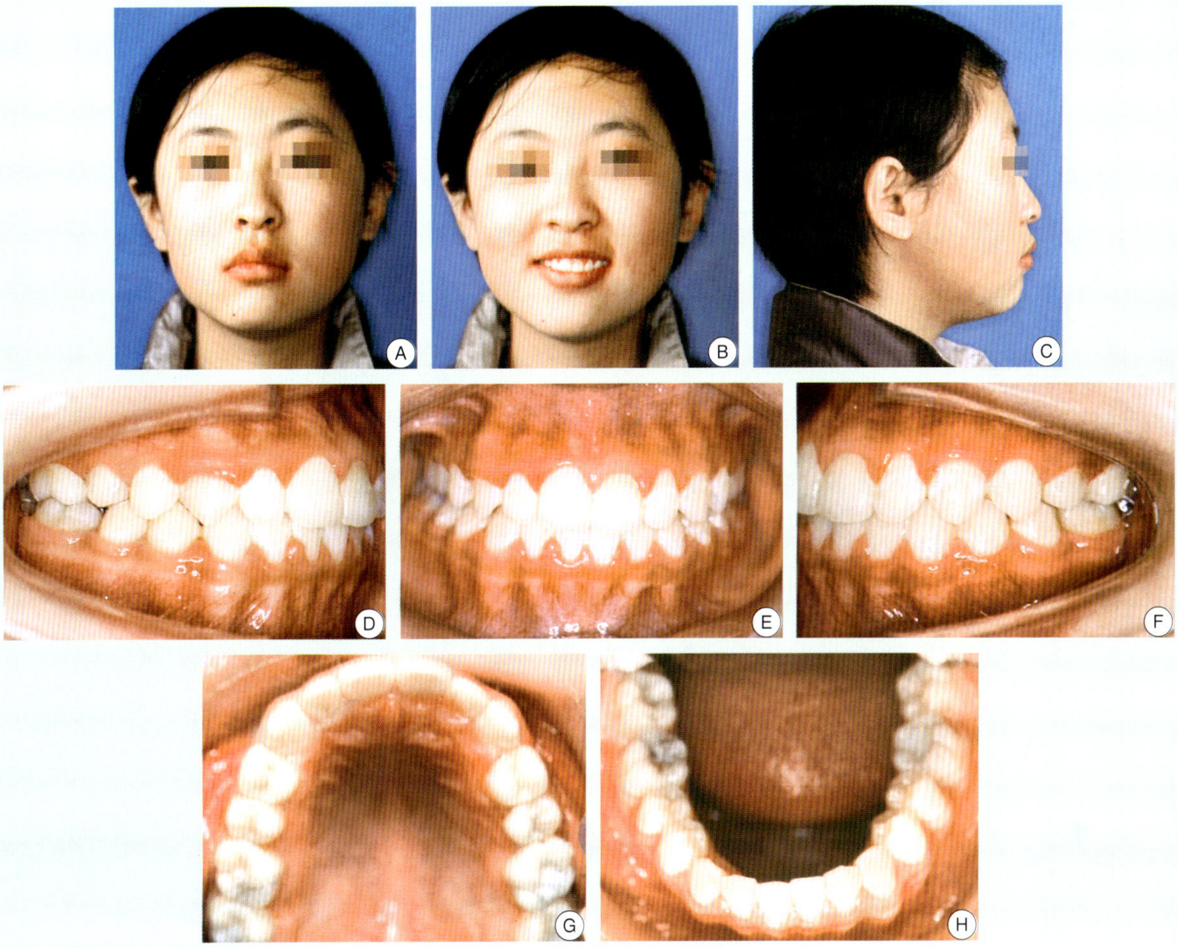

图 5-4-9　治疗后面𬌗相

### 治疗后 X 线片及分析

全口曲面断层片（图5-4-10）：牙根无吸收，第三磨牙发育中。

头颅侧位片（图 5-4-11）、描记图（图 5-4-12）及数据表格（表 5-4-2）

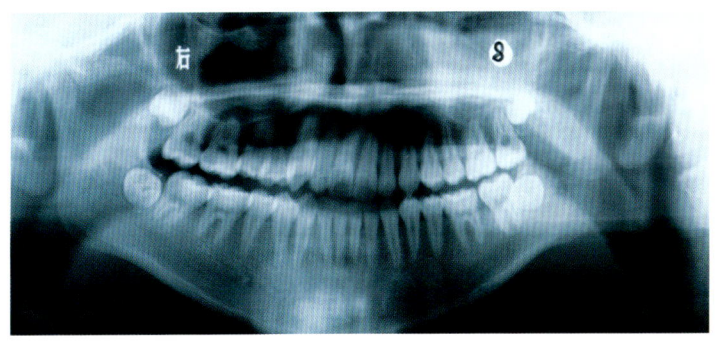

图 5-4-10　治疗后曲面断层片

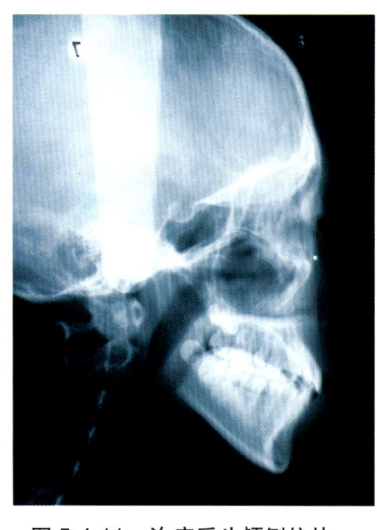

图 5-4-11 治疗后头颅侧位片

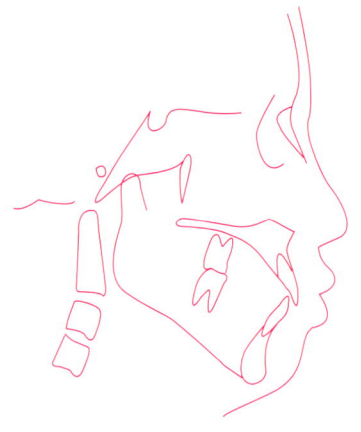

图 5-4-12 治疗后头颅侧位片描记图

表 5-4-2 治疗后头影测量数据

| 测量值 | 治疗后 | 变化 | 正常值 |
| --- | --- | --- | --- |
| SNA | 82 | 2 | 82.8 ± 4.0 |
| SNB | 79 | −2 | 80.1 ± 3.9 |
| ANB | 3 | 4 | 2.7 ± 2.0 |
| WITS (mm) | −4 | 7 | −1.1 ± 2.9 |
| U1-PP | 114 | 14 | 115.8 ± 5.7 |
| L1-MP | 89 | 8 | 92.6 ± 7.0 |
| U1-L1 | 127 | −14 | 125.4 ± 7.9 |
| PP-MP | 33 | −5 | 27.6 ± 4.6 |
| MP-SN | 40 | −3 | 33 ± 5 |
| MP-FH | 35 | −1 | 27 ± 5 |
| N-ANS (mm) | 54 | 4 | 52.4 ± 3.6 |
| ANS-Me (mm) | 68 | 1 | 65.0 ± 3.9 |
| ANS-Me / N-Me (%) | 57 | −2 | 55.4 ± 2.2 |
| L1-APo (mm) | 5 | −2 | 4.9 ± 2.1 |
| Li-E (mm) | 4 | 0 | 0.6 ± 1.9 |

头影测量分析：

下颌平面角基本没变，仍为高角；SNA增加2°，SNB减小1°，达到Ⅰ类骨型；上下切牙唇倾度正常。治疗前后重叠图（图5-4-13）、上颌骨重叠图（图5-4-14）和下颌骨重叠图（图5-4-15）

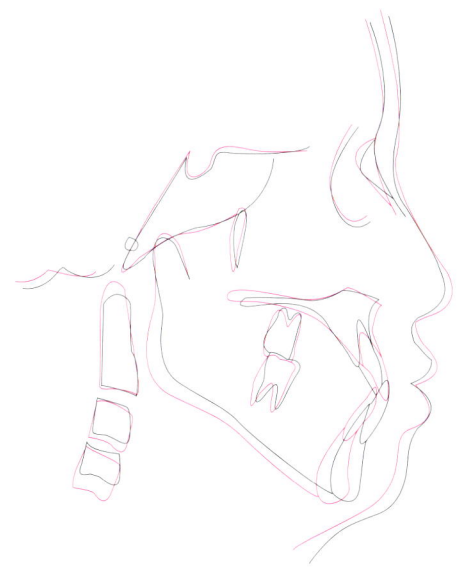

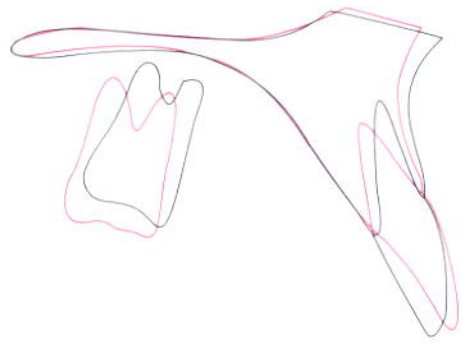

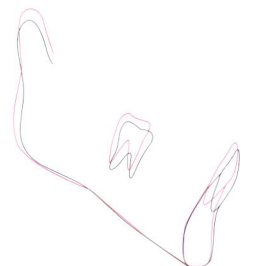

图 5-4-14　治疗前后上颌骨重叠图
（以腭平面和上腭前部重叠）

图 5-4-13　治疗前后 SN 重叠图
（以 SN 平面和 S 点重叠）

图 5-4-15　治疗前后下颌骨重叠图
（以 Björk 下颌稳定标志结构重叠）

―― 治疗前　―― 治疗后

### 对治疗的评价

这是一个反𬌗、面部不对称的病例。下颌可后退至对刃，单侧双尖牙正锁𬌗。临床检查、模型及X线片分析显示其反𬌗、下颌偏歪主要由功能性和牙性因素所致，同时合并一些骨性因素。

分裂基托𬌗垫舌簧活动矫治器很有效的解除了反𬌗为固定矫治器的安置创造了条件。下颌偏歪，中线不调的矫正得益于两侧不对称的牵引，即右侧Ⅱ类、左侧Ⅲ类以及双尖牙正锁𬌗的解除。

虽然一直对患者进行口腔卫生宣教，遗憾的是许多牙齿还是发生了釉质脱矿及龋坏。也许正畸过程中定期进行氟泡沫防龋治疗会是一个缓解釉质脱矿的选择。

最终的矫治效果还是令人满意的。头颅侧位片显示上颌向前向下生长，使侧貌得以改善。上切牙的唇倾建立了前牙正常覆𬌗。

（病例完成人：陈莉）

# 病例 ⑤ 非拔牙 MEAW 技术矫治恒牙期骨性Ⅲ类伴𬌗平面偏斜

> **病例概况**
>
> 某女,11岁7个月,主诉下颌偏斜逐渐加重。Ⅲ类牙型骨型,2|3反𬌗,左后牙开𬌗,闭口时下颌向前向左滑动;上牙弓拥挤,下牙弓间隙;面部不对称伴颏部左偏。患者已经处于青春快速生长高峰期的后期。治疗为27个月的不拔牙矫治,配合多曲唇弓矫治技术调整偏斜的𬌗平面及各项咬合关系。矫治后磨牙达到中性关系,面部不对称得到明显改善。

## 第一部分 治疗前

### 病例基本情况

某女,11岁7个月

**主诉:** 要求治疗逐渐加重的下颌偏斜

**相关病史:** 患者曾于3岁及9岁时因切牙反𬌗两次进行正畸治疗,末次矫治未完成,残留左侧尖牙及侧切牙的反𬌗,当时未见明显面部偏斜。

**口外检查:** 患者面部不对称,颏部左偏,右侧下颌下缘长于左侧。唇部放松状态下不能完全闭合,并位于审美线前方。无异常颞下颌关节症状和体征。无口腔不良习惯。

**口内检查:** 边缘性龈炎,探诊出血,口腔卫生差。除右上第二恒磨牙及4颗第三磨牙,其余牙齿均存在。磨牙关系:左侧Ⅰ类,右侧Ⅲ类。切牙覆盖0.5mm,覆𬌗1.5mm。2|3反𬌗,|345开𬌗。上牙弓中线与面中线一致,下牙弓中线左偏2mm。上牙弓拥挤2.5mm,下牙弓间隙3.5mm,上下颌弓形不对称。上下颌两侧后牙转矩不一致。横𬌗平面与眶耳平面不平行,右侧高于左侧。闭口时下颌向前向左侧移位。

**治疗前面𬌗相**(图5-5-1)

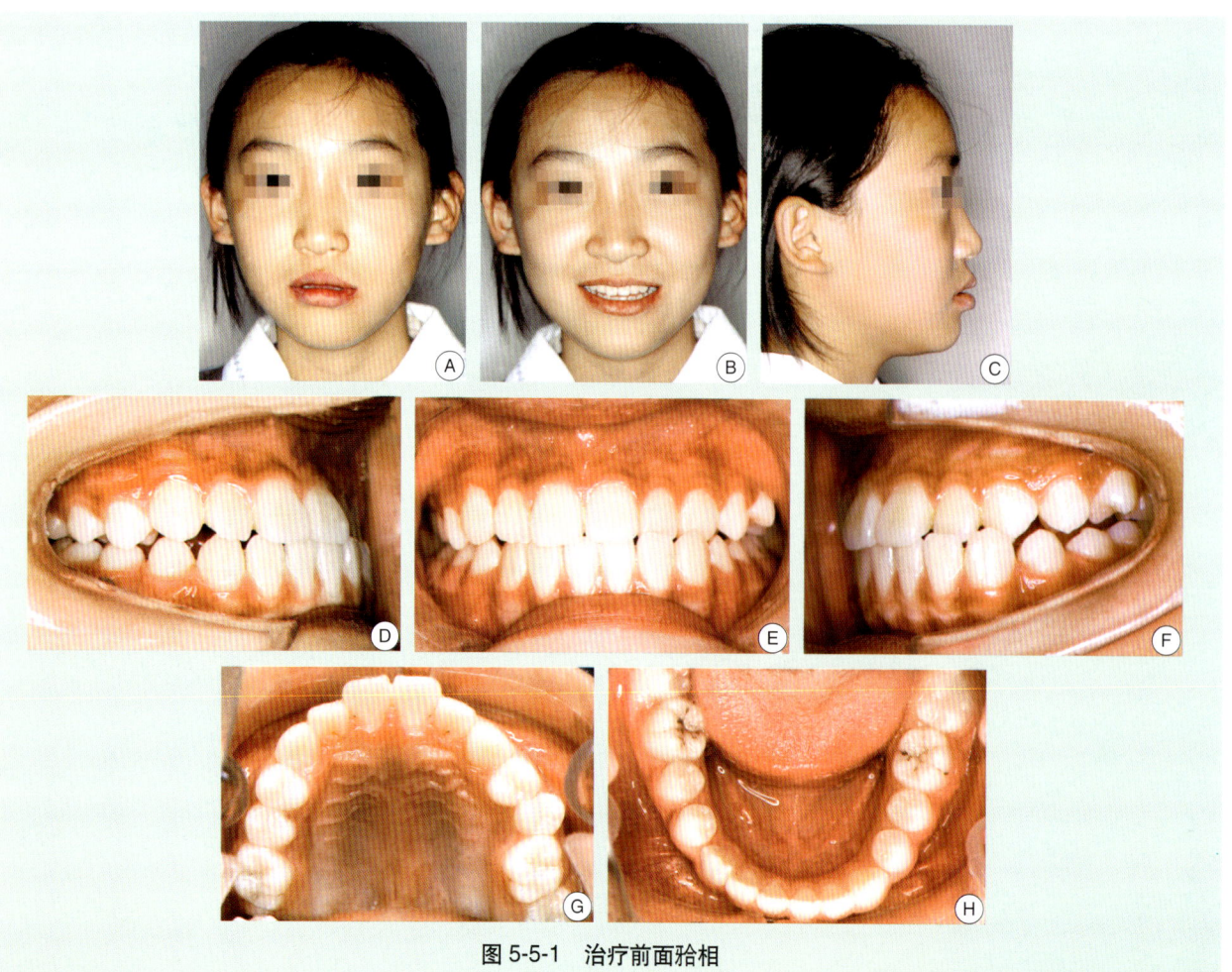

图 5-5-1 治疗前面𬌗相

## 治疗前 X 线片及分析

全口曲面断层片（图5-5-2）：可见4颗第三恒磨牙牙胚及上颌右侧第二恒磨牙。

头颅侧位片（图5-5-3）描记图（图5-5-4）及数据表格（表5-5-1）

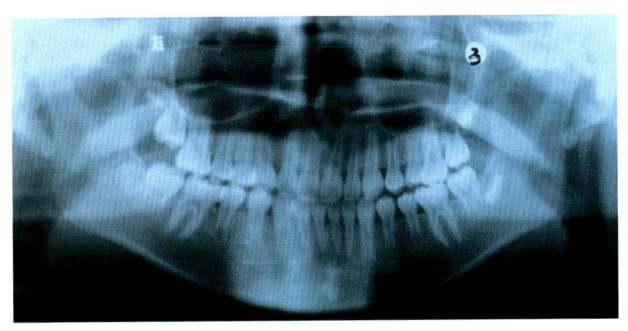

图 5-5-2　治疗前曲面断层片

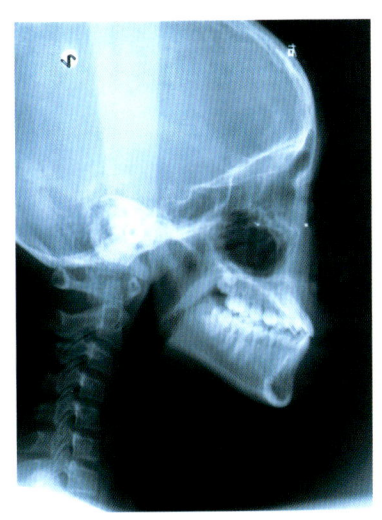

图 5-5-3　治疗前头颅侧位片

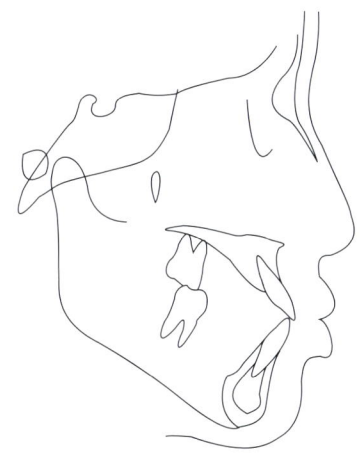

图 5-5-4　治疗前头颅侧位片描记图

表 5-5-1　治疗前头影测量数据

| 测量值 | 治疗前 | 正常值 |
| --- | --- | --- |
| SNA | 75 | 83 ± 4 |
| SNB | 75.5 | 80 ± 4 |
| ANB | −0.5 | 3 ± 2 |
| WITS (mm) | −10 | −1 ± 3 |
| U1-PP | 130 | 114 ± 4 |
| L1-MP | 90 | 93 ± 7 |
| U1-L1 | 116 | 125 ± 8 |
| PP-MP | 24 | 27 ± 5 |
| N-ANS (mm) | 59 | 52 ± 4 |
| ANS-Me (mm) | 64 | 65 ± 4 |
| ANS-Me / N-Me (%) | 52 | 55 ± 2 |
| L1-APo (mm) | 6 | 5 ± 2 |
| Li-E (mm) | 4 | 1 ± 2 |

正常值来源：傅民魁，田乃学. 口腔X线头影测量理论与实践. 北京：人民卫生出版社，1991

头影测量分析：

SNA、SNB及WITS值均小于正常值范围，ANB为负值，表明上下颌骨相对颅底均后缩，且矢状方向为Ⅲ类骨型。上下颌平面角PP-MP正常，说明是均角病例，但前上面高增大，前下面高比为52%，稍低。上切牙唇倾明显，导致上下切牙交角减小。下唇突出于E线之外。

### 诊断概要

骨型Ⅲ类，均角，下颌左偏；

牙型：Ⅲ类亚类磨牙关系，个别前牙反𬌗；

上下颌弓形不对称，上颌轻度拥挤，下颌少量间隙；

横𬌗平面偏斜，右高左低；

下牙弓中线不正，左偏2mm；

侧貌显示上下唇稍突，下唇明显；

生长发育高峰已过，处于过渡期。

### 治疗设计

口腔卫生促进及维护，卫生宣教；

全口直丝固定矫治器非减数治疗；
排齐牙列，关闭间隙，解除拥挤及反殆，调整咬合关系；
上下颌多曲唇弓矫治技术（MEAW）调整后牙转矩、弓形及横殆平面；
再次评估面部对称性及颌骨发育改变；
保持。

### 治疗设计合理性

面型及间隙分析显示没有减数治疗的必要。与 $\overline{23}$ 反殆相伴的下颌闭口时移位表明患者面部的不对称中存在一定牙性成分，预示其可以通过咬合关系的矫正得到部分缓解。由于患者口内存在多种情况的牙齿错位，而多曲唇弓的特点之一是可以比较好地同时移动多颗牙齿，因而选择使用多曲唇弓技术。由于患者同时存在一定程度的骨性偏斜，预计即便纠正了个别牙反殆，面部仍会有部分不对称的表现，加之11岁半的女孩还会有一些剩余的生长，因此矫治计划中设计在咬合关系矫治到理想状态后，对其错殆再次进行评估，并由患者及其家长决定是否能接受正畸治疗结束时的面型，若不满意，可以考虑在发育完成后进行颌成形手术。

## 第二部分　治　疗

### 主要治疗过程

1999.5　粘接全口直丝弓矫治器。常规系列镍钛丝排齐整平。

1999.10　上下颌 0.019×0.025 英寸不锈钢多曲弓丝。前牙段垂直牵引及中线牵引，每次复诊对弓丝进行相应调整矫正偏斜的殆平面等（图 5-5-5、6）。

2000.7　磨牙 I 类关系；反殆解除；殆平面平行于眶耳平面；上下颌牙弓少量间隙，中线不一致；下颌移位改善；上下颌 0.021×0.025 英寸镍钛丝再次排齐整平后，0.019×0.025 英寸不锈钢丝滑动法关闭间隙及精细调整。

2001.2　再评估，患者及家长满意；固定保持。

2001.8　拆除固定矫治器。上下颌 Hawley 保持器。

### 治疗中面殆相（图 5-5-5、6）

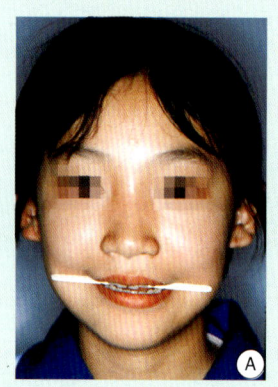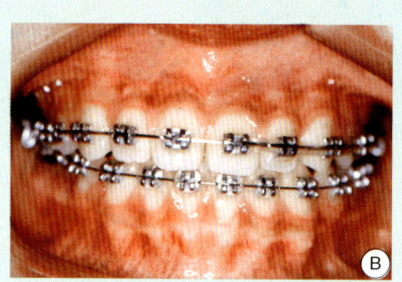

图 5-5-5　治疗中面殆相：殆平面偏斜，与眶平面成角

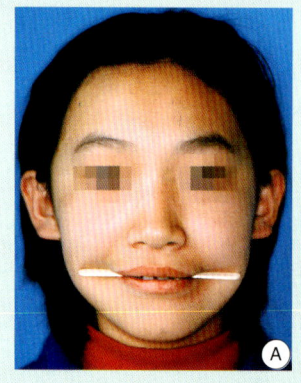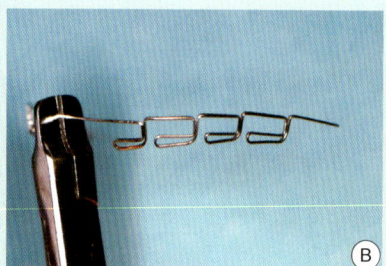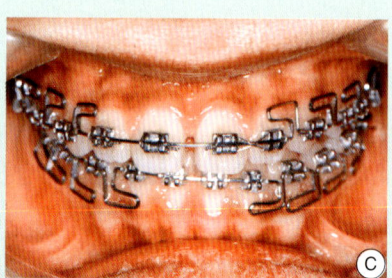

图 5-5-6　治疗中面殆相：多曲唇弓矫治 4 个月后，殆平面与眶平面基本平行。弓丝作相应调整，如下颌左侧（B）放置升高曲、后倾曲、冠零度转矩

### 第三部分　治疗后

**治疗后面殆相（图 5-5-7）**

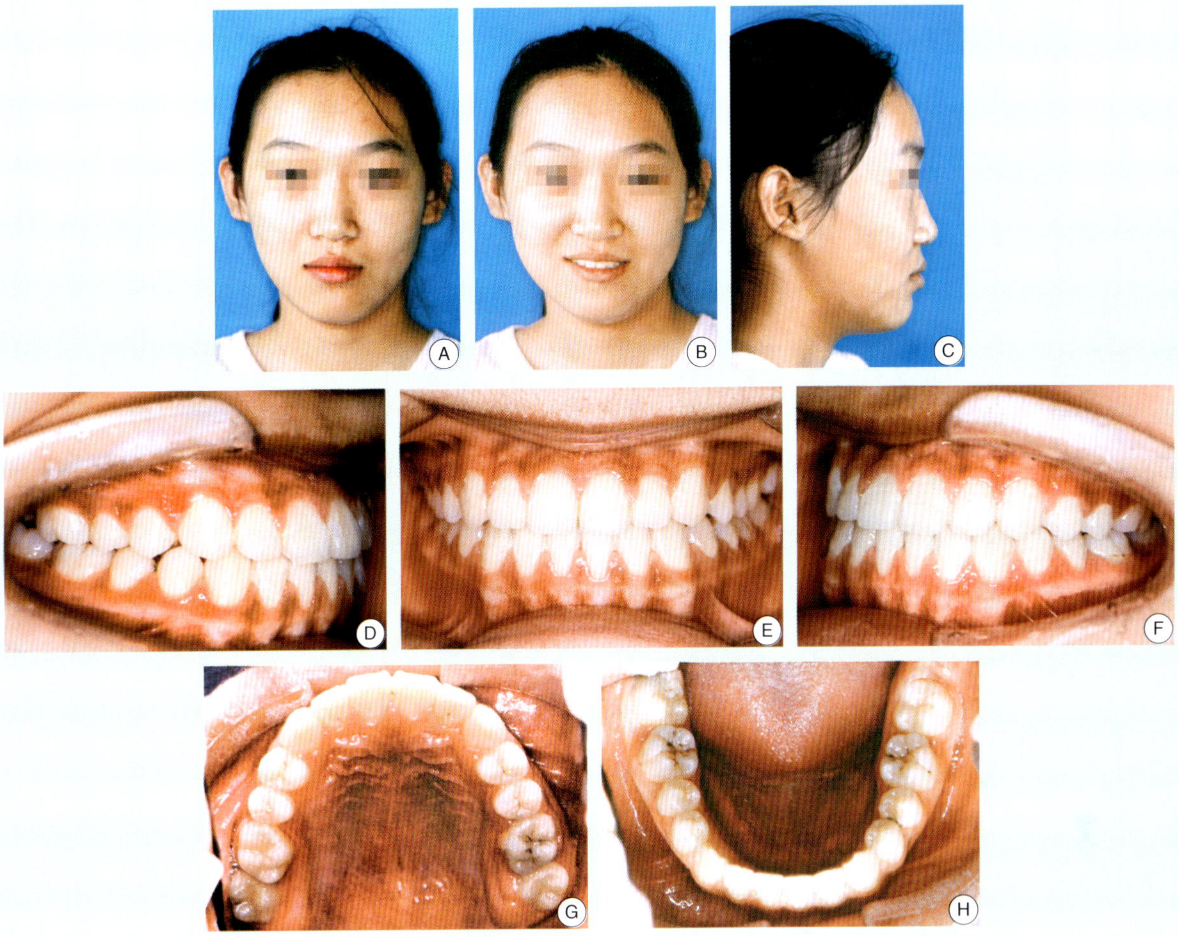

图 5-5-7　治疗后面殆相

**治疗后 X 线片及分析**

全口曲面断层片（图5-5-8）：左上尖牙及第二前磨牙根平行欠佳。4 颗第三恒磨牙牙根未形成。

头颅侧位片（图5-5-9）、描记图（图5-5-10）及数据表格（表 5-5-2）

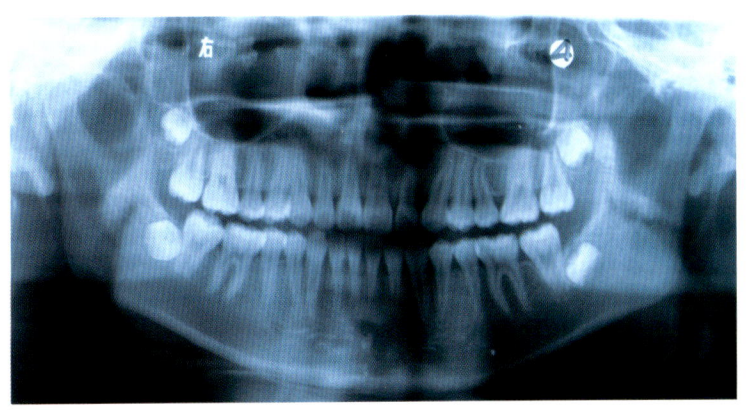

图 5-5-8　治疗后曲面断层片

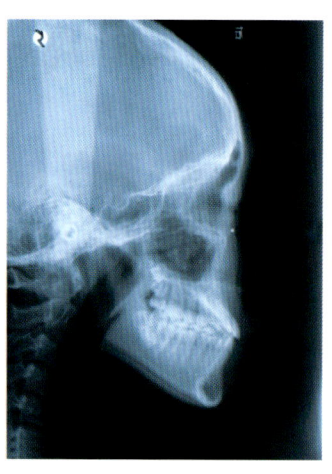

图 5-5-9　治疗后头颅侧位片

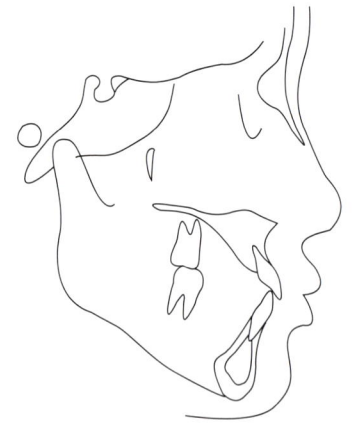

图 5-5-10　治疗后头颅侧位片描记图

表 5-5-2　治疗后头影测量数据

| 测量值 | 治疗后 | 变化 | 正常值 |
| --- | --- | --- | --- |
| SNA | 76 | +1 | 83 ± 4 |
| SNB | 76.5 | +1 | 80 ± 4 |
| ANB | −0.5 | 0 | 3 ± 2 |
| WITS (mm) | −6 | +4 | −1 ± 3 |
| U1-PP | 125 | −5 | 114 ± 4 |
| L1-MP | 84 | −6 | 93 ± 7 |
| U1-L1 | 127 | +11 | 125 ± 8 |
| PP-MP | 24 | 0 | 27 ± 5 |
| N-ANS (mm) | 62 | +3 | 52 ± 4 |
| ANS-Me (mm) | 69 | +5 | 65 ± 4 |
| ANS-Me / N-Me (%) | 53 | +1 | 55 ± 2 |
| L1-APo (mm) | 3 | −3 | 5 ± 2 |
| Li-E (mm) | 1 | −3 | 1 ± 2 |

正常值来源：傅民魁，田乃学．口腔 X 线头影测量理论与实践．北京：人民卫生出版社，1991

头影测量分析：

从头影测量结果可见矫治后颌骨矢状方向关系没有明显改变，而 WITS 值增大 4mm，是𬌗平面改变的结果。上下颌切牙均内收了 5°~6°，使切牙交角达到正常，而且下切牙及下唇与 APo 线及 E 线关系更为理想。依旧唇倾的上切牙和稍显舌倾的下切牙是对其Ⅲ类骨型的代偿。在垂直方向，虽然患者表现出一定量的生长，不过下颌平面角维持未变。

治疗前后重叠图（图 5-5-11~13）

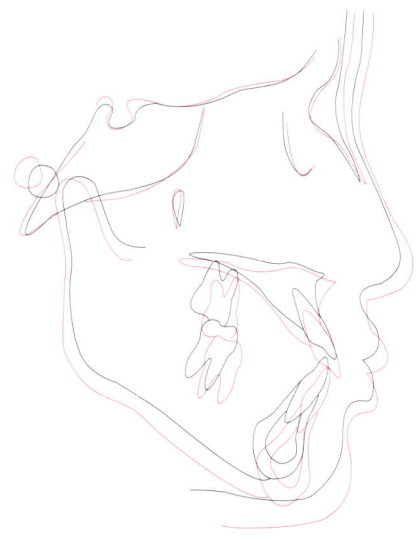

图 5-5-11　治疗前后重叠图(SN)

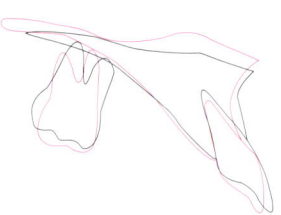

图 5-5-12　上颌骨重叠图（上腭弓最适重叠法）

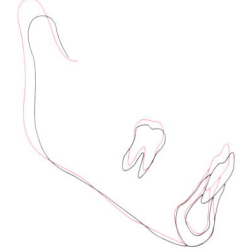

图 5-5-13　下颌骨重叠图（下颌平面及下颌联合后缘重叠）

―― 治疗前　―― 治疗后

### 对治疗过程及预后的客观评价

患者主诉为"下颌偏斜逐渐加重",家长自诉偏斜的下颌自上次正畸治疗结束后(还残留23反𬌗)逐渐加重。我们认为如果矫治前后能拍摄正位头影测量片会对诊断更有帮助,不过由于经济等原因,患者家长不愿拍摄此片。

正如我们矫治设计预计的,患者上下颌的轻度拥挤及少量间隙很容易通过不拔牙的方式得以解决。多曲唇弓的使用主要用于矫正反𬌗、不同后牙的垂直向移动、转矩控制和弓形调整,不过该技术需要患者配合进行颌间牵引,本例患者合作不是很好,曾经出现过未挂牵引导致病情加重的情况,所以治疗延长了数月。

咬合调整结束后,虽然患者及家长对该结果表示满意,且已向其解释患者的生长发育高峰期已过,预计颌骨不会有较多生长,但由于患者有过正畸矫治及复发病史,家长担心反𬌗再次复发,因此为其安排了较长时间的固定保持。

虽然治疗前患者的口腔卫生状况不佳,但通过卫生宣教,正畸治疗过程中患者的口腔卫生得到较好的维护,拆除固定矫治器时未发现龋坏及可见的脱矿表现。

经过约1年左右全天保持后,患者已经开始仅于夜间戴用Hawley保持器。咬合及排列均无复发。预计良好的尖窝关系及覆𬌗覆盖关系将会有助于矫治结果的长期稳定。

### 保持1年后面𬌗相(图5-5-14)

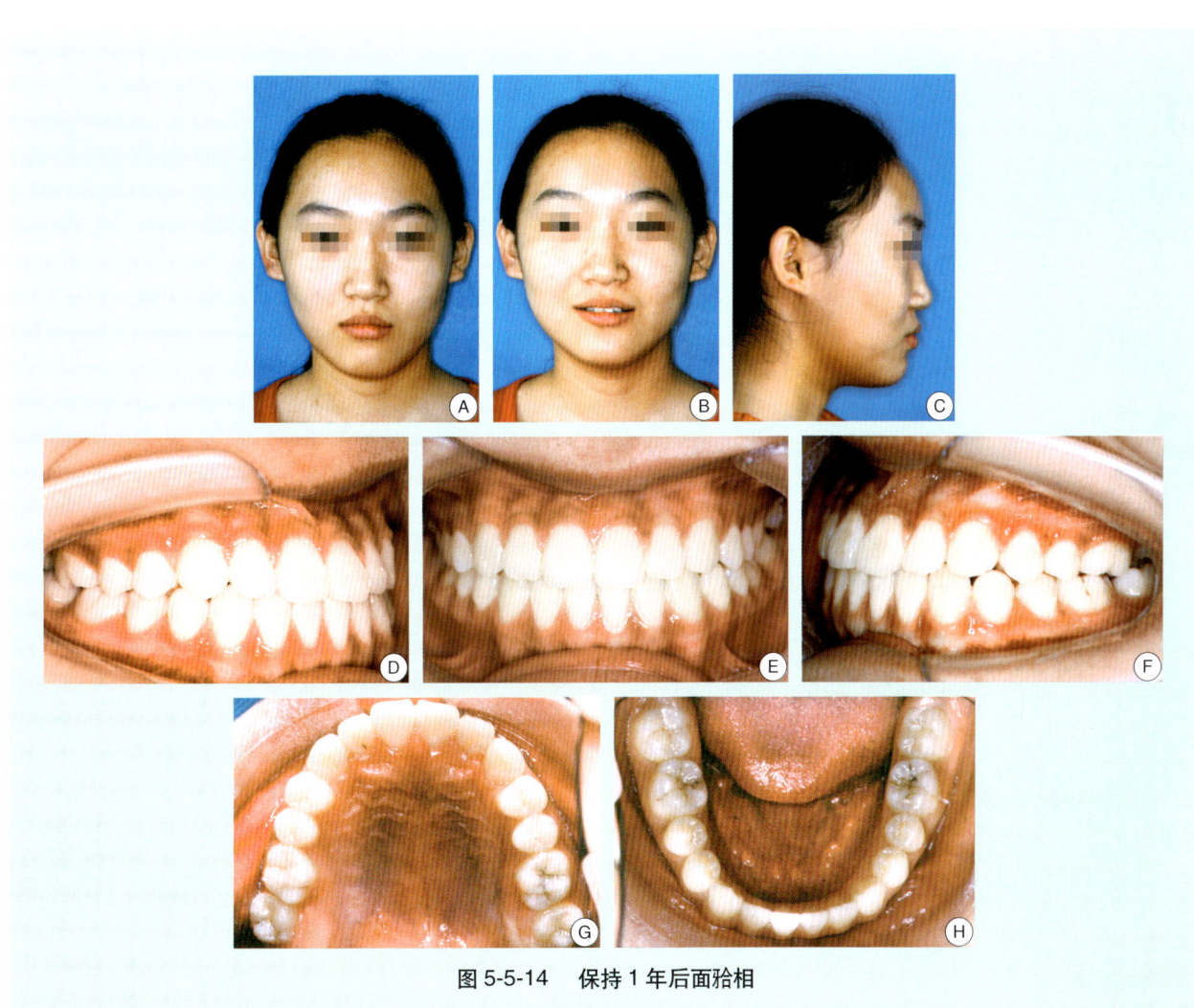

图5-5-14 保持1年后面𬌗相

**保持 1 年后全口曲面断层片**（图 5-5-15）：可见牙根平行度有改善。

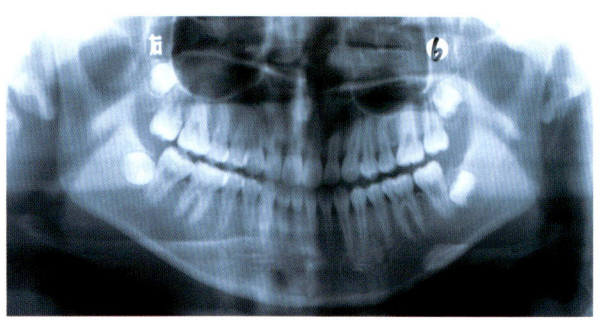

图 5-5-15　保持 1 年后曲面断层片

**治疗前后及保持 1 年后比较**（图 5-5-16～18）

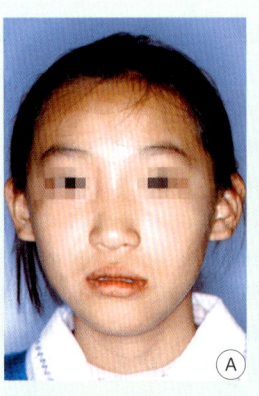 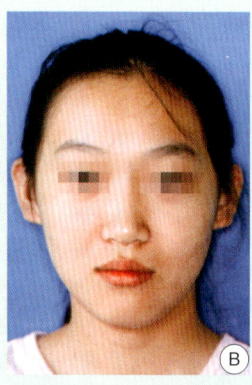 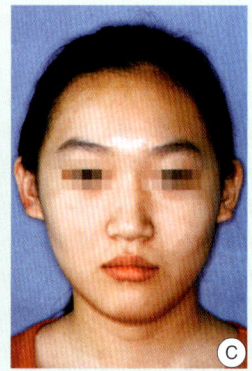

图 5-5-16　治疗前（A）、后（B）及保持 1 年后（C）正面相比较

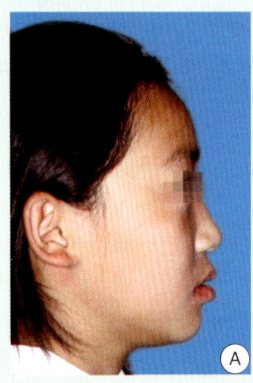 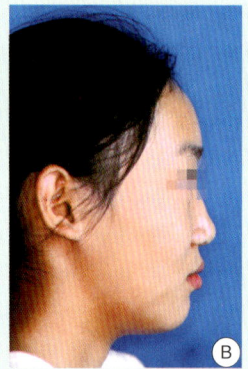 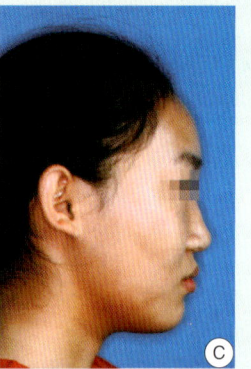

图 5-5-17　治疗前（A）、后（B）及保持 1 年后（C）侧面相比较

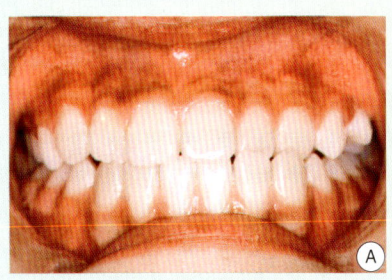 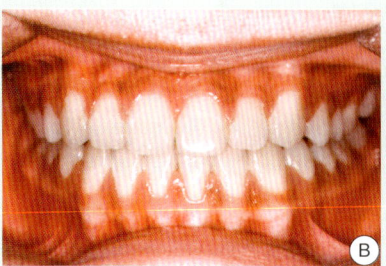 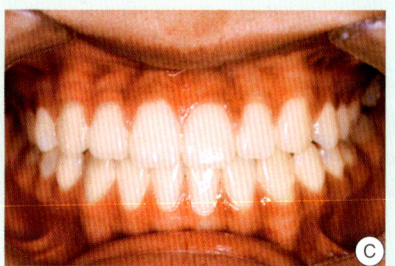

图 5-5-18　治疗前（A）、后（B）及保持 1 年后（C）正位𬌗相比较

（病例完成人：姜若萍）

## 病例 ⑥ 减数上颌侧切牙和下颌第一双尖牙矫治骨性Ⅲ类伴左侧后牙反𬌗

### 病例概况

某女，13岁，主诉前牙反𬌗及面部偏斜。表现为Ⅲ类骨型基础上的前牙及左侧后牙反𬌗，伴闭口时下颌左侧移位；面部不对称，颏部左偏约2mm；侧貌凹；上颌尖牙唇侧异位萌出，|2有叩痛及Ⅰ度松动；上下中线不一致；左手手腕骨片及第二性征评估显示患者青春生长高峰期已过。矫治方法：减数 $\frac{2|2}{4|4}$ ，方丝弓矫治器，配合上颌扩弓，疗程50个月。矫治后咬合关系良好，外貌明显改善。

### 第一部分 治疗前

**病例基本情况**

某女，13岁4个月

主诉：要求矫治前牙反𬌗及面部偏斜

临床检查：侧貌凹，上颌后缩为主；面部不对称，颏部左偏2mm；低角；口内见软组织边缘性龈炎，探出血，口腔卫生差；恒牙𬌗，双侧第二恒磨牙完全萌出；右侧磨牙近中关系，左侧磨牙Ⅰ类反咬合；前牙及左侧后牙反𬌗，不能退到对刃，反覆盖2mm，反覆𬌗3mm，上下中线不一致，上中线右偏1mm，下中线左偏2mm，下颌闭口时向左移位；上牙列拥挤16mm，下牙列拥挤4.5mm，下牙弓不对称明显；两侧上颌尖牙近中异位，于侧切牙唇侧部分萌出，|2有叩痛及Ⅰ度松动；关节检查无异常；无正畸治疗史，家族中无类似错𬌗患者。

治疗前面𬌗相（图5-6-1、2）

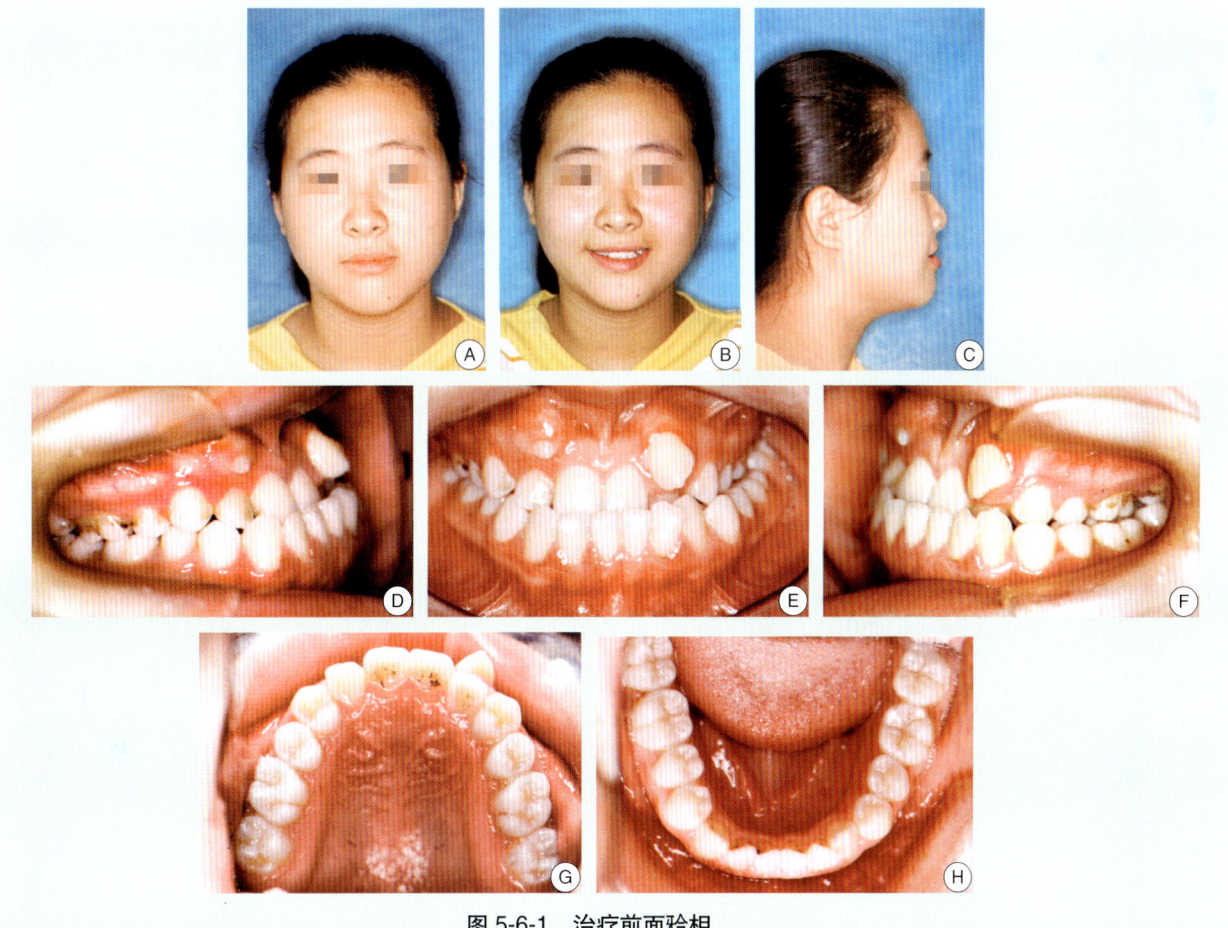

图5-6-1 治疗前面𬌗相

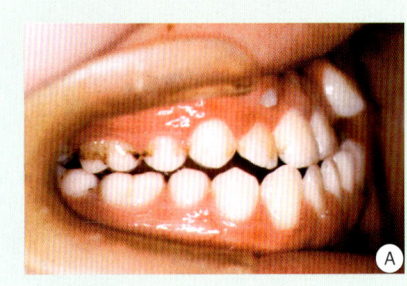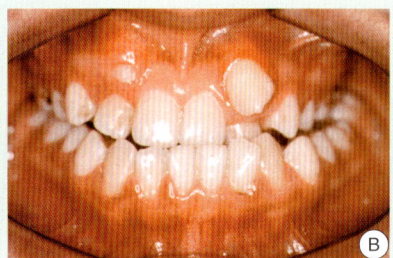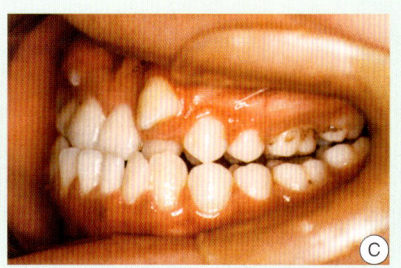

图 5-6-2　治疗前下颌最大后退位拾相（不能退至对刃）

### 治疗前 X 线片及分析

全口曲面断层片（图5-6-3）：可见上下4颗第三磨牙牙胚，未见缺失牙。

左手腕骨片（图5-6-4）：拇指内收籽骨已钙化，第三指中节指骨干骺开始融合（H期），提示患者的生长处于减速期。

上颌前部颌片（图5-6-5）：显示两侧尖牙异位，根尖发育接近完成；切牙牙根形态正常，未见明显吸收。

双侧关节许勒位片（图5-6-6）：可见髁突基本位于关节窝中部。

头颅侧位片（图5-6-7）、描记图（图5-6-8）及数据表格（表5-6-1）

头颅正位片（图5-6-9）、描记图（图5-6-10）及数据表格（表5-6-2）

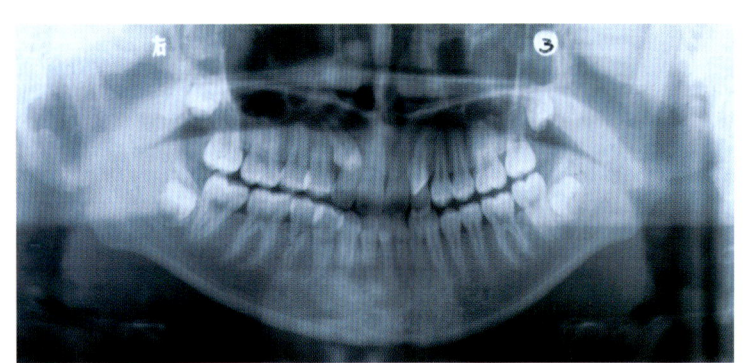

图 5-6-3　治疗前全口曲面断层片

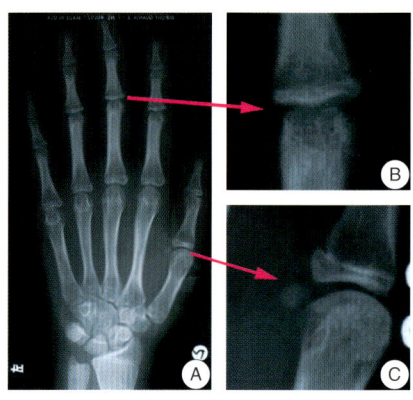

图 5-6-4　治疗前左手腕骨片

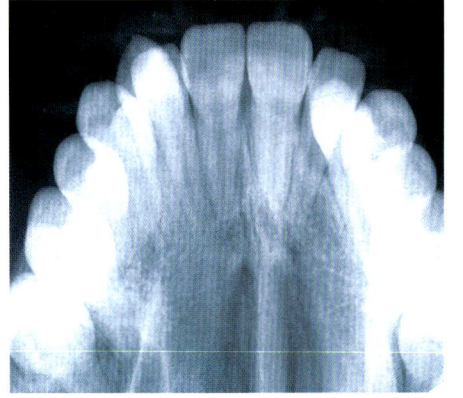

图 5-6-5　治疗前上颌前部颌片

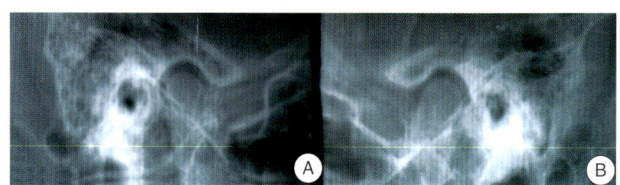

图 5-6-6　治疗前双侧关节许勒位片

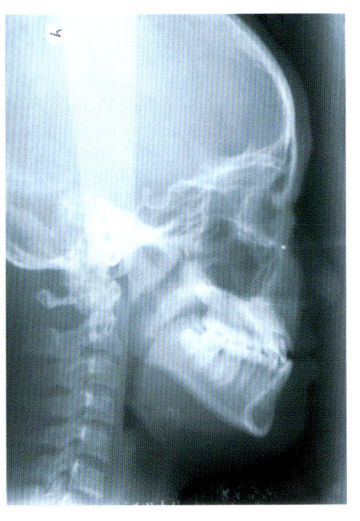

图 5-6-7 治疗前头颅侧位片

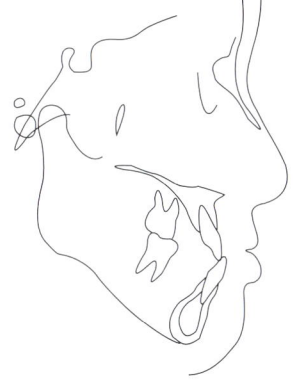

图 5-6-8 治疗前头颅侧位片描记图

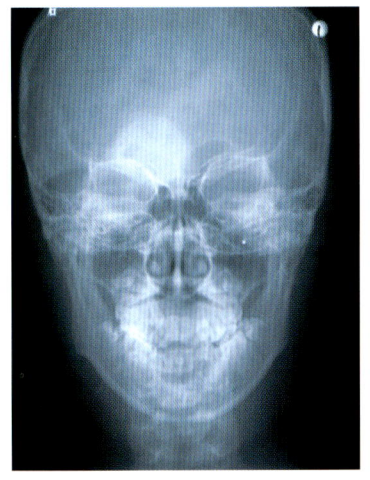

图 5-6-9 治疗前头颅正位片

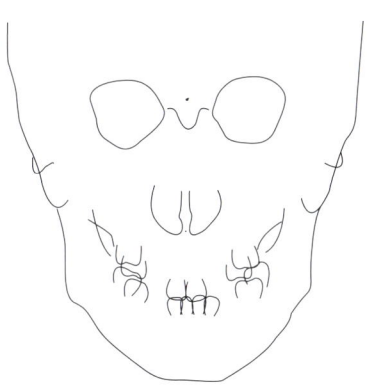

图 5-6-10 治疗前头颅正位片描记图

表 5-6-1 治疗前头颅侧位片头影测量值

| 测量项目 | 治疗前 | 正常值 |
| --- | --- | --- |
| SNA | 80 | 83 ± 4 |
| SNB | 82.5 | 80 ± 4 |
| ANB | −2.5 | 3 ± 2 |
| WITS (mm) | −13 | −1 ± 3 |
| U1-PP | 123 | 114 ± 4 |
| L1-MP | 84.5 | 93 ± 7 |
| U1-L1 | 132.5 | 125 ± 8 |
| PP-MP | 20 | 27 ± 5 |
| N-ANS (mm) | 53.5 | 52 ± 4 |
| ANS-Me (mm) | 65 | 65 ± 4 |
| ANS-Me / N-Me (%) | 52.8 | 55 ± 2 |
| L1-APo (mm) | 7 | 5 ± 2 |
| Li-E (mm) | 0.5 | 1 ± 2 |
| Ui-E (mm) | −5 | 0 ± 2 |

正常值来源：傅民魁，田乃学. 口腔 X 线头影测量理论与实践. 北京：人民卫生出版社，1991

表 5-6-2 治疗前头颅正位片测量

| 测量项目 | 治疗前 |
| --- | --- |
| 上牙弓中点-面中线距（mm） | 偏右 0.5 |
| 下牙弓中点-面中线距（mm） | 偏左 4 |
| 颏点-面中线距（mm） | 偏左 5 |
| 右下颌角点-面中线距（mm） | 51 |
| 左下颌角点-面中线距（mm） | 54.5 |
| 右上第一磨牙-面中线距（mm） | 28.5 |
| 左上第一磨牙-面中线距（mm） | 29.5 |
| 右下第一磨牙-面中线距（mm） | 27 |
| 左下第一磨牙-面中线距（mm） | 35 |

测量项目定义如下：
上牙弓中点：上颌中切牙近中接触点　　面中线：鸡冠点至前鼻棘点连线
下牙弓中点：下颌中切牙近中接触点　　第一磨牙：后前位片上第一恒磨牙轮廓线的最外（颊）侧点

### 头影测量分析：

从侧位片头影测量结果可以看出，患者为上颌后缩与下颌前突综合因素而致的Ⅲ类骨面型；下面高减低、低角。尽管有上切牙唇倾、下切牙舌倾代偿Ⅲ类骨型，但上唇仍表现得较为后缩，影响患者侧貌的美观。正位头影测量证实了下颌及颏部向左侧的偏斜。比较两侧第一磨牙至面中线的距离，上下颌左侧磨牙均更远离中线，尤其以下颌左侧第一磨牙为甚，较对侧同名牙偏离8mm之多，说明下牙列的偏斜较为明显。

### 问题列表

Ⅲ类骨型，面中部凹陷；
面下 1/3 稍左偏；
牙性下颌偏斜；前牙及左侧后牙反𬌗；上牙弓狭窄；
上牙弓拥挤 16mm，下牙弓拥挤 4.5mm；
上下中线不一致，上中线右偏 1mm，下中线左偏 2mm；
上切牙唇倾，下切牙舌倾；
发育基本完成，生长处于减速期；
轻度牙龈炎。

### 治疗目标

促进及维护牙周健康；
解除拥挤及排齐牙列；
纠正反𬌗，矫正中线偏斜，改善面部对称性；
建立安氏Ⅰ类前牙及磨牙关系；
保持。

### 治疗计划

治疗前准备：全口洁治，口腔卫生宣教与维护；

减数 $\frac{2|2}{4|4}$；

矫治器：上颌半快速腭开展矫治器，全口 0.022 英寸系统方丝弓矫治器；

支抗设计：上颌弱支抗，下颌强支抗；

解除拥挤，调整中线及咬合关系；维持切牙代偿；关闭间隙；

其他：正畸完成后建议 43|34 改形及牙龈成形术；

保持计划：快速扩弓后至少保持 3~6 个月；拆去固定矫治器后上下颌戴用 Hawley 保持器，24 小时/天，至少 1 年，以后酌情减少戴用时间；

稳定性预测：轻度骨性偏斜、牙性偏斜为主的错𬌗，矫正后若能实现良好的咬合关系，会有助于咬合的长期稳定。

### 对矫治计划的补充说明

减数侧切牙而非第一前磨牙或尖牙的理由：①如果拔除第一双尖牙，要将位于侧切牙唇侧的近中唇向错位的尖牙整体远中移动并不容易，而且移动过程中有可能伤及邻牙牙根，疗程也可能更长。②虽然X线检查未见明显的牙根吸收，但 2| 临床检查有叩痛及Ⅰ度松动；经过与患者及其家长讨论，最终决定拔除上颌的侧切牙。③减数 2|2，由于 3|3 牙体较大，矫治后咬合关系可能覆盖正常但磨牙关系偏Ⅲ类，或者Ⅰ类磨牙关系但覆盖稍大；另外，需要对 43|34 进行适当调磨甚至贴面改形，以达到 32|23 应有的外观及功能。

## 第二部分 治疗

**主要治疗过程**

1995.10　粘着上颌腭开展装置($\frac{64|46}{}$带环)，每天打开45°直至后牙反𬌗解除；保持3个月；转口外拔$\frac{2|2}{4|4}$。

1996.3　安放0.022英寸系统方丝弓矫治器；系列镍钛丝排齐；下颌0.018英寸不锈钢丝颌内牵引尖牙。

1996.7　前牙仍反𬌗；上颌0.018英寸不锈钢丝垂直开大曲唇向开展上前牙。

1996.11　前牙反𬌗解除；全口0.018×0.025英寸镍钛方丝排齐。

1997.1　牙齿排齐，上下颌间隙；左侧后牙出现对刃趋势，上下中线不一致；右侧磨牙Ⅲ类关系，左侧Ⅰ类关系；上颌0.019×0.025英寸不锈钢主弓丝后牙冠舌向转矩，配合0.032英寸不锈钢扩弓辅弓（Jockey arch）；治疗中多次调磨$\frac{43|34}{}$牙尖。

1997.7　带"T"型曲的上下颌0.019×0.025英寸不锈钢方丝关闭间隙，不对称牵引，右侧Ⅲ类，左侧Ⅱ类。

1998.10　间隙关闭后，右侧磨牙Ⅲ类关系，左侧磨牙Ⅰ类。上颌中线与面部一致，下颌中线左偏1.5mm；分别在牙尖最大交错位（此时下颌中线左偏）及中线一致位拍摄许勒位关节片。牙尖交错位时髁突位于关节窝中央，牙齿中线对正咬合时髁突大大偏离关节窝中央；最终决定维持牙尖交错位时的颌位，通过将下颌牙齿向右侧移动对正中线。

1999.3　拔除$\overline{8}$；上颌0.019×0.025英寸不锈钢方丝，下颌0.018英寸不锈钢圆丝；镍钛螺旋弹簧远中移动下颌右侧牙齿，并分别近中移动左侧牙齿，配以中线牵引和不对称牵引；精细调整；嘱拔$\overline{8}$。

1999.12　拆除固定矫治装置；上下颌Hawley保持器；常规医嘱。

**治疗中X线片及面𬌗相**（图5-6-11～14）

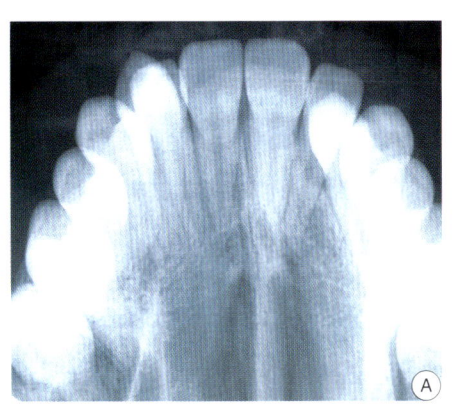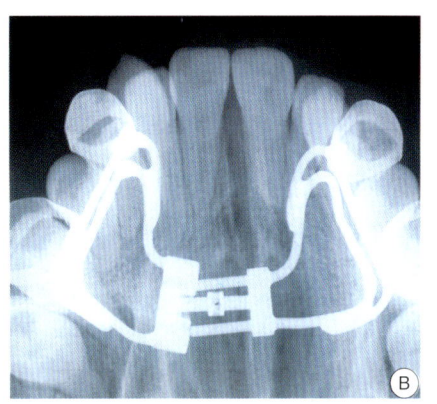

图5-6-11　快速腭开展矫治器加力前后
A：扩弓前；B：扩弓后

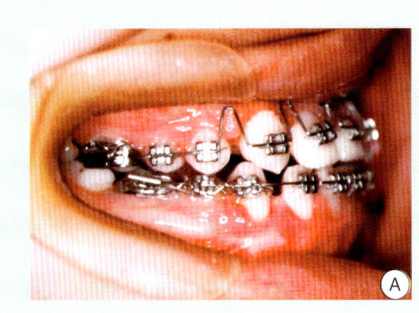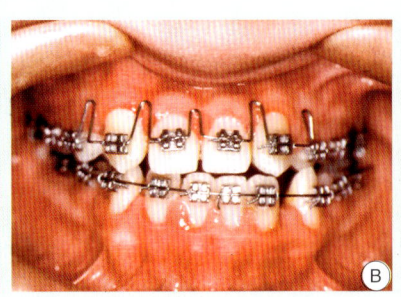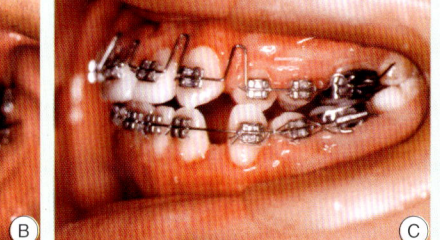

图5-6-12　垂直开大曲解除前牙反𬌗

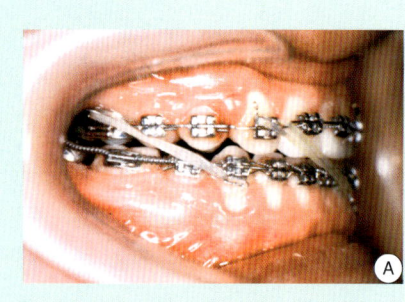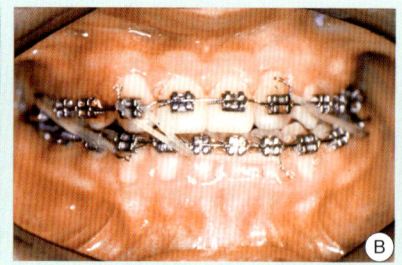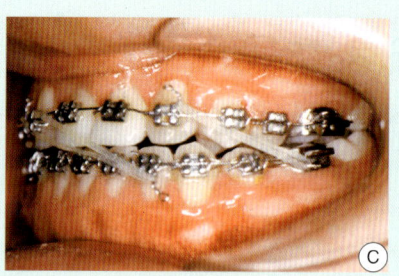

图 5-6-13 不对称牵引矫正中线及牙弓不对称

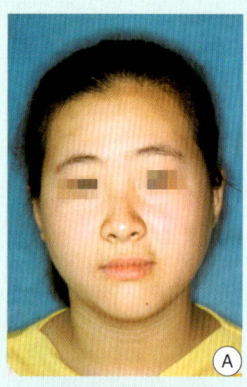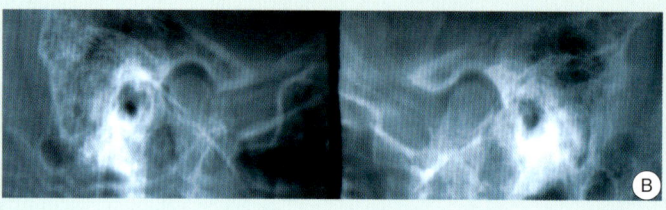

治疗前（1995.07）
牙尖交错位，髁突在关节窝基本居中。
面部不对称，下颌稍左偏

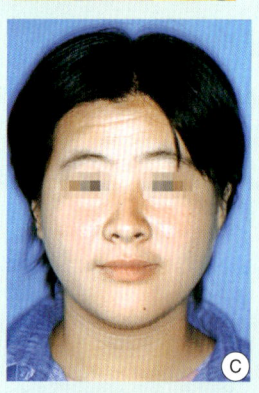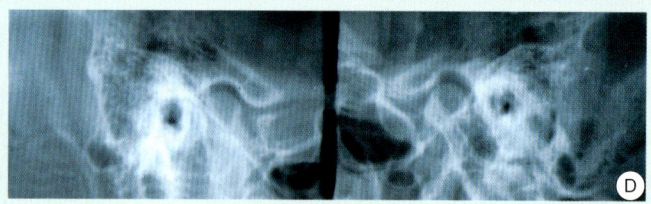

治疗中（1998.10）
牙尖交错位，髁突在关节窝基本居中。
面部不对称，但可接受

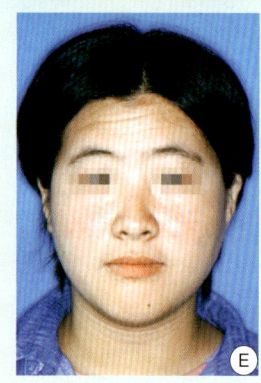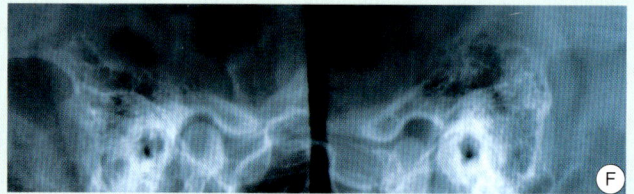

治疗中（1998.10）
中线一致位，左侧髁突明显前移位，后间隙增宽。
面部不对称，下颌右偏

图 5-6-14 治疗前、治疗中正面相与颞下颌关节许勒位片

### 治疗中遇到的困难

虽然有上颌前部殆片确认腭开展后腭中缝的分离，也在扩弓后保持了3个月，治疗中还是出现了后牙反殆的部分复发。我们使用了Jockey辅弓再次扩宽上颌，并加入后牙冠舌向转矩防止出现不利的磨牙伸长。

患者的主诉之一是面部不对称。头颅正位片、研究模型、面部检查和口腔功能检查表明该患者的面部偏斜为牙性、骨性及功能性多因素造成。因此整个治疗过程中，一直注意检查患者的正中关系（CR）位，力图在髁突居于关节窝中央的颌位下调整牙齿咬合。在治疗中，反殆得以矫治，上颌中线对正面部中线，下颌中线左偏1.5mm，未发现下颌移位，面部轻度不对称。此时分别在牙尖最大交错位（此时下颌

中线左偏）及中线一致位（要求患者向右移动下颌使中线一致）拍摄许勒位关节片，两个颌位的关节间隙明显不同，牙尖交错位时髁突位于关节窝中央，牙齿中线对正咬合时髁突大大偏离关节窝中央。最终决定维持牙尖交错位时的颌位，接受轻度的面部偏斜，将下颌牙齿向右侧移动对正上颌中线。

为矫正中线不调，远中移动右侧第二恒磨牙时遇到一些困难，因而我们建议患者拔除该侧智齿，并利用开张型镍钛螺旋弹簧及不对称牵引逐个将左侧牙齿向右侧移动。如果矫治设计为下颌减数 $\overline{4|5}$，而非 $\overline{4|4}$，可能中线调整会更容易些，但左侧I类磨牙关系的维持则会有一定困难。

## 第三部分　治疗后

### 治疗后咬合状况

I类切牙磨牙关系，覆盖3mm，覆𬌗2.5mm，上下中线一致，无反𬌗及下颌移位，下颌功能运动为尖牙保护𬌗且闭口时无早接触；$\overline{43|34}$ 调磨使其形状接近 $\overline{32|23}$，但未能行牙龈修整术使之接近 $\overline{32|23}$ 的牙龈形态。

### 治疗后面𬌗相（图5-6-15）

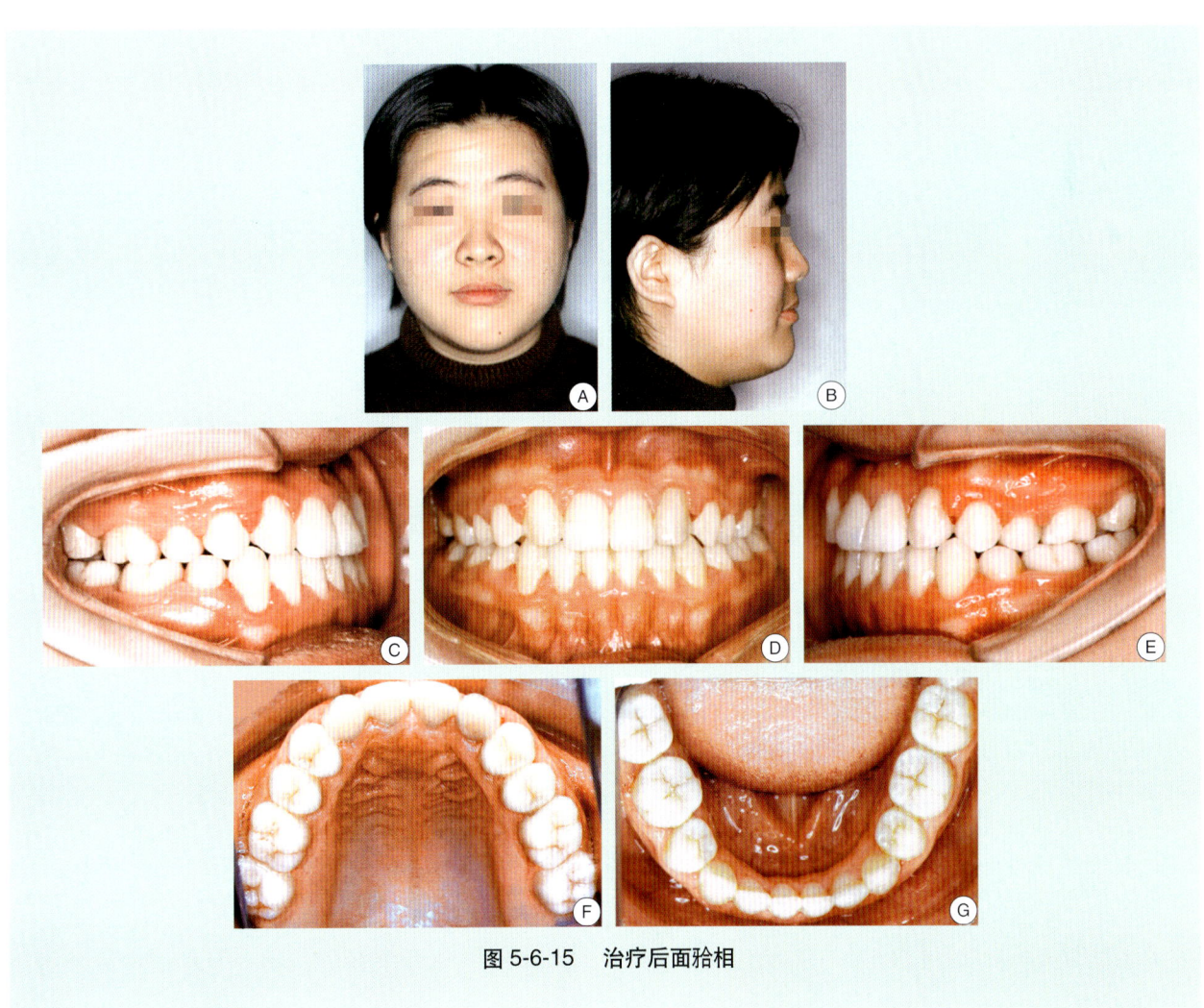

图5-6-15　治疗后面𬌗相

### 治疗后X线片及分析

全口曲面断层片（图5-6-16）：除外尖牙余牙牙根基本平行；可见少量牙根吸收；$\overline{8|8}$ 未萌。

头颅侧位片（图5-6-17）、描记图（图5-6-18）及数据表格（表5-6-3）

头颅正位片（图5-6-19）、描记图（图5-6-20）及数据表格（表5-6-4）

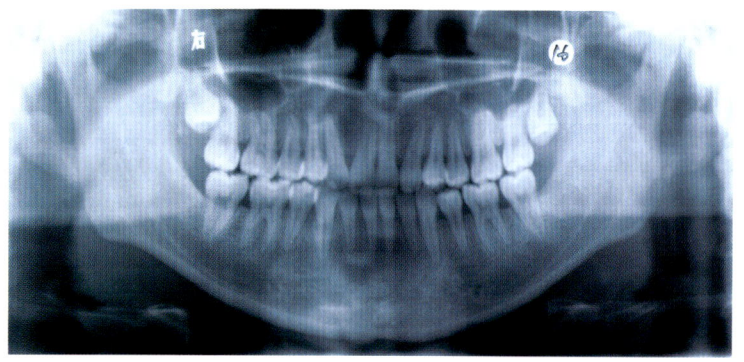

图 5-6-16　治疗后曲面断层片

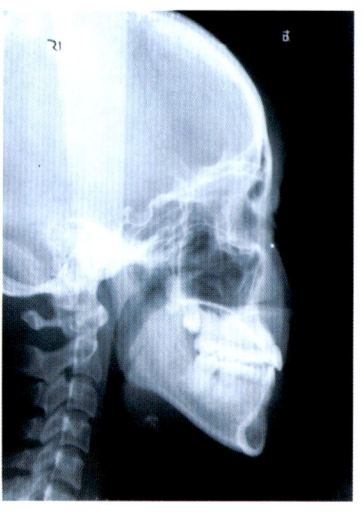

图 5-6-17　治疗后头颅侧位片

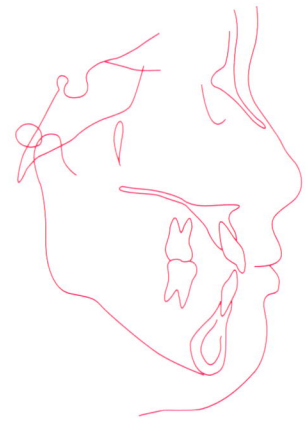

图 5-6-18　治疗后头颅侧位片描记图

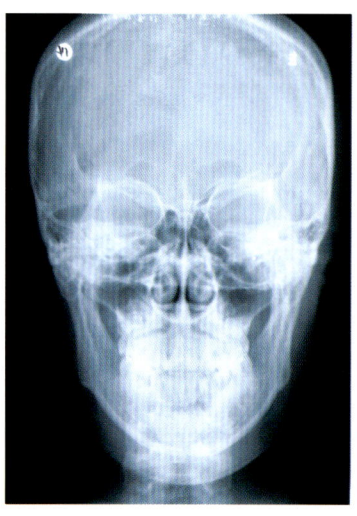

图 5-6-19　治疗后头颅正位片

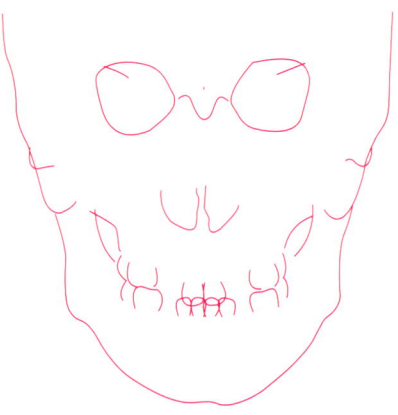

图 5-6-20　治疗后头颅正位片描记图

表 5-6-3　治疗后头颅侧位头影测量数据及变化

| 测量值 | 治疗后 | 变化 | 正常值 |
|---|---|---|---|
| SNA | 80 | 0 | 83 ± 4 |
| SNB | 80 | −2.5 | 80 ± 4 |
| ANB | 0 | +2.5 | 3 ± 2 |
| WITS (mm) | −3.5 | +9.5 | −1 ± 3 |
| U1-PP | 123 | 0 | 114 ± 4 |
| L1-MP | 77 | −7.5 | 93 ± 7 |
| U1-L1 | 138 | +5.5 | 125 ± 8 |
| PP-MP | 22 | +2 | 27 ± 5 |
| N-ANS (mm) | 60 | +6.5 | 52 ± 4 |
| ANS-Me (mm) | 72 | +7 | 65 ± 4 |
| ANS-Me / N-Me (%) | 55 | +2.2 | 55 ± 2 |
| L1-APo (mm) | 2.5 | −4.5 | 5 ± 2 |
| Li-E (mm) | 0 | −0.5 | 1 ± 2 |
| Ui-E (mm) | −2 | +3 | 0 ± 2 |

正常值来源：傅民魁，田乃学. 口腔X线头影测量理论与实践. 北京：人民卫生出版社，1991

表 5-6-4　治疗后头颅正位头影测量数据及变化

| 测量值 | 治疗后 | 变化 |
|---|---|---|
| 上牙弓中点－面中线距（mm） | 0 | 左移 0.5 |
| 下牙弓中点－面中线距（mm） | 偏左 0.5 | 右移 3.5 |
| 颏点－面中线距（mm） | 偏左 2 | 右移 3 |
| 右下颌角点－面中线距（mm） | 52.5 | 右移 1.5 |
| 左下颌角点－面中线距（mm） | 55 | 左移 0.5 |
| 右上第一磨牙－面中线距（mm） | 30 | 右移 1.5 |
| 左上第一磨牙－面中线距（mm） | 31 | 左移 1.5 |
| 右下第一磨牙－面中线距（mm） | 27 | 0 |
| 左下第一磨牙－面中线距（mm） | 31 | 右移 4 |

测量项目定义如下：
上唇－E线距：上唇最凸点至Ricketts审美线的垂直距离
上牙弓中点：上颌中切牙近中接触点
下牙弓中点：下颌中切牙近中接触点
面中线：鸡冠点至前鼻棘点连线
第一磨牙：后前位片上第一恒磨牙轮廓线的最外（颊）侧点

头影测量分析：

SNB减小了2.5°，SNA未改变，ANB及WITS值已接近正常平均值，显示矢状关系有一定的改善。上下颌平面角增加了2°可能是主要原因。前面高增加较多，但面高比变到正常。

虽然上切牙唇倾度未变，但下切牙内收了7.5°到77°，因而上下切牙交角变得更大。上下唇均改变至接近审美平面，尤以上唇为主，有效地改善了侧貌美观，这恐怕主要与下切牙的内收及下颌向下向后的旋转有关。

头颅正位片显示患者头部有一定量的生长，颏部及中线不对称有所改善：上下颌中点，颏点较治疗前接近面中线，上下颌第一磨牙及下颌角点也更对称，特别是下颌第一磨牙。

正、侧位片治疗前后重叠（图5-6-21、22）、上颌骨重叠（图5-6-23）和下颌骨重叠（图5-6-24）

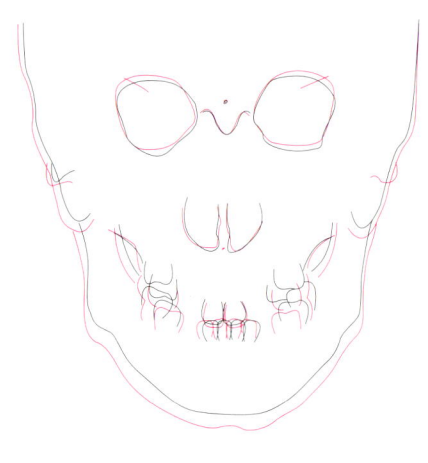

图 5-6-21 头颅正位片治疗前后重叠图（SN）

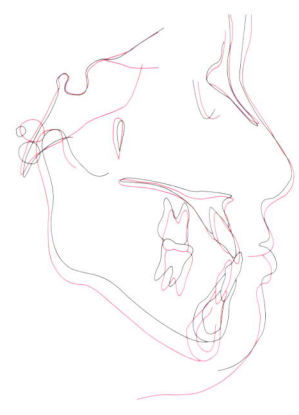

图 5-6-22 头颅侧位片治疗前后重叠图（SN）

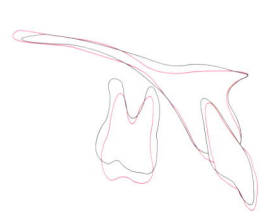

图 5-6-23 治疗前后上颌骨重叠
（上腭弓最适重叠法）

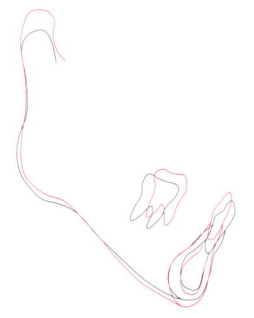

图 5-6-24 治疗前后下颌骨重叠
（下颌平面及下颌联合后缘重叠）

——— 治疗前　　——— 治疗后

### 对治疗的评价

患者表现为安氏Ⅲ类牙型及骨型，而且就诊时已经处于生长减速期，不适合进行生长改良治疗。

虽然在治疗期间一直注意调磨片切上颌尖牙及双尖牙，且在尖牙上加了内收曲及冠唇向转矩，双尖牙外展及冠舌向转矩，矫治结束时还是认为如果能对 43|34 进行冠修复及牙龈成形术会更好地改善牙列的美观，不过患者及家长对现有结果非常满意不愿再做其他牙科治疗。

治疗结束时常规拍摄的全口曲面断层片显示有可见的牙根吸收，尤以上颌前牙为甚，可能与矫治及治疗前反𬌗有关，嘱患者注意前牙保护，定期复查。

至保持结束时上颌第三磨牙仍未萌出，已嘱患者定期进行牙科检查，必要时拔除上颌第三磨牙。

矫治目标基本实现，但作为对Ⅲ类骨型的代偿，下颌切牙较为舌倾。曾经考虑在下前牙段放置固定保持器进行永久性保持，但患者希望先进行现有的常规活动保持，定期复查决定是否需要长期保持。矫治2.5年后，患者咬合稳定、功能良好，下切牙也并未表现出复发或松动等其他健康受损的症状。

（病例完成人：姜若萍）

# 下颌偏斜的诊断与治疗原则

面部的对称是相对的，不对称是绝对的。一般来说，水平非对称率（指左、右侧同一标志点至正中矢状线的距离之差除以较大侧距离）小于10%的不对称属于正常范围，这在自然人群中普遍存在。非对称率超过10%时，面部的不对称就显而易见，成为一种面部的畸形。面部不对称畸形最常由下颌偏斜引起。这是因为在下颌骨的生长发育中髁突起着重要作用，而髁突发育的不对称比较常见；另外，下颌骨作为一个悬吊骨易受牙齿排列、咬合、咀嚼肌肌力、下颌运动等因素的影响。

根据首都医科大学口腔医学院对北京地区2,287名年龄12~17岁青少年的调查结果显示，以颏点偏斜2mm为标准，下颌偏斜的患病率约为6.3%；错𬌗患者偏斜的患病率远高于正常𬌗者；两性之间患病率无显著差异。下颌偏斜往往在患者年幼时并不明显，到生长快速期显现并逐渐加重，对容貌美观及心理健康有严重影响，需要引起正畸医师的重视。

## 一、诊　　断

### （一）按安氏错𬌗分类

根据磨牙关系，下颌偏斜分为三类：① 安氏Ⅰ类下颌偏斜；② 安氏Ⅱ类下颌偏斜；③ 安氏Ⅲ类下颌偏斜。

首都医科大学口腔医学院的资料显示，安氏三种类型的错𬌗中，Ⅲ类错𬌗患者下颌偏斜的发生率最高，达43.9%；远高于安氏Ⅱ类的7.8%和安氏Ⅰ类的2.8%。本章病例1、2、3均为采用正颌外科治疗的严重骨性下颌偏斜，其原始错𬌗分属三种不同骨型。

### （二）按病因分类

1. 牙性偏斜　由于局部原因引起。例如乳牙早失、先天缺牙、两侧上颌侧切牙大小不同等，均可造成上下牙弓形态不对称。牙性偏斜仅表现上下中线的不一致，但颏部位置仍然居中，面部无明显偏斜。

2. 功能性偏斜　与肌功能异常有关，多因下颌关闭过程中的𬌗干扰造成。下颌处于息止𬌗位时上、下牙弓中线一致，颏部居中；但正中𬌗位时下牙弓中线连同颏部偏向一侧，并可伴有该侧后牙反𬌗、两侧磨牙关系不一致。下颌关闭过程中𬌗干扰的常见原因包括：上牙弓狭窄，如本章病例6；后牙锁𬌗，如本章病例4；个别牙错位，如本章病例5由于个别前牙反𬌗，存在明显的功能因素；乳尖牙磨耗不足等。偏侧咀嚼习惯也伴有关闭道的改变和咀嚼肌功能的异常。功能性下颌偏斜日久可以影响下颌骨发育，导致骨性不对称，但不对称的程度一般为轻、中度，颏顶偏离正中矢状线在2~4mm之间。

3. 骨性偏斜　下颌骨骨骼原因造成的不对称，下颌处于息止位和正中𬌗位时上下牙弓中线均不一致，颏部都偏向一侧。一般畸形比较明显，颏顶偏离正中矢状线超过4mm。本章病例1、2、3为典型的骨性偏斜。

牙性和功能性下颌偏斜多与错𬌗有关，面部的不对称一般不严重，早期矫治错𬌗畸形可以防止不对称畸形的发展。骨性下颌偏斜常表现出明显的面部不对称，严重者多需要外科手术治疗。

牙齿、功能和骨骼因素可以同时存在，如本章病例5、6。临床上要仔细评估注意区分三者。要分别从患者的头顶和正面观察下颌处于息止位和正中𬌗位时面中线（鼻梁－鼻尖－人中－颏顶）与上、下牙弓中线的关系，观察下颌从息止位到正中𬌗位的关闭过程，发现可能存在的𬌗干扰。

对于功能性和伴有功能因素的不对称，特别是对病程较长的患者，要使用粭板去除粭干扰、消除肌肉记忆，确定正中关系；在正中关系上做诊断记录，包括研究模型上粭架、头颅正、侧位片测量，评价骨骼和牙齿的关系。

头颅侧位片对下颌偏斜的诊断意义不大。但是，在一张定位准确、两侧颅、上颌部重叠良好的头颅侧位片上，若两侧下颌下缘的高低位置差异明显，则提示有下颌偏斜的可能性。曲面断层片可以对两侧下颌升支、髁状突的大小、形态进行定性比较。头颅正位片是诊断不对称的重要工具，可以定量评价畸形的程度，是偏斜患者的常规检查。

由于下颌偏斜特别是骨性偏斜患者髁突容易在关节窝内发生偏移而致关节盘移位，造成关节弹响、张口受限、关节盘前移位等关节症状，临床上还要注意颞下颌关节的功能状态，必要时进行下颌关节片的影像学检查。本章三例手术治疗的骨性下颌偏斜患者均存在颞下颌关节的问题：病例1许勒位X线片上，开口位时双侧髁突位置有明显差异，左侧（颏部偏向侧）动度很差，正颌术后此种情况并未改善。病例2的曲面断层片上，两侧髁突形状不一致，右侧（颏部偏向侧）基本正常，左侧髁突较粗、髁头磨平，术后改变也不大。病例3治疗前存在开闭口运动异常，左侧关节开口末弹响。这充分说明不能忽视下颌偏斜患者的颞下颌关节检查。

### （三）骨性下颌偏斜的类型

两侧下颌发育不对称多因一侧下颌骨发育过度、或者一侧下颌骨发育不足造成。

1. 一侧下颌骨发育过度　表现为颏前突并偏向健侧，常见的有：

（1）不对称下颌前突：骨性下颌前突患者中常可见到因一侧髁颈发育过长，造成下颌前突的同时面部或多或少的不对称。本章病例1、第二章病例7和病例8都属于此类。

（2）半侧颌骨肥大：半侧下颌骨的髁突、升支和下颌体均较对侧明显肥大，颏部、下牙列中线明显偏向健侧，面部不对称严重。垂直向上，患侧的下颌角、口角、粭平面较健侧低，粭平面倾斜严重并可有患侧后牙开粭。有的患者不对称还累及上颌骨、腭骨、颧骨、颞骨、额骨等多个面颅骨骼，并可伴有唇、舌、面部软组织的不对称。据北京大学口腔医学院颌面外科资料，患者中女性远多于男性；发病年龄多在5~10岁，青春快速生长期畸形迅速明显化，生长发育完成后畸形逐渐停止发展。本章病例2属此类。

（3）单侧髁突良性肥大：单纯髁突增生肥大但无髁颈增粗增长，也无下颌升支和体部的增大。临床表现与半侧颌骨肥大类似但程度较轻，患病率也远低于后者。

（4）单侧嚼肌良性肥大：主要在一侧腮腺嚼肌区增大。若伴有同侧下颌升支和体部的增大，甚至颞肌肥大，则畸形更明显。

2. 一侧下颌骨发育不全，颏部偏向患侧。

（1）单侧颞下颌关节强直（单侧髁突发育不全）：多因儿童期外伤、感染引起，一侧髁突受累发育终止，日久表现出患侧升支、下颌体短小，角前切迹明显，颏部偏向患侧、面部不对称显著，同时有粭关系紊乱。如有开口受限，则为关节强直，若无开口障碍则为髁突发育不全。

（2）第一、二鳃弓综合征：一侧下颌发育不全，并累及患侧颧骨、上颌骨、颞骨以及腮腺，造成患侧面部塌陷，不对称显著；同时患侧无耳或小耳，重者听力可能受损。

（3）单侧颜面萎缩：一侧面部皮肤、皮下组织、肌肉包括舌萎缩，严重者累及骨骼。

（4）先天性斜颈：一侧胸锁乳突肌纤维化、钙化，致使患侧颈短缩，头部偏向患侧。日久患侧面部发育较对侧小，颏部偏向患侧。

## 二、治　疗

### （一）早期矫治

乳牙期和替牙期的下颌偏斜大多因下颌关闭过程中发生功能移位造成，很少有骨骼畸形，即使有程度也较轻，面部不对称也不明显。早期矫治方法简单、效果良好，并可阻止偏斜的继续发展。本章病例4为替牙𬌗，在10岁5个月刚进入生长快速期时开始治疗，效果良好，13岁生长高峰结束时面部对称，未留偏斜的痕迹。相反，病例5曾在乳牙期和替牙早期矫治前牙反𬌗，但矫治未完成，左侧尖牙及侧切牙仍然反𬌗。至11岁7个月恒牙𬌗再次寻医时表现出较明显面部偏斜和𬌗平面倾斜，虽经综合性矫治有明显改善，但面部仍残留轻度的不对称。

1. 乳尖牙磨耗不足造成的一侧后牙反𬌗、下颌偏向反𬌗侧。通过调𬌗消除𬌗干扰，可以使下颌恢复正常关闭道而矫治单侧后牙反𬌗。

2. 上颌牙弓狭窄通常由吮拇、口呼吸等口腔不良习惯引起。上牙弓狭窄咬合时上下后牙呈对𬌗状态，为了使后牙有大面积接触以行使功能，下颌被迫向一侧偏斜，形成偏斜侧前牙和后牙反𬌗。治疗需要破除不良习惯，同时采用可摘矫治器扩大上颌牙弓，使上下牙弓宽度协调。后牙区𬌗干扰消除后，下颌将回到正中位置，单侧后牙反𬌗也得以矫正。

3. 对于已经存在𬌗平面倾斜的下颌偏斜患者，功能矫治器是最佳选择。功能矫治器不仅可以通过咬合重建使下颌回到正中位置，而且可以通过两侧后牙导面的不同设计对两侧后牙齿槽进行不同的垂直控制，即：在𬌗平面较低的一侧的上后牙和𬌗平面较高一侧的下后牙置𬌗垫，抑制这些牙齿的继萌；在其他后牙不放置𬌗垫而引导其自由萌出，最终矫正𬌗平面倾斜。

### （二）恒牙早期矫治

恒牙早期下颌偏斜患者的病程较长，一般要使用𬌗板确定正中关系，在正中关系上做诊断。由于下颌生长是长、宽、高三维方向的，因此，患者虽主要表现为相对于面部正中线的左右不对称，但也常常伴有因后牙齿槽的垂直向生长不对称造成的𬌗平面倾斜，还可能存在下颌前后向的问题，例如下颌前突。在诊断与矫治设计时应当注意三方位的分析。

恒牙早期可以通过正畸治疗的下颌偏斜主要由后牙反𬌗、后牙锁𬌗等牙𬌗原因引起。由于长时间的𬌗功能不对称，使两侧下颌骨发育或多或少也不对称，但这种继发的骨骼不对称一般并不严重。通过正畸治疗，牙𬌗的不对称得以矫正，掩饰存在的下颌骨发育不对称，并阻止骨性不对称的进一步发展，如本章病例5、6。恒牙早期下颌偏斜的正畸治疗比较困难，治疗中几乎要改变所有牙齿的位置和咬合关系，必须采用固定矫治器。

1. 后牙反𬌗　后牙反𬌗多由上颌牙弓狭窄引起。下颌偏斜时后牙反𬌗虽然多为一侧，但上颌牙弓狭窄往往为双侧，需要同时扩宽。应当根据狭窄的程度确定是扩开腭中缝还是扩宽上牙弓，并采用不同的矫治器。临床经验证明，对于15岁以下的恒牙早期患者，螺旋扩大器可以扩开腭中缝；分裂基托、四角圈簧矫治器只能扩宽上颌牙弓。本章病例6和病例4都存在上牙弓狭窄、一侧后牙反𬌗，正畸治疗中都首先扩大了上牙弓。

因下颌下后牙颊倾或下牙弓过宽引起后牙反𬌗的情况较少见。此类患者需要缩窄下颌牙弓。下后牙颊倾较轻时可以通过在方丝上对颊倾的牙齿增加负转矩矫治，颊倾较明显时要使用上下后牙的垂直交互牵引，牵引中要注意垂直向的控制，防止不该升长的牙齿升长。下颌牙弓过宽缺乏有效的正畸治疗手段，程度较轻时可以稍扩大上牙弓，或者在上下后牙间进行垂直交互牵引。程度较重时需要正颌外科手术。

2. 后牙锁𬌗　后牙锁𬌗中，正锁𬌗远多于反锁𬌗。正锁𬌗包括个别后牙正锁𬌗和多数后牙正锁𬌗，前者较后者常见。个别后牙正锁𬌗中单侧第二恒磨牙正锁𬌗在临床中较多见，一般因上第二磨牙颊向错位引起，少数为下第二恒磨牙舌倾造成。第二磨牙正锁𬌗是后牙拥挤的一种表现，可以造成下颌偏斜、面部不对称。

第二磨牙正锁𬌗的矫正首先要消除后段牙弓的拥挤，为此常需要拔除埋伏阻生的第三磨牙，然后在上下第二磨牙间进行垂直交互牵引。交互牵引的垂直分力会使第二磨牙升长，过去只能采取调磨的方法，为此有的患者甚至要进行牙髓治疗。种植支抗技术的问世为压低磨牙提供了简单有效的方法。

有的患者可以拔除锁结的第二磨牙，以第三磨牙代替。一般来说，如果第三磨牙发育正常，15岁之前拔除第二磨牙，上颌第三磨牙可以自行萌出到正常位置，下颌第三磨牙虽可以自行萌出，但位置常需要矫正。

本章病例4为一侧双尖牙的正锁𬌗造成的下颌偏斜。一侧双尖牙的正锁𬌗临床上也较常见，仅次于第二恒磨牙正锁𬌗。

3.𬌗平面倾斜　两侧后牙段的𬌗平面的高低不同，是两侧齿槽骨垂直向发育不对称。可通过咬尺法发现，即将扁尺置于两侧前磨牙间，扁尺与瞳孔连线不平行；严重时累计前牙段，可见前段牙弓切缘与瞳孔连线不平行，甚至两侧口角不等高。𬌗平面倾斜是渐进性过程，年龄较小的患者常表现不明显，恒牙早期大多很容易识别。

𬌗平面倾斜常出现于骨性下颌偏斜的患者。在下颌颏部所偏向的一侧，𬌗平面较对侧高；由于代偿作用，该侧上牙弓宽度较对侧增大，上颌后牙颊向倾斜，同时下后牙舌向倾斜，上下后牙可呈反𬌗或对𬌗状态；这些特征从前向后依次递增。𬌗平面倾斜程度与下颌横向偏斜程度有关：下颌偏斜越多，上颌垂直向偏斜越多，𬌗平面倾斜也越严重。本章病例2为严重骨性下颌偏斜，具有上述典型的𬌗平面倾斜的牙𬌗特征。病例5由于长期功能性下颌偏斜影响到下颌的生长，表现比较明显的下颌骨偏斜和𬌗平面倾斜。𬌗平面倾斜的治疗要与下颌偏斜的治疗同时进行。

程度较轻的𬌗平面倾斜可以通过调整弓丝矫正。例如，使用两侧后牙段不等高的唇弓，对两侧上下后牙施加不同的力：弓丝入槽后𬌗平面较低一侧的上后牙受压低力、另一侧上后牙受伸高力；下颌正好相反，𬌗平面较低一侧的下后牙受伸高力、另一侧下后牙受压低力。为减小矫治力、更精确地控制牙位，在弓丝上可以弯制靴形曲即MEAW弓，调整曲的高度，可以对两侧上下后牙施加不同的力。本章病例5为使用MEAW技术成功地矫治了患者的𬌗平面倾斜。使用方形弓丝对两侧后牙进行不同的转矩控制可以对两侧𬌗平面的高度进行微调。

中等程度的𬌗平面倾斜可以使用𬌗垫配合颌间垂直牵引：在𬌗平面较低的一侧使用上下后牙间的垂直牵引促进牙齿的萌出，对侧可以使用𬌗垫控制继萌；注意牵引侧上牙弓弓丝较粗减小牙齿的伸长。协调两侧𬌗平面高度。

利用微型种植体支抗压低或升高后牙矫正𬌗平面倾斜：在𬌗平面较低一侧的上颌后牙区植入微钛钉压低该侧上后牙或者升高该侧下后牙；在𬌗平面较高一侧的下颌植入微钛钉支抗伸长该侧的上后牙或者压低该侧下后牙；可以治疗较为严重的𬌗平面倾斜（图5-1）。

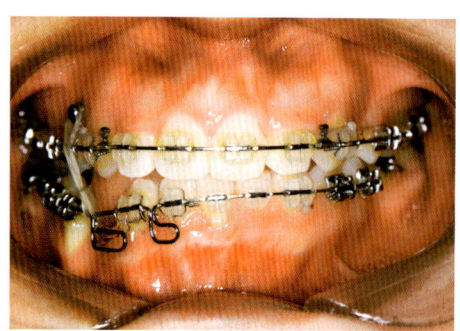

图5-1　上颌后牙区微钛钉升高下后牙矫治𬌗平面偏斜

4.牙弓中线不一致　单纯由牙齿原因造成的上下牙弓中线不一致通过牙齿移动矫正。如果采取拔牙矫治，应根据中线不一致的严重程度采用不对称拔牙设计、不对称关闭间隙、不对称颌间牵引。功能性和轻度骨性下颌偏斜通过其他方法矫治后仍存在小量中线不调时可以使用不对称颌间牵引。不对称颌间牵引（图5-2）是下颌偏斜正畸治疗病例常规使用的辅助方法，本章三个正畸病例的矫治过程中都使用了不对称牵引。

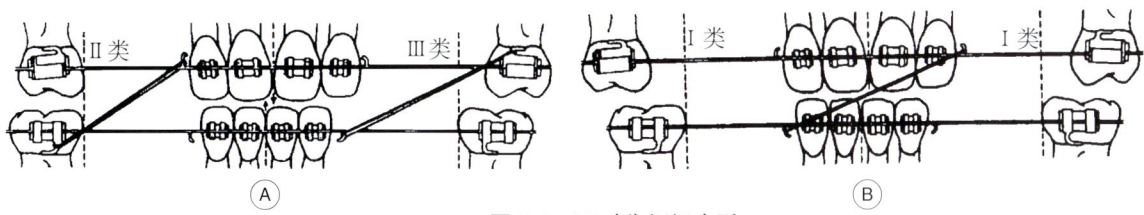

图 5-2 不对称颌间牵引
A.两侧磨牙关系不同时　B.两侧磨牙关系相同时

### （三）正颌外科治疗

原发于下颌骨发育不对称的下颌偏斜，引起的面部不对称往往较严重，需要与可以正畸治疗的患者明确鉴别，在全身生长稳定后由正颌外科采用手术方法矫正。

由于下颌偏斜畸形累及颌面骨骼的长宽高三方位，常常需要一种以上的联合术式。下颌骨手术包括升支矢状劈开截骨术（SSRO）、下颌升支垂直截骨术（IVRO）、髁突下升支后缘"L"形截骨术、颏成形术，上颌骨可以采用 Le Fort Ⅰ型截骨术或 Le Fort Ⅰ型分块截骨术。本章病例1、2、3均采用正颌外科治疗，效果显著，其中病例2的上、下颌进行了多种术式。

牵引成骨术是一侧下颌发育不全造成的面部偏斜畸形的首选治疗方法。颌骨牵引成骨技术使发育不全的下颌按照设计的方向和长度生长出新骨，避免了大量植骨与供骨区的手术。牵引成骨技术可延长的范围明显超过正颌外科，可达30 mm 或更多；在延长颌骨生长新骨的同时，骨内的血管神经、骨周的肌肉、颜面软组织同步延长，因此手术后效果稳定，复发率低，复发程度小，手术风险也随之降低，患者的创伤明显减少；此外牵引成骨术可用于幼年患者，以减小畸形对儿童所造成的心理创伤。

（曾祥龙）

# 附录一　爱丁堡皇家外科学院口腔正畸专业院员资格证书规则
## Regulations Relating to the Diploma of Membership in Orthodontics of the Royal College of Surgeons of Edinburgh (M Orth RCSEd)

(第四版，2005 年)

所有考试均以英语进行

## 简　介

英国爱丁堡皇家外科学院正畸专业院员资格证书授予具有皇家爱丁堡外科学院理事会认可的牙科资质并遵守以下规定之人员。

## 考　试

正畸专业院员资格证书考试包括两个考试：考试一（A）实用基础牙科学知识 (B)实用正畸学知识；考试二　正畸理论与实践。

### 考试一　包括A、B两部分

A. 实用基础牙科学知识。3小时的多选题（MCQ）卷与简答题（MSA）卷，以及不超过1小时的关于基本牙科问题的模拟临床考试。可能包括与牙科有关的全身疾病。

B. 实用正畸学知识。3小时的正畸学知识的MSA卷及30分钟的对正畸临床实践的相关知识的口试。

### 考试二

1. 3小时关于正畸学的笔试；
2. 2小时诊断考试（分为两部分），根据提供的4套病例资料制定治疗计划；
3. 15分钟有关正畸治疗医患沟通的口试；
4. 30分钟有关正畸各方面知识的口试；
5. 30分钟口试，针对应试者提供的由其本人治疗的5例资料完整的病例。

## 通　则

### 一、应试者资格确认

考试一：考试一的应试者需要提供能被认可的证据，证明其在获得基本牙科医师资格后至少有两年全科牙科临床经验。在这两年中，应在牙科中不止一个专业工作，每专业不少于3个月。若有4年的非全职牙科工作经历一般也可视为拥有同等牙科经验。

考试二：考试二的应试者必须通过考试一，或者得到免于参加考试一的许可。应试者应在被认可的正畸培训机构完成3年全职正畸培训（或同等的兼职培训）。不过应试者也可以在培训2年半后申请参加考试。培训最好是连续的，某些情况下也可能承认间断的培训。全部培训时间一般不应超过6年。兼职培训若少于一半的全职工作时间将不被认可。

### 二、免试资格

符合以下条件的应试者可以免于参加考试一：

1. 能提供证据证明已通过了英国或爱尔兰的任一皇家牙科学院或牙外科学院会员的考试一；
2. 能提供证据证明已通过了英国或爱尔兰的任一皇家牙科学院或牙外科学院院员的考试；或者
3. 具有爱丁堡皇家外科学院认可的同等学位或文凭；或者
4. 具有爱丁堡皇家外科学院认可的同等工作和培训经历；
5. 免于参加考试二的笔试部分的考生为：已通过英格兰皇家外科学院－格拉斯哥皇家内科及外科学院的双院员的正畸考试的笔试。或者已通过被爱丁堡皇家外科学院官方承认的正规大学的正畸专业资格考试的笔试。
6. 免于参加提供5份完整病例部分考试的考生仅为：曾经参加却未通过爱丁堡皇家外科学院正畸专业考试，但其所提供的病例展示资料和相关的口试为考官认可通过。免考机会仅限两次。

### 三、考试时间及费用

考试及付费的时间会在考试日程中公告，具体信息可从以下地址获得：

The Royal College of Surgeons of Edinburgh
Information Section
Adamson Centre
3 Hill Place
Edinburgh EH8 9DS
Tel: 0131 668 9222
Fax: 0131 668 9218
E-mail: information@rcsed.ac.uk
Web: www.rcsed.ac.uk

所有应试者均应在考试日程规定的截止日期之前报名。

申请参加考试一，一般必须同时提供能被认可的证据，表明其拥有至少两年普通牙科临床经验并已支付考试所需费用。

申请参加考试二，必须提供接受过正畸专业培训的证明及付费证明。

### 四、退出考试

无论要退出哪一部分考试，均需提出书面申请。如果在考试报名截止日期之前提出书面申请，可以退还已付考试费，收取20%以下的管理费，或将该费用转至下一次考试。如果在报名截止日期之后、但在考试前21天之前提出书面申请，可以将一半费用退还或转至下次考试。在此时间之后，无论何种原因考生要求退出考试或因故未能参加考试的，均不退费。提交了申请表格但随后发现不符合考试资格的考生的费用在收取20%以内的管理费之后可以返还其报名费。符合退费资格的考生，将在考试结束后得到返还的费用。

### 五、考试行为

任何违反考试相关规定或被考官认为在考试中行为不端的应试者，学院理事会有权取消或终止其考试。

考生希望就其考试行为进行申辩时需向牙科考试主考官提出，而不是向任何考官个人。

### 六、认证及注册

通过考试二的考生将有资格获得爱丁堡皇家外科学院正畸专业院员 (M Orth RCSEd) 的称号，并将得到由学院主席、牙外科学院院长及学院秘书签名并印有学院公章的文凭证书。证书格式如下：

"爱丁堡皇家外科学院主席及委员会成员在此授予XXX正畸专业院员证书，持证人已完成所需学习并通过考试。"

支付一定的选举费及年费后（具体数目由学院理事会决定），通过考试的应试者将被接纳为牙外科学院的会员。会员可以参与学院的教育与社会活动。

如果院员证书持有者的名字已在英国牙医注册处注册备案，则其院员证书也可办理注册。有关注册的详细信息可于下述地址获得：Chief Executive and Registrar, General Dental Council, 37 Wimpole Street, London W1M 8DQ。

## 考 试 范 围

应试者需对解剖学、生理学和生物化学及病理学，包括免疫学、微生物学的基本原理有全面的了解，使其足以理解正畸学的各方面知识。应试者应熟悉口腔疾病的病因、病理和预防，特别是它们在正畸学方面的应用。还应熟悉与正畸实践相关的当代牙科及生物材料科学的进展。

要求应试者熟悉所有与正畸学有关的文献。并要求具备以下知识：

### 考试一 A
1. 头颈部应用解剖，包括牙体解剖和放射解剖；
2. 应用生理及生化学的基本原理，特别是关于骨的生长发育以及呼吸、循环、咀嚼、吞咽和语音方面；
3. 与牙科有关的全身疾病，包括相关的微生物、病理和免疫学；
4. 牙科材料的应用知识。

### 考试一 B
1. 深入理解与正畸实践有关的口腔与牙体解剖知识，包括牙列的发育；
2. 了解全身生长发育的应用知识；深入理解口腔颌面部发育，包括𬌗的发育；
3. 了解人类遗传学的应用知识，对颌骨及牙齿的遗传变异有详尽的理解；
4. 营养学对儿童发育、特别是对牙列发育的作用；
5. 病理、免疫和微生物学原理；
6. 牙齿移动的组织学改变。

### 考试二
1. 正常生长发育，特别是关于颅面复合体、牙列和软组织形态的发育；
2. 颅面复合体、牙列及软组织生长发育紊乱；错𬌗及颅面畸形的病因学；
3. 与正畸学有关的心理发育及行为；
4. 与正畸学有关的遗传学；
5. 𬌗发育的变异；识别异常的𬌗发育和必要的阻断方法；
6. 儿童口腔疾病的诊断治疗、正畸学与儿童牙科学的关系；与面部畸形有关的内科和外科治疗的基本知识；儿童口腔小手术；
7. 放射学基本原理及与正畸学有关的放射学知识；
8. 错𬌗畸形的评估、全身及牙科的治疗方案；
9. 可摘矫治器、功能矫治器和固定矫治器的结构、使用、处置及内含的机械原理；
10. 流行病学、生物测量学、医学统计学和用于正畸的计算机基本技术；
11. 正畸材料；
12. 成人正畸；
13. 口腔健康及健康教育；
14. 健康与安全；
15. 法律及伦理；
16. 诊所及人事管理；
17. 财务管理。

应试者请注意，上述提纲仅为应试者应该掌握的知识范围，但并不保证没有遗漏或无需掌握其他类似的相关知识。

# 附　录
## 应试者指南及考试结构

### 考试
所有考试均以英语进行

正畸专业院员资格考试包括两部分内容：

考试一　A. 实用基础牙科学知识
　　　　B. 与正畸有关的实用知识

考试二　正畸理论与实践。

#### 考试一　包括：
A. 实用基础牙科学知识。3小时的多选题（MCQ）卷与简答题（MSA）卷，及不超过1小时的牙科基本问题的模拟临床考试。可能包括与牙科有关的全身疾病。

可能会提供图片或标本。应试者需就所提供材料回答一系列牙科基本问题和与牙科有关的全身疾病的问题。

B. 与正畸有关的实用知识。3小时正畸学的多选题(MCQ)卷和30分钟与正畸临床实践有关的实用知识的口试。

此部分考试可能会向应试者提供病史和所有相关材料，包括研究模型、X线片和照片。

不会要求应试者检查患者，不会进行临床治疗和操作考试。

口试30分钟，应试者会被问及与正畸临床实践有关的实用知识。

#### 考试二　正畸理论与实践
包括3小时的笔试、临床病例展示与相关口试，诊断考试，医患沟通口试和另一个口试。

#### 笔试
包括三个问题，涉及所提供提纲的任何部分。问题的形式可能是短问或短文。

#### 临床病例
针对应试者提供的临床病例资料进行考试，主要是评价其对病例各方面的理解，约30分钟。资料详尽的大病例占总分的2/3，资料精简的小病例占1/3。分数还取决于应试者使用矫治技术的多样化。小病例要求文字精简，文字部分不超过5页，否则将被扣分。

#### 诊断考试
该考试包括两部分，共2小时。根据提供的四套病例资料进行相应的诊断设计。每个病例有15分钟时间研究准备，随后进行15分钟口试。应试者应能显示其对病例基本特点的了解并讨论合适的治疗方案。

#### 关于沟通能力的口试
15分钟的口试，考察应试者在正畸临床的医患沟通能力。

#### 口试
这一部分口试为30分钟，考官可能就考试提纲中的任何问题提问。有可能提供与临床正畸有关的照片、X线片、研究模型、矫治器和器械等。

#### 临床病例展示
应试者的准考号及患者的姓名缩写应被清楚地显示在所有材料上，并按照下述颜色编码贴上对应的彩色标签。每份病历均应放入约30×21cm（A4）大小的活页夹中，应足以放下头影测量片及描计图但又不至于过于笨重。封面应标记患者的姓名缩写以及病例类型，如：

| 病例 | 封皮代码 | 颜色编码 |
|---|---|---|
| 固定矫治器病例 1 | （A） 固定矫治器病例 | 绿色 |
| 固定矫治器病例 2（或多学科联合矫治病例） | （B） 固定矫治器病例 | 蓝色 |
| 精简病例 1 | （C） 精简病例 | 红色 |
| 精简病例 2 | （C） 精简病例 | 黄色 |
| 精简病例 3 | （C） 精简病例 | 白色 |

病例的书写应留有足够的间距和页边距，上交前应仔细核对拼写和打印错误。

上交材料的任何地方都不应出现应试者的姓名及接受正畸培训的单位，也不应透露患者的个人资料。每一种临床病例的要求如下：

### （A） 资料详尽的固定矫治器病例

1. 临床病例报告应根据患者的临床检查、模型分析、X线分析及口腔牙列健康状况进行全面评价。原始或复制的X线片应放入病例文件夹中，并确保随时可以取出在观片灯下观察。应有X线片测量分析结果的文字说明。X线片应按照治疗的阶段顺序排放；
2. 应清楚地阐明治疗目标，包括选择采用的治疗方法的理由；
3. 应全面地描述矫治器的结构、使用弓丝的详细情况；
4. 应展示病例的治疗过程，应说明矫治器调整的理由、方法及随后的治疗效果；
5. 必须讨论治疗中遇到的问题并对矫治结果进行客观地评价，如需要，还可包括如果选择其他方法矫治结果可能会发生怎样的改变等；
6. 必须提供足够的彩色照片，显示患者治疗前后的口内相（正位、侧位及𬌗面观），正面和侧貌相，以及治疗中关键阶段的口内相；
7. 必须提供治疗前后的研究模型。

### （B） 多学科联合矫治病例

多学科联合矫治病例一般放在资料详尽的固定矫治器病例之后，这取决于患者临床特点，是否正在治疗中或者处于观察中。重要的是应试者必须清楚地表明本人直接参与了患者的治疗，表明其对病因、诊断和可能的治疗方法的充分理解。文字应包括对患者各方面问题的评价，包括既往治疗遇到的困难，今后治疗宜采取的相应措施，对预后的评价。还应表明应试者在治疗中对患者的口腔健康进行了积极的监控并采取了必要的治疗措施。

### （C，D，E） 精简病例

精简病例应当反映应试者矫治错𬌗的类型和矫治方法的广度。每个病例都应简洁明了，遵循精简病例的格式。提供的材料包括不同类型的错𬌗，以证明应试者采用了不同于病例（A）及（B）中的治疗方法。应包括X线片。提供综合的X线报告，包括治疗前后的头影测量描计图，治疗及颅面部生长发育引起的测量值的变化。

每份精简病例的文字部分不应超过5页（Arial字体，11号，双倍行距，单面），并包括详细的头影测量分析，列出矫治设计的理由。对治疗过程和预后的客观评价也应包括在内。

每份精简病例还应包括患者治疗前后的口内相（正位、侧位及𬌗面观），正、侧面相。要求有X线片和研究模型。还应包括正畸治疗过程中对患者口腔健康状况的监视及维护措施。

应试者必须注意，不按上述要求完成的精简病例将会被扣分。

### 一般信息

每项考试均有两名考官。

没有任何临床操作考试。

未通过考试的考生可以要求提供不公开的关于进一步培训计划的建议，这可能会有助于通过下一次考试。

（姜若萍译）

# 附录二　爱丁堡皇家外科学院口腔正畸专业考试中国大陆医师报名与考试程序

英国爱丁堡皇家外科学院正畸专业考试亚洲区考试地点设在香港，由香港牙科医学院承办，通常每年10~11月举行。亚洲、澳洲各国和各地区包括中国大陆、香港、澳门和台湾地区符合条件的正畸医师都可以报名参加考试。

英国爱丁堡皇家外科学院正畸专业考试是除美国ABO（美国正畸专业考试）之外的国际性正畸专业资格考试。报名者要求口腔医学专业本科毕业；有2年以上非正畸专业的普通口腔医师经历，至少6个月在医院临床工作；要求经过3年正畸临床培训。

爱丁堡皇家外科学院正畸专业考试的考官主要来自欧洲著名院校的正畸学教授。来自亚洲的曾任或现任考官包括，北京大学傅民魁教授、曾祥龙教授、香港大学Hägg教授、Cook教授、Rabie教授，香港牙科医学院林友港、谭启超、钟志强医师等，台湾中山大学曾应魁教授，日本长崎大学Gakuji Ito教授、松本大学Toshio Deguchi教授等。

爱丁堡皇家外科学院正畸专业考试分为两部分。Part I 为口腔基础知识，Part II 为正畸专业知识，又分为A（笔试）、B（口试）两部分。参加考试的应届毕业正畸研究生，一般需要参加全部Part I 和Part II 的考试。大陆正畸医师只需参加Part II 的B，即正畸专业知识口试部分。

口试由2名考官与1名考生面对面用英文进行。考试连续3天，对4项内容分别考核评分：第1天评价由考生提交且考生本人完成的5例矫治病例资料；第2天考核临床医患交流和正畸相关知识；第3天对考官提供的4例临床病例进行诊断设计并制定治疗计划。考试完毕由考官集体评议核算每一考生的总分，然后现场宣布考试结果。

考试通过者需要填写各种表格，连同有关费用寄往英国爱丁堡皇家外科学院。学院对考试结果进一步审核，审核通过后学院寄给当事人一系列授予英国爱丁堡皇家外科学院正畸院员的章程表格、需要支付作为院员的年费，还有有关次年到英国参加授予仪式的具体事宜。

没有通过考试的考生相隔一年才能有资格再次申请考试。哪一项没及格就考核哪一项，及格的项目免考。

参加口试的报名费为6000港元。2006年之前，每年由爱丁堡大学和香港牙科医学院提供若干名全额奖学金，分配给国内几所知名大学口腔医学院推荐的正畸医师。2006年开始，大陆申请考试的人数增多，并扩大到民营口腔诊所，报名费以及食宿、交通一般由考生自己或所在单位支付。

大陆医师参加考试的程序以2006年为例如下：

1. 从网上下载报名表。英国爱丁堡皇家外科学院正畸专业考试的网址是：www.rcsed.ac.uk/site/342/default.aspx

该网站上有关于考试事宜的详细介绍，每年考试时间内容格式要求不尽相同，以当年为准。

2. 填写报名表：其中要求申请人具有2年普通口腔医师经历、3年正畸临床培训经历。对此需要2位教师签字和相关单位的公章。

3. 准备相关的报名资料，包括：

(1) 英文简历一份（包括发表文章）。

(2) 2位教授签名的英文推荐信各1封。

(3) 本科、硕士、博士研究生毕业证书和学位证书复印件，注明"true copy"，加盖证书颁发大学的公章，有证明人签字。所有文件要送公证处做英文公证（北京大学和武汉大学口腔医学院毕业生除外）。

(4) 2006年前要求提交乙肝免疫证明（本人签字并加盖医院公章），HBsAg阴性化验单。2006年后考生不需亲自检查患者，只对提供的患者临床资料进行诊断分析，此项要求作废。

(5) 2张护照相。

(6) 1个写好自己地址的23cm × 10cm的信封。

(7) 报名费：以港币计。

4. 将上述资料一起寄往香港牙科医学院考试中心，地址为：

Hong Kong Acadaemy of Medicine, Jockey Club Building, 99 Wong Chuk Hang Road, Aberdeen. Hong Kong SAR（香港医学专科学院，赛马会大楼，黄竹坑道99号）

由香港考试中心将申请资料转到英国爱丁堡考试的审核中心。

5. 审核中心审查合格后，通过电子邮件告知是否通过审核；如果获准参加考试资格，香港牙科医学院考试中心将告知申请人考号及详细的考试时间、地点。

6. 参加考试的医师要准备5例矫治完成病例的完整资料，按照考试要求的格式，以英文完成病历，分别装订成册。其中的2个大病例要求治疗过程详细，3个小病例治疗过程可以相对简略。病例的图像资料包括治疗前后的面𬌗相、头颅侧位X线片、曲面断层X线片、必要时的腕骨X线片、头颅正位X线片、颞下颌关节X线片，以及治疗中的面𬌗相和X线片等。病例治疗前后的标准石膏模型，一般需到专门的模型加工厂制作。同时需要提交书面证明5个病例为本人亲自治疗，证明人可以是教师、科室负责人等。

7. 办港澳通行证（一般5个工作日）、订机票。

8. 可请香港牙医学院帮助订考场附近的房间。按考试日提前1天到港，到考场摆放所带病例的模型和病历，准备第2天上午参加考试。

以上报名、考试、地址等情况仅供参考，每年具体情况以当年网站公布为准。

（罗卫红）

# 附录三　历年通过爱丁堡皇家外科学院口腔正畸专业考试的中国大陆正畸医师名录与简历

### 1996 年

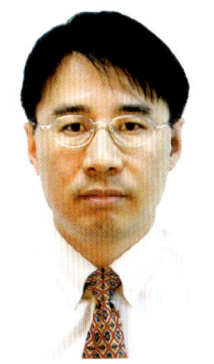

周彦恒
医学博士，教授，主任医师，博士生导师
1984～1989 西安医科大学口腔医学系　医学学士
1989～1993 北京医科大学口腔医学院　医学博士
1996～1997 香港大学牙医学院口腔正畸科口腔正畸高级文凭
现任北京大学口腔医学院正畸科副主任

### 2001 年

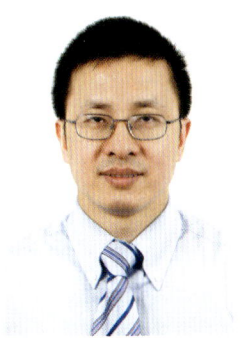

卢海平
医学博士，副主任医师
1983～1988 浙江医科大学　医学学士
1990～1994 北京医科大学　医学博士
现在杭州博凡口腔门诊部负责工作

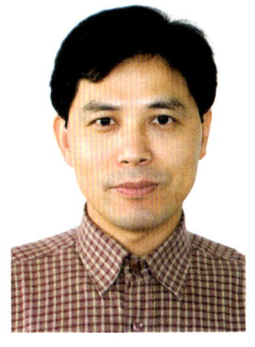

刘月华
医学博士，教授，主任医师，博士生导师
1983～1988 湖北医科大学口腔医学院　医学学士
1992～1996 原北京医科大学口腔医学院　医学博士
1998～2000 加拿大 The University of British Columbia 博士后
现任同济大学口腔医学院副院长

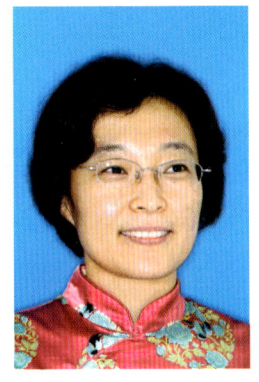

李巍然
医学博士，主任医师，硕士生导师
1983～1989 北京医科大学口腔医学系　医学学士
1989～1993 北京医科大学口腔医学院　医学博士
现任北京大学口腔医学院正畸科副主任

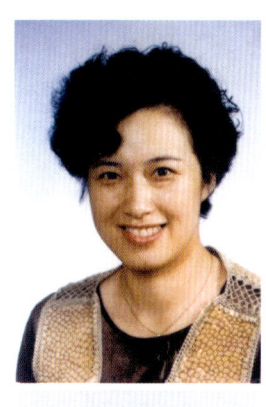

高晓辉
医学学士，主任医师，副教授，硕士生导师
1978~1983 首都医科大学口腔医学院　医学学士
现工作于首都医科大学口腔医学院正畸科

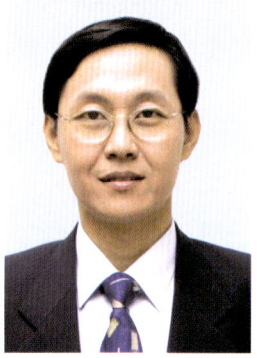

贾绮林
医学博士，教授，主任医师，硕士生导师
1981~1987 北京医科大学口腔医学系　医学学士
1987~1990 北京医科大学正畸专业　医学硕士
1998~2000 北京医科大学正畸专业　医学博士
现在北京大学口腔医学院正畸科工作

## 2002 年

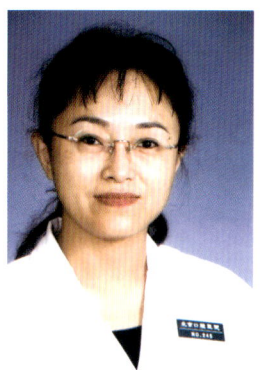

吕婴
医学学士，主任医师，硕士生导师
1978~1983 首都医科大学　医学学士
现工作于首都医科大学口腔医学院正畸科

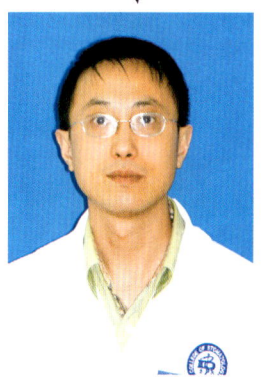

李小兵
医学博士，副教授，硕士生导师
1983~1989 华西医科大学　医学学士
1992~1997 华西医科大学　医学博士
现工作于四川大学华西口腔医学院正畸科

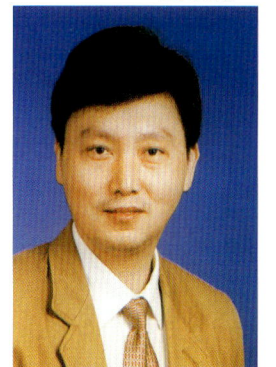

陈丹鹏
医学博士，主任医师，教授，硕士生导师
1985 年就读于华西医科大学，获医学学士、硕士、博士学位
现工作于上海交通大学附属第一人民医院口腔科

附录三　历年通过爱丁堡皇家外科学院口腔正畸专业考试的中国大陆正畸医师名录与简历

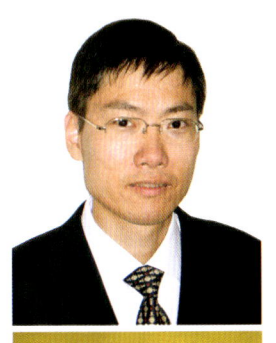
胡炜
医学博士，副主任医师，副教授
1988~1995 北京医科大学　医学学士及医学硕士
1997~2001 北京医科大学　医学博士
现工作于北京大学口腔医学院正畸科

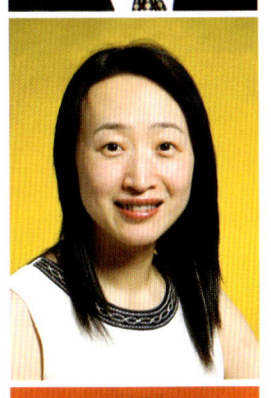
姜若萍
医学博士，副主任医师，硕士生导师
1988~1997 北京医科大学　医学学士及医学博士
现工作于北京大学口腔医学院正畸科

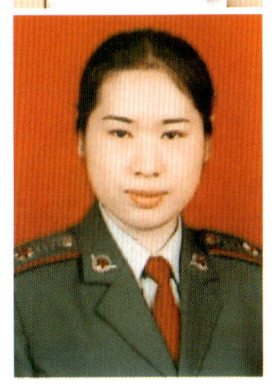
钱红
医学博士，主治医师，讲师
1992~1997 西安医科大学　医学学士
1999~2002 第四军医大学　医学硕士
2004~2007 第四军医大学　医学博士
现工作于第四军医大学口腔医院正畸科

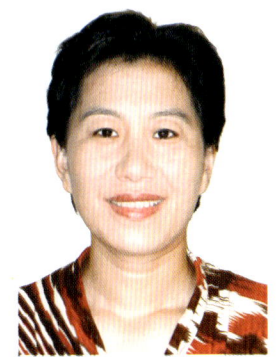
游清玲
医学硕士，副主任医师
1985~1990 上海第二医科大学口腔医学专业　医学学士
现工作于上海交通大学医学院附属上海市第九人民医院正畸科

## 2003 年

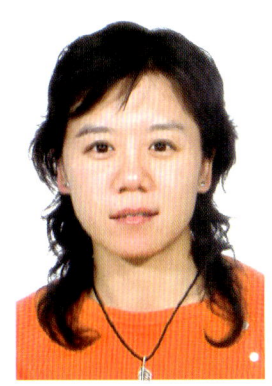
陈莉
医学博士，副主任医师
1988~1993 首都医科大学　医学学士
1998~2002 北京医科大学　医学博士
现工作于首都医科大学附属北京口腔医院正畸科

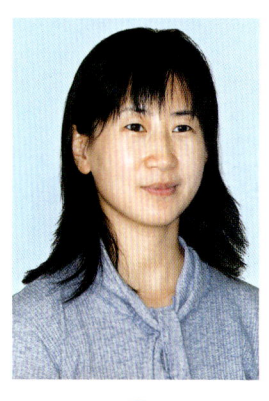

邹冰爽
医学博士，副主任医师
1989~1994 哈尔滨医科大学　医学学士
1994~1998 北京医科大学　医学博士
现工作于北京大学口腔医学院正畸科

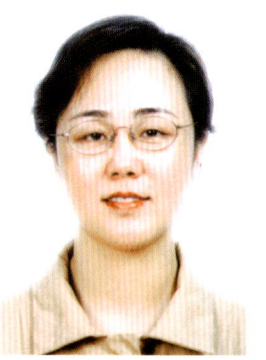

贺　红
医学博士，主任医师，硕士生导师
1985~1990 湖北医科大学　医学学士
1990~1993 湖北医科大学　医学硕士
1994~1997 湖北医科大学　医学博士
现任武汉大学口腔医学院正畸科主任

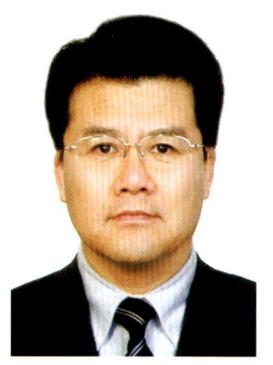

徐宝华
医学博士，教授，主任医师，硕士生导师
1981~1987 北京医科大学口腔医学院　医学学士
1998~2000 北京医科大学口腔医学院　医学博士
现任中日友好医院口腔医学中心主任

## 2004 年

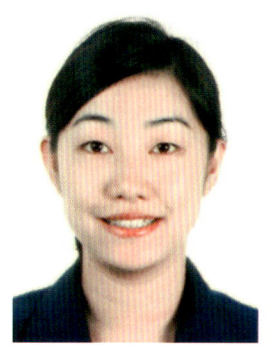

杨雁琪
医学博士，主治医师
1994~1999 北京医科大学　医学学士
1999~2003 北京大学医学部　医学博士
现工作于北京大学口腔医学院正畸科

## 2005 年

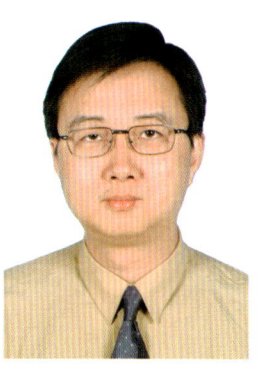

厉松
医学博士，副教授，硕士生导师
1985~1990 南京医科大学　医学学士
1993~1996 首都医科大学　医学硕士
1998~2001 四川大学　医学博士
现任首都医科大学口腔医学院正畸科主任

附录三　历年通过爱丁堡皇家外科学院口腔正畸专业考试的中国大陆正畸医师名录与简历

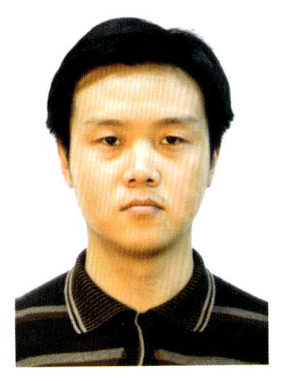

朱胜吉
医学博士，主治医师
1994～1999 北京医科大学　医学学士
1999～2000 深圳市人民医院口腔医学中心
2000～2005 北京大学医学部　医学博士
现任职于卫生部国际交流与合作中心

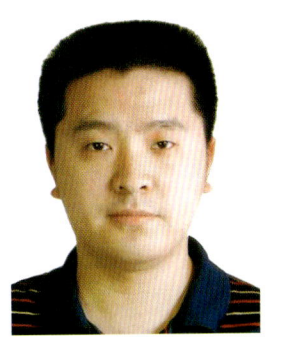

陈嵩
医学博士，副教授
1991～1996 华西医科大学　医学学士
1996～2001 四川大学华西口腔医学院　医学博士
现工作于四川大学华西口腔医学院正畸科

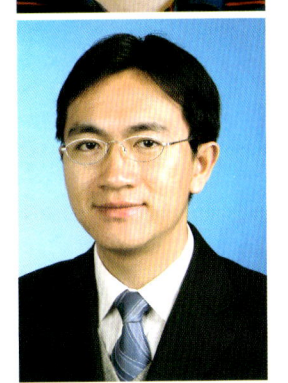

梁炜
医学博士，主治医师
1994～2001北京医科大学（学硕连读）　医学硕士
2001～2004 现北京大学医学部　医学博士
世界舌侧正畸学会（WSLO）会员
现工作于北京大学口腔医学院正畸科

## 2006 年

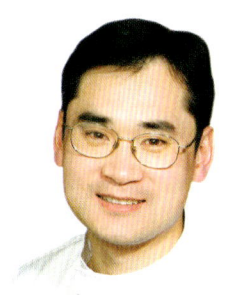

马宗霆
医学博士，主治医师，讲师
1988～1993 上海铁道医学院　医学学士
1996～2000 北京大学口腔医学院　医学博士
现在上海浦东开设口腔门诊部，任负责人

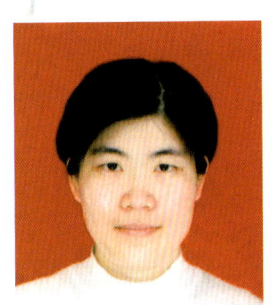

田岳红
医学硕士，主治医师
1989～1994 山东医科大学　医学学士
1998～2001 北京大学口腔医学院　医学硕士
2001～2007 瑞尔齿科工作

349

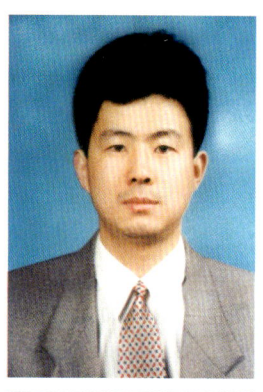

叶翁三杰
医学博士，副主任医师，副教授，硕士生导师
1987~1992 湖北医科大学　医学学士
1992~1995 上海第二医科大学　医学硕士
1999~2002 武汉大学口腔医学院　医学博士
现工作于武汉大学口腔医学院

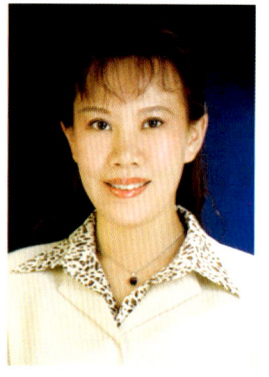

罗卫红
医学博士，副主任医师
1985~1991 第四军医大学　医学学士
1993~1997 北京医科大学口腔医学院　医学博士
现个人执业

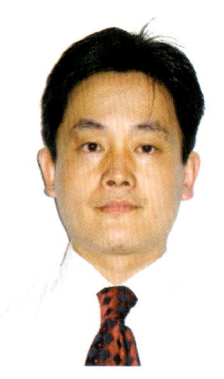

曹阳
医学博士，副主任医师
1985~1991 华西医科大学　医学学士
1997~2000 华西医科大学　医学硕士
2000~2003 四川大学华西口腔医学院　医学博士
现工作于中山大学光华口腔医学院正畸科